李济仁教授简介

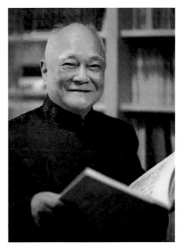

李济仁，1931年1月出生，安徽省歙县人。为首届国医大师、首批全国500名老中医、首批全国老中医药专家学术经验继承工作指导老师、首批中国百年百名中医临床家、首批全国7名《黄帝内经》专业硕士研究生指导老师、首批全国中医药传承博士后合作导师、首批国务院政府特殊津贴获得者、中华中医药学会终身成就奖获得者、国家级非物质文化遗产新安名医"张一帖"第十四代传承人。

李济仁从医70余载，精研《黄帝内经》与新安医学，是新安医学研究的开拓者与临床实践的创新者。其倡说《黄帝内经》教学法，推崇问诊和"三部九候"遍身诊法，确立了中医时间医学等新学术生长点，设计并完成了五体痹证、五脏痿病等研究专题，参与编写首批原卫生部高校规划教材《黄帝内经》《中医基础理论》，是我国《黄帝内经》、风湿病学科带头人之一。他身体力行于新安医著的校注整理，潜心提炼新安医学诊治特色与规律，成功还原了尘封于历史的668位新安医家学术思想和400余部新安医籍，厘清和阐明了新安医学对急、危、难、重病症的诊疗经验和规律，是新安医学研究的倡导者和先行者之一。

李济仁主持"新安医家治疗急危难重病症经验的研究""新安名医考证研究"等多项课题，出版了《济仁医录》《痹证通论》《痿病通论》等学术专著14部，发表学术论文100余篇，获省部级科研奖励5项，是新中国成立以来，新安医学传承和创新发展的关键代表人物。

李艳教授简介

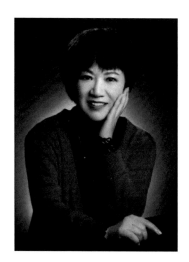

李艳，皖南医学院附属弋矶山医院中医科主任医师、博士生导师、安徽省名中医、北京中医药大学国学院客座教授。首届国医大师李济仁学术经验继承人，国家级非物质文化遗产"张一帖"第十五代传人，国家中医药管理局"十二五"重点学科"中医痹病学"学科带头人，安徽省"十二五"中医临床学术和技术第一层次带头人，第六批全国老中医药专家学术经验继承人及第四批全国优秀中医人才指导老师。

担任国医大师李济仁工作室主任、皖南医学院中医学教研室主任、皖南医学院附属弋矶山医院中医科主任。从事中医临床工作近40年，继承新安医学诊治经验并多有创新，临床上擅治痹证、痿证、胃病、肾病、肿瘤、冠心病和妇科等疑难疾病，特别是在风湿病的治疗上，提出了风湿病"寒热三期疗法"等特色诊治方法，明显提高了治疗有效率。

担任首届中国民族医药学会科普分会副秘书长、中华中医药学会风湿病分会常务理事、世界中医药联合会风湿病专业委员会理事、安徽省中医学会常务理事。主编著作25部，主编全国高等医学院校西医专业本科规划教材《中医学》。2003年以来，作为主要研究人员参加国家自然科学基金重点研究项目1项，高校省级教学研究重点项目1项等，近年来发表学术论文50余篇，其中SCI论文8篇。

2018年，主持的"国医大师李济仁治痹思想的传承与创新"项目获安徽省人民政府科技进步奖二等奖。

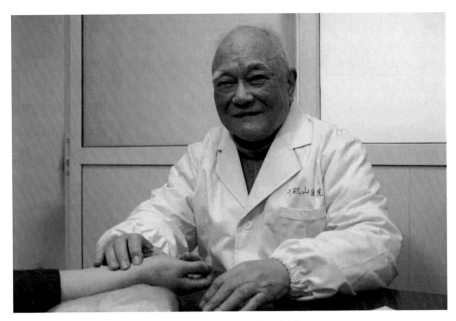

耄耋之年，李老坚持出门诊

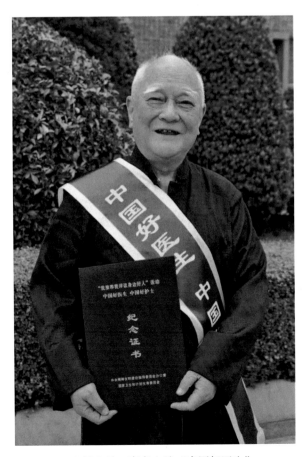

2018 年 2 月，李老入选"中国好医生"

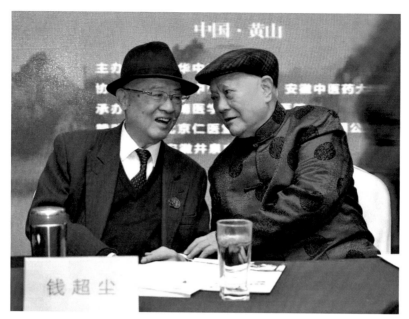

2018 年 12 月，在"首届新安医学传承创新国际论坛暨国医大师李济仁第四届学术经验研讨会"上李老与钱超尘先生合影

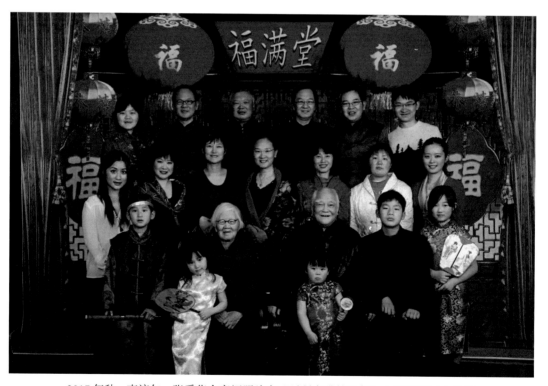

2017 年秋，李济仁、张舜华全家福照片在"砥砺奋进的五年"大型成就展上展出

"十二五"国家重点图书出版规划项目

国医大师临床研究

中华中医药学会 组织编写

李济仁临床医案及证治经验

李艳 主编

科学出版社

北京

内 容 简 介

本书收集首届国医大师李济仁教授七十余年临床的部分典型病案，以及治疗脏腑疾病的证治经验、经验方。全书共分九章，第一章为概述，第二章为温热病与肺系疾病医案，第三章为脾胃肠系疾病医案及其证治经验，第四章为肝胆疾病医案及其经验方，第五章为肾（膀胱）与生殖系疾病医案及其证治经验，第六章为心脑系疾病医案及其证治经验，第七章为痹证、痿证医案及其证治经验，第八章为肿瘤医案及其证治经验，第九章为疑难杂症医案及其证治经验。

本书适用于中医执业医师、中西医结合执业医师及中医教育工作者参考。

图书在版编目（CIP）数据

李济仁临床医案及证治经验 / 李艳主编. —北京：科学出版社，2019.2
（国医大师临床研究）
"十二五"国家重点图书出版规划项目
ISBN 978-7-03-060420-0

Ⅰ.①李… Ⅱ.①李… Ⅲ.①医案-汇编-中国-现代 ②中医学临床-经验-中国-现代 Ⅳ.①R249.7

中国版本图书馆 CIP 数据核字（2019）第 009545 号

责任编辑：陈深圣 / 责任校对：王晓茜
责任印制：徐晓晨 / 封面设计：黄华斌 陈 敬

科 学 出 版 社 出版
北京东黄城根北街 16 号
邮政编码：100717
http://www.sciencep.com
北京虎彩文化传播有限公司 印刷
科学出版社发行 各地新华书店经销
*
2019 年 2 月第 一 版 开本：787×1092 1/16
2019 年 2 月第一次印刷 印张：19 1/2 插页：2
字数：450 000
定价：108.00 元
（如有印装质量问题，我社负责调换）

《国医大师临床研究》丛书编辑委员会

《国医大师临床研究》丛书序

2009年6月19日，人力资源和社会保障部、卫生部和国家中医药管理局在京联合举办了首届"国医大师"表彰暨座谈会。30位从事中医临床工作（包括民族医药）的老专家获得了"国医大师"荣誉称号。这是新中国成立以来，中国政府部门第一次在全国范围内评选国家级中医大师。国医大师是我国中医药事业发展宝贵的智力资源和知识财富，在中医药的继承创新中发挥着不可替代的重要作用。将他们的学术思想、临床经验、医德医风传承下来，并不断加以发展创新，发扬光大，是继承发展中医药学，培养造就高层次中医药人才，提升中医药软实力与核心竞争力的重要途径。

为了弘扬中华民族文化，广泛传播和充分利用中医药文化资源，满足中医药人才队伍建设的需要；进一步完善中医药传承制度，将国医大师的学术思想、经验、技能更好地发扬光大。科学出版社精心组织策划了"国医大师临床研究"丛书的选题项目，这个选题首先被新闻出版总署批准为"十二五"国家重点图书出版规划项目，后经科学出版社遴选后申报国家出版基金项目，并在2012年获得了基金的支持。这是国家重视中医药事业发展的重要体现，同时也为中医药学术传承提供良好契机。国家出版基金是国家重大常设基金，是继国家自然科学基金、国家社会科学基金之后的第三大基金，旨在资助"突出体现国家意志，着力打造传世精品"的重大出版工程，在"弘扬中华文化，建设中华民族共有精神家园"方面与中医药事业有着本质和天然的相通性。国家出版基金设立六年以来，对中医药事业给予了持续的关注和支持。

作为我国成立最早、规模最大的中医药学术团体，中华中医药学会长期以来为弘扬优秀民族医药文化，促进中医药科学技术的繁荣、发展、普及推广发挥了重要作用。本丛书编辑出版工作得到了中华中医药学会大力支持。国家卫生和计划生育委员会副主任、国家中医药管理局局长、中华中医药学会会长王国强亲自出任丛书主编。

作为中国最大的综合性科技出版机构，60年来科学出版社为中国科技优秀成果的传播发挥了重要作用。科学出版社为本丛书的策划立项、稿件组织、编辑出版倾注了大量心血，为丛书高水平出版起到重要保障作用。

本丛书同时还得到了各位国医大师及国医大师传承工作室和所在单位的大力

支持，并得到各位中医药界院士的支持。在此，一并表示感谢！

本丛书从重要论著、临床经验等方面对国医大师临床经验发掘整理，涵盖了中医原创思维与个性诊疗经验两个方面。并专设《国医大师临床研究概览》分册，总括国医大师临床研究成果，从成才之路、治学方法、学术思想、技术经验、科研成果、学术传承等方面梳理国医大师临床经验和传承研究情况。这既是对国医大师临床研究成果的概览，又是研究国医大师临床经验的文献通鉴，具有永久的收藏和使用价值。

文以载道，以道育人。丛书将带您走进"国医大师"的学术殿堂，领略他们深邃的理论造诣，卓越的学术成就，精湛的临床经验；丛书愿带您开启中医药文化传承创新的智慧之门。

《国医大师临床研究》丛书编辑委员会

2013 年 5 月

前　言

　　中医的医案，也称"病案"。从西汉名医淳于意的《诊籍》到明代江瓘的《名医类案》，再到清代叶天士的《临证指南医案》和近代秦伯未的《清代名医医案精华》，无一不是承载着中医临床实践的真实记录和智慧结晶。医案，于己能积累和总结诊疗经验，于人可开阔眼界和增长见识，为获得间接经验之捷径。正如著名民主革命家、思想家、作家章太炎对中医医案的评价："中医之成绩，医案最著，名家工巧，悉萃于是。"故此，我们收集了李济仁教授临床的典型病案，加以解读，以示后学。

　　古人云："读书不如读案。"可知各代医家均重视医案，医案亦是各代著名医家走向巅峰的催化剂。诚如首届国医大师朱良春所说："医案系医者毕生临证经验之结晶，通过简练的叙述，而将理法方药、脉因证治熔于一炉。因此，阅读、学习医案并在深入领会的基础上应用于临床，可在病机分析、证候识别、立法用药的思路、方法及技巧诸方面收到事半功倍之效。"本书精选了国医大师李济仁教授临床 70 余年（主要为近 30 余年）诊治的典型案例，基本按照中医内科教材的章节顺序排列，每个案例均遵门诊病历的书写规范进行记录，并对李老病案中蕴涵的理法方药经验加以挖掘和继承，方便读者得其要领、易于师法；同时，书中记录李老诊治脾胃、肠等系疾病的经验，既可以为中医业初学者借鉴学习，也可以与中医业者切磋交流；收录的还有堪称"秘方"的经验方，业者临证时根据辨证稍作出入即可应用于临床，弥足珍贵。

　　李济仁教授既是首届三十位国医大师之一，也是国家级非物质文化遗产"张一帖内科"第十四代传承人。故李老的处方中，既蕴涵着名老中医毕其一生独到的诊治疾病和用药经验，又有"张一帖"家族医术的"用药猛、择药专、剂量重"特点，是不可多得的彰显双重属性的医案。览一案便可尽得大师于某病之心得体会和独到经验，其实用价值，不言而喻。尤其需要强调的是，大师擅治痹证、痿证，不仅表现在撰写了《痹证通论》和《痿病通论》两本专著上，而且着重在痹证、痿病临床实践上，取得了卓尔不凡的成绩，给后学照亮了前进的道路。

　　本书在编写过程中，得到了国医大师李济仁教授和国家级非物质文化遗产"张一帖"第十四代传人张舜华教授的悉心指导，还得到了国医大师李济仁工作室全体同仁的鼎力相助。在此一并表示感谢，并祝二老开心快乐、健康长寿！

本书在编写过程中虽经多人反复校对，力争完善，但难免有疏漏；且水平所限、认识亦有不周，案后的评析或存在欠妥之处，欢迎广大读者批评指正，不胜感激。

李　艳

于皖南医学院弋矶山医院国医大师工作室

丁酉鸡年年末

目　录

第一章 概　述

李济仁教授（李老）在临床实践中，注重融会新安医学学术思想及《黄帝内经》理论与诊治方法，从临床实践中加以体悟，以建新说、立新法、研新方。

李老精研《黄帝内经》与新安医学，是新安医学研究的开拓者与临床实践的创新者。在融合新安医家汪机的固本培元与"张一帖"健脾和营学说的基础上，创立"平衡寒热，扶元培土"学说。李老业医 70 余载，擅治中医内科疾病、妇科疾病，对痹证、痿证、肿瘤、脾胃病、心肾病、肝胆病的治疗，屡起除重症沉疴之效。

李老是首届国医大师，他秉承"张一帖"家学，将其祖传医学的精髓"调寒热，和气血"发挥得淋漓尽致，从本书后面的案例中可见一斑。

李老行医 70 多年来，诊治了数以万计的患者，病种遍及内外妇儿等各科，但以内科、妇科、疑难杂症居多。在中医内科中，包括五大系疾病，其诊治各具特色，内容精彩纷呈，在此针对李老的行医方略为大家作粗略介绍。

在诊治温热病和肺系病中，李老注重"调寒热"。在李老看来，外感病的治疗主要应从衡量发热恶寒的孰重孰轻、结合兼夹的临床表现，以区别是风寒还是风热、是伤寒还是温病，进一步确定治疗大法。在诊治外感病、急症等方面，他注重通过健脾宣渗来治疗湿温伤寒证，以认证准确为基础和前提，用药猛、择药专、剂量重，取重剂以刈病根；而在诊治肺系疾病如咳嗽、喘证、哮证等证时，则会对恶寒和发热进行辨证，以确定所患病证是表证还是里证，进而采用不同的治疗方法。如哮喘（多为老年性慢性支气管炎）患者虚实夹杂之证较多，而肾虚证又为老年人常见之证型，其病位在下焦，治宜缓图，故用金匮肾气丸，以补肾纳气；同时，肾虚之体，又易外感风寒，伴有寒痰阻肺、气道受阻之证，病情较急，病位在上焦，治宜急取，故治以射干麻黄汤合金匮肾气丸，标本并治。此即李老所推崇的数方并用的治疗方略。治疗肺系疾病，李老强调在运用药物方面应尽量选用叶和花一类的药物，因这类药物具有轻轻上浮之性，能够载药上行，更能够直达病所，正如《黄帝内经》中所说的"治上焦如羽"是也。

在诊治脾胃和肠系疾病时，李老注重调理脾胃，顺应脾主升清、胃主降浊的特点，巧妙应用升麻、柴胡等升的药物与旋覆花、代赭石等降的药物，同时考虑到肝对脾胃的调理作用，在方中适当加入木香、香附、绿萼梅、川楝子等理气之品。在临证时，李老根据病情，选择不同剂型，或汤、或散、或膏、或丸剂。遇急性胃肠疾患用汤剂，慢性炎症用丸剂，溃疡类疾病用散剂等，发挥各种剂型的优势。尤其"张一帖"的家传秘方"十八罗汉"丸剂的运用，更是效如桴鼓。李老指出，治疗脾胃疾病就是恢复人体脾胃的正常升降功能，预防脾胃出现异常，就要嘱咐患者记住八个字"少食多餐，细嚼慢咽"，正如《黄帝内经》

中所说的"治中焦如衡"。临床上，李老治疗胃病有六法：和胃法、降胃法、温胃法、清胃法、养胃法、清滞法；胃病的预防需注意饮食卫生、饮食定时定量、吃饭要细嚼慢咽、精神要愉快等。

在诊治肝胆系疾病时，根据肝脏为"将军之官""体阴而用阳"的特点，李老注重调和气血，疏肝理气。根据"人卧血归于肝"的理论，即当药物有效成分进入血中后，进而流入肝内，随着肝血流量增多，药物在肝内有效浓度相应增高，疗效也就越好。故李老嘱肝病患者睡前服药，或药后即卧，宜静忌动，以充分发挥其药效。李老依据胆汁为肝之余气所化生，黄疸为胆汁不循常道而发生，根据多年临床经验独创"灵茵退黄方"。

在诊治肾膀胱系疾病时，李老着重"固本培元"，重用参芪。据中医理论，肾为先天之本，为元阴元阳寄居之所，肾中阴阳为一身阴阳之根本。肾气充足，命门火旺，正气固护，生命原动力充足，外邪难侵；反之，肾元亏虚，命门火衰，正气不固，易受病邪侵袭而致病。故李老常常用益肾养精、清热祛湿杀虫等方法治疗乳糜尿；用培补肾本、健脾固涩的方法治疗慢性肾炎等。针对慢性肾炎和尿毒症，李老创立了"蛋白转阴方"及"排毒方"；针对乳糜尿，李老创立了系列经验方（苦参消浊汤、加减苦参消浊汤、加减萆薢分清饮、消浊固本丸、乳糜食疗汤）。治疗肾膀胱系疾病，李老临床用药多选用根部、金石类的药物，正如《黄帝内经》中所说的"治下焦如权"，多选用引经药"牛膝"，使药物药效能够直达病所，取得药半功倍的疗效。

李老认为心系疾病病位多在心，旁及他脏如肺、脾、肾，内伤致病者众，又以气血阴阳亏虚多见，兼以气滞、痰阻、血瘀。针对心系疾病中发病率直线上升的冠状动脉粥样硬化性心脏病（简称"冠心病"），李老创立归芎参芪麦味汤治之，取效卓著。而脑系疾病的病位多位于脑，与心、肝、脾、肾关系密切。其中的中风相当于现代医学的脑血管疾病，因其发病率高、死亡率高、病残率高，危害极大。现代医学将其分为出血性脑血管疾病、缺血性脑血管疾病两大类。脑系疾病病情多急骤，病性多本虚标实，肝肾不足，气血亏虚为本，痰浊、邪热、瘀血为标，急性期常以标实为主，恢复期多为虚实夹杂或以虚为主。李老临床多以通窍活血汤或补阳还五汤为主，化裁运用。

李老一生治病无数，治疗痹证、痿证尤为擅长。在辨治痹证、痿证的过程中，认识到体虚是患痹证、痿证的共有因素，风寒湿热等淫气侵袭，由不达致不荣是痹证、痿证的类同病机，痹久成痿是痹痿病变发展规律，且痹证、痿证在治则与治法上存在以"通"法祛其邪、"补"法扶其正、辅以外治等共性。因而李老临床既强调鉴别痹痿二证，又强调辨治痹痿同病，进而提出"痹痿统一论"，制订辨治顽痹四法，即顽痹从虚、从瘀、从痰辨治，痹痿同病则重调肝肾，兼以健脾和胃、养血舒筋。上述治则治法经临床实践，不仅在痹证的治疗上取效显著，对于"良医不能措其术，百药无所施其功"的顽疾如进行性肌营养不良、多发性硬化等，也治愈多例。其中，痹证诊治大法可从病因入手，首先需明其纲要，再究条目。李老主张应先分寒热（因痹有寒、热两大类），而后再据此分为寒痹偏风型、偏湿型、单纯寒型及热痹偏风型、偏湿型、单纯热型等。热痹的主症为关节肌肉红肿热痛，其痛及皮、及骨，轻按、重按均不可耐；并且该病存在运动障碍，得冷则舒，舌质红，苔黄厚干，脉数。寒痹的主症为关节疼痛，肌皮触之冰冷，疼痛部位较深，喜按打、叩击；其关节活动不利，特点是体位变换之初均不利，畏寒，关节疼痛，得热则舒，纳少便溏，舌质淡白，苔薄白，脉沉弦缓。痿证的症状以痿弱不用为主，病机以虚弱亏损为本，或挟有标实。但虚损有气血亏虚、肺阴亏耗、真精匮乏、肾阳虚衰、中土不足及脉气虚损之不同，标实又有湿热浸淫、情志化火、瘀血内停、气机郁滞、积痰内伏、虚火内炽之异，故当谨守病机，孰虚孰实，秉情而施。治法有清金保肺法、补益肝肾壮健筋骨法、清热利湿法、补益脾胃法、温化寒湿法、填精补髓法、温肾助阳法、活血化瘀法、疏肝解郁法、镇心安神法、燥湿化痰法 11 种之多，临床应灵活运用。

在诊治恶性肿瘤时，李老的体会是，恶性肿瘤在早期如果能被发现，多为实证，所以在恶性肿瘤的早期治疗中，中医多采用攻法，但此时大多患者采用手术治疗；《黄帝内经》曰："邪之所凑，其气必虚。"因此，李老认为凡肿瘤患者正气必虚，加之西药、化疗、放疗等必耗气阴，故用药时必须加益气养阴之品，方如十全大补丸、补中益气丸，药如女贞子、黄芪、人参、绞股蓝、枸杞子、灵芝、党参、旱莲草、黄连、五味子、菟丝子、鳖甲、天冬、麦冬、沙参、桑寄生等。李老根据多年的临床经验，创立了治疗食管癌、胃癌、肺癌的拟定方。此外，李老特别指出，根据临床辨证需要，可用辛温大热之品如肉桂、菟丝子、锁阳等；可选软坚散结、活血化瘀之药，如莪术、三棱、鳖甲、川芎、地龙、三七、牛膝等。结合临床实际尚可随症加减：如术后高热可选金银花、连翘、菊花、天葵子、蒲公英；伤口不愈可选用黄芪、当归、赤芍、丹参、川芎；疼痛明显可选用制乳香、制没药、延胡索、郁金、丹参、桃仁、红花、徐长卿等。李老常用抗癌药物有白花蛇舌草、龙葵、半枝莲、半边莲、炙干蟾皮等，在辨证的基础上结合辨病选用抗癌药，可谓药半功倍。

第二章 温热病与肺系疾病医案

第一节 温热病医案

案1 春温

沈某,男,22岁,工人。1982年3月7日初诊。

主诉: 高热、头痛、咳嗽3日余。

病史: 3日来,患者高热、头痛、咳嗽,检查体温39.5℃,白细胞(WBC)偏高,在当地某医院拟诊为"上呼吸道感染,高热待查"。经注射青霉素、链霉素及口服四环素等,未见好转。遂邀李济仁先生会诊。患者症见目赤,身热灼手,心烦躁扰,夜间尤甚,神志欠清,时有谵语,双目喜闭,四肢厥冷,手足颤动,口唇干裂,腹痛便闭,不思饮食,得食则呕,溲短色黄。舌绛,苔黄,脉象滑数。

西医诊断: 上呼吸道感染,发热待查。

中医诊断: 春温。

辨证: 气营两燔。

治法: 清气化营,清热解毒。

处方: 生石膏(先煎)30克,杭麦冬15克,细生地12克,元参9克,肥知母9克,地骨皮9克,鲜青蒿9克,赤芍、白芍各6克,川黄连3克,连翘6克。6剂。

二诊: 病情大有好转,高热已退,唯津液未复,精神困倦,脉舌同前。从原方增损,去川黄连、鲜青蒿,加柿霜12克,人参叶6克,北杏仁(打)6克。继服3剂,疾病痊愈。

按语 本案病发于春季,病初即呈高热,在疾病的发展过程中又以伤阴耗津、出现神志证候(神志欠清,时有谵语)为特点,通过分析这些季节因素与证候特征,不难拟诊为春温。

所谓春温,是指被温热病邪侵袭而发生于春季或冬春之交的一类急性热病。本病具有起病急骤、病情危重、病程长等特点,初起虽仅有高热、口渴、心烦、小便黄赤等内热症状,但在病变过程中极易出现斑疹、惊厥、昏迷等险恶变化。在清代王孟英的《温热经纬》中收录的"温热大师"叶天士的《三时伏气外感篇》,即将春温列入伏气温病之一,指的是冬受寒邪,伏而至春所发的急性热病;清代吴鞠通的《温病条辨》中所述之新感温病,实指春季感受风热而发的急性热病。在《增补评注温病条辨》卷一中更为明确地指出:"冬春感风热之邪而病者……病于春者,亦曰春温。"

春温发病急骤,病情较重,相当于西医之重型流行性感冒(简称"流感")、流行性脑脊髓膜炎(简称"流脑")等病,处理失妥,易招致严重后果。本例发病初起侵害肺脏之时，未能及时有效地控制温热之邪的发展，致使温邪鸱张亢盛，气热未罢而营热又起，形成了气营两燔的危厄局面。故其既有高热、便秘腹痛、溲短色黄、脉滑苔黄之气分热证，又有身热夜甚、烦渴舌绛之热伤营阴证，还有神昏谵语、两目喜闭等热陷心包证，以及心烦躁扰之热扰心神见症；由于高热动风，故有手足颤动，热深则厥深而见四肢厥冷。通过以上分析，本案例病机特点在于外感邪气化热入里，阳盛格阴所致。

本案例热邪炽于营血，故治拟清气凉营、益阴养津。《温病条辨》云："太阳温病、气血（营）两燔者，玉女煎去牛膝加玄参主之。"又《素问·至真要大论》云："热淫于内，治以咸寒，佐以苦甘。"本案例以玉女煎去牛膝加元参为主，加用川黄连、连翘等苦寒之品；方中生石膏配知母有白虎汤之义，具清热生津之功，并清泻气分邪热；元参、细生地、杭麦冬、赤芍、白芍、鲜青蒿、地骨皮滋营阴、清营热；川黄连、连翘苦寒清热，但苦寒之品有化燥伤阴之虞，故小用其量。上药配合既可清泻气营之热，又具养阴生津之功，从而使高热重症数剂尽退。二诊热势已退，故去清热泻火之川黄连、透营解热之青蒿，加人参叶、柿霜、北杏仁益气、养阴、生津、润肺止咳，诸证悉平。

案 2　暑温

黄某，男，53 岁，干部。1981 年 7 月 6 日初诊。

主诉： 术后高热 1 周。

病史： 手术后高热，体温 41℃，无汗烦渴，头痛如裹，神识欠清。脉滑数。

中医诊断： 暑温。

辨证： 外感暑温。

治法： 解表祛暑，芳香化湿。

处方： 香薷 6 克，佩兰（后下）9 克，生甘草 9 克，藿香（后下）9 克，连翘 9 克，大青叶 15 克，金银花 15 克，丹参 15 克，知母 9 克，薏苡仁 18 克，板蓝根 30 克，鲜芦根 30 克。1 剂。

二诊： 翌晨，微汗出，高热渐解，神识渐清。暑湿之邪将从外泄。当再因势利导，原方去丹参、甘草，加白蔻仁（后下）6 克，扁豆衣 9 克，六一散（荷叶包）15 克。

三诊： 服药 3 剂，热尽退。唯神倦肢软，纳谷呆钝。邪去体馁，当调养之。

处方： 太子参 18 克，怀山药 15 克，炙黄芪 15 克，薏苡仁 24 克，板蓝根 18 克，金银花 15 克，建曲 18 克。

按语　暑温是由感受暑热病邪所致的急性外感热病。本病的发生有较明显的季节性，一般认为是夏至到立秋之间。暑温发病急骤，初起即见壮热、汗多、烦渴引饮、面赤、脉洪大等气分阳明热盛证候，此为其主要特点。暑为火热之气，其性酷烈，发病多径入气分，故显高热、烦渴。叶天士云："暑必兼湿。"湿遏卫阳，则无汗；湿性重浊，遏郁清阳，则头痛如裹；又因"湿乃重浊之邪，热为熏蒸之气，热处湿中，蒸淫之气上迫清窍"扰及神明，故见神识欠清。李老在排除了手术后感染的可能性后，独具慧眼，据证而断为"暑温"，并以解表祛暑、芳香化湿法治之，获效迅捷。昧者若见高热、烦渴，而执寒凉清热、养阴生津之法，必致湿邪内遏之重，则势莫救矣！

李老对此案证治如此评析：患者手术后体温竟达 41℃，西医认为非刀口感染，施用冰敷不能凉其体，青霉素、链霉素等不能退其热，邀余会诊。余认为长夏暑湿当令，暑多夹湿，暑湿交蒸，故高热不解。方用新加香薷饮加减以透表清暑渗湿，白虎汤加减以清气退热，兼用板蓝根、大青叶、金银花等清热解毒之品，药进效应。可谓真知灼见！

"暑必兼湿"说为清代新安医药学家汪昂和温病学家叶天士所倡立，《本草备要》载："暑必兼湿，治暑必兼利湿，若无湿，但为干热，非暑也。"《临证指南医案》中也有"暑必夹湿，二者皆伤气分"的记载。新安医家程国彭立方四味香薷饮、清代温病大家吴鞠通新立新加香薷饮以治之。李老掌握了暑湿证治之精髓，临证游刃有余，一诊取效，药用一剂即平鸱张之邪热；二诊再进三剂而"热尽退"；继后以益气养阴兼清余热法调理而安，显示了新安医学的神奇魅力。

案 3　暑温合并便血

张某，女，35 岁，农村社员。1957 年 5 月 28 日初诊。

主诉：时发高热伴便血 10 日余。

病史：患者因暑令于田间作劳而发病，高热灼手，便下紫血量多，一日四五行，持续 10 日余。就诊时见其头汗冷黏，四肢厥逆，神困肢软，间或神识欠清，舌质红，苔少，脉数而细软无力。

中医诊断：暑温。

辨证：阳随阴脱。

治法：回阳救逆，益气止血。

处方：制附块（先煎）15 克，炮姜炭 10 克，北五味子（打）15 克，炙黄芪 15 克，炒蒲黄 15 克，炒地榆 15 克，炙甘草 10 克，细生地 15 克。另以红参 15 克炖服。服 2 剂。

二诊：1957 年 6 月 30 日。服上药 2 剂后，其便次减少，血少汗敛，四肢转温，高热见退，神志已清。诉其心烦口渴，不思纳谷，舌红，苔少，脉象仍细软而数，但较前缓而有力，治转养阴清热、凉血止血。

处方：北五味子（打）15 克，麦冬 10 克，霍石斛 10 克，细生地 15 克，炙黄芪 15 克，炙甘草 10 克，炒谷芽、炒麦芽各 20 克，青蒿 10 克，生薏苡仁 20 克，炙远志 10 克，炒牛蒡子 10 克。

上药 10 剂，嘱其服后，自行调理。随访痊愈。

按语　温病便血临床鲜有报道，而本例属血汗双夺，阴阳离绝之危重证候，则更是罕见。究其因乃暑邪侵扰，强力劳作，阳热上浮，脉络受伤被灼，血海失藏所致。《黄帝内经》云："……用力过度则络脉伤……阴络伤则血内溢，血内溢则后血。"又云："夺血者无汗，夺汗者无血，故人有两死而无两生。"今患者高热迁延，亡血失津，阳随津脱，阴从血去，已然置于神困肢软，间或神识欠清，头汗冷黏，四肢厥逆的危险境地。其高热先由暑热所致，后为阳浮使然。阴绝于下，阳气无主而浮于上，此刻阴阳相离，险象环生。辨其脉虽数却细软无力，其病变已由实证转为虚实夹杂、以虚为主之证。此时非补气不能益其津，非回阳不能攘其热、救其脱。苦寒攻伐之品不可妄用，故投生地黄、麦冬、五味子等凉血滋阴平和之品，而仅以牛蒡子疏散热邪，以制附块回其阳，红参、黄芪益其气津，以炮姜炭、炒蒲黄、炒地榆止其血，功效立见。一俟阳回热退即撤制附块、炮姜炭，一见血止即停止血之剂，改以霍石斛、炒谷麦芽、生薏苡仁等益阴和胃之品调之，更入青蒿清余热解暑除蒸，炙甘草、炙远志益气养阴安神，以候其平，竟收全功。

患者症见高热灼手，却用温阳益气之法救危于俄顷，实为"逆流挽舟"之大手笔！"逆流挽舟法"是清代喻嘉言始创，其用人参败毒散治疗痢疾，升举清阳、宣通气机、鼓动正气以驱邪外出，能于"逆流中挽舟楫上行"。逆流挽舟的方子不只是人参败毒散、荆防败毒散，如附子理中丸，用热汤服下，或用姜汤服下，既能散寒，又能温中，同样是很好的逆流挽舟之实用方。本案以制附块、炮姜炭配黄芪温振阳气，扶阳救脱，也正是逆流挽舟之范例，非智识过人者弗能为也！所以李老经常教育学生："学中医一定要学灵活，如果死板教条、胶柱鼓瑟，是学不好的。只要掌握了总的原则，用药是非常多变的。"

案4　小儿惊厥1

张某，男，4岁。1997年8月4日初诊。

主诉：壮热伴神昏抽搐1日。

病史：壮热1日，突然神志昏糊，有时烦躁谵妄，两目斜视，牙关紧闭，颈项强直，四肢搐搦，痰鸣气粗，舌质红，苔黄厚腻，脉数有力，指纹透气关，纹色青紫。

中医诊断：惊厥。

辨证：温邪内扰，乘犯心包，肝风妄动。

治法：清热平肝，化痰开窍。

处方：连翘、金银花各9克，薄荷（后下）、黄芩、炒白僵蚕各3克，钩藤（后下）12克，远志6克，石菖蒲、防风各4克。另用牛黄至宝丹1粒，分3次化服。

二诊：前进药饵颇中病机，搐搦已止，项强亦舒，神志较清，唯壮热未攘，痰鸣未除，两目依然斜视，舌质稍红，苔黄薄腻，脉数，指纹青紫。邪有退舍之象，再从原有基础上增进一筹。前方去牛黄至宝丹、薄荷、远志、石菖蒲，加玉泉散（荷叶包）9克，鲜芦根（去节）20克，元明粉（分冲）3克，天竺黄3克。

三诊：神志已清，目视正常，痰鸣大减，唯余热未清，神倦肢软，纳食寡味，苔微黄不腻，脉滑不数，指纹颜色基本正常，再拟固正清化，以善其后。

处方：滁菊花6克，净连翘6克，金银花8克，瓜蒌皮4克，天冬4克，麦冬4克，川贝母（打）3克，太子参5克，鸡内金2克。药进5剂遂安。

按语　高热惊厥属中医"急惊风"的范畴。盖小儿腠理不密，卫外功能薄弱，护理不慎则易感风寒，外邪侵犯太阳之表，循经脉由表入里化热，内传心包，引动肝风，而导致发热惊厥。该患儿感受温热之邪，火盛生痰，内扰心包、扰动肝风，故显烦躁谵妄、两目斜视、牙关紧闭、颈项强直、四肢搐搦、痰鸣气粗等急惊风症状；指纹透气关，为气分热盛之征，纹色青紫属里热炽盛。急需清热平肝，化痰开窍。方用金银花、连翘、薄荷、防风等以疏风清热；黄芩配连翘清肺热、泻心火；加炒白僵蚕、钩藤以息风定惊；更以牛黄至宝丹泻火解毒，清热开窍；石菖蒲、远志开窍豁痰。虽服药后惊搐甫定，但"壮热未攘，痰鸣未除，两目依然斜视"仍有复燃之兆，继予前方，去牛黄至宝丹、薄荷、远志、石菖蒲，加玉泉散（由石膏、甘草组成。功能清热泻火。主治阳明内热，头痛烦躁，二便秘结）、鲜芦根、元明粉清热泻火生津，导热自大小便出，以泄其势；加天竺黄以增清热豁痰、凉心定惊之力。诸药合参，竟获转危为安之功。三诊虑其热病后营阴耗损，余热未清，故拟益气养阴、固正清化法调理之，药进5剂告安。

李老指出，小儿乃稚阴稚阳之体。阴气未盛，阳气柔弱。辛香走窜之热药宜少用或暂用，以防伤阴损阳。又因小儿多属纯阳之体，故本病宜重用清凉之剂，少用或不用辛温香燥之剂，以免助阳增热。一般小儿用药多取轻灵，药味宜少，剂量宜小，但也不能拘泥。如果患儿病在初期，邪实体壮，正气尚充，病势又重，则宜重剂驱邪，绝不可执轻灵而弃良机，贻误病情、影响济危救险。李老进一步强调，小儿疾病变幻多端，需要根据辨证论治精神，证变则法变，灵活用药，不可拘于一法一方，方能达到应变愈病的目的。这些都是难得的宝贵经验。

案5 小儿惊厥2

胡某，女，3岁。1982年8月20日初诊。

主诉：高热神昏伴抽搐2日余。

病史：2日来，患儿高热无汗，昏睡不醒，颈项强直，痰鸣气粗，一遇触动则四肢抽搐，角弓反张。今天喷射性呕吐4次，经化验等检查，已确诊为流行性乙型脑炎（简称"乙脑"）（重型）。今按脉弦数，指纹透过命关，纹色红，苔白腻。

西医诊断：乙脑（重型）。

中医诊断：惊厥。

辨证：暑温挟表，内闭心窍。

治法：清暑开窍，利痰泻火。

处方：香薷4克，瓜蒌仁（打）4克，连翘6克，竹茹6克，石菖蒲6克，鲜芦根20克，西瓜翠衣9克，天竺黄3克，元明粉（分冲）3克。

二诊：服药2剂，气粗痰鸣好转，呕吐略平，身见微汗，唯患儿仍昏睡，四肢频搦，目闭不开，眼球上吊，舌苔、脉象如前。此肝风内动，温热炽盛之故，改拟平肝息风为治。

处方：珍珠母（先煎）20克，龙胆草5克，炙蜈蚣4条，生白芍9克，钩藤（后下）9克，白僵蚕6克，石菖蒲6克，菊花4克。1剂。

三诊：翌日抽风缓解，四肢不僵，口能自开，神志较清，眼能睁开看人，舌苔如前，脉象转沉缓，内风趋止，湿热未除，法当化湿清热，平肝息风。

处方：藿香（后下）9克，佩兰（后下）9克，清半夏4克，白蔻仁（后下，打）5克，山栀子6克，杭菊花6克，白僵蚕6克，炙蜈蚣4条，珍珠母（先煎）25克。

四诊：服药5剂，诸羔均平，体温正常，精神渐复，神识清楚，唯手指时有颤动，食欲较差，此邪去阴虚胃弱之故，再拟益阴健胃治之。

处方：肥玉竹、钩藤（后下）各9克，生谷芽9克，生麦芽9克，生白芍6克，鲜石斛6克，鸡内金6克，甘草6克，杭麦冬4克。

五诊：又服药5剂，手指已不颤动，食欲大增。经西医检查，均恢复正常，依前方续服5剂后追访，未见任何后遗症。

按语 乙脑多见于夏秋季，属中医"暑温"的范畴。其病原体1934年在日本发现，故名"日本乙型脑炎"，1939年我国也分离到乙脑病毒，新中国成立后进行了大量的调查研究工作，改名为"乙脑"。本病主要分布在亚洲远东和东南亚地区，经蚊传播，多见于夏秋季，临床上急起发病，有高热、意识障碍、惊厥、强直性痉挛和脑膜刺激征等，病死率高，重型患者病后往往留有后遗症。李老指出，在流行地区蚊虫叮咬季节，出现发热、头痛、恶心、呕吐、嗜睡、颈抵抗、抽搐等症状的患儿，应引起高度警惕。

本案患儿感暑湿温热之邪，温邪上受，逆传心包，又兼湿阻痰壅，热处湿中，蒸淫之气上迫清窍，因而高热无汗，昏睡不醒，痰鸣气粗；痰热内扰，热极生风，故四肢抽搐，角弓反张；纹透命关，虽属凶险，但纹色红仍有表证之象。首诊拟清暑开窍，利痰泻火为治，清暑乃是于清泻之法中寓透营转气之意。案中治疗过程随机应变，圆机活法，初断属暑湿挟表，热重于湿，先治暑热，后治湿热。先祛其邪，后扶其正，因药证相应，故疗效较速，又无后遗之证。再如用药，虽小儿为稚阴稚阳之体，但病势亦重，欲迅挫其势，故药量较重，取其病重药亦重，力取克邪，其中亦有少量的香窜温药，如香薷等，取其辛散，以助驱邪。李老指出，在暑温治疗中如用香窜温药，需和清热泻火药同用，而且必须适可而止。

李老指出，惊厥是儿科急症，首先要抓住危及生命的主要矛盾，及时控制惊厥，并防止窒息及呼吸、循环衰竭，特别是乙脑患者要防止因脑水肿等引起颅内压增高，然后针对病因进行治疗。中医治疗急惊风多以清热、豁痰、息风、镇惊为原则。李老特别强调要加强惊厥患儿的护理措施，这是值得借鉴的。根据急惊风的临床证候，采取适当护理措施，很有必要。如当小儿惊搐时，不可强行紧捆身体，以免扭伤肢体，致成残疾。但又不能任其抽搐不理，否则亦会发生意外。又如见小儿烦热不安、睡卧惊啼、咬牙弄舌等先兆症状时，要尽快寻因治疗，以制止惊风发生。否则贻误病机，或再受外感时邪、惊骇等时，势必导致急惊风的暴发。另当小儿需要休息时，一定要好好让其静养，绝不能张惶惊恐，频唤扰动，影响其休息，以致恶化病情。《临证指南医案》曰："小儿痫痉厥本属险证……灌药之后，斯时正元气与病邪交战之际，若能养得元气一份，即退一份病邪。此际小儿必有昏昏欲睡，懒于言语，气怯神弱，身不转动之状，此正当养其元神，冀其邪退正复，乃病家父母偏于此际张惶惊恐。因其不语而呼之唤之，因其鼾睡而频叫醒之，因其不动而摇之拍之，或因微有昏谵而必详诘之，或急欲以汤饮进之，或屡问其痛痒之处，哓哓不已，使其无片刻安宁，如此必轻变为重矣。"因此，临证治疗时要注意患儿的调摄护理。具体应注意以下几点：

（1）居室要空气流通，清洁卫生，避免喧闹，保持安静，夏季要采取防暑措施。对传染病患儿要采取隔离措施。

（2）将患儿平放侧卧，解开衣领，并用多层纱布包裹的压舌板，放在患儿上、下齿之间，以防咬伤舌体。

（3）惊厥时间长，面色青灰者，及时吸氧。有痰者，及时吸痰。惊厥发作时禁食。

（4）注意密切观察患儿的体温、呼吸、脉搏、血压及瞳孔变化的情况。

第二节　肺系疾病医案

案1　咳嗽1

方某，男，82岁。2012年5月1日初诊。

主诉：反复咳嗽20日。

病史：患者20日前因感冒后出现咳嗽，至今未愈，刻下：阵咳，以夜间为剧，尤其下半夜明显，伴咽痛，咳少量白痰，轻度心慌，无胸闷，胸片未见异常。既往有肺结核、冠心病病史。纳谷欠佳，二便调，夜寐安。舌红，苔薄黄，脉滑略数。

西医诊断：感冒。

中医诊断：咳嗽。

辨证：表邪未尽，痰湿化热。

治法：宣肺疏风，化痰清热。

处方：止嗽散加减。桔梗9克，炙紫菀10克，炙冬花10克，荆芥9克，百部15克，陈皮15克，白前10克，前胡10克，川贝母（打）8克，干地龙15克，黄芩9克，鱼腥草30克，甘草10克，炙枇杷叶10克，炙兜铃10克，净连翘15克，赤芍、白芍各15克，白蔻仁（后下，打）15克，北秫米20克。7剂。水煎服，每日1剂。

嘱其劳逸结合，起居有常，防止外感，忌食辛辣及肥甘油腻之品，忌烟酒，保持心情舒畅。

二诊：2012年5月8日。服上方7剂，诸症略见好转，仍有咳嗽，时有少量白痰，咽痛好转，饮食、二便、夜寐正常。舌略红，苔薄黄，脉细滑。继以上方减炙兜铃，加细辛3克，宣肺化痰。7剂，水煎服，每日1剂。

三诊：2012年5月15日。服上方7剂，咳嗽好转，时有少量白痰，咽痛未犯，饮食、二便、夜寐正常。舌略红，苔薄黄，脉细滑。效不更方，继以上方治之，炙枇杷叶加至15克。7剂，水煎服，每日1剂。随访痊愈。

按语 止嗽散是清代新安名医程钟龄（公元1662～1735年，原字龄，亦名国彭）的经验方，著录于《医学心悟》卷三。程钟龄曾强调指出：止嗽散"温润和平，不寒不热""善治诸般咳嗽"。方中桔梗苦辛微温，能宣通肺气，泻火散寒，治痰壅喘促，鼻塞咽痛；荆芥辛苦而温，芳香而散，散风湿，清头目，利咽喉，善治伤风头痛咳嗽；紫菀辛温润肺，苦温下气，补虚调中，消痰止渴，治寒热结气，咳逆上气；百部甘苦微温，能润肺，治肺热咳呛；白前辛甘微寒，长于下痰止嗽，治肺气盛实之咳嗽；陈皮调中快膈，导滞消痰；甘草炒，用其补气温肺，补三焦元气而散表寒。所以程氏说："本方温润和平，不寒不热，既无攻击过当之虞，大有启门驱贼之势，是以客邪易散，肺气安宁，宜其投之有效欤！"但阴虚肺燥之虚损咳嗽，则非其所宜，这在临症时须加辨别。

李老精研新安医学数十载，临床喜用新安学派之经验效方，治疗咳嗽善用古方止嗽散化裁，认为止嗽散对于多种咳嗽均有良效。

本案患者因外感风寒致咳，本是寒证，但年老体虚，阳气颓弱，痰湿内蕴有化热之象，如咽痛、心慌、舌红、脉滑数等症皆为痰湿蕴而化热之象。治宜外散风寒，内清痰热。李老以止嗽散为基本方，加入款冬、前胡疏风化痰；黄芩、鱼腥草、连翘清泻肺热；炙兜铃、川贝母、干地龙、炙枇杷叶化痰止咳；赤芍、白芍养肝柔筋；白蔻仁、秫米和胃化湿。二诊减炙兜铃，加细辛，宣肺化痰通络。三诊加重炙枇杷叶用量，守方续治。三诊共奏宣肺疏风、化痰清热之功。

案2 咳嗽2

江某，男，30岁，工人。1956年10月15日初诊。

主诉：咳嗽伴发热5日。

病史：患者头痛身热，呛咳不已，口渴喜饮，鼻干唇燥，咽喉干痛，胸满气逆，精神困倦，纳食不馨，舌绛，苔黄燥，脉细而数。

中医诊断：咳嗽。

辨证：温燥。

治法：清肺润燥。

处方：桑叶 10 克，杏仁（打）10 克，南沙参 10 克，北沙参 10 克，川贝母（打）10 克，全瓜蒌（打）10 克，麦冬 6 克，阿胶（烊化）6 克，玉苏子 10 克，梨皮 10 克，炙枇杷叶 10 克，焦山栀 10 克，石膏（先煎）20 克。7 剂。

二诊：服药后呛咳已减，渴饮亦轻，咽痛、胸满等症均较前减轻，但头痛未蠲，纳呆如故。上方去阿胶，加白扁豆 10 克，焦三仙各 15 克，干荷叶 10 克。5 剂。

三诊：服上方头痛缓解，知饥能食，其热已平，但咳嗽未能尽除，有痰，舌略绛。原方去玉苏子、白扁豆、干荷叶，加生薏苡仁 15 克，熟薏苡仁 15 克，前胡 10 克，炙冬花 10 克，炙兜铃 10 克。5 剂药尽病痊。

按语　燥邪为病，最易伤津，故秋燥的治疗原则应以滋润为主，即所谓"燥者濡之"。然而，秋燥一病毕竟是由外感燥气而成，初起具有表证，因此本病初起治疗，于润燥的同时，还必须分别病邪属性，予以解表之治，以透邪外出。李老指出，温燥邪在肺卫之治，法宜辛凉甘润。"上燥治气、中燥增液、下燥治血"，可作为秋燥初、中、末三期治疗大法的概括。本证为温燥袭于肺卫，其治法既不同于风寒，又不同于风热。因此辛温之品固不可用，纯予辛凉又不完全合拍。根据温者宜凉、燥者宜润的原则，本证治疗宜用辛凉甘润，以桑杏汤加减治之。

本案诊断依据可分三点：①病发于 9～10 月，正值秋燥之时。②临床有呛咳、鼻干唇燥、咽喉干痛、舌燥等燥象。③临床有身热、渴饮、舌质绛、苔黄、脉数等热象。综合各点，故诊断为温燥证。

先贤周慎斋（约 1508～1586 年。明代新安著名医家，宛陵即今安徽宣城人）言："肺为华盖主皮毛，金体由来畏火烧。"燥热之邪袭肺，金体被灼，津液受损，肺叶失润而干鸣，桑杏汤外能清解燥热、内可凉润金体，适用于温燥外袭之证；清燥救肺汤亦乃治温燥之有效名方，故以此二方为基础化裁。用药看似平淡无奇，然平淡之中见真知，执法而不泥于方，故疗效甚为显著。

病初要害在于燥热灼肺，津液亏损，故用山栀、石膏、桑叶清解热邪；南北沙参、麦冬、阿胶、梨皮养液生津；杏仁、川贝母、炙枇杷叶、全瓜蒌宣肺止咳；玉苏子下气消痰。7 剂药尽，症情大有好转，唯纳呆如故，头痛未尽除；去阿胶之滋腻，加白扁豆、焦三仙、荷叶健脾和胃。三诊时患者咳嗽有痰，说明肺津已复，脾运渐健，故加入前胡、炙冬花、炙兜铃，增强化痰止咳之力；入薏苡仁健脾化湿，以清生痰之源。治疗过程中，虽选用古方但未泥于古方，却能根据病情变化，灵活化裁。服药 10 余剂，使诸症全除。

案 3　咳嗽 3

刘某，女，37 岁。2011 年 11 月 24 日初诊。

主诉：咳嗽、胸闷、气喘 1 年余。

病史：患者于 2010 年 2 月始因外出旅游受凉后出现干咳症状，于芜湖市第二人民医院诊断为"支气管炎""肺炎"，服西药治疗未见明显缓解。刻下：咳嗽、胸闷、气喘、咽部干痛，颈、腰部酸胀不适，手足心热，夜寐盗汗，口干。睡眠、饮食、二便、月事正常，末次月经时间为 2011 年 11 月 16 日。舌红少苔，脉细数。

西医诊断：支气管炎。

中医诊断：咳嗽。

辨证：肺阴亏耗。

治法：养阴润肺，理气止咳。

处方：增液汤加减。元参 10 克，细生地 20 克，南沙参、北沙参各 15 克，天冬、麦冬各 15 克，净连翘 10 克，射干 6 克，桔梗 9 克，甘草 10 克，石斛 10 克，瓜蒌皮 15 克，薤白 10 克，粉葛根 10 克，炒葶苈子（打）15 克，炙麻黄 12 克，淡全蝎 6 克，北秫米 20 克。15 剂。每日 1 剂，水煎服，早晚饭前服用。

嘱其平素多饮水，起居有时，忌劳累，忌生冷、油腻、辛辣之品。

二诊：2011 年 12 月 9 日。服上方 15 剂，诸症均见缓解。现胸闷、气喘好转，夜间明显，咽痛、手足心热、盗汗、口干减轻，颈、腰酸胀。睡眠、饮食、二便正常。舌红少苔，脉细数。效不更方，上方粉葛根加至 15 克，炙麻黄改 9 克，天冬改 10 克。15 剂，每日 1 剂。水煎服。

三诊：2011 年 12 月 24 日。服上方 15 剂，诸症进一步好转，偶见胸闷、气喘，咽痛、手足心热、盗汗、口干好转，颈、腰酸胀减退，睡眠、饮食、二便正常。舌红苔少，脉细略数。继用上方去天冬、射干，加太子参 10 克，鸡血藤 15 克。15 剂，每日 1 剂。水煎服。

四诊：2012 年 1 月 8 日。服上方 15 剂，服药期间未见明显咳嗽、气喘，余症平。颈、腰酸胀于劳累后明显。睡眠、饮食、二便正常。舌红苔薄，脉细略数。上方续服 15 剂。水煎服，每日 1 剂，早晚饭前服用。

按语 李老指出，咳嗽为内科常见病之一，治疗时应分清邪正虚实。外感咳嗽，为邪气壅肺，多为实证，故以祛邪利肺为治疗原则，根据邪气风寒、风热、风燥之不同，应分别采用疏风、散寒、清热、润燥治疗。内伤咳嗽，多属邪实正虚，故以祛邪扶正、标本兼顾为治疗原则，根据病邪为"痰"与"火"，祛邪分别采用祛痰、清火为治，正虚则养阴或益气为宜，又应分清虚实主次处理。

外感咳嗽一般均忌敛涩留邪，当因势利导，俟肺气宣畅则咳嗽自止；内伤咳嗽应防宣散伤正，注意调理脏腑，顾护正气。咳嗽是人体祛邪外达的一种防御性表现机制，治疗决不能单纯见咳止咳，必须按照不同的病因分别处理。

本例患者因外感不愈导致久咳，症见胸闷、气喘、咽部干痛、手足心热、夜寐盗汗、口干，结合舌脉，为一派肺阴亏耗之征，治宜养阴润肺为先。方中用沙参、麦冬、石斛、天冬、元参等滋阴润肺以止咳；炙麻黄宣肺平喘，炙用无耗散之虞；射干解毒利咽；桔梗、甘草为仲景甘桔汤，利咽宣肺；瓜蒌皮、薤白、全蝎宽胸通络散结；葶苈子泻肺平喘；葛根增液升清；北秫米健脾益气，取培土生金之意。李老治肺热咳嗽善用生地黄一味，《药性赋》中记载：生地黄，味甘、苦，性寒，无毒。沉也，阴也。其用有四：凉心火之血热，泻脾土之湿热，止鼻中之衄热，除五心之烦热。生地黄清热凉血、养阴、生津，用于热病舌绛烦渴、阴虚内热、骨蒸劳热、内热消渴、吐血、衄血、发斑发疹。此方中用之，更增其滋阴润肺之功效。二诊、三诊患者症状缓解明显，值得一提的是三诊去天冬、射干，加太子参，中病即止，不可过用寒凉，且需注意"阳生阴长"，用太子参即是此意，并加入鸡血藤增强养血活血之力，以资善后。李老认为咳嗽的治疗，除直接治肺外，还应从整体出发，注意治脾、治肝、治肾等。《黄帝内经》云"五脏六腑皆令人咳，非独肺也"，强调了"五脏相参"对肺病治疗的意义，如本案李老所用北秫米这味药，既可以和胃助眠，亦可健脾，消生痰之源。

案 4　咳嗽 4

左某，女，50 岁。2010 年 12 月 2 日初诊。

主诉：咳嗽伴痰多 2 月余。

病史：患者自述 2 个月前外感后咳嗽迁延不愈，当地医院诊断为"间质性肺炎"，用西药泼尼松等治疗，效果不显，遂寻求中药治疗。刻诊：咳嗽明显，痰多、色白、泡沫状，无恶寒发热，平素胃脘胀满、嗳气频频、纳差、大便干，2～3 日一行。舌质淡红，苔薄白，脉细弦。

西医诊断：间质性肺炎。

中医诊断：咳嗽。

辨证：痰湿内蕴，肺卫气滞。

治法：化痰祛湿，宣肺降气。

处方：黄芪 60 克，炒黄芩 12 克，川贝母（研末分吞）10 克，北杏仁（打）12 克，炙冬花 12 克，炙兜铃 10 克，姜半夏 12 克，桑白皮 15 克，全瓜蒌（打）12 克，干薤白 12 克，广木香（后下）12 克，台乌药 15 克，淡全蝎 8 克，川厚朴 12 克。14 剂，水煎服，每日 1 剂，早晚饭前服用。

嘱其平素多饮水，起居有时，忌劳累，忌生冷、油腻、辛辣之品。

二诊：2010 年 12 月 16 日。病史同前，药后痰量较前减少，色白，伴泡沫，较前质稀，仍时咳嗽，胃脘胀满，嗳气频频，纳少，夜寐安，大便干，肛门排便无力，2～3 日一行，口干，眼干涩，时觉目胀。舌质暗红，苔薄白，脉细弦。守 2010 年 12 月 2 日方，去桑白皮，加炙麻黄 15 克，炒葶苈子（打）12 克，牛蒡子 12 克，以增降气平喘化痰之力。14 剂，水煎服，每日 1 剂，早晚饭前服用。

三诊：2010 年 12 月 30 日。病史同前，药后咳痰减少，胃脘时胀满稍减，仍有嗳气，口干口苦，大便干，2～3 日一行。舌质淡红，苔薄白，脉细弦。守 2010 年 12 月 2 日方去川厚朴，改全瓜蒌（打）15 克，加炒葶苈子（打）15 克，火麻仁（打）20 克，代赭石（先煎）15 克。14 剂，水煎服，每日 1 剂，早晚饭前服用。

四诊：2011 年 1 月 13 日。药后咳嗽、咳痰缓解，胃脘胀满、嗳气好转，纳差同前，大便稍干。舌质淡红，苔薄白，脉细弦。守 2010 年 12 月 30 日方加陈皮 12 克，行气、和胃，以助纳运。水煎服，每日 1 剂，早晚饭前服用。

按语　间质性肺炎（ILD）是以弥漫性肺实质、肺泡炎和间质纤维化为基本病理改变，以活动性呼吸困难、X 线胸片示弥漫阴影、限制性通气障碍、弥散功能（DLCO）降低和低氧血症为临床表现的不同类疾病群构成的临床病理实体的总称。ILD 通常不是恶性的，也不是由已知的感染性致病源所引起的。继发感染时可有黏液脓痰，伴明显消瘦、乏力、厌食、四肢关节痛等全身症状，急性期可伴有发热。中医药治疗本病具有独特优势。

本案患者咳嗽，痰多、色白、泡沫状，无恶寒发热之表证，系痰湿内蕴，肺气不宣，兼肺卫气滞所致，肺主气，肺气壅滞则胃气不降，法当化痰祛湿，宣肺降气。方用黄芪实卫益气；黄芩、桑白皮清泻肺热；杏仁、炙冬花、川贝母、炙兜铃降气止咳化痰；姜半夏、全瓜蒌、干薤白共为瓜蒌薤白半夏汤，行气祛痰、宽胸散结；木香、川厚朴、乌药行气消胀；全蝎活血通络。二诊药已中的，加炙麻黄、炒葶苈子、牛蒡子增泻肺平喘、降气化痰之力。三诊加代赭石以降胃气，针对大便干结，加火麻仁润肠通便，虽为随症之法，然肺与大肠相表里，大肠腑行通畅则有利于肺之宣发、肃降。四诊加入陈皮，为二陈汤之意，和胃、行气、化痰，兼具三功。四诊之内守法守度，经方时方验方结合，故取得良好效果。

案5　喘证1

李某，男，12岁。1988年12月1日初诊。

主诉：动则呼吸费力10余日。

病史：患者自幼体胖，素体欠安，动则气促。时届冬令，冒雨感寒。初起发热恶寒，头痛鼻塞，继则咳逆气喘，喉中痰鸣，日甚一日，终至鼻煽，倚息不得卧，咳吐痰饮，稀薄色白，面青唇暗，四肢欠温。舌质暗淡，苔薄白，脉沉。心率100次/分，律齐，无杂音，两肺听诊有湿啰音及哮鸣音。化验检查：WBC 7.5×10^9/L，中性粒细胞（N）0.72。胸透示两肺纹理增多。

西医诊断：支气管炎。

中医诊断：喘证。

辨证：风寒袭肺。

治法：散寒，宣肺，平喘。

处方：麻黄5克，细辛5克，炙紫菀10克，法半夏10克，射干9克，款冬花12克，炙兜铃12克，煎药时，待水沸后加生姜3片，红枣5枚。3剂。

二诊：3剂药后，外邪已净，咳喘好转，稍能平卧，四肢转温。唯喉中痰鸣音依然，痰浊未清，上方加炒葶苈子、杏仁（打）各10克，干地龙12克，以祛痰利肺、平喘。

三诊：连投散寒、宣肺、平喘之剂后，喘证悉除，虑其年幼体亏，肾气未充，予胎盘丸、六味地黄丸平时常服，以平补肾中阴阳，增强体质。随访2年，疗效巩固。

按语　患儿冬令冒雨感寒，风寒侵袭，卫气被郁，故恶寒发热，头痛鼻塞；肺气被郁，邪实气壅，故咳逆气喘；肺失宣降，气不布津，聚液成痰，故咳吐痰饮，稀薄色白；痰阻气机，吐纳不畅，故喉中痰鸣，鼻煽，倚息不得卧；面青唇暗，四肢欠温，均系寒邪遏郁卫阳。结合舌脉表现，患者病证主要为风寒束肺，肺气壅遏，失其宣降所致。急则治其标，故拟散寒、宣肺、平喘法以冀平复。

首诊方用麻黄、细辛、生姜散寒逐邪，温化痰饮，宣肺平喘；半夏祛痰和胃，与细辛、生姜同用尤能温化寒痰；炙紫菀、射干、款冬花、炙兜铃等止咳平喘；生姜、大枣健脾温中，调和营卫，且又温胃散寒、温肺化痰。再诊时加炒葶苈子、杏仁、地龙以增止咳平喘之功。现代研究，地龙提取物能解除支气管平滑肌痉挛，增加毛细血管通透性，从而起到止咳平喘作用。审因论治，药合病机，一剂知二剂已，应手而瘥。

李老指出，喘证虽为临床常见之病，但欲获良效，确为不易，须全面权衡标本缓急。本案患者虽为年幼质亏之体，病发时却喘甚难卧，若不急治其标则病难速愈。故以祛痰平喘为先，标除后缓图其本，予胎盘丸、六味地黄丸平补肾阴肾阳，待肾气充沛，体质增强，病愈岂能复萌。

案 6　喘证 2

汪某，女，39 岁。2000 年 8 月 7 日初诊。

主诉：咳、痰、喘反复发作 10 余年。

病史：患慢性支气管炎 10 余年，开始每逢冬季病情发作，发则咳嗽气喘。以后逐渐加重，发病不分季节，用中、西药治疗初则有效，久则失效。每次病作，必用激素类药配伍氨茶碱，以及气喘灵等气雾剂方可维持。近因外感暑热而病作，用前药及抗生素仍不能缓解。症见喘息不得卧，张口抬肩，动则喘甚，伴有微咳，痰黏色白难出，时时恶风，不欲饮食，面部虚浮如满月，舌质淡红，苔薄白，脉沉细略数。

西医诊断：慢性支气管炎。

中医诊断：喘证。

辨证：肺肾俱虚，痰阻气道。

治法：补肺益肾，化痰平喘。

处方：党参 20 克，炒白术 15 克，五味子（打）10 克，姜半夏 9 克，葶苈子 15 克，白芥子 10 克，生龙骨（先煎）25 克，生牡蛎（先煎）25 克，白茯苓 15 克，杏仁 10 克，桑白皮 15 克。5 剂，水煎服。

二诊：服上方 5 剂后，喘证已缓，咳痰略畅。继用上方加款冬花 10 克，服 7 剂，喘哮大减，咳痰通畅，已能平卧。

三诊：原方增减，再服 20 余剂，喘哮已平，虚肿全消，饮食日增，诸症消失。嘱服丸剂善后，药用：西洋参 50 克，蛤蚧 2 对，冬虫夏草 10 克。

上药共为细末，炼蜜为丸，早晚各服 3 克，连服 3 个月。随访 1 年，未见病发。

按语　患者夙有伏饮，肺脾气虚，卫外不固，每遇外邪侵袭则喘证发作。肺为气之主，肺虚，气失所主，肺气不足，故喘息不得卧，张口抬肩，动则喘甚；脾虚痰聚，脾运失健，则喘兼痰咳，不欲饮食，面部虚浮。结合舌脉，可知脾肺气虚，脾肾俱虚为本，伏饮引动而喘为证之标，治宜标本兼顾。方中党参、白术、五味子补益肺脾之气，培土生金，更兼五味子益肾敛肺定喘；半夏、茯苓健脾化痰，以绝生痰之源；葶苈子、白芥子、杏仁、桑白皮等清肺化痰，降逆平喘；龙骨、牡蛎重镇降逆，逐痰平喘。龙骨，《神农本草经》谓其"主咳逆"；《名医别录》用其治"伏气在心下不得喘息"；《神农本草经读》说其"逐痰降逆"，并说："痰，水也，随火而生，龙骨能引逆上之火、泛滥之水，而归其宅，若与牡蛎同用，为治痰之神品。"诸药合参，喘咳悉平。继以西洋参、蛤蚧、冬虫夏草等为丸服，补益肺肾以固其本，丝丝入扣，循循于规矩之中而成方圆。

李老指出，实证哮喘，其病在肺，宣肺、化痰、降逆最易平息。虚证哮喘，病久肺病累肾，且痰饮内伏，宿根难除，治疗颇为棘手。盖久病哮喘，本虚标实，虚则肺肾俱虚，实则夹痰伏饮，因而缠绵难已。近年来，西医常用激素之类平喘。初则效如桴鼓，久则失效，且依赖激素而难以停药。另激素用久，莫不伤肾，患者常有背寒畏冷、颜面虚浮之特征，给治疗带来一定困难，因此治虚证哮喘，必须标本兼顾，肺肾同治。

李济仁、张舜华先生临床常用自拟方"固本定喘汤"加减治疗虚喘。药用：党参、五味子、葶苈子、怀山药、杏仁、白芥子、生龙骨、生牡蛎。有寒饮者加细辛、干姜；痰热加鱼腥草、桑白皮；痰多加半夏、海蛤粉，每获佳效。对激素依赖者取效亦显。

案 7 喘证 3

王某，女，71 岁。2012 年 3 月 22 日初诊。

主诉： 反复咳嗽、咳痰、气喘 30 余年。

病史： 患者 30 余年来反复咳嗽、咳痰、气喘，偶见咯血，四季均犯，于当地医院诊断为"慢性支气管炎""支气管扩张"，后入院治疗。刻诊：咳嗽明显，痰量多、质稀、色白，伴咳喘、咽痒不适，口干喜饮，夜眠梦多，大便干燥，常隔日一行，小便可。舌淡，苔黄腻，脉弦细。

西医诊断： 慢性支气管炎。

中医诊断： 喘证。

辨证： 痰湿蕴肺，郁而化热。

治法： 清泻痰热。

处方： 定喘汤加减。炙麻黄 10 克，杏仁（打）10 克，款冬花 10 克，姜半夏 9 克，桑白皮 15 克，葶苈子 12 克，紫苏子 15 克，干地龙 15 克，全蝎 6 克，甘草 10 克，黄芩 9 克，鱼腥草 25 克，海浮石 30 克，牛蒡子 15 克，地骨皮 15 克，浙贝母 15 克，前胡 15 克，北秫米 30 克。15 剂，水煎服，每日 1 剂。

嘱其劳逸结合，起居有常，防止外感，忌食辛辣及肥甘油腻之品，忌烟酒，忌闻油漆等刺激性气体，保持心情舒畅。

二诊： 2012 年 4 月 6 日。服上方 15 剂，咳喘缓解，痰量减少，色白，咽中如有物窒塞，吞吐不出，口干，夜眠多梦，大便偏干。舌淡红苔腻略黄，脉弦细略数。药已中的，痰量减少，守原方去海浮石、前胡，加厚朴 10 克，玄参 10 克，15 剂，水煎服，每日 1 剂。

三诊： 2012 年 4 月 21 日。服上方 15 剂，咳喘基本缓解，遇刺激性气味即咳，喉中窒塞感减轻，仍有少量痰，口干、大便干缓解，偶见胸闷，睡眠不佳。舌淡红苔薄黄，脉弦细。守上方去浙贝母、地骨皮，加紫苏梗 10 克，炙僵蚕 6 克，夜交藤 30 克。15 剂，水煎服，每日 1 剂。

按语 患者有慢性支气管炎病史，反复咳嗽、咳痰、气喘 30 余年，属于中医"喘证"范畴。咳喘明显，痰多质稀色白，系痰湿蕴肺；咽痒，口干，大便干燥，苔黄腻，为痰湿化热倾向；舌脉提示以实证居多。药用炙麻黄宣肺平喘，杏仁合用以宣畅肺气肃降之机；款冬花、姜半夏、桑白皮、葶苈子、紫苏子、干地龙、前胡化痰平喘；黄芩、鱼腥草、海浮石、地骨皮清泻肺热；浙贝母清热化痰，全蝎息风解痉，缓解支气管痉挛；牛蒡子利咽化痰，且针对大便干燥的情况，取其性降以润肠通便；脾为生痰之源，北秫米健脾以助化痰之源，合半夏为半夏秫米汤，和胃助眠；甘草调和诸药，止咳平喘。二诊患者咳喘缓解，痰量减少，但患者喉中窒塞、口干明显，故加入厚朴理气，有半夏厚朴汤之意；虑其咳嗽日久，肺津已伤，故加入玄参养阴利咽。三诊患者诸症进一步好转，但遇刺激性气味仍咳，胸闷，睡眠不佳，故加入紫苏梗调畅气机，炙僵蚕疏风利咽化痰，夜交藤养心安神，去浙贝母、地骨皮。本案病程较久，即为俗称的"老慢支"，痰为宿根，肺为贮痰之器，故化痰为重中之重，痰湿清除，则咳、痰、喘等诸症均可迎刃而解。

案 8 肺痨

唐某，女，69 岁。2010 年 6 月 10 日初诊。

主诉：肺结核 2 年余。

病史：患者自述肺结核病史 2 年余，症见咳嗽，咳痰，量少清稀，睡前及晨起时为甚，口有腥味。2010 年 4 月 16 日胸片示两肺结核。刻诊：症状同前，无潮热汗出，乏力明显，饮食、睡眠、二便尚调。察其舌红少苔，诊其脉细弦。

西医诊断：肺结核。

中医诊断：肺痨。

辨证：气阴耗伤，肺气失宣。

治法：益气养阴，宣降肺气。

处方：百部 10 克，炙冬花 15 克，炙兜铃 12 克，姜半夏 15 克，桑白皮 15 克，白果（打）12 克，川贝母 10 克，北杏仁（打）12 克，海蛤粉 20 克，御米壳 10 克，肥知母 15 克，黄芪 60 克，干地龙 15 克，粉前胡 15 克，玉苏子 15 克，炙甘草 10 克。14 剂，水煎服，每日 1 剂，早晚饭前服用。

嘱其平素多饮水，起居有时，忌劳累，忌生冷、油腻、辛辣之品。

二诊：2010 年 6 月 24 日。病史同前，咳嗽略减，夜寐差。舌质淡红，苔薄黄，脉细弦。上方去炙兜铃、桑白皮、白果，加玄参 15 克，夜交藤 30 克，合欢花、合欢皮各 15 克，酸枣仁 30 克，增安神助寐之力。14 剂，水煎服，每日 1 剂，早晚饭前服用。

三诊：2010 年 7 月 8 日。病史同前，仍有咳嗽，近来加服乙胺丁醇、异烟肼、利福喷丁、左氧氟沙星等抗结核药，头晕，胃脘不适，时有恶心感，夜寐差，消化道反应明显，不易入睡，舌红苔薄黄。守 2010 年 6 月 10 日方，去白果、炙兜铃，黄芪加至 80 克，加玄参 15 克，炒黄芩 15 克，鸡内金 15 克，夜交藤 30 克，酸枣仁 30 克，辛开苦降，和胃降逆。14 剂，水煎服，每日 1 剂，早晚饭前服用。

四诊：2010 年 7 月 22 日。病史同前，仍咳嗽，痰黄稠，大便干燥难解，纳可，头有昏沉感，舌质淡红，苔薄白，脉细弦。守 2010 年 7 月 8 日方，加生大黄（后下）9 克，制胆星 12 克。14 剂，水煎服，每日 1 剂，早晚饭前服用。

五诊：2010 年 8 月 12 日。病史同前，药后咳嗽减轻，痰量减少，纳可，大便偏干。舌质淡红，苔薄白，脉细弦。守 2010 年 7 月 22 日方，去御米壳，生大黄（后下）改 12 克，加火麻仁 25 克，怀山药 10 克。14 剂，水煎服，每日 1 剂，早晚饭前服用。

按语　肺痨是一种由于正气虚弱，感染痨虫，侵蚀肺脏所致的，以咳嗽、咯血、潮热、盗汗及身体逐渐消瘦等症为主要临床表现，具有传染性的慢性消耗性疾病。肺痨相当于西医学中的肺结核，是肺病中的常见病。中医学对肺痨的认识历史悠久，且逐渐深化。《黄帝内经》《难经》《金匮要略》等医籍中无肺痨病，大多归于"虚损""虚劳"一类病证中，并描述了与肺痨主症相似的临床表现，如《灵枢·玉版》说："咳，脱形；身热，脉小以疾。"晋代《肘后备急方》进一步认识到本病具有传染性，指出"死后复传之旁人，乃至灭门"，并创立"尸疰""鬼疰"之名。唐代《备急千金要方》把"尸疰"列入肺脏病篇章，明确了本病病位在肺，指出本病的病因是"劳热生虫在肺"。由于本病的传染性和诸多症状，故古医籍中有很多名称，如尸疰、劳疰、虫疰、传尸、肺痿、劳嗽、骨蒸、伏连、急痨等，直到宋代《三因极一病证方论》始以"痨瘵"定名，并指出与"予事而忧则'肺劳'"为"各一门类，不可不知"，从发病学上把痨瘵与一般的虚劳进行了界定。中医学将本病分为肺阴亏虚、阴虚火旺、气阴耗伤、阴阳两虚等证型。

本案患者久患肺结核，症见咳嗽、咳痰、口有腥味，舌红少苔、脉细弦。脉症相参，辨为气阴耗伤、肺气失宣。肺痨是一种损耗肺脏实质的疾病，患者肺痨日久，气阴耗伤，致肺虚宣降不利，盖肺为娇脏，为水之上源，其宣降功能关乎全身水液疏布代谢。患者咳嗽、咳痰、痰量少稀清为肺失宣降，水液代谢失常所致。治宜益气养阴，宣降肺气。药用黄芪（大抽芪）、肥知母益气养阴；百部杀虫，润肺止咳，为肺痨要药；炙冬花、粉前胡宣肺化痰止咳；炙兜铃、桑白皮、北杏仁、玉苏子降气化痰止咳；姜半夏、川贝母、海蛤粉化痰止咳；白果、御米壳敛肺止咳；久病入络，用干地龙治络，并降气化痰、平喘止咳；炙甘草调和诸药，化痰止咳。复诊随症加减，或加入安神，或佐以和胃，或治以导下，均以益气养阴、宣降肺气为主，并时时顾护胃气。盖肺肃降恢复，则水液正常疏布，咳嗽、咳痰自愈，是"治病必求于本"的较好体现。

案 9　哮病

陈某，男，30 岁。2012 年 3 月 22 日初诊。

主诉：喘闷、呼吸困难伴喉间哮鸣音 4 年余。

病史：患者喘闷、呼吸困难伴喉间哮鸣音 4 年余，2009 年在浙江第一人民医院诊断为"过敏性哮喘"，给予激素类气雾剂吸入用药，停药后诸症复发。现半夜胸闷明显，呼吸受阻，可闻及哮鸣音，晨起咳嗽明显，痰少，时鼻中溢血，头晕头痛，周身乏力，饮食正常，睡眠尚可，大便一日一行，小便正常。舌淡、边有齿痕，苔黄腻，脉滑。

西医诊断：支气管哮喘。

中医诊断：哮病。

辨证：气虚痰阻。

治法：益气豁痰。

处方：黄芪 35 克，潞党参 25 克，炙麻黄 10 克，杏仁（打）10 克，干地龙 20 克，款冬花 10 克，姜半夏 9 克，桑白皮 15 克，炙兜铃 10 克，甘草 10 克，川贝母 10 克，炒葶苈子（打）15 克，牛蒡子 15 克，玉苏子 15 克。15 剂，每日 1 剂，水煎服。

嘱其忌食生冷、油腻之品。

二诊：2012 年 4 月 6 日。服上方 15 剂，胸闷、乏力、头晕缓解，呼吸较前顺畅，喉中哮鸣音减轻，咳嗽减少，口干，饮食正常，睡眠一般，二便尚调。舌淡、边有齿痕，苔薄黄，脉细滑。肺气宣肃功能之转机已现，肺为娇脏，久病耗伤气阴，酌补气阴。守 2012 年 3 月 22 日方，加知母 15 克。15 剂，每日 1 剂，水煎服。

三诊：2012 年 4 月 21 日。服上方 15 剂，胸闷、呼吸困难较服药前顺畅，喉中哮鸣音减少，偶有头晕，口干缓解，步行气力增加，饮食正常，睡眠一般，二便正常。舌淡、边有齿痕，苔薄黄，脉细、寸关略滑。守 2012 年 4 月 6 日方，减炙兜铃。15 剂，每日 1 剂，水煎服。随访未见复发。

按语　哮病（哮喘）是一种发作性的痰鸣气喘疾病。临床以喉中哮鸣音，呼吸气促困难，甚则喘息不得平卧为特征。哮证病理因素以痰为主，痰伏于肺，遇感诱发。发病机制为痰气壅阻气道，肺失宣降，痰气搏击所致。汉代张仲景《金匮要略》将本病称为"上气"，不仅具体描述了本病发作时的典型症状，提出了治疗方药，而且从病理上将其归属于痰饮病中的"伏饮"，堪称后世顽痰伏肺为哮病夙根的渊薮。隋代巢元方《诸病源候论》称本病为"呷嗽"，明确指出本病病理为"痰气相击，随嗽动息，呼呷有声"，治疗"应加消痰破饮之药"。直至元代朱丹溪首创哮喘病名，并在《丹溪心法》一书中作专篇论述，提出"未发以扶正气为主，既发以攻邪气为急""哮喘必用薄滋味，专主于痰"等治疗观点。哮病发时以邪实为主，治当涤痰利气；反复日久，正虚邪实者，又当兼顾扶正，不可专注于祛邪。

本例患者哮喘日久，屡经激素治疗，虚实、寒热错杂，并延及血分。既见胸闷、咳嗽等肺气不利症状，又见哮鸣音、呼吸受阻等痰阻气道之象。久病入络，故时有鼻中溢血；久咳肺虚，患者症见头晕头痛、全身乏力。李老首诊以益气豁痰为主开方。黄芪、潞党参实肺卫益气；炙麻黄、杏仁宣降肺气；款冬花、姜半夏、桑白皮、炙兜铃、川贝母清热肃肺、化痰降气；葶苈子泻肺平喘；干地龙、牛蒡子、玉苏子化痰降气通络，清肃肺道；甘草重用调和诸药兼化痰止咳。二诊患者诸症有所缓解，但出现口干症状，故守原方进退，加知母养阴润肺，合黄芪气阴双补、润燥相济。三诊诸症进一步缓解，故守原方减炙兜铃进退。诸药攻补兼施、寒热并用，有理有据，共奏益气豁痰之功。

案 10 血证（咯血）

丁某，男，35 岁，农民。1983 年 3 月 7 日初诊。

主诉：咳嗽、咯血半月。

病史：半月来咳嗽、咯血、血随痰嗽而出，量中等、色红艳，口渴，胸闷易怒，溲黄，便结，面红目赤。本院 X 线胸片示无异常，血压正常。舌红苔黄，脉弦数。

中医诊断：咯血。

辨证：热伤肺络。

治法：清肝泻肺，凉血宁络。

处方：青黛拌蛤粉（包）15 克，藕节炭 15 克，仙鹤草 15 克，黄芩 10 克，大黄炭 10 克，桑白皮 10 克，牡丹皮 10 克，白茅根 10 克。水煎服，每日 1 剂。

二诊：服药 7 剂，血止。仍有轻咳，痰黄，胸闷不舒，舌红苔薄黄，脉弦，拟清肺宁咳再进。

处方：桑白皮 15 克，炙兜铃 15 克，炙冬花 15 克，全瓜蒌 15 克，芦根 15 克，白茅根 15 克，蒲黄炭 15 克，五灵脂炭 15 克，杏仁 10 克。3 剂，水煎服，每日 1 剂。

三诊：进药 3 剂，血止嗽宁。予逍遥丸日服 3 次，每次 6 克，连服 3 日，诸症皆除。

按语 患者素体肝旺，在春三月发陈之季，更易致木火循厥阴之经上逆炎蒸而刑金，损伤肺络，迫血妄行，发为咯血。故用能直折肝经气火且能凉血止血的青黛，伴最能清化痰火的蛤粉组成黛蛤散而为君，辅以黄芩、大黄炭、桑白皮、牡丹皮而益增清肝、平咳、凉血之效，再佐仙鹤草、藕节炭、白茅根直接止血以顾其标。二诊虽血止，然仍有轻咳，痰黄，胸闷不舒，舌红，苔薄黄，此肺有余热之邪留恋，故以桑白皮、杏仁、炙兜铃、炙冬花、全瓜蒌、芦根等清肺宁咳；入白茅根、蒲黄炭、五灵脂炭等清热凉血，化瘀止血，清余热以宁肺，化瘀血以宁络，病体告安。三诊予逍遥丸，疏肝木以防肝火刑金，巩固善后而诸恙皆平。全程治疗以平肝为主，重在治本，略参清肺止咳以兼顾其标，刑金之木火既平，肺经之余热得清，则络脉自可弥合而咯血止矣！

第三章　脾胃肠系疾病医案及其证治经验

第一节　脾胃肠疾病医案

案1　胃痛1

陈某，女，35岁。1988年4月10日初诊。

主诉：胃脘时痛时止10余年。

病史：患胃病10余载，虽经多方治疗仍不愈，不堪其苦，遂来就诊。患者形体消瘦，症见两胁胀，面色不华，烦躁易怒，胃脘部隐痛，时有灼热感，嘈杂不适，纳谷欠馨。若得食则胃胀更甚，伴神疲乏力，大便溏薄，3～5日一行，舌质红，苔黄腻，脉细数。

西医诊断：慢性胃炎。

中医诊断：胃痛。

辨证：脾胃阴虚，湿热蕴结，肝常有余。

治法：清化湿热，柔肝养阴。

处方：藿香、佩兰各9克，苏梗10克，苍术、白术各10克，怀山药15克，佛手片10克，谷芽、麦芽各15克，绿萼梅10克，茯苓15克，白芍12克，甘草6克，炒蒲黄10克，五灵脂10克。10剂，水煎服，每日1剂。

嘱其忌食生冷油腻及辛辣动火等刺激性食物；忌过度思虑及忧郁，注意调养情志。

二诊：1988年4月22日。服上药10剂，胃部灼热感已失，脘胀嘈杂减轻。唯纳谷欠馨，时有头晕，精神欠振，舌质暗滞，苔薄黄微腻，脉濡数。湿热基本已去，病有好转之势，法宜益气养阴，柔肝和胃。

处方：北沙参10克，麦冬10克，肥玉竹9克，白扁豆15克，怀山药15克，白芍10克，绿萼梅9克，陈皮15克，甘草6克，焦三仙各15克，炒蒲黄10克，五灵脂10克。7剂，每日1剂。

三诊：1988年4月30日。进上方7剂，胃脘隐痛消失，偶见食后脘胀，纳谷见增，嘈杂未作。大便仍不成形，但能每日一行，苔白腻，脉细弱。方已奏效，依1988年4月22日方去玉竹加藿香、佩兰各10克，服用7剂。后迭经三诊，诸症均杳。为巩固疗效，守方不更，再进7剂。

四诊：1988年6月15日。诸症未作，食欲增，大便成形，形体见丰，2年来随访，一直工作，未见病复。

按语　萎缩性胃炎，在祖国医学中属"胃脘痛""嘈杂""痞证"等范畴，为临床常见脾胃病之一。李老指出，胃为阳腑，实证居多。萎缩性胃炎初起，一般多表现为湿热内蕴之实热证，治疗上多从清热祛湿入手。然而，如若病久不愈、正气渐耗，或清利过度，正气损伤，或素体虚弱，正气不足，都可出现虚象而形成虚实夹杂之候，其证治较为复杂。特别是出现了阴虚夹湿之证，治疗就更为棘手。滋阴则助湿，使邪更盛；燥湿则伤阴，使正气更为虚损，互为影响、互为因果。为此，医生应详为辨证，根据虚实以辨孰重、孰急，而决定治则选用方药，并随时观察病情变化，灵活化裁。

本案患者证属脾胃虚弱，胃阴不足，湿蕴久而化热，既有胃阴不足，又有脾虚肝旺；既有湿热中阻，又兼后天失常之虚实夹杂之候。其中，湿热之邪为标，脾胃虚弱为本。故当先祛湿邪，湿祛则热孤，继则柔肝养阴，甘凉濡润，益胃阴以增强胃之腐熟功能。宜宣化、渗利、疏理三法合用，标本并治，药证合拍，脾胃纳化正常，沉疴得平。

本案采取了益气养阴荣胃之法。经验证实，本法有明显增强胃黏膜屏障的功能，促进气血流动，濡养胃黏膜，使萎缩的黏膜得以修复，因此能够有效地治疗慢性萎缩性胃炎伴肠上皮化生的异型增生。

案2　胃痛2

汪某，女，45岁。2000年4月10日初诊。

主诉： 时有胃脘胀痛5年。

病史： 素患胃疾，屡治未愈，近半年来脘痛加剧伴形体消瘦。曾于去年上半年做胃镜检查，病理报告示慢性萎缩性胃炎伴中度肠上皮化生。刻诊：神疲乏力，胃脘胀痛，食后更甚，嗳气稍舒，纳谷不馨，口干欲饮，偶感嘈杂，伴烦躁易怒，大便干燥，2～3日一行，舌边尖红，苔薄白，脉细弦。

西医诊断： 慢性萎缩性胃炎伴中度肠上皮化生。

中医诊断： 胃痛。

辨证： 气阴两伤，肝气郁滞。

治法： 益气养阴，疏肝和胃，佐活血止痛。

处方： 黄芪30克，太子参15克，广木香10克，炒白术15克，云苓15克，南沙参、北沙参各15克，麦冬15克，石斛10克，鸡内金15克，当归15克，白花蛇舌草15克，刺猬皮12克，制乳香、制没药各10克。10剂，每日1剂。

二诊： 药后胃脘胀痛、嗳气嘈杂皆减，大便已调，纳谷渐增，苔脉同前。予上方略作增减，辨治2月余后，诸症悉除。遂予散剂巩固之。

处方： 黄芪40克，潞党参30克，炒白术20克，广木香（后下）15克，云苓15克，佛手片15克，南沙参、北沙参各20克，麦冬20克，鸡内金15克，怀山药20克，白花蛇舌草15克，刺猬皮12克。

上药共研极细末，每日3次，每次3克，饭前半小时服用。

服散剂半年余，患者体重明显增加，面色红润。复查胃镜示慢性浅表性胃炎。病已去其大半，再经调理3月余而愈。

按语 1978年世界卫生组织（WHO）将慢性萎缩性胃炎列为癌前状态或癌前疾病，而在慢性萎缩性胃炎伴发的肠上皮化生或异型增生则为胃癌的癌前病变。萎缩性胃炎演变为胃癌的过程是：萎缩性胃炎—胃黏膜肠上皮化生和不典型增生—胃癌。胃黏膜被肠型黏膜所替代，就是所谓的胃黏膜肠上皮化生。酶系统不健全而使吸收的致癌物质在局部累积，可致不典型增生。肠上皮化生和不典型增生是慢性萎缩性胃炎发展为胃癌的"桥梁"。

李老指出，萎缩性胃炎阴伤者十之八九，临床上应据伤阴程度的深浅，辨证用药，恰如其分。若病重药轻则无济于事，但亦不宜过猛，急于求成。本案乃胃之气阴两伤，肝郁不疏之候。故方中重用黄芪、潞党参、炒白术益气健脾；沙参、麦冬、石斛、当归养胃制肝；鸡内金健脾开胃，消化食积。另案中慢性萎缩性胃炎的病理改变除胃黏膜腺体萎缩外，还伴肠上皮化生，故在养阴清胃药中加入白花蛇舌草、刺猬皮、制乳香、制没药以活血行瘀，散结止痛，同时又能抑制胃的癌前期病变。药症合拍，故获良效。

案 3 胃痛 3

严某，女，43 岁。1987 年 5 月 10 日初诊。

主诉：反复胃脘胀痛 7~8 年，加重半年。

病史：素患胃疾，屡治未愈，近半年来形体消瘦，脘痛加剧。曾于去年上半年做胃镜报告示慢性萎缩性胃炎伴中度肠上皮化生。刻诊：神疲乏力，胃脘胀痛，食后更甚，嗳气稍舒，纳谷不馨，口干欲饮，偶感嘈杂，大便干燥，2~3 日一行，舌边尖红，苔薄白，脉细弦。

西医诊断：慢性萎缩性胃炎伴中度肠上皮化生。

中医诊断：胃痛。

辨证：胃阴亏耗，肝气郁滞。

治法：益气养阴，疏肝和胃，佐以活血止痛。

处方：太子参 15 克，广木香（后下）10 克，炒白术 15 克，云苓 15 克，南沙参、北沙参各 15 克，麦冬 15 克，石斛 10 克，鸡内金 15 克，穿山甲（先煎）10 克，刺猬皮 12 克，制乳香、制没药各 10 克。水煎服，每日 1 剂。

二诊：药后胃脘胀痛、嗳气嘈杂皆减，大便已调，纳谷渐增，苔脉同前。予上方略作增损，辨治 2 月余后，诸症悉除。遂予散剂巩固之。

处方：潞党参 40 克，炒白术 20 克，广木香（后下）15 克，云苓 15 克，佛手片 15 克，南沙参、北沙参各 20 克，麦冬 20 克，鸡内金 15 克，怀山药 20 克，穿山甲（先煎）10 克，刺猬皮 12 克。

上药共研极细末，每日 3 次，每次 3 克，饭前半小时服用。

服散剂半年余，患者体重明显增加，面色红润。复查胃镜示慢性浅表性胃炎。病已去其大半，再经调理 3 月余而愈。

按语 萎缩性胃炎阴伤者居多，临床上应据伤肝阴、胃阴、脾阴、肾阴之不同，以及受害程度的深浅，辨证用药。本案乃胃之气阴两伤，肝郁不疏之候。方中沙参、麦冬、石斛养胃制肝；鸡内金有健脾开胃，消化食积之功。现代药理研究表明，口服鸡内金后胃液的分泌量、酸度及消化力三者均见增高。另案中慢性萎缩性胃炎的病理改变除胃黏膜腺体萎缩外，还伴肠上皮化生，故在养阴清胃剂中加入穿山甲、刺猬皮、制乳香、制没药以活血行瘀，散结止痛。药症合拍，故获良效。

李老根据数十年的临床治疗经验，凡见病理切片报告有肠上皮化生者，均应加用刺猬皮、穿山甲以软坚散结，消息肉，化瘀滞。凡脾气虚损，胃脘作痛者，宜用黄芪配莪术、三棱以益气消瘀，用药剂量视病情而增减。药后胃痛多趋缓解或消失，坚持服用，病变常可消弭于无形。另疼痛甚者，加用活血化瘀、散结止痛之失笑散，此方不仅善于止痛，还能改善微循环，调节代谢失常和供给病变的神经血管以营养，从而使肠上皮化生和增生性病变得以转化和吸收。舌质红，脉弦者，可再用白花蛇舌草、石斛等；脘胀甚者徐长卿必不可少，以其善于行气消胀，缓急止痛。

案 4　胃痛 4

范某，女，49 岁，工人。1986 年 12 月 17 日初诊。

主诉： 胃脘时痛 4～5 年。

病史： 患者多年胃脘作痛，得食稍安，遂来李老处诊治。1986 年 7 月 5 日胃镜检查并病理活检示慢性浅表性胃（角、窦）炎，十二指肠球炎中、重度，具活动性，有糜烂、伴肠上皮非典型增生。大便隐血试验（＋＋）。近日因家务操劳，又兼饮食不慎，胃痛复发，形容憔悴，眠食俱废，嘈杂不适，酸水频吐，口燥咽干，身倦乏力，大便不行，舌红少津，苔薄，脉细数。

西医诊断： 慢性浅表性胃（角、窦）炎。

中医诊断： 胃痛。

辨证： 胃阴亏虚。

治法： 育阴养胃止痛。

处方： 麦冬 12 克，肥玉竹 12 克，石斛 12 克，当归 12 克，炒白芍 12 克，焦三仙各 12 克，蒲公英 15 克，乌贼骨 20 克，浙贝母 10 克，广木香（后下）8 克。水煎服，每日 1 剂。

二诊： 1987 年 4 月 28 日。上方服后，脘痛减轻，口不渴，饮食已觉馨香，唯嘈杂吐酸亦然，从原方中去焦三仙，加煅牡蛎（先煎）20 克，佛手片 9 克，舒肝和胃，抑木扶土。

三诊： 1987 年 5 月 10 日。药后颇中病机，诸症稳定，大便隐血试验阴性。虑其病理检查有"肠上皮非典型增生"，故增白花蛇舌草 20 克，清热解毒以防其变。

四诊： 1987 年 6 月 10 日。胃痛已止，胃气未醒，口淡无味，知饥而纳食不多，头昏乏力，舌红，脉细弦。素亏之体，正气一时不易全复，再予悦脾和胃治之，前方增无花果、绞股蓝各 15 克，杵砂仁 6 克。

五诊： 1987 年 9 月 10 日。诸恙悉减，胃气亦和，纳谷馨香而知饥，精神振奋，病情基本痊愈，脉象和缓。体质素弱，尚须善事珍摄，徐加调治，以冀巩固。

处方： 北条参 15 克，怀山药 15 克，杵砂仁（后下）6 克，广木香（后下）10 克，川朴花 10 克，苍术、白术各 10 克，木莲果 12 克，鸡内金 12 克，焦三仙各 12 克，制黄精 12 克，绞股蓝 20 克。

六诊： 1987 年 12 月 2 日。调理以来，病情趋于稳定，精神日见充沛，体重亦有增加，再次复查，"肠上皮非典型增生"消失。

按语　患者素体瘦弱，凤有胃疾，此次病发，西医诊断为慢性胃炎重度（伴肠上皮非典型增生），实属难治病例。李老据其胃痛日久，嘈杂不适，舌红，脉细数，乃断为胃阴不足、脉络失养所致，故拟以育阴养胃之药为主，随证施治而收效，说明临床应辨证与辨病相结合，不能拘泥于西医检查。只要临证善于加减变通，即可获得良效。

李老治胃病善用木莲果。木莲果为木兰科植物木莲的果实。味苦，性凉。功能通便，止咳。治实热便闭，老人干咳。李时珍所著《本草纲目》云："木莲果可豁心胸。"本案取其性凉养阴，清热和胃之功。

案 5　胃痛 5

李某，男，45 岁。2000 年 5 月 11 日初诊。

主诉： 上腹部不规则疼痛 10 余年。

病史： 10 年来，上腹部不规则疼痛伴腹泻，食欲减退，嗳气频频，曾先后两次住院。1999 年 6 月 2 日做胃镜检查示慢性萎缩性胃炎。刻下症见胃脘疼痛，与饮食无关，纳谷不馨，时时泛恶，频频嗳气，形容萎顿。大便溏薄，舌质淡红，苔薄白，脉弦。

西医诊断： 慢性萎缩性胃炎。

中医诊断： 胃痛。

辨证： 肝胃不和，脾失健运。

治法： 疏肝和胃，益气健脾。

处方： 潞党参 10 克，炒白术 15 克，云苓 15 克，姜半夏 9 克，广陈皮 15 克，黄芪 20 克，三棱 10 克，莪术 10 克，广木香 10 克，佛手柑 10 克，绿萼梅 8 克，旋覆梗 10 克，代赭石（先煎）20 克。10 剂，每日 1 剂。

二诊： 2000 年 5 月 22 日。药后诸症减轻，脘痛得减，腹泻好转，偶见嗳气。仍守上方出入，去旋覆梗、代赭石，加煅瓦楞子（先煎）18 克，海蛤粉 9 克（分两次吞服）。

以上方加减共服 50 余剂后，饮食恢复正常，腹泻亦止，舌色红润，体重增加，胃镜复查亦基本痊愈。

按语 萎缩性胃炎由胃腺萎缩、分泌胃酸减少而产生。西医治疗常以促进胃酸分泌为主，中医亦有以大剂量乌梅为主的方法以促进胃酸分泌，但中医治疗应该强调辨证为主，治病求本。本案方中何以再用制酸药瓦楞子、海蛤粉？意在通过胃酸分泌的减少，给机体造成一种刺激，促进机体本身的代偿作用，并在健脾养胃的基础上逐渐增加胃酸的分泌。若单纯依靠外源性补充增加胃酸，其结果将更加抑制胃自身酸液的分泌，造成胃腺进一步萎缩，无益于治病。故萎缩性胃炎用瓦楞子、海蛤粉等，乃治病求本之反佐法。这正是李老临证用药的精妙之处。

李老在治疗萎缩性胃炎的医案中，绿萼梅应用最多。绿萼梅源于《本草纲目》，又名绿梅花、白梅花。《本草纲目拾遗》引《百草镜》曰："开胃散邪，煮粥食，助（脾胃）清阳之气上升，蒸露点茶，生津止渴、解暑涤烦。"《饮片新参》亦云："平肝和胃，止脘痛、头晕，进饮食。"说明本品确属治胃病良药。

案 6　胃痛 6

伍某，男，48 岁。1996 年 9 月 12 日初诊。

主诉： 胃痛反复发作 1 年余。

病史： 胃痛 1 年余，口干欲饮，牙龈常出血，食欲不振，神疲乏力，面色萎黄，夜寐欠安，大便秘结，2 日一行。经胃镜检查示"萎缩性胃炎"。血常规示红细胞（RBC）3.0 $\times 10^{12}$/L，WBC 4×10^9/L，血红蛋白（Hb）65g/L，轻度贫血。经中、西药治疗，效果不显。患者性情抑郁、闷闷不乐，尤恐癌变，故来门诊求治。舌红，少苔，脉细数。

西医诊断：萎缩性胃炎。

中医诊断：胃痛。

辨证：胃阴不足。

治法：滋阴养血，健脾和胃。

处方：当归15克，白芍15克，细生地15克，粉丹皮12克，石斛20克，北沙参15克，麦冬15克，炒白术15克，川楝子15克，制延胡索15克，广郁金15克，绿萼梅9克。7剂，水煎服，每日1剂。

嘱其注意精神调摄，忌食辛辣煎炸食物。

7剂药后大便通畅，口干大减，胃纳渐香，齿衄已止，病情基本稳定。唯偶感胃痛。守上方去细生地、粉丹皮，加鸡内金15克，制乳香、制没药各9克。继续调治2月余，诸症消失。

按语　萎缩性胃炎久治效差，病患心情忧郁，多见舌红口干、牙龈出血，纳呆便秘等血枯阴亏之象。思虑伤肝，心脾相连，血枯脾弱，致失司职，不能转输，故药用当归、白芍、细生地、北沙参、麦冬、炒白术等药，以使血液充足，阴液自复，则脾胃健运，诸症悉除。

案7　胃痛7

盛某，女，38岁，农民。1999年4月23日初诊。

主诉：胃脘疼痛3年余。

病史：病起于烧炭炉取暖中毒后大量呕吐酸苦水，加之情感不遂，嗣后胃脘隐痛，连绵不断，虽经中、西药治疗，收效甚微。于1998年12月8日做胃镜报告示：①慢性浅表性胃窦炎（活动期），十二指肠球部溃疡。②胆汁反流性胃炎。刻下：胃脘胀痛，牵掣后背，饥时痛甚，嘈杂不适，得食痛缓。常感胸骨后灼热疼痛，嗳气频频，泛恶酸水，大便干结，舌质暗红，苔薄黄，脉沉细。

西医诊断：十二指肠球部溃疡。

中医诊断：胃痛。

辨证：肝胆不利，胃气失降。

治法：疏肝利胆，健脾和胃。

处方：金钱草20克，柴胡9克，绵茵陈20克，蒲公英20克，旋覆梗10克，代赭石（先煎）20克，姜半夏9克，陈皮15克，云苓15克，炒白术10克，川楝子10克，制延胡索15克，煅瓦楞子（先煎）20克，乌贼骨20克。7剂，水煎服，每日1剂。

嘱其避免七情内伤，保持心情愉快，劳逸结合，忌食辛辣刺激食物。

二诊：上方服7剂，脘痛减轻，大便通畅。守方加减，续进30剂后，诸症悉减，痛止，胸骨后灼热感消失，舌苔正常。继续调治半年，病情稳定。胃镜复查，胃窦部炎症较前明显好转，未见胆汁反流。

按语　本患者为慢性浅表性胃窦炎（活动期）、十二指肠球部溃疡伴胆汁反流性胃炎病例。其中反流性食管炎虽然病变部位在食管，但其病因、病理多和胃部病变结合在一起。现代医学认为胆汁反流可以损伤黏膜屏障能力，肝胃不和、胆汁反流与自主神经失调所致的胃肠功能障碍表现相似，因此，肝胃不和与胆汁反流关系密切。而疏肝利胆和健脾益气的药物可以调节胆汁的排泄，故治疗时必须兼顾脾胃和肝胆。

方中金钱草、茵陈、柴胡清热疏肝利胆；佐以代赭石、姜半夏、旋覆梗降逆和胃，以制胆汁反流。蒲公英清胃定痛，清代王洪绪的《外科证治全生集》载：本品"炙脆存性，火酒送服，疗胃脘痛"，其效甚佳，当是实践经验之总结。近代名医章次公先生治胃溃疡病，具小建中汤证者，恒以此汤加入蒲公英30克，疗效甚高。这一配伍方法，乍看似属温凉杂凑，不知此是章先生既重视整体，又针对此病之胃黏膜充血、水肿、溃疡局部病灶，通过辨证与辨病相结合，进而拟定处方也。方中又以白术、茯苓、陈皮健脾理气和胃；延胡索、川楝子疏肝理气、和胃止痛；煅瓦楞子、乌贼骨制酸，保护胃黏膜，促进其修复，是"治病求本"之法。本案患者病虽多种，但病机相同，故药证合拍，诸恙悉除。

李老治胃病有胃气上逆见证者，喜用代赭石且多生用，乃宗清代名医张锡纯之用法。代赭石为氧化物类矿物赤铁矿的矿石，重镇降逆治胃气不降之证。清代张锡纯在《医学衷中参西录》中谓："赭石：色赤，性微凉。能生血兼能凉血，而其质重坠，又善镇逆气，降痰涎，止呕吐，通燥结，用之得当，能建奇效。"张氏一贯主张生用之，张氏谓赭石"生研服之不伤肠胃""性甚和平，虽降逆气而不伤正气，通燥结而毫无开破，原无需乎煅也"。

案8 胃痛8

倪某，男，50岁，干部。2001年10月2日初诊。

主诉：胃痛6～7年。

病史：胃痛数载，时发时止。近来疼痛增剧，痛如针刺，脘部时有灼热感，嗳气频频、口苦口臭、泛恶酸水，食后脘腹作胀、大便稀溏、夜寐欠安。曾做胃镜检查示慢性糜烂性胃炎、十二指肠球部溃疡。病理诊断为"胃黏膜慢性炎症，伴轻度肠上皮化生"。曾服西药乐得胃、甲氧氯普胺、呋喃唑酮等药乏效。舌质淡红，苔薄黄腻，脉细弦。

西医诊断：慢性糜烂性胃炎；十二指肠球部溃疡。

中医诊断：胃痛。

辨证：肝郁化火，横逆犯胃。

治法：疏肝调气，清热和胃。

处方：广木香（后下）10克，苏梗8克，制香附10克，白术15克，平地木15克，白花蛇舌草30克，九香虫9克，炒黄芩6克，赤芍、白芍各15克，佛手片9克，丹参15克，炙甘草5克。

上方加减，服药2周，腹痛大减。3个月后诸恙均消。继续辨治半年后，做胃镜复查示胃窦炎糜烂已消失；病理检查，见炎细胞湿润由中度转为轻度。

按语 中医胃脘痛一证，泛见于多种现代消化系统疾病。寒热辨治是有效途径之一。临床上因寒致痛者固然不少，但在慢性胃炎中，因热所致者亦不少见。本案病已数载，屡治乏效，则胃络受阻、瘀血停滞，故脘痛如刺；木郁化火，热客于胃，久必灼伤胃阴，于是口干、舌红，脉数种种阴虚之象渐见，辨证清楚，用药准确，则虽属久疾，亦获良效。

李老治胃脘痛，九香虫配广木香是常用对药。九香虫为蝽科昆虫九香虫的全体，又称黑兜虫、瓜黑蝽、打屁虫，味甘、咸，性温。能行气止痛，温中壮阳。临床经验表明，九香虫配木香，对胃肠痉挛疼痛及胆绞痛有效，药效学及毒性实验证明，按此配伍制成的"止痛灵"具有很强的解痉和止痛作用，用药安全，不良反应小。

案9　胃痛9

方某，女，60岁。2011年10月20日初诊。

主诉：腹部胀痛4年，加重半年。

病史：患者近4年来自觉腹部持续性胀满、疼痛、嗳气、泛酸，时有干呕。外院胃镜检查示糜烂性胃炎，胃窦炎。肠镜示结肠炎。一直口服西药及中药治疗，未缓解，近半年腹部胀痛症状加重，以脐周部明显，饮食一般，睡眠正常，偶有便秘，小便正常。舌红，苔黄腻，脉细弦。

西医诊断：糜烂性胃炎。

中医诊断：胃痛。

辨证：木郁气滞，化火犯胃。

治法：疏肝泻热，理气止痛。

处方：广木香12克，炒白术15克，吴茱萸5克，台乌药15克，败酱草15克，川黄连10克，制延胡索15克，制香附15克，赤芍、白芍各15克，甘草10克，炒荔枝核9克，八月札15克，砂仁（后下）8克，九香虫10克，制乳香、制没药各10克。15剂，水煎服，每日1剂。

二诊：2011年11月10日。患者诉服药后腹部胀痛症状缓解，但脐周仍有胀痛，嗳气、泛酸、干呕等症时犯。饮食一般，睡眠、二便正常。舌质略红，苔薄黄，脉弦。守2011年10月20日方改广木香（后下）15克，加煅瓦楞子（先煎）20克，降气、制酸。7剂，水煎服，每日1剂。

三诊：2011年11月17日。服上方7剂，患者诉服药后，腹部胀痛、嗳气、吞酸均有改善，干呕止，脐周胀痛偶发，大便时有秘结，近期睡眠多梦。舌质略红，苔薄黄，脉弦。守2011年11月10日方加柏子仁15克，火麻仁（打）15克，润肠泻热。7剂，水煎服，每日1剂。

四诊：2011年11月24日。服上方7剂，腹部胀痛、嗳气、反酸、干呕未再犯，脐周偶有隐痛，二便通调。舌质略红，苔薄黄，脉弦缓。效不更方，守2011年11月17日方，10剂，水煎服，每日1剂。

随访：患者诸症若失，饮食、二便自调。嘱其仍服中药调理，徐徐缓图之，以治其本。

按语　饮食入胃，中焦受命，脾胃的受纳运化，中焦气机的升降，有赖于肝之疏泄，《素问·宝命全形论》载"土得木而达"即是此意。如木旺克土，或土虚木乘，肝气横逆犯胃，以致胃气失和，发为胃痛。《杂病源流犀烛·胃病源流》谓："胃痛，邪干胃脘病也……唯肝气相乘为尤甚，以木性暴，且正克也。"肝郁日久，化火生热，邪热犯胃，致热郁气滞而痛。本例患者脐腹胀、嗳气、反酸、干呕诸症，参合舌脉，系热郁气滞，治宜疏肝泻热、理气和中。方用香连丸（广木香、萸黄连）合左金丸（黄连、吴茱萸）行气、泻热、燥湿，辛开苦降；炒白术实脾；败酱草清热活血消痈；香附、芍药、八月札疏肝理气；乌药、延胡索、荔枝核理气止痛；砂仁、九香虫理气和胃；乳香、没药活血化瘀止痛。诸药合用，共奏疏肝泻热、理气止痛之功。二诊增大广木香用量，合瓦楞子降气和胃、制酸止痛。三诊针对老年人肠道热结津少、睡眠多梦情况，加入柏子仁润肠通便、养心安神；

火麻仁润肠通便，六腑以通为用。四诊患者自诉效果良好，故效不更方，守法续服。病情已久，治非朝夕之力，治宜缓图。

案 10　胃痛 10

雍某，男，70 岁。2012 年 3 月 22 日初诊。

主诉：反复胃脘疼痛 16 年，加重 1 个月。

病史：患者 1996 年无明显诱因出现胃脘疼痛，大便色黑，于当地医院行胃镜检查示胃及十二指肠溃疡伴出血，予对症治疗后胃痛症状缓解，黑便消失，出院后未正规服药，胃痛仍间断发作，未见黑便。2007 年在当地医院诊断为"胃下垂"，未正规治疗。近 1 月以来患者自觉凌晨胃脘部疼痛明显，自行口服雷尼替丁后症状稍缓，常伴心悸、胸闷不适，无反酸、嗳气，饮食正常，睡眠正常，易早醒，大便稀溏 1 周，小便正常。平素血压正常偏低，为（80～90）/（40～60）mmHg。舌质略红，苔薄黄，脉沉细滑。

西医诊断：胃下垂。

中医诊断：胃痛。

辨证：中气下陷，瘀热伤络。

治法：健脾升提，清热化瘀。

处方：炙黄芪 40 克，炒白术 15 克，陈皮 15 克，升麻 9 克，柴胡 9 克，潞党参 25 克，炙甘草 10 克，当归 15 克，枳壳 30 克，夜交藤 25 克，乌贼骨 15 克，浙贝母 15 克，白及 15 克，制乳香、制没药各 10 克，广木香（后下）12 克。15 剂，水煎服，每日 1 剂。

嘱其忌剧烈运动，饭后平卧一段时间，食用易消化食物，少食多餐为宜。

二诊：2012 年 4 月 6 日。服上方 15 剂，胃脘疼痛及心悸、胸闷诸症均有改善，胃脘疼痛以凌晨时明显，二便正常，求续方调理。舌质略红，苔薄黄，脉沉细滑。效不更方，守 2012 年 3 月 22 日方续服 15 剂，水煎服，每日 1 剂。

三诊：2012 年 4 月 21 日。服上方 15 剂，胃脘疼痛好转，常于凌晨时分多发，轻度口干，纳寐可，二便调。舌质略红，苔薄黄，脉沉细。2012 年 3 月 22 日方减夜交藤，加肥知母 10 克。15 剂，水煎服，每日 1 剂。

随访诸证消失，嘱服补中益气丸善后调理。

按语　反复胃痛 16 年加重 1 个月，系中医内科"胃脘痛"范畴。因患者反复胃痛 16 年，久病必虚，又见其胸闷、心悸，大便稀溏，血压偏低，胃下垂诸症，诊为中气下陷；又久病入络，舌质略红，有便血病史，辨为瘀热伤络。方用补中益气汤合乌贝及甘散、活络效灵丹加减。黄芪补中益气为君；白术、党参健脾益气；升麻、柴胡升举阳气，其中升麻性微寒，亦解毒清热，柴胡疏肝理气；陈皮、枳壳、广木香行气和中；当归养血活血，夜交藤养血安神，乌贼骨敛酸生肌，白及收敛止血、消肿生肌、修复损伤之胃黏膜，合浙贝母共为乌贝及甘散，共奏制酸止痛，化痰生肌之功；制乳香、制没药活血生肌，化瘀止痛。辨证、辨病相结合，二诊即取得良好效果，故效不更方。三诊加入肥知母，使润燥相济，气阴双补。

有人说："中医的不传之秘，在于药物用量上。"方中重用枳壳，正是李老用药的玄妙之处。李老指出："气以通为补，血以和为补。"即气血之性宜动不宜静，能助气宣通流动者即能补气，能助脾运化者亦能补脾。胃下垂虽属脾气虚、中气下陷，但单纯补气是不够的，更要注重行气。气行则脾旺健运，所以在补中益气汤中加用枳壳并重用之，使中焦气机调畅，清升浊降，胃则自然复其本位。补中益气汤是治疗胃下垂的代表方剂，但此方重在健脾益气，然调气运脾不足，若加枳壳并重用之，充分利用其行气运脾之功，往往起到事半功倍的作用。枳壳苦辛微寒，能理气宽中、行滞消胀、化瘀除痞，故重用枳壳伍以党参、黄芪、甘草调气运脾，助阳上升，又可避虚虚之嫌，其与白术相配，一补一行，健脾燥湿，行气消痞；与陈皮、柴胡、升麻相伍，调理中焦气机，使清气升，浊阴降。故有"健脾不在补，贵在运"之说。李老用枳壳治胃下垂，剂量多为 30～45 克，大量时也用到 60 克。除治胃下垂外，对脱肛、子宫脱垂等病症，李老也多重用枳壳而收功，意在突出一个"运"字。

李老屡屡教导我们，临床时要辨证与辨病相结合，本案患者患胃痛 16 年之久，虚实夹杂，李老在纷杂病机中着眼中气下陷，以补中益气汤为主方，恰合西医"胃下垂"之诊断，虽患者舌质偏红、苔薄黄、脉见滑意，仅随症选取适量制酸止痛、行气和胃之品处理，法度严谨，获效甚佳。

案 11 腹痛

石某，女，16 岁。1984 年 10 月 15 日初诊。

主诉：腹部隐痛半年余。

病史：患者便溏日行 3～4 次，已半年余，进食油腻时加重，便夹黏液，多方治疗不效。西医检查诊为慢性结肠炎。纳呆，腹胀隐痛，体倦。面色萎黄，唇舌淡红，舌苔白腻，脉象濡细。便常规检查：白细胞（++）。

西医诊断：慢性结肠炎。

中医诊断：泄泻。

辨证：脾胃虚弱，湿浊留滞。

治法：健脾益气，和中化湿。

处方：苍术、白术各 15 克，太子参 15 克，炒薏苡仁 15 克，炒扁豆 15 克，云茯苓 12 克，怀山药 15 克，广木香（后下）10 克，黄连 9 克，炙甘草 9 克，砂仁（后下）6 克，红枣 10 克，生姜 6 克。10 剂，水煎服，每日 1 剂。

二诊：进上方 10 剂，大便渐干，便常规检查正常。上方加焦三仙各 15 克，改黄连为 3 克，继进 10 剂。

三诊：诸症消失，改用参苓白术散以善其后。

按语 《黄帝内经》云："湿盛则濡泻。"泄泻无不由于脾弱。本案患者因久泻，使脾气大损，运化失司，清浊相混，滑脱而下。所幸正值发育之年，阳气尚未大衰，故仅予参苓白术汤化裁健脾渗湿，降浊升清而获效。如年迈或阳衰者，不参入附子、干姜，则难望见效矣。

案 12 呃逆

杜某，女，38 岁。2010 年 1 月 14 日初诊。

主诉：呃逆 5 年，加重半年。

病史：患者 2004 年产后频发呃逆，后经中药、针灸治疗有所缓解，一年前呃逆又见加重，服西药后无缓解。有抑郁症病史。平素胃脘胀闷，热敷后，矢气畅行则呃逆稍减。纳差，需饮水，食物方可下，周身疲乏无力。近一周前双手多汗，指尖冰冷。夜寐差，易惊醒，梦多，心情抑郁。大便稀频，小便可。察其舌暗红，苔白，诊其脉细。

中医诊断：呃逆。

辨证：胃虚痰阻。

治法：温胃化痰，降逆止呃。

处方：代赭石（先煎）30克，旋覆梗20克，姜半夏15克，淡干姜8克，大枣10克，明玳瑁（先煎）12克，柿蒂8克，生龙骨、生牡蛎（先煎）各20克，珍珠母（先煎）30克，公丁香8克，降香12克，制香附（打）15克，炒枳壳、炒枳实各15克，九香虫8克，炙甘草8克。7剂，水煎服，每日1剂，早晚饭前服用。

嘱其平素多饮水，起居有时，忌劳累，忌生冷、油腻、辛辣之品。

二诊：2010年4月15日。服药后诸症明显好转，呃逆发作频率减少，心情抑郁感减轻，指尖回暖，时有心烦焦躁，纳寐一般，余无不适，舌淡红，苔薄白，脉细弦。

处方：明玳瑁（先煎）10克，当归12克，川芎12克，广郁金15克，制香附（打）15克，代赭石（先煎）30克，旋覆梗15克，太子参20克，姜半夏10克，柿蒂8克，绿梅花12克，杵砂仁（后下）10克，夜交藤30克，合欢花、合欢皮各15克，焦三仙各20克。14剂，水煎服，每日1剂，早晚饭前服用。

三诊：2010年5月13日。病史同前，近日呃逆频频，胃脘按之不舒，双手自汗，肢冷，口干，夜寐梦多，舌红，苔白腻，脉细弦。2010年4月15日方去广郁金、合欢花、合欢皮，加公丁香8克，煅瓦楞子（先煎）30克，降香10克，紫苏梗15克。7剂，水煎服，每日1剂，早晚饭前服用。

四诊：2010年5月20日。服上药后，呃逆缓解，夜寐梦扰，时心烦急躁，偶有心慌，口干，舌红，苔薄白，脉细数。药合病机，继用2010年4月15日方，去合欢花、合欢皮、广郁金，加公丁香10克，紫苏梗15克，沉香（后下）10克。7剂，水煎服，每日1剂，早晚饭前服用。

五诊：2010年7月29日。病情较前大有好转，呃逆偶发，纳可，然易烦躁，夜寐差，易惊醒。舌质淡红，苔薄白，脉细。继用2010年4月15日方去焦三仙，加沉香（后下）12克，柴胡10克，珍珠母（先煎）25克，浮小麦25克。14剂，水煎服，每日1剂，早晚饭前服用。

六诊：2010年12月9日。呃逆基本未发，气短好转，胃纳转佳，感冒方愈，乏力神疲，夜寐安，稍觉口干，余无不适。舌质暗红，苔薄白，脉细弦。

处方：代赭石（先煎）15克，旋覆梗15克，姜半夏12克，淡干姜10克，公丁香8克，柿蒂6克，广木香（后下）12克，台乌药15克，煨刀豆（打）12克，紫苏梗15克，砂仁（后下）8克，珍珠母（先煎）30克，夜交藤20克，合欢花、合欢皮各15克，焦三仙20克。14剂，水煎服，每日1剂，早晚饭前服用。

按语 呃逆是指胃气上逆动膈，以气逆上冲，喉间呃呃连声，声短而频，令人不能自止为主要临床表现的病证。古称"哕"，又称"哕逆"。《黄帝内经》首先提出本病病位在胃，与肺有关，病机为气逆，与寒气有关。如《素问·宣明五气》谓："胃为气逆为哕。"《灵枢·口问》曰："谷入于胃，胃气上注于肺。今有故寒气与新谷气，俱还入于胃，新故相乱，真邪相攻，气并相逆，复出于胃，故为哕。"多种原因引起膈肌痉挛，即可发为本病。

本例患者产后出现呃逆，伴胃脘胀，热敷缓解，消化力弱，周身乏力，指尖冷汗，易惊多梦，舌暗苔白，脉细等症，系产后胃虚痰阻所致，故选旋覆代赭汤加减，温胃化痰、降逆止呃。旋覆代赭汤作为经方之一，沿用已久，临床用于胃气虚弱，痰浊内阻，心下痞硬，嗳气不除者。药用旋覆梗温胃、消痰、降逆，代赭石重镇降逆；半夏、干姜温胃、化痰、止呕，辛开苦降；珍珠母、明玳瑁、生龙骨、生牡蛎共用镇惊安神；因呃逆顽固，取丁香、柿蒂温胃止呃；降香、香附、枳实、枳壳疏肝理气，乃"知肝传脾"之用；九香虫降气消食；大枣、炙甘草益气和中，调和诸药。诸药合用，共奏温胃化痰，降逆止呃之功，故取得良好效果。

案 13　血证（呕血）

章某，男，42 岁，干部。1974 年冬初诊。

主诉： 胃脘胀痛时发时止 10 余年，吐血 3 小时。

病史： 素有胃病，经常脘腹阵痛，伴有胸膺窒闷不展，嗳气吞酸，小溲短涩觉热，大便溏酱不爽，曾经呕血两次。今纳谷不慎，致瘀血盈口而出，突然晕倒，不省人事，经抢救后，神识稍苏，仍呕血不止。曾经钡剂检查，确诊为"十二指肠球部溃疡"。因有穿孔之势，建议从速手术治疗。但患者禀赋素亏，多次失血后，体质愈馁，唯恐手术时发生意外，故邀李老诊治。舌质淡，苔白腻，脉细弱，右关尤弱。

西医诊断： 十二指肠球部溃疡。

中医诊断： 呕血。

辨证： 脾失统血。

治法： 益气健脾摄血。

处方： 潞党参 15 克，炙黄芪 15 克，炒侧柏 15 克，紫珠草 15 克，炒当归身 12 克，炒大蓟、炒小蓟各 15 克，炒白术 9 克，炙刺猬皮 9 克，白及粉（分吞）6 克，三七粉（分吞）6 克，陈灶心土（煎汤代水）60 克。

二诊： 服前方 2 剂，颇中病机，呕血渐止，胃痛亦减。唯仍腹胀嗳气，再从原意增进一筹。按上方去紫珠草、三七粉，加延胡索、制乳香、制没药各 9 克，佛手片 15 克。

三诊： 又服 3 剂，呕血、便血均止，腹胀亦宽，唯纳谷寡味，仍宗原轨进退。按前方去灶心土、炒大蓟、炒小蓟，加去壳乌贼骨 18 克，浙贝母 9 克，炒白芍 15 克。

四诊： 共进 10 剂，病情明显好转，再宗原方续进 5 剂。

五诊： 诸羔悉平，纳谷增加，精神亦振，脉转缓和，苔薄，舌边尖露绛。改拟乌贝及甘散缓图，冀望入其佳境。

处方： 去壳乌贼骨 500 克，贝母、白及各 90 克，甘草 60 克。用法：上药共研极细末，日服 3 次，每服 9 克，温开水徐徐咽下。

六诊： 进服乌贝及甘散 2 月余，纳增，神振，体重增加。后经 X 线钡剂复查，溃疡已愈。当循前方续进 1 剂，以善其后。

按语　本例患者胃病久痛，病久入络，恰逢暴食伤络而致呕血、便血。诊得舌淡脉弱，右关尤甚，乃脾气虚馁，统摄失职，故用归脾汤、黄土汤、侧柏叶汤等方剂加减治之，以助脾统血、益气摄血；辅之以白及、刺猬皮、紫珠草、三七等品祛瘀止血。出血停止后用乌贝及甘散缓图。3个月后X线钡剂摄影复查，龛影消失。5年后随访，一切正常。

乌贝及甘散为李老临床应用之经验效方。临床证实本方有很好的制酸作用，又有修复胃黏膜、解痉止痛之功效。

李老指出，消化性溃疡临床上以长期、周期性发作，并有节律性的上腹部疼痛为特点，可伴有泛酸、流涎、恶心、呕吐、嗳气等，属于中医的"胃脘痛""吞酸"等证范畴。其病位在胃，但与脾、肝、胆等脏腑有密切关系。其病因主要与情志所伤、饮食劳倦、脾胃虚弱等因素有关。病机方面：忧思恼怒，七情刺激，肝失疏泄，横逆犯胃；或肝气郁结，运化失常，饮食失节或偏嗜，损伤肝胃；或湿热蕴结中焦，胃膜受损，均可导致本病发作、发展。若长期和（或）脑力劳累过度，耗伤脾气，运化迟滞，气血失畅，胃膜不生，则易发本病。

在病机转化方面，本病具有由气及血，由实转虚，寒热转化，或寒化伤阳，热化伤阴的特点。临床治疗，多以疏肝和胃，温中健脾，养阴益胃，化瘀活血，清热解毒，调理寒热为主。

本病病位在脾胃，与肝、肾等脏也有密切联系，因此，在本病的急性发作期得以控制后，仍需一段时间以健脾益气法巩固疗效，以期达到"四季脾旺不受邪"的状态，提高机体抗溃疡病复发的能力。

现代药理研究表明，许多抗溃疡方药如黄连、蒲公英、积雪草、黄芪、党参，以及补中益气汤、半夏泻心汤、左金丸、柴胡疏肝散等方，均能抑制胃酸分泌，降低胃蛋白酶的活性，从而改善胃内高酸状态。其作用虽不及 H_2 受体拮抗剂，但中药的抑制胃酸分泌作用较为持久，亦未见停药后的反跳性分泌现象。此外，黄芪建中汤及以黄芪为主的系列方药，均能提高溃疡患者的细胞和体液免疫功能，加强溃疡的修复和防止复发；半夏泻心汤及其类方还能调节胃肠黏膜分泌前列腺素，从而达到保护胃黏膜的作用；行气活血方药有抗凝、改善胃肠黏膜微循环障碍的作用，从而增加胃黏膜的血流量，加强胃黏膜屏障功能。现代医学认为幽门螺杆菌（Hp）感染是其致病和致复发的重要原因。通过体外抑菌实验，证明黄芩、黄连、黄柏、大黄等清热化湿药具有较好的抑菌、杀菌作用，能有效地杀灭幽门螺杆菌，且长期服用，无抗药性产生；而一些益气健脾药、活血化瘀药也有一些疗效。总之，中药抗溃疡的作用机制与单纯制酸药不同，其能针对消化性溃疡复发的各个环节进行调整，从而为抗溃疡复发创造条件。

李老特别强调，治疗消化性溃疡要注重调摄护理。因本病初起，多与情感不遂、饮食不节、劳役过度等有关，因此，要重视精神与饮食的调摄，患者要精神愉快、开朗，饮食切忌暴饮暴食，或饥饿不匀。一般可少食多餐，以清淡易消化的食物为宜。疼痛持续不已者，应在一定时间内进流质或半流质饮食。

案 14　血证（便血）

韩某，女，18岁。2012年2月23日初诊。

主诉：反复便脓血伴腹痛近3年。

病史：患者自述反复脓血便近3年，伴腹痛。2009年5月7日肠镜检查示溃疡性直肠炎伴多量息肉形成，经西药治疗，稍见好转，后经中药隔日灌肠，效佳，坚持至今，然每至月经时停止灌肠数日，脓血即又如期而至，懊恼不已；梦多易醒，夜寐 6～7 小时，白天易困，时头痛，饮食、小便、月事如常。舌淡红，苔黄略腻，脉弦细数。

西医诊断： 溃疡性直肠炎。

中医诊断： 便血。

辨证： 湿热伤络，久泻正虚。

治法： 清利湿热，益气止血。

处方： 白头翁汤加减。黄芪 35 克，炒白术 15 克，白头翁 15 克，川黄连 10 克，黄柏 10 克，秦皮 15 克，炒地榆 15 克，白及 10 克，生薏苡仁、炒薏苡仁各 20 克，赤芍、白芍各 15 克，甘草 10 克，茜草炭 15 克，牡丹皮炭 15 克，马齿苋 20 克，山石榴根 15 克，太子参 20 克，墨旱莲 20 克。15 剂，水煎服，每日 1 剂。

嘱其加强锻炼，忌食生冷、油腻、辛辣之品。

二诊： 2012 年 3 月 9 日。服上方 15 剂，服药期间停止灌肠，药后腹痛减轻，脓血未犯，大便不成形，日行 2～3 次，便前腹痛，夜寐梦多。舌淡红，苔薄黄，脉弦细数。药已奏效，效不更方，守 2012 年 2 月 23 日方续服 15 剂，水煎服，每日 1 剂。

三诊： 2012 年 3 月 24 日。服上方 15 剂，服药后诸症进一步好转，脓血未犯，大便成形，日 1～2 次，腹痛较前显著改善，肠鸣音亢进，小腹易胀，多矢气，夜寐多梦，白昼乏力。舌淡红，苔薄黄，脉弦细。守 2012 年 2 月 23 日方，去山石榴根、茜草炭，加仙鹤草 30 克，夜交藤 30 克。15 剂，水煎服，每日 1 剂。

四诊： 2012 年 4 月 8 日。服上方 15 剂，近期睡眠稍有改善，体力增加，自述感觉良好，大便成形，日 1～2 次。舌淡红，苔薄黄，脉弦细。守 2012 年 3 月 24 日方减地榆。15 剂，水煎服，每日 1 剂。

按语 本例患者反复脓血便伴腹痛 3 年，属于中医学"血证"范畴。血证是由感受外邪、五志化火、饮食不节、体虚劳倦、久病或热病等原因致使脉络损伤或血液妄行所致。病分虚实两端，实者火热熏灼，迫血妄行；虚者气不摄血。血证之治，各家多有发挥。如明代缪希雍"治吐血三要诀"：宜行血，不宜止血；宜补肝，不宜伐肝；宜降气，不宜降火，为治疗血证提供很好的指导作用。

本例患者便血日久，起病因湿热下注，搏结血分所致，即《黄帝内经》所谓"阴络伤则血内溢也"，久泻正虚，治宜清利湿热、益气止血。方用白头翁汤清热、解毒、利湿；地榆、白及、茜草炭、牡丹皮炭凉血、止血，凉而不遏；黄芪、太子参、白术、墨旱莲益气养阴；马齿苋、山石榴根清热、解毒、利湿、涩肠止泻；巧用赤芍、白芍以和营血，凉血散瘀，柔肝缓急止痛；以生薏苡仁、炒薏苡仁健脾渗湿，清热排脓。皆气血同治，虽痼疾亦应手而瘥。

案 15 嘈杂

胡某，男，40 岁。2010 年 5 月 6 日初诊。

主诉： 嗳气、反酸 2 年余。

病史： 患者有慢性胃炎病史，时嗳气、反酸，未予系统正规治疗，近 2 年复发。刻诊：嗳气、反酸，空腹明显，进食好转，每于工作压力大时病状加重，饮牛奶后则见腹胀、矢气频多。饮食、睡眠、二便正常。舌略红，苔薄白，脉弦。

西医诊断：慢性胃炎。

中医诊断：嘈杂。

辨证：脾胃虚弱，升降失宜。

治法：健补脾胃，降逆制酸。

处方：太子参20克，怀山药20克，苍术、白术各15克，鸡内金15克，白蔻仁（打，后下）12克，砂仁（后下）8克，紫苏梗15克，旋覆梗15克，降香12克，淡全蝎6克，乌贼骨15克，煅瓦楞子（先煎）30克，白及12克，制香附（打）15克，炒枳壳、枳实各15克，茯苓15克，焦三仙各20克。7剂，水煎服，每日1剂，早晚饭前服用。

嘱其平素多饮水，起居有时，忌劳累，忌生冷、油腻、辛辣之品。

二诊：2010年5月13日。病史同前，空腹时嗳气好转，睡前反酸，咽部不适，舌略红，苔薄，脉弦。药已奏效，守2010年5月6日方去旋覆梗、苍术、白术，加广木香（后下）12克，台乌药15克，蒲公英30克，公丁香6克，以增肃胃和降之力。7剂，水煎服，每日1剂，早晚饭前服用。

三诊：2010年7月15日。端午节前后外感，月余来干咳频频，咽中窒塞，如有物，吞之不下，吐之不出，服西药效不显；晨起仍有嗳气，纳馨，二便可，舌红，苔薄白，脉浮细滑。此乃梅核气，拟半夏厚朴汤之意，降逆化痰、和胃行气。

处方：全瓜蒌（打）12克，干薤白12克，浙贝母12克，杏仁（打）12克，厚朴12克，玉桔梗15克，炙冬花15克，炙兜铃12克，姜半夏12克，乌元参12克，杭麦冬12克，紫苏梗15克。7剂，水煎服，每日1剂，早晚饭前服用。

四诊：2010年7月22日。病史同前，服药后咳嗽止，咽中不适好转，纳差，大便先干后稀，余无不适。舌质淡红，苔薄白，脉细弦。咳嗽已愈，脾胃虚弱，尚需续调。守2010年7月15日方，加焦三仙各15克，怀山药20克，煅瓦楞子（先煎）20克，去杏仁。6剂，水煎服，每日1剂，早晚饭前服用。

五诊：2010年7月29日。病史同前，药后诸症改善，无明显不适。舌质淡红，苔薄白，脉细弦。效不更方，守2010年7月15日方去杏仁、玉桔梗，加焦三仙各15克，广木香（后下）15克，煅瓦楞子（先煎）20克，鸡内金20克。7剂，水煎服，每日1剂，早晚饭前服用。

按语 本案患者素有慢性胃炎病史，嗳气、反酸经年不愈，空腹加重，进食好转，系脾胃虚弱、升降失宜所致。治宜健补脾胃，降逆制酸。药用太子参、怀山药平补脾胃；苍术、白术斡旋中焦，走守相合；白蔻仁、砂仁、茯苓健脾化湿；苏梗、旋覆梗、制香附、炒枳壳疏肝理气；降香、全蝎理气活络止痛；乌贼骨、瓦楞子制酸止痛；白及、焦三仙护胃。诸药相参，共奏健补脾胃，降逆制酸之功。复诊皆守方随症加减，兼治时病，有理有度，终获良效。

案16 痞满1

杨某，男，41岁。2010年10月24日初诊。

主诉：胃脘胀满不舒3月余。

病史：患者自诉胃脘胀满不舒3月余，未予重视，未予系统治疗。近期症状加重，遂寻求中医治疗。刻诊：胃脘胀满不舒，嗳气频频，饮食前后无明显区别，纳食、睡眠可，二便正常。舌质暗红，苔薄白，脉沉细。

西医诊断：慢性胃炎。

中医诊断：痞满。

辨证：胃虚气滞。

治法：健脾和胃，行气消滞。

处方：炒柴胡 15 克，广木香（后下）15 克，炒白术 15 克，云苓 15 克，佛手柑 9 克，台乌药 15 克，制香附（打）15 克，蒲公英 20 克，绿梅花 10 克，煅瓦楞子（打，先煎）20 克。14 剂，水煎服，每日 1 剂，早晚饭前服用。

嘱其平素多饮水，起居有时，忌劳累，忌生冷、油腻、辛辣之品。

二诊：2010 年 10 月 28 日。药后胃脘不舒稍减，嗳气明显，近日夜尿较多。舌质暗红，苔薄白，脉细弦。守 2010 年 10 月 24 日方去炒柴胡，蒲公英加至 30 克，加黄芪 60 克，淡干姜 6 克。14 剂，水煎服，每日 1 剂。

三诊：2010 年 11 月 11 日。近期因受凉后致胃脘胀满，嗳气频频，纳可。舌质淡红，苔薄白，脉细弦。此久病入络，当佐虫类搜剔。守 2010 年 10 月 24 日方，去绿梅花，加九香虫 9 克，木莲果 12 克，莱菔子（打）20 克，鸡内金 20 克。15 剂，水煎服，每日 1 剂。

四诊：2010 年 11 月 25 日。药后诸症好转，胃胀减轻，时有嗳气，余无不适。守 2010 年 11 月 11 日方，木莲果改 15 克，加姜半夏 10 克，罗汉果（另包）15 克，以增和胃之力。14 剂，水煎服，每日 1 剂。

五诊：2010 年 12 月 9 日。病史同前，药后诸症近愈，仅饮食不慎后胃脘觉不适，早上时有注意力不集中之感。舌质淡红，苔薄白，脉细弦。守 2010 年 10 月 24 日方，去绿梅花、炒柴胡，加鸡内金 20 克，姜半夏 10 克，炮吴茱萸 6 克，以温中消食。继服 15 剂后，随访诸症消失。

按语 痞满是由表邪内陷、饮食不节、痰湿阻滞、情志失调、脾胃虚弱等原因导致脾胃功能失调，升降失司，胃气壅塞，以胸脘痞塞、满闷不舒、按之柔软、压之不痛、视之无胀大之形为主要临床特征的一种脾胃病证。《黄帝内经》称本病为"痞""满""痞满""痞塞"等，《伤寒论》记载"但满而不痛者，此为痞""心下痞，按之濡"，提出了痞的基本概念，并对本病证的理法方药论述颇详，所载泻心汤一直为后世沿用。

痞满发生的原因，大致可分为虚、实两大类。《景岳全书·痞满》云："痞满一症大有疑辨，则在虚、实二字。凡有邪有滞而痞者，实痞也；无物无滞而痞者，虚痞也。"食积、痰湿、气滞、邪热皆属有邪，脾胃虚弱则属正虚，然亦有虚、实相兼，且以虚中夹实为多见。此外，痞满又当分清寒、热，以及外感、内伤之不同。关于痞满的治疗，《类证治裁·痞满论治》云："伤寒之痞从外之内，故宜苦泄；杂病之痞从内之外，故宜辛散。"《证治汇补·痞满》云："大抵心下痞闷，必是脾胃受亏，浊气夹痰，不能运化为患。初宜舒郁化痰降火，二陈、越鞠、芩连之类；久之固中气，参术苓草之类，佐以他药，有痰治痰，有火清火，郁则兼化。若妄用克伐，祸不旋踵"，都说明痞满证治的复杂性，需要重视。痞满是脾胃病证中较为常见的病证，李老治疗本病每每获得较好的疗效。

李老认为，痞满的病位在胃，与肝、脾有密切关系。基本病机为脾胃功能失调，升降失司，胃气壅塞。治疗上必须把握枢机，以健脾、疏肝、理气为要。本例患者胃脘胀满不舒、嗳气，舌脉相参，系因脾胃虚弱，气滞所致，故拟健胃行气。方中广木香、台乌药、制香附三者同用行气，广木香偏于调中宣滞，台乌药偏于温肾散寒，制香附偏于疏肝调经；炒白术、茯苓健脾和胃；蒲公英、煅瓦楞子制酸护胃；炒柴胡、佛手柑、绿梅花疏肝理气和胃。复诊皆以此方为主，随证化裁，终获良效。

案 17　痞满 2

王某，男，2 岁。2011 年 7 月 21 日初诊。

主诉： 纳食欠佳 12 个月。

病史： 母亲代诉，患儿 1 年前断乳后至今纳食欠佳，触诊腹部濡软，夜间睡眠多汗，头后枕部出现枕疮，多涎，大便 2 日一行，成形，小便调，舌淡红，苔白，脉细数。

西医诊断： 小儿功能性消化不良。

中医诊断： 痞满。

辨证： 饮食停滞。

治法： 消食导滞。

处方： 焦三仙各 6 克，黄芩 3 克，姜半夏 4 克，莱菔子 6 克，陈皮 6 克，连翘 3 克，藿香（后下）、佩兰（后下）各 4 克，杵砂仁（后下）3 克，山慈菇 6 克，鸡内金 8 克，杭麦冬 6 克。7 剂，水煎服，每日 1 剂。

二诊： 2011 年 8 月 2 日。母亲代诉，服药后患儿夜间睡眠多汗好转，偶有汗出，唾涎减少，纳食同前，未见明显改善，二便调，舌淡红，苔白，脉细数。效不更张，原方减山慈菇，加炒谷芽 6 克，以冀续效。

三诊： 2011 年 8 月 17 日。母亲代诉，续服上方 7 剂后，近期患儿纳食稍增，活动量亦加大，二便调，舌淡红，苔白，脉细数。胃纳已开，疗效显见，仍守原方，莱菔子减为 3 克，继进 7 剂。

按语　胃痞是脾胃肠疾病中较为常见的病证之一，中医药治疗疗效可观。胃痞在《黄帝内经》中称为"痞""满""痞满""痞塞"等，如《素问·异法方宜论》之"脏寒生满病"，《素问·五常政大论》记载"备化之纪……其病痞"，以及"卑监之纪……其病留满痞塞"等，均论述此病。《伤寒论》对本病证的理法方药论述颇详，如"但满而不痛者，此为痞""心下痞，按之濡"，提出了痞的基本概念；并指出本病病机是正虚邪陷，升降失调，并拟定了寒热并用、辛开苦降的治疗大法，其所创诸泻心汤乃治痞满之祖方，历久弥芳，一直为后世医家所赏用。《景岳全书·痞满》对本病的辨证颇为明晰："痞者，痞塞不开之谓；满者，胀满不行之谓。盖满则近胀，而痞则不必胀也。所以痞满一证，大有疑辨，则在虚实二字，凡有邪有滞而痞者，实痞也；无物无滞而痞者，虚痞也。有胀有痛而满者，实满也；无胀无痛而满者，虚满也。实痞、实满者可散可消；虚痞、虚满者，非大加温补不可"，强调了痞满的诊断、治疗应分虚实，具有较强的临床指导意义。

小儿为稚阴稚阳之体，脏腑娇嫩，形体未充，脾常不足，故脾胃的运化受纳功能常常受到各种因素的影响。本例患儿年幼胃弱，则极易因食积诱发胃痞证以致纳食不香。这与现代医学所指的功能性消化不良颇为相似。李老指出：小儿胃痞之证，治疗的基本原则为"以和为贵，以运为健"，开胃运脾。又因为"六腑以通降为顺"，故治宜消食导滞，方选保和丸加减。方中焦三仙消食导滞以健脾，此是"以运为健"；黄芩配姜半夏、陈皮辛开苦降、行气开结以和胃；莱菔子消食顺气；连翘宣积中伏热，并能散结；鸡内金、山慈菇消食散结，亦针对枕疮；砂仁、杭麦冬养胃；藿香、佩兰清宣气机。全方谨守"以和为贵，以运为健"之旨，共奏消食导滞，行气消痞之效。李老指出，治小儿病用药贵在掌握"轻""简""精""准"四字，凡能提掣要领者，往往都能达到"一拔见应"的临床疗效。

案 18　泄泻 1

李某，女，44 岁。2012 年 3 月 15 日初诊。

主诉： 慢性腹泻，伴腹部胀痛 1 年。

病史： 患者慢性腹泻，伴腹部胀痛 1 年，未行西医检查，未经系统治疗。近期胃脘胀满不舒，呃逆，嗳气，大便稀溏，日行 2～4 次，月经正常，纳寐可，小便正常。舌淡，苔薄白，脉弦细。

中医诊断： 泄泻。

辨证： 脾胃虚弱。

治法： 益气健脾，止痛止泻。

处方： 参苓白术散加减。太子参 15 克，云苓 15 克，炒白术 15 克，炒扁豆 15 克，陈皮 15 克，怀山药 20 克，生薏苡仁、炒薏苡仁各 15 克，砂仁（后下）9 克，白蔻仁（后下，打）9 克，川楝子 15 克，延胡索 20 克，金钱草 25 克，九香虫 9 克，墨旱莲 10 克，淡全蝎 6 克，制乳香、制没药各 8 克，北秫米 20 克。15 剂，水煎服，每日 1 剂。

嘱其加强锻炼，忌食生冷、油腻、海鲜、易产气之品。

二诊： 2012 年 3 月 29 日。服药后，腹泻明显改善，胃脘胀满缓解，偶有腹痛、呃逆，余无特殊不适，舌淡，苔白，脉弦。续原方去九香虫、川楝子，加姜半夏 9 克，蒲公英 30 克。15 剂，水煎服，每日 1 剂。

三诊： 2012 年 4 月 19 日。近期腹泻未发，时有上腹灼痛，呈阵发性，进食后稍缓解，伴呃逆，进食量一般，进食后易致腹胀，睡眠正常，二便调。检查胃镜示慢性浅表性胃窦炎（2012 年 2 月 16 日外院胃镜示：胆汁反流性胃炎）。舌淡，苔薄白，脉弦。效不更方，续用上方加广郁金 15 克，川厚朴 12 克。15 剂，水煎服，每日 1 剂。

四诊： 2012 年 5 月 10 日。服药后上腹部烧灼感减轻，疼痛感时轻时重；食油腻食物有脘腹胀满不适感，常作嗳气；月经量少；二便调。舌淡红，苔白，脉弦。继用 2012 年 3 月 15 日方去九香虫，加蒲公英 20 克，朱砂莲 10 克。15 剂，水煎服，每日 1 剂。

五诊： 2012 年 5 月 31 日。药后上腹灼烧感已除，唯胃脘时有隐痛，明显感觉疼痛时则拒按，时伴嗳气，食多即胀，余无不适。纳寐可，二便调。舌质淡红，苔薄白，脉细弦。前症近愈，转以健脾理气为主调理之。

处方： 广木香（后下）15 克，炒白术 15 克，云苓 15 克，佛手柑 9 克，川楝子（打）15 克，制延胡索 25 克，金钱草 30 克，片姜黄 20 克，蒲公英 25 克，姜半夏 9 克，娑罗子 9 克，煅瓦楞子（先煎）20 克，广郁金 20 克，九香虫 9 克，太子参 30 克。15 剂，水煎服，每日 1 剂。

六诊： 2012 年 7 月 5 日。服药后诸症缓解，仅脐上及右侧腹偶有疼痛，伴嗳气，大便正常，夜尿 2～3 次，右侧背偶有胀闷不适感，舌淡红，苔薄白，脉弦。继用 2012 年 5 月 31 日方加川厚朴 12 克，代赭石（先煎）20 克，旋覆梗 15 克，威灵仙 15 克。15 剂，水煎服，每日 1 剂。嘱其加强锻炼，忌食生冷、油腻、海鲜、易产气之品。

按语 本例患者慢性腹泻系脾胃虚弱引起，久泻又可加重脾胃虚弱；胃虚气滞，则见腹胀、呃逆、嗳气等症。首诊以益气健脾，渗湿止泻为先，方用参苓白术散加减。太子参、云苓、炒白术、炒扁豆、怀山药、生薏苡仁、炒薏苡仁、砂仁、白蔻仁益气健脾、渗湿止泻；川楝子、延胡索、陈皮、九香虫行气止痛；金钱草清利湿热，疏泄肝胆，乃"见肝之病，知肝传脾"之意；墨旱莲、北秫米滋阴和胃；久病入络，用淡全蝎、制乳香、制没药活血化瘀，通络止痛。二诊获效后随证加减，标本并治，终获良效。本案腹痛腹泻虽达1年之久，但辨证紧扣"四诊"，获效后守法守方，随证加减，疗效喜人。

案19 泄泻2

江某，女，65岁。2010年12月2日初诊。

主诉： 大便稀软2月余。

病史： 患者自诉大便稀软2月余，既往有慢性结肠炎病史。平素失眠严重，夜寐少则2～3小时，胸闷，心前区刺痛，冠心病史。刻诊：大便稀软，日行3～4次，无黏冻，无大便带血，无里急后重之感。心前区刺痛，心情急躁、胸闷，失眠，饮食尚可，小便正常。舌质暗，苔薄白，脉细弦。

西医诊断： 慢性结肠炎。

中医诊断： 泄泻。

辨证： 脾虚夹湿，心脉瘀阻。

治法： 健脾渗湿，益气活血。

处方： 黄芪60克，当归12克，川芎12克，生白芍、炒白芍各15克，怀山药20克，苍术、白术各12克，甘松10克，苦参15克，真三七（研粉分吞）10克，血竭6克，丹参30克，延胡索15克，云苓20克，炒扁豆（打）12克。14剂，水煎服，每日1剂，早晚饭前服用。

嘱其平素多饮水，起居有时，忌劳累，忌生冷、油腻、辛辣之品。

二诊： 2010年12月16日。自诉服上药后心前区刺痛及胸闷缓解，饮食尚可，夜寐差，口干欲饮。然腹泻次数增多，舌质暗红，苔薄白，脉细弦。此乃脾胃虚弱，不耐重伐，当顾护脾胃为先。

处方： 黄芪60克，炒白术15克，怀山药20克，太子参15克，云苓15克，炒白扁豆（打）15克，陈皮15克，生薏苡仁、炒薏苡仁各20克，夜交藤30克，川黄连15克，吴茱萸6克，紫丹参25克。7剂，水煎服，每日1剂，早晚饭前服用。

三诊： 2010年12月23日。药后诸症明显好转，腹泻止，大便不成形，心前区刺痛不明显，唯夜寐差，余无不适。舌质稍暗，苔薄白，脉细弦。药已中病，守2010年12月16日方，加炙远志15克，延胡索15克。7剂，水煎服，每日1剂，早晚饭前服用。

四诊： 2010年12月30日。药后诸症明显好转，大便质软，每日一行，夜寐差，入睡困难，心前区偶有刺痛。舌质淡红，苔薄白，脉细弦。守2010年12月16日方，怀山药加至30克，去吴茱萸、白扁豆，加炙远志15克，延胡索20克，川厚朴12克，酸枣仁30克，柏子仁（打）15克。15剂，水煎服，每日1剂，早晚饭前服用。随访诸症消失，病瘥体健。

按语 本案患者病涉两端，脾虚夹湿致大便稀软；心脉瘀阻日久，致心前区刺痛、胸闷、夜寐不安。治当健脾渗湿和益气活血并施。首诊以黄芪重剂补气；携当归、川芎、芍药、三七、血竭、丹参益气养血通脉；领山药、苍术、白术、云苓、扁豆健脾渗湿；甘松、苦参强心；延胡索行气止痛。

二诊时考虑到患者年高胃弱，不耐重伐，服药后腹泻明显，应以顾护脾胃为先，故专注于益气健脾、渗湿止泻。方用参苓白术散加减，配合左金丸泻肝、温中、止泻，夜交藤、紫丹参二味活血、养心、安神。

本案由一诊重剂活血转为以顾护脾胃为主，终在四诊内取得良效，说明在面对久病、重病、多系统疾病患者的诊疗时，应充分重视脾胃"后天之本"的重要性。

案20　便秘

徐某，女，50岁。2012年4月12日初诊。

主诉：大便秘结10年余。

病史：患者自诉便秘10余年，大便4～5日一行，腹胀明显，伴腰部以下酸胀、乏力、纳差，食后腹胀，夜寐差，多梦易醒，小便次数多，月经无异常。外院检查示骨质增生。舌略红，苔薄，脉弱。

西医诊断：功能性便秘。

中医诊断：便秘。

辨证：中气不足，肠道少津。

治法：益气升清，佐以养阴。

处方：补中益气汤加减。炙黄芪35克，炒白术15克，陈皮15克，升麻9克，柴胡9克，党参25克，甘草10克，当归15克，女贞子15克，墨旱莲15克，焦三仙各20克。15剂，水煎服，每日1剂。

二诊：药后腹胀略缓解，大便转先干后溏，每日1～2次，晨起颈、腰、膝关节僵硬麻木。舌淡红，苔薄白，脉细。

处方：黄芪35克，当归15克，粉葛根20克，威灵仙15克，川芎15克，台乌药15克，川厚朴15克，炒荔枝核12克，火麻仁25克，石斛10克，炒白术15克，枳壳15克，淡全蝎6克，羌活、独活各9克，制香附15克。15剂，水煎服，每日1剂。

按语　功能性（习惯性）便秘是指结肠、直肠及肛门功能异常导致的便秘，是一种常见的肠功能紊乱性疾病。人群中约有50%以上的人曾受到便秘的困扰，随着饮食结构的改变、精神心理和社会因素的影响，本病发病率逐年上升。西医对本病多采用对症治疗，不良反应较多并有可能产生依赖性，中医药治疗本病则具有明显的优势，临床应用广泛。李老认为，本病多因燥热内结、津液不足、情志失和、气机郁滞、劳倦内伤、气血不足等所致。其病位在大肠，但与肺、脾、胃、肝、肾的关系至为密切。在治疗上，中医多通过调理各脏腑气血阴阳来恢复肠道的传输功能，从而达到通便的作用。

本案患者便秘10余年，腹胀明显，常理应予通腑导滞为先，用药多以降为主，然李老凭乏力、纳差、尿频、舌略红、脉弱等症，诊为中气不足、清阳不升、肠道少津。治以益气升清，佐以养阴。盖便秘虽有腑实、热结、食积等邪实之因，此患者却以中气不足为本。中气不足，清阳不升则浊阴不降，水气气化失常；小便多而大便干，致肠道少津。方用补中益气汤益气健脾，升清阳，少佐养阴。黄芪、党参益气健脾而重用；升麻、柴胡升举清阳；炒白术、焦三仙健脾和胃，助气血生化有源；当归、女贞子、墨旱莲养阴润肠；甘草调和诸药。全方共奏补中益气、升清降浊之功。彼清阳升，则浊阴自降，竟未用一味通导之药。本案患者罹患便秘之疾 10 年之久，终因先生辨证准确，用药精当，痼疾竟瘥。

第二节　脾胃疾病证治经验与"治胃六法"

脾胃疾病（消化系统疾病）是临床常见病与多发病，严重危害人类健康，影响人们的生活、学习和工作。中医认为脾胃为后天之本，"四季脾旺不受邪""脾胃内伤，百病由生"，故对脾胃疾病的治疗和研究一直为历代医家所重视，经过几千年的临床实践和经验积累，形成了较为完整的理论体系——脾胃学说。李老认为，脾胃居中焦而统四维，为后天之本，气血生化之源。脾胃功能的健运，关乎机体正气盛衰和疾病消长，故李东垣在《脾胃论·脾胃盛衰论》中云："百病皆由脾胃衰而生也。"李老在数十载临证过程中，归纳并总结出"治胃六法"，即和、降、温、清、养、消。

1. 和

和，即和胃法。适用于胃脘痞满、消化不良、脾胃不和，或吐或利等症。症见腹胀隐痛、食欲不振、大便不实、神疲肢软等，舌苔淡白，脉弦弱。临床上常用方剂为香砂六君子汤（木香、砂仁、党参、白术、半夏、陈皮、茯苓、甘草），另加焦三仙（焦山楂、焦神曲、焦麦芽），以健脾和胃消食。

李老指出：和，指的是脏腑生理功能调和，因而强调脾胃病的诊治尤其需要重视脾胃之和、肝胃之和。脾胃互为表里，共同完成对水谷的消化、精微的吸收和疏布，同为后天之本，二者纳运结合、升降相因、燥湿相济，正如叶天士《临证指南医案·嘈》中所述"脾属阴，主乎血；胃属阳，主乎气。胃易燥，全赖脾阴以和之；脾易湿，必赖胃阳以运之。故一阴一阳，互相表里。合冲和之德，而为后天生化之源也"。肝主疏泄，与脾胃气机升降关系密切，肝的疏泄功能正常，将促进脾胃消化功能正常运行，二者关系正如唐宗海在《血证论·脏腑病机论》中载述："木之性主于疏泄，食气入胃，全赖肝木之气以疏泄之，而水谷乃化。"李老临床喜用苍术、白术、玫瑰花、香附、佛手、香橼、九香虫等药促进脾胃、肝胃之和。

2. 降

降，即降胃法。李老指出：脾为脏，胃为腑；脾主升，胃主降。胃以通为和，以降为顺。胃失通降，则饮食停滞胃中，引发胃脘胀满疼痛、食少等症，甚则上逆，产生胃脘胀满、嗳气、呃逆、呕吐等症，对此李老临床常用广木香、枳实、大腹皮等药通降导滞。若症见脘腹痞满、呕吐恶心、嗳气吞酸，苔白，厚腻，脉微弦，此为湿阻中焦而胃气上逆所致，治疗宜用平胃散（陈皮、厚朴、苍术、甘草、生姜、大枣）；如脉沉弦滑，嗳气而心下痞满者，为痰气上逆，宜用旋覆代赭汤（旋覆梗、代赭石、半夏、党参、生姜、大枣、甘草）加减；若属肝火犯胃引起胃气上逆者，主症为两胁作痛、脘痞吞酸、嘈杂嗳气，口苦舌红，脉弦数，治宜清肝泻火，方用左金丸合金铃子散（黄连、吴茱萸、川楝子、延胡索）。

3. 温

温，即温胃法。适用于脾胃虚寒证。症见胸闷不舒、胃痛喜温喜按、大便溏薄或下利清谷，舌淡，苔白，脉沉迟。常用方剂为良附丸（高良姜、制香附）合理中丸（党参、干姜、白术、甘草），此二方相互配伍，可温中祛寒、补气健脾。如胃脘冷痛、四肢不温、气短便溏、神疲体乏，舌淡，苔白，脉沉细而弱，宜用黄芪建中汤（黄芪、芍药、桂枝、甘草、生姜、大枣、饴糖）加减。

4. 清

清，即清胃法。适用于胃中积热之证。症见胃脘部经常有灼热感、隐痛，且伴有牙龈红肿、溃烂疼痛，喜寒恶热、口干口臭，舌红，苔少，脉滑大而数。常用方剂为清胃散（升麻、黄连、当归、生地黄、牡丹皮），如胃热重，加石膏清胃；如大便结，加大黄以导热下行。

以上温、清二法，是针对脾胃病证的寒热属性而采取的温胃、散寒、清热、化湿的治法，常用黄芪建中汤、良附丸、清中汤、连朴饮等方剂化裁治之。

5. 养

养，即养胃法，主要是指滋养脾胃之阴、补养脾胃之气。《临证指南医案·脾胃》有"太阴湿土，得阳始运；阳明燥土，得阴自安。以脾喜刚燥，胃喜柔润也"的记载。饮食入胃，赖胃液浸渍腐熟，如胃阴不足，则沤腐难成；脾胃同属中焦，如中气不足，则运化失职。李老临床常用石斛、玉竹、沙参、麦冬等滋养胃阴，黄芪、党参、白术、茯苓等补养中气。

根据李老经验，养胃法在临床上适用于胃阴不足、脾胃阴虚等证。症见胃部隐痛或灼热疼痛，不思饮食，口干唇燥，舌红，无苔少津，脉象细数或弦细。可用养胃汤（沙参、麦冬、玉竹、扁豆、生薏苡仁、桑叶）或一贯煎（生地黄、麦冬、沙参、当归、川楝子、枸杞子）加减。

6. 消

消，即消滞法。适用于胃肠积滞。症见胸脘痞闷、嗳腐吞酸、溲黄、大便秘结，舌绛，苔黄腻，脉滑或沉实。宜用保和丸（山楂、神曲、半夏、茯苓、陈皮、连翘、莱菔子）或枳实导滞丸（大黄、枳实、神曲、茯苓、黄芩、黄连、白术、泽泻）加减。如食滞胃脘，则升降失调，气机壅塞阻滞，出现嗳腐吞酸、胀满疼痛等症；同时食滞中焦，郁而化热，又能变生他证，李老多用焦三仙、厚朴、连翘等消导之品加减治之。

对于胃病的治疗，李老结合长期临床实践提出了自己的见解："胃病分型繁多，本人看法，治疗各种胃病不一定要强求细分证型。多年来，我就是抓住寒、热、虚、实，再参合舌苔、脉象的变化，施以和法治痞胀，降法治上逆，温法治寒痛，清法治热烦，养法治胃虚，消法治胃实的六大法则治疗胃病，取得了良好的效果。"

关于胃病的预防，李老特别强调要注意以下几点：

第一，必须注意饮食卫生。"病从口入"这句话是人们从生活中得来的经验总结。古人对饮食卫生非常强调，《金匮要略》中明确提出："秽饭、馁肉、臭鱼，食之皆伤人"

"六畜自死，皆疫死，则有毒，不可食之"。饮食不卫生，将直接伤及脾胃而引起一系列的胃肠疾患，应特别注意。

第二，饮食做到定时定量。祖国医学特别重视饮食的定时定量。《素问·上古天真论》说"食饮有节"，也就是要求饮食一定要有节制，不要暴饮暴食，否则伤害肠胃。又《素问·五藏生成论》告诫人们，饮食不能偏废，必须调和恰当，并指出："多食咸，则脉凝泣而变色；多食苦，则皮槁而毛拔；多食辛，则筋急而爪枯；多食酸，则肉胝皱而唇揭；多食甘，则骨痛而发落，此五味之所伤也。"《备急千金要方·饮食通说》主张"饮食以时，饥饱得中"。这些见解现在看来依然是预防肠胃病的要诀。

第三，吃饭要细嚼慢咽。《备急千金要方·道林养性》说："食当熟嚼，使米脂入腹。"这是说吃东西要细嚼慢咽。细嚼慢咽可以充分发挥口腔内牙齿的机械作用和唾液的化学作用，有助于消化。

第四，要保持精神愉快。人类的精神活动与疾病的产生有很密切的关系。中医认为，七情郁结，思虑过度，会导致人体气血紊乱；气机失调，肝木克土，可引起肠胃功能减退，进而造成消化系统疾病的发生。现代研究表明，比较常见的消化系统疾病如消化不良、胃炎、溃疡病、急性胃肠炎、便秘等往往都与精神心理因素密切相关。因此，保持精神愉快对于防治任何疾病都具有重要意义，而对于胃病患者尤其重要。

另外，加强体育锻炼，注意劳逸结合，避免风寒侵袭，戒烟、戒酒对于预防胃病的发生也很重要。

李老运用中医药治疗脾胃病的疗效独特，其所涉及治疗的病种覆盖消化系统疾病的方方面面，其中，独具代表性的疾病包括慢性萎缩性胃炎、胃癌癌前病变、消化性溃疡、功能性消化不良、肠易激综合征、溃疡性结肠炎与功能性便秘等。本章选录李老部分医案，分别介绍了其在脾胃疾病与胃肠杂病方面的中医药治疗方略与经验。

第四章 肝胆疾病医案及其经验方

第一节 肝系疾病医案

案1 黄疸

朱某，男，29岁，工人。1983年4月16日初诊。

主诉： 面黄、身黄、小便黄，伴发热4日。

病史： 患者4日前浑身不爽，恶寒发热，神困肢软，食欲不振，欲呕不出，厌恶油腻；面目肌肤黄染，溲黄便结。检查：体温38.4℃，血压136/90mmHg。腹软，肝于肋缘下2厘米可触及，质软、有压痛。化验：麝香草酚浊度6U，谷丙转氨酶（ALT）520U/L，凡登白试验呈双相反应。胆红素1129μmol/L。苔黄腻，脉滑数。

西医诊断： 重症黄疸型肝炎。

中医诊断： 黄疸。

辨证： 湿热内蕴。

治法： 清热祛湿，通腑利胆。

处方： 绵茵陈40克，制大黄（后下）9克，广郁金9克，紫丹参15克，板蓝根20克，龙胆草9克，炒柴胡15克，平地木15克，虎杖15克。5剂，水煎服，每日1剂。

二诊： 1983年4月20日。服药5剂，肤黄见淡，呕恶已止，热退身爽，食欲渐增，余恙同前，仍循原方加猪苓9克，药服后即卧。服4剂。

三诊： 1983年4月24日。黄疸消退，胁痛亦除，食欲大增，溲清便畅，脉舌如常。复检：肝肋缘可触及1厘米。化验指标在正常范围，拟原方稍去渗湿药，以防苦寒伤胃；略增扶正之品，以获脾健营和之效。原方去平地木、龙胆草、虎杖，加太子参15克，当归12克，赤芍、白芍各9克。服10剂诸症悉除。

按语 黄疸是以目、身、小便黄为主症的一种常见病。李老指出，黄疸是一个症状，很多肝胆疾病，乃至血液疾病都可引起黄疸。中医学以证立病，《卫生宝鉴》将黄疸分为阳证、阴证两大类。后世多将黄疸分为"阳黄""阴黄"。急黄多指阳黄中的急重症。论阳黄之病因，皆因湿从热化，熏蒸于肝胆，致胆汁不循常道、熏染肌肤而发病。故阳黄的治疗当以清热利湿为主，投药再据湿、热之轻重而化裁。

本例患者系重症"黄疸型肝炎"，故重用绵茵陈，意在急则治标，使湿热之邪迅速从小便而解。患者证属阳黄之湿热型，湿热内蕴，治宜清热祛湿、通腑利胆。方中绵茵陈为清热、利湿、除黄之要药，药理研究表明茵陈制剂及所含多种成分有促进胆汁分泌和利胆作用；对四氯化碳所致大鼠肝损害有保护作用。茵陈配以有泻肝热作用的龙胆草，可增强清湿热之功。药理研究证实，龙胆草能减轻动物肝坏死和肝细胞病变程度，对抗四氯化碳所致的肝细胞糖原合成障碍；再与泻下通便之大黄为伍，促进胆汁分泌，以降低血清胆红素。上述均为方中主药。

方中板蓝根、平地木、虎杖既清热利湿，又有良好的抗病毒作用；炒柴胡、广郁金、紫丹参等疏肝利胆、养血活血；二诊时加猪苓利湿，以冀加速使湿热从小便而去。药合病机，故有佳效。

李老治病对服药时间与疗效的关系有颇多研究。本案在服法上，李老根据"人卧则血归于肝"之论，认为药物有效成分吸入血中后，进而流入肝，肝血流量越多，药物在肝内的有效浓度会相应增高，疗效也就越大，故嘱患者睡前服或药后即卧。

案 2　胁痛 1

王某，男，59 岁。2012 年 4 月 12 日初诊。

主诉： 右胁肋部不适半年。

病史： 患者近半年来自觉右胁部胀满不适，伴全身酸痛乏力，胸闷气短，在外院行肝功能检查未见异常，腹部 B 超示肝回声弥漫性增强。饮食正常，餐后腹胀明显，多梦，大便不成形，小便正常。舌暗，苔薄白，脉弦。

中医诊断： 胁痛。

辨证： 中气不足，肝络不和。

治法： 补益中气，疏肝活络。

处方： 补中益气汤加减。炙黄芪 35 克，炒白术 15 克，陈皮 15 克，升麻 9 克，柴胡 9 克，潞党参 25 克，炙甘草 10 克，当归 15 克，香附 15 克，枳壳 15 克，石斛 10 克，夜交藤 25 克，广郁金 20 克，白蔻仁（后下，打）12 克，淡全蝎 6 克，川芎 20 克。7 剂，每日 1 剂，水煎服。

二诊： 2012 年 4 月 19 日。服上方 7 剂，诸症均有好转，胸闷、气短缓解；右胁部胀满仍作，夜寐多梦，大便质软。舌暗，苔薄白，脉弦。药已中的，守原方减白蔻仁，加生牡蛎（先煎）30 克，炙鳖甲（先煎）6 克，软坚散结。14 剂，每日 1 剂，水煎服。

三诊： 2012 年 5 月 3 日。服上方 7 剂，周身酸痛乏力、胸闷气短均有较大好转，右胁部胀满不适改善。夜寐较安，二便正常。舌暗，苔薄白，脉弦。药合病机，效不更方。守 2012 年 4 月 19 日方，去陈皮、升麻，加炒白芍、赤芍各 15 克，司柔肝养肝之力，以冀缓调之。14 剂，每日 1 剂，水煎服。

按语　胁痛是肝胆疾病中常见之证，临床有许多病证都是依据胁痛来判断其为肝胆疾病或系与肝胆有关的疾病。《景岳全书·胁痛》将胁痛病因分为外感与内伤两大类，并提出以内伤为多见。《临证指南医案·胁痛》则对胁痛之属久病入络者，善用辛香通络、甘缓补虚、辛泄祛瘀等法，立方遣药，颇为实用，对后世医家影响较大。

胁痛主要责之于肝胆。因为肝位居于胁下，其经脉循行两胁，胆附于肝，与肝呈表里关系，其脉亦循于两胁。肝为刚脏，主疏泄，性喜条达；又肝主藏血，体阴而用阳。若人情志不舒，饮食不节；或久病耗伤，劳倦过度；或外感湿热等病因，累及于肝胆，导致气滞、血瘀、湿热蕴结，肝胆疏泄不利；或肝阴不足，络脉失养，即可引起胁痛。肝气郁结，若情志不舒，或抑郁或暴怒气逆，均可导致肝脉不畅；肝气郁结，气机阻滞，不通则痛，发为胁痛。如《金匮翼·胁痛统论》说："肝郁胁痛者，悲哀恼怒，郁伤肝气。"肝气郁结胁痛，日久则有化火、伤阴、血瘀之变。故《杂病源流犀烛·肝病源流》又说："气郁，由大怒气逆，或谋虑不决，皆令肝火动甚，以致肤胁肋痛。"

李老临床治疗肝病时，常强调《金匮要略》中"见肝之病，知肝传脾，当先实脾"之治则，并推崇新安医家叶天士之络病治法，本例即是很好的案例。患者全身酸痛乏力、胸闷气短、大便不成形，系中气不足，治在脾胃；右胁肋部不适乃肝络不和。方用补中益气汤补益中气；柴胡疏肝散结，重用广郁金、川芎；并用全蝎虫类药疏肝活络，乃叶天士法；并用白蔻仁祛湿和胃；"肝苦急，急食甘以缓之"，加石斛。全方配伍独到，尽显新安医学之神韵。

案 3 胁痛 2

宋某，男，38 岁，干部。1984 年 2 月 8 日初诊。

主诉：右胁疼痛 3 年余。

病史：患者宿恙"胁痛"且已延 3 载，屡复之者再。现右胁掣痛，游走不一，胸闷不舒、精神倦怠、怯寒鼓栗、厌食恶心，便通色淡，溲赤而少。肝功能检查：麝香草酚浊度 20U，ALT 500U/L。其余指标正常，体检：巩膜及皮肤无黄染，肝于肋下触及，轻微触痛，西医诊为"无黄疸型肝炎"。舌质红，苔白腻，脉弦细。

西医诊断：无黄疸型肝炎。

中医诊断：胁痛。

辨证：肝郁脾虚。

治法：疏肝健脾，行气活血。

处方：醋炒柴胡、赤芍、白芍、浙白术、茯苓、广郁金各 9 克，丹参、党参、木莲果各 15 克，延胡索、当归各 9 克。7 剂，水煎服，每日 1 剂。

另加越鞠丸 9 克。

二诊：1984 年 2 月 15 日。胁痛见轻，脘闷觉宽，余恙如斯，守原意进退，防反复变端，去茯苓，加制香附 15 克。7 剂，水煎服，每日 1 剂。

三诊：1984 年 2 月 22 日。恶寒已愈，纳增呕减；唯身重神倦依然。此体质亏乏，病邪留恋，当扶正祛邪，原方去木莲果，加五味子 9 克，生薏苡仁、炒薏苡仁各 20 克继服。9 剂，每日 1 剂，水煎服。

四诊：1984 年 3 月 20 日。身重乏力改善，精神亦振。原方续进 7 剂，以观进止。

五诊：1984 年 4 月 7 日。药后颇中病机，恙情各种，均见好转，复查：麝香草酚浊度 12U，ALT 120U/L。再宗前法加制首乌 15 克，肥玉竹 15 克。

六诊：1984 年 4 月 14 日。胃纳不馨，夜卧欠酣，全身乏力。此为邪去体亏，当调摄之。

处方：当归、北条参、玉竹、丹参、木莲果各 15 克，川芎、赤芍、白芍、酸枣仁、五味子各 9 克。

七诊：1984 年 4 月 20 日。诸证悉平，舌脉如常，化验检查肝功能恢复正常。拟上方 10 剂，炼蜜为丸，日服 3 次，每服 5 克，缓图可冀其入佳境。近期追访，体健神振，一切良好。

按语 肝病胁痛日久，缠绵失治，势必耗伤土气，治疗不宜妄施攻伐，故于疏肝之剂中加健脾养血之党参、浙白术、当归为辅，渐见效果。以后又用养血、活血之剂善后，意在扶正固本，气血并治则胁痛自愈。

李老认为，胁痛之病机属肝络失和，实证为肝气郁结，瘀血停滞，肝胆湿热，邪阻肝络，不通则痛；虚证为肝阴不足，肝脉失养，不荣则痛。其病变部位主要在肝胆，又与脾、胃、肾相关。辨证当着重辨气血虚实，临床上以实证最为多见。胁痛的各个证候在一定条件下，可以相互转化。治疗上，以疏肝、和络、止痛为基本治则，实证多采用疏肝理气、活血通络、清利湿热之法；虚证则多以滋阴、养血、柔肝为治，同时佐以理气和络之品。

案 4 胁痛 3

刘某，男，59 岁。2010 年 10 月 22 日初诊。

主诉：双侧胁部胀痛 1 年余。

病史：患者自述双侧胁下胀痛 1 年余，伴咳嗽，痰多；夏季阴囊潮湿，冬季阴囊湿冷。既往有"慢性血吸虫性肝硬化""慢性胆囊炎""双肾囊肿""双侧附睾囊肿""前列腺轻度增生"病史。刻下：双侧胁部胀痛明显，时有阵发性咳嗽，伴少量白痰；乏力，口干，腰膝酸软。饮食、睡眠、二便尚可。舌质淡红，苔薄黄，脉虚弦。

西医诊断：慢性血吸虫性肝硬化。

中医诊断：胁痛。

辨证：脾肾亏虚，肝络失和。

治法：补益脾肾，疏肝和络。

处方：黄芪 50 克，炒白术 15 克，云苓 15 克，制香附（打）15 克，陈皮 15 克，金钱草 30 克，广郁金 15 克，虎杖 15 克，仙茅 15 克，淫羊藿 15 克，当归 15 克，紫丹参 25 克，醋鳖甲（先煎）15 克，焦三仙各 15 克，鸡内金 20 克，南沙参、北沙参各 15 克，黄芩 9 克。14 剂，水煎服，每日 1 剂，早晚饭前服用。

嘱其平素多饮水，起居有时，忌劳累，忌生冷、油腻、辛辣之品。

二诊：2010 年 11 月 12 日。药后咳嗽偶发，痰量较前明显减少。现症胃脘胀满，夜间尤甚；口干欲饮，咽喉及鼻腔干燥。舌质淡红，苔薄黄，脉弦数。此为脾气虚失于健运，肝肾阴虚内热之象。拟守 2010 年 10 月 22 日方，去黄芩、焦三仙、仙茅、淫羊藿，改广郁金 12 克，加绞股蓝 15 克，老君须 15 克，广木香（后下）12 克，增行气消胀之力，内佐老君须滋阴补肾，健脾益气。7 剂，水煎服，每日 1 剂。

三诊：2010 年 11 月 18 日。病史同前，服药后诸症明显好转，唯觉胃脘胀满，小腹隐痛，口时干。舌质淡红，苔薄黄，脉细弦。宗 2010 年 10 月 22 日方，去黄芩、仙茅、淫羊藿，改广郁金 20 克，加枳壳、枳实各 20 克，台乌药 20 克，玫瑰花 12 克。14 剂，水煎服，每日 1 剂。

四诊：2010 年 12 月 2 日。病史同前，药后诸症稳定，肝区疼痛明显好转，纳可。舌质淡红，苔薄黄，脉细弦。宗 2010 年 10 月 22 日方去黄芩、仙茅、淫羊藿，加赤芍 20 克，白花蛇舌草 30 克，垂盆草 20 克，净连翘 20 克。14 剂，水煎服，每日 1 剂。

五诊：2010 年 12 月 16 日。病史同前，药后诸症好转，无明显不适。舌质淡红，苔薄白，脉细弦。思其肝藏日久，治宜柔肝养肝、软坚散结。

处方：当归 12 克，川芎 12 克，生白芍、炒白芍各 15 克，虎杖 15 克，垂盆草 30 克，炒柴胡 12 克，绵茵陈 30 克，丹参 30 克，制鳖甲（先煎）15 克，延胡索 15 克，炮山甲（先煎）6 克，淡全蝎 6 克，五味子 20 克，玫瑰花 15 克。14 剂，水煎服，每日 1 剂，早晚饭前服用。

六诊：2010 年 12 月 30 日。病史同前，药后诸症稳定，偶有右上腹不适，轻度口干。舌淡红，苔薄白，脉细弦。治宜扶正祛邪并用，守法同前。

处方：广郁金 15 克，赤芍 20 克，白花蛇舌草 30 克，垂盆草 20 克，净连翘 20 克，黄芪 50 克，制香附（打）15 克，陈皮 15 克，金钱草 30 克，虎杖 15 克，紫丹参 25 克，醋鳖甲（先煎）15 克，南沙参、北沙参各 15 克，炮山甲（先煎）6 克。30 剂，水煎服，每日 1 剂，早晚饭前服用。

嘱其平素多饮水，起居有时，忌劳累，忌生冷、油腻、辛辣之品。

按语 本案患者平素脾肾亏虚，寒湿羁留，故咳嗽痰多，阴囊湿冷；肝失疏泄，络气不和，故胁痛；肝失所养，湿瘀互结，胁下结块，发为癥瘕。本案证治当以补益脾肾、疏肝活络为先。药用黄芪、炒白术、云苓、陈皮益气健脾化痰；仙茅、淫羊藿温肾散寒；制香附、广郁金疏肝理气；金钱草、虎杖、黄芩清利肝胆湿热；当归、紫丹参、南沙参、北沙参、制鳖甲、鸡内金养肝柔肝，活血消癥；焦三仙消食和胃。二诊、三诊重视兼症，针对患者脘腹胀满情况酌增行气消胀之品。四诊、五诊，患者兼症明显好转，病情稳定，在守方基础上加入解毒抗癌及软坚散结之品，以治疗肝癥为主，充分体现了《金匮要略》中"夫病痼疾加以卒病，当先治其痼疾，后乃治其卒病"的治疗思想。六诊以补益脾肾、疏肝活络、软肝消癥为主，谨守病机，随证化裁，故病情稳定，收效满意。

案 5 虚劳 1

陈某，女，52 岁。2010 年 6 月 10 日初诊。

主诉：疲乏无力 2 年余。

病史：患者疲乏无力 2 年余，纳食、睡眠尚可。经外院肝病科诊断为"丙型病毒性肝炎"，2010 年 5 月 13 日行 B 超检查示胆囊炎。刻下：疲乏无力、困顿，精力差；腹部偶有胀闷，口中发腻；小便黄，大便溏。舌红，苔黄腻，脉细关部滑。

西医诊断：丙型病毒性肝炎。

中医诊断：虚劳。

辨证：湿热瘀毒蕴结。

治法：解毒化瘀利湿。

处方：黄芪 60 克，怀山药 20 克，虎杖 15 克，平地木 15 克，板蓝根 20 克，蒲公英 30 克，龙胆草 15 克，露蜂房 10 克，山豆根 6 克，鸡内金 15 克，延胡索 20 克，制乳香、制没药各 12 克，砂仁（后下）8 克，绞股蓝 15 克，焦三仙各 20 克。7 剂，水煎服，每日 1 剂，早晚饭前服用。

嘱其平素多饮水，起居有时，每日缓慢散步 1 小时，调畅情志，忌劳累，规律饮食，忌生冷、油腻、辛辣之品。

二诊：2010 年 6 月 17 日。药后疲乏无力，症状减轻，腹部胀闷减轻；困顿感、精力差同前；口中发腻，小便黄，大便溏。舌质略红，苔黄腻，脉细滑。药已对症，守 2010 年 6 月 10 日方，加当归 15 克，川芎 12 克，丹参 30 克。水煎服，每日 1 剂，早晚饭前服用。

三诊：2010年6月24日。服上方7剂，腹部胀闷明显好转，时觉神疲乏力、困顿、精力差。舌质略红，苔黄腻，脉细滑关部弦。气证治血，守2010年6月10日方，加紫丹参30克，炮山甲（先煎）10克。7剂，水煎服，每日1剂。

四诊：2010年7月1日。服上方7剂，神疲乏力症状减轻，腹胀未作，偶有困顿、精力稍差；口中发腻，溲黄，便溏。舌质略红，苔黄腻，脉细滑。疗效显著，守2010年6月24日方，加威灵仙15克，活络胜湿。水煎服，每日1剂。

患者前后服药3月余，9月中旬门诊随访，诸症消失，无乏力，精神振，食纳、二便、舌脉如常。

按语　丙型病毒性肝炎是一种传染性极强的病毒性肝炎，因其发病隐匿，未能引起足够认识，而其危害巨大，故被称为"沉默的杀手"。中医学认为此病乃湿热内蕴，久病延及血分，湿热瘀毒淤积肝脏，变生癥结所致。因湿病缠绵，故起病、发病隐匿。本例患者主诉仅为疲乏无力、困顿、脘腹偶有胀闷、口中发腻，但见舌红，苔黄腻，结合病史，判断其为湿热瘀毒蕴结；脉细全因湿盛则阳微、湿邪阻遏气机所致。治疗时应注意正虚与邪实共存。药用黄芪、怀山药益气养阴化湿；虎杖、平地木、板蓝根、蒲公英、山豆根清热利湿解毒；龙胆草清利肝经湿热；露蜂房、鸡内金、延胡索、制乳香、制没药活血、散瘀、消癥；砂仁、绞股蓝、焦三仙健脾、和胃、扶正。二诊、三诊皆随证加减，加入活血消癥之品，显效明显，是"气证治血"的良好体现；四诊妙用威灵仙一药，取风药胜湿、活血通络之效，为李老临床治疗肝病所喜用。诸药攻守兼施，有条不紊，取得良好效果。

案6　虚劳2

李某，男，49岁。2010年5月13日初诊。

主诉：双下肢截肢感染丙肝2月余。

病史：患者因双下肢截肢感染"丙型肝炎"2月余，乏力，时口干。2010年5月8日查肝功能示ALT 68U/L，有"高血压""糖尿病"史。刻下：乏力、口干明显，周身沉重，饮食、睡眠、二便正常。舌质淡红，苔薄黄，脉细弦。

西医诊断：丙型肝炎。

中医诊断：虚劳。

辨证：湿毒蕴结。

治法：清热利湿解毒。

处方：黄芪40克，绞股蓝15克，五味子（打）30克，垂盆草20克，山慈菇12克，杜仲15克，川断15克，露蜂房10克，平地木15克，板蓝根20克，干地龙15克，制黄精15克，太子参15克，净连翘15克，鸡内金15克。7剂，水煎服，每日1剂，早晚饭前服用。

嘱其平素多饮水，起居有时，忌劳累，忌生冷、油腻、辛辣之品。

二诊：2010年5月20日。服药后精力改善，夜间时口干，舌淡红中有裂纹，苔薄，脉弦。守5月13日方加明矾6克。7剂，水煎服，每日1剂，早晚饭前服用。

三诊：2010年5月27日。右胁肋部隐隐不适，近期屡进鸽子汤等滋补之品。舌红，苔黄腻，脉弦数。守5月13日方，去制黄精，加土茯苓20克，土鳖虫12克，明矾6克，虎杖15克。7剂，水煎服，每日1剂，早晚饭前服用。

四诊：2010年6月24日。药后诸症明显好转，刻下：无明显不适。舌质淡红，苔薄白，脉沉细。

处方：黄芪80克，五味子（打）30克，露蜂房12克，垂盆草30克，龙胆草15克，净连翘15克，川黄连20克，鬼箭羽15克，制枯矾6克，山豆根10克，绞股蓝15克，制黄精15克，山慈菇12克，平地木15克，板蓝根20克，怀山药20克。7剂，水煎服，每日1剂，早晚饭前服用。

五诊：2010年7月8日。半个月前复查肝功能好转，时感乏力手酸。舌红，苔黄厚腻，脉弦。守2010年6月24日方，去制枯矾、鬼箭羽，加鸡内金15克，肥知母15克，威灵仙15克。水煎服，每日1剂，早晚饭前服用。

六诊：2010年10月28日。手酸好转，偶有神疲乏力，纳可，时腹泻，口干欲饮。舌质红，苔薄黄，脉细弦。

处方：黄芪80克，五味子（打）30克，露蜂房12克，垂盆草30克，龙胆草15克，净连翘15克，川黄连20克，鬼箭羽15克，绞股蓝15克，制黄精15克，平地木15克，板蓝根20克，怀山药20克，南沙参、北沙参各15克，生白芍、炒白芍各15克，绵茵陈30克。14剂，水煎服，每日1剂，早晚饭前服用。

七诊：2010年12月23日。药后诸症好转，时觉右上腹不适，口干欲饮，余无不适。舌质淡红，苔薄黄，脉细弦。守2010年10月28日方，去川黄连、鬼箭羽，加川楝子15克，制延胡索20克，广郁金15克，石斛12克等疏肝养阴之品。15剂，水煎服，每日1剂，早晚饭前服用。

按语　丙型病毒性肝炎，简称丙型肝炎、丙肝，是一种由丙型肝炎病毒（HCV）感染引起的病毒性肝炎，主要经输血、针刺、吸毒等传播，可导致肝脏慢性炎症坏死和纤维化，部分患者可发展为肝硬化甚至肝细胞癌（HCC）。中医学认为本病由湿热瘀毒内蕴而成，气血同病，涉及脾胃、肝胆，虚实夹杂。因湿病缠绵，故起病隐匿，病初多见纳差、恶心、脘腹胀闷等脾湿症状，久则气分入血，湿热瘀毒蕴结于肝，出现胁下癥结、身目发黄等症。

本案患者主诉不明显，仅乏力、口干，盖是病体缠绵，起病隐匿，当需注意此特点。辨为湿热瘀毒内蕴，药用黄芪、太子参补气健脾；绞股蓝、黄精益气补虚；五味子、垂盆草、平地木、板蓝根、连翘清湿热而解毒，现代药理研究证实，此5味药具有良好的抗病毒、保肝作用；山慈菇、干地龙、露蜂房、鸡内金消癥散结；杜仲、川断平补肝肾。李老强调治病应辨证、辨病相结合，既不能被西医指标牵着鼻子走，又不能不理会西医指标。本案秉持辨证与辨病相结合之旨，中西药理相参，复诊皆随证加减调方，始终紧抓清热利湿、解毒消瘀之法，终获良效。

李老认为，丙型肝炎，由于失治和不规范治疗而致迁延不愈，易转为慢性。据现代医学研究发现，慢性丙型肝炎患者纤维蛋白原升高者也较多，由于长期肝细胞充血水肿、变性坏死，经组织学观察见有结缔组织增生、正常小叶结构破坏，肝毛细血管阻塞，造成微循环障碍。如出现舌质暗紫、肝脾肿大、齿鼻衄血等症状，这些都提示慢性丙型肝炎有热毒血瘀的存在。临床上采用清热解毒、凉血化瘀之方法，重用入血分之药物，使邪热由深出浅，阻止病情进一步发展，预防由于瘀热伤络而致的络伤血溢，正如叶天士所云："入血就恐耗血动血，直须凉血散血"。此外还可起到保护阴液免受损伤的作用。药如水牛角、赤芍、牡丹皮、虎杖、山栀、苦参、连翘、垂盆草、板蓝根、平地木、山豆根、大青叶、叶下珠、白花蛇舌草等，随证取用4～5味为宜。

又因为肝乃藏血之脏，热毒久留，迁延不解，会直接耗伤肝之阴血，造成肝体失养、肝用失常。肝病最易犯脾，肝失疏泄可致脾失健运，所以说热毒瘀结、肝脾损伤是慢性丙型肝炎的病机关键。其病机情势主要为邪正相持、虚实夹杂，故在治疗的过程中必须注重扶正。因湿热毒邪久留耗伤肝阴，又损脾气，其症多见倦怠无力、头昏目眩、手足心热、胁下隐痛、心烦易怒、纳差腹胀、尿黄便溏等；亦有临床症状不显，仅见乏力不耐劳作者，但从其脉多弦细而弱，舌质淡红，结合乙型肝炎或丙型肝炎抗原抗体、肝功能、B超等检验不正常等情况，亦可测知其寓有肝阴脾气受损之证。李老指出，滋养肝木宜用滋肾水、养肝阴而不腻滞之品，如生地黄、女贞子、墨旱莲、山茱萸、白芍、五味子、枸杞子、当归等，随证取用3～4味为宜；培补脾土宜选取益中气、醒脾胃而不燥烈之药，如太子参、黄芪、炙甘草、白术、茯苓、薏苡仁、豆蔻、陈皮等，随证选择3～4味，入复方中即可。

总之，本病病位主要在肝脾，病久常见肝失疏泄、脾失健运、肝脾两伤，因此调肝扶正、益气健脾也是本病治疗的重要环节。调肝者，疏肝解郁、行气畅血也。肝气疏泄有利于气机的流通和血液畅行，可预防瘀血的形成，同时亦有助于湿、痰等病邪之祛除；疏肝亦能健脾，帮助恢复脾的运化功能，药如柴胡、郁金、制香附、延胡索、佛手等。调肝还包含着一定的补肝之意，因本病病程中，肝脏除功能失调外，还可出现肝血受损、肝阴耗伤，故常用甘杞子、制首乌、五味子、绞股蓝、黄精等补益肝阴肝血。治脾主要是健脾助运，脾气健运，则能正常地运化精微和水液，既有利于祛除已生之痰、湿，又能杜绝产生痰湿之源，当然也可酌配补益脾气之品，使根本得固。常用健脾助运药如党参、黄芪、炒白术、茯苓、炒鸡内金、莱菔子、陈皮、砂仁之类。

案7　臌胀1

王某，女，78岁。2012年2月23日初诊。

主诉：反复腹胀、胸闷气喘3年。

病史：患者自诉2010年起出现腹胀症状，腹部膨隆，于当地医院住院，诊断考虑"慢性乙肝，肝硬化失代偿期，低蛋白血症"，给予腹水引流术等对症治疗，腹胀症状减轻，但仍反复发作。近一年，患者活动后胸闷，气喘症状明显，住院治疗发现胸腔积液，多次给予胸腔穿刺引流术。患者长期口服利尿剂，停药则腹胀、喘闷症状明显加重，伴双下肢浮肿，纳差，睡眠不安，小便量少，大便干，2～3日一行。舌胖嫩，苔黄腻，脉细弦，沉取脉滑。

西医诊断：肝硬化腹水。

中医诊断：臌胀。

辨证：气滞血瘀，水饮内停。

治法：行气活血，健脾利水。

处方：黄芪45克，带皮茯苓15克，猪苓9克，炒白术15克，泽泻20克，三棱10克，莪术10克，车前草、车前子（包）各20克，潞党参25克，醋芫花8克，当归15克，赤芍、白芍各10克，生大黄（后下）12克。7剂，水煎服，每日1剂。

嘱其劳逸结合，适当运动，应低盐、低蛋白饮食，忌食肥甘油腻、辛辣之品，忌烟酒。

二诊：2012 年 3 月 1 日。服上方 7 剂，首 2 日服药后肠鸣音亢进，腹泻明显，日行 2～3 次，排出黑色柏油状粪便，2 日后开始适应，大便稀溏、量多、色褐黑；自述泻后无明显不适，胸闷气喘、腹胀均有缓解；双下肢轻度浮肿，食纳一般，睡眠正常，小便一般。舌淡，苔略黄腻，脉细弦。药合病机，效不更方。守 2012 年 2 月 23 日方，黄芪增至 50 克，加仙鹤草 15 克，泽兰叶 10 克，以增益气活血利水之功。7 剂，水煎服，每日 1 剂。

三诊：2012 年 3 月 8 日。服上方 7 剂，胸闷气喘、腹胀、下肢水肿情况明显改善，食欲不振，睡眠正常，然大便仍稀溏，小便一般。舌淡红，苔略腻黄，脉细弦。《黄帝内经》云："有胃气则生"，守 2012 年 3 月 1 日方加炒神曲 10 克，以求健脾和胃，复脾胃之生气。7 剂，水煎服，每日 1 剂。

按语　肝硬化失代偿期就是肝硬化晚期的症状表现，一般指肝硬化发展到一定程度，超出肝功能的代偿能力，临床有明显的病理变化。主要表现为肝功能损害，出现门脉高压、脾大、腹水、肝性脑病或上消化道出血等。本例患者反复腹水，属于中医内科"臌胀"范畴，为中医四大难病（风、痨、臌、膈）之一。

李老指出，凡臌胀，或因酒食不节，或因情志刺激，或虫毒感染，或病后续发等均可致病。病位主要在肝、脾，久则及肾。基本病机为肝、脾、肾三脏受损，气、血、水相互胶结，停聚腹中。本病多属本虚标实之证，标实为主者，当根据气、血、水的偏盛，分别采用行气、活血、祛湿利水或暂用攻逐之法，同时配以疏肝健脾；本虚为主者，当根据阴阳的不同，分别采取温补脾肾或滋养肝肾法，同时配合行气活血利水。

本例患者水停日久，正虚邪实，症见喘闷、纳差等体虚之征，同时腹胀、水肿等邪实之征明显，久病入络，血不利则化为水，治宜益气活血行水。药用大剂黄芪益气扶正行水；四苓散（四苓散原方茯苓、猪苓均去皮，此案用带皮茯苓实为增强利尿化湿之功）健脾利水渗湿；党参、当归、芍药补益气血；三棱、莪术、车前草、车前子、赤芍活血化瘀利水；醋芫花泻水逐饮，祛痰止咳；生大黄利湿泻热、去瘀生新，是李老常用药物之一。一诊后，患者腹泻，排出黑色大便，而无所苦，应是排邪外出。二诊加入仙鹤草补虚，泽兰叶血水并调。三诊患者腹胀、水肿明显消退，但自述食欲不振，"吐泻之下，定无完气"，遂入炒神曲消食开胃，以复脾胃生气。凡大病、久病，需时刻注意患者胃气之强弱，由于本病总属本虚，标实错杂，故治当攻补兼施，补虚不忘泻实，泻实不忘补虚，治需缓图。

案 8　臌胀 2

汤某，男，40 岁。2010 年 7 月 8 日初诊。

主诉：肝硬化腹水、双下肢浮肿 2 月余。

病史：患者因"肝硬化腹水"、双下肢浮肿 2 月余，故前来就诊。此前一直服用呋塞米、螺内酯等利尿药控制病情。刻下：面色无华，腹部稍凸，双下肢浮肿，下午为甚；胃脘时有不适，自觉腹胀，胸部蜘蛛痣显现；夜寐欠佳，纳差，大便干，小便色黄。2010 年 6 月 29 日 B 超示肝硬化伴肝脏弥漫性结节病变，门静脉癌栓形成，脾中度肿大。舌质淡胖，苔白滑，脉细弦。

西医诊断：肝硬化，肝癌。

中医诊断：臌胀，水肿。

辨证：水湿聚毒。

治法：利水除湿解毒，软坚消癥。

处方：黄芪80克，半枝莲15克，半边莲15克，大腹皮（洗）12克，川厚朴15克，火麻仁（打）30克，猫爪草20克，龙葵15克，蜀羊泉15克，威灵仙15克，制鳖甲（先煎）15克，淡全蝎8克，煅牡蛎（先煎）30克，荆三棱15克，蓬莪术15克。7剂，水煎服，每日1剂，早晚饭前服用。

嘱其平素多饮水，起居有时，忌劳累，忌生冷、油腻、辛辣之品。

二诊：2010年7月22日。药后诸症稳定，腹胀略有减轻，双下肢浮肿减轻，小便色黄，余无不适，今日查甲胎蛋白（AFP）148.1IU/ml。舌质淡红，苔薄白，脉细弦。仍以利水除湿解毒，软坚消癥法治之。守2010年7月8日方，去大腹皮，半枝莲改为30克，加白花蛇舌草30克，细生地25克，壁虎8克。14剂，水煎服，每日1剂，早晚饭前服用。

三诊：2010年8月5日。药后诸症好转，腹部稍凸，轻度腹胀，小便色黄，双下肢浮肿减轻，舌质淡红，苔薄白，脉细弦。宗2010年7月22日方，加绵茵陈30克，虎杖15克。14剂，水煎服，每日1剂，早晚饭前服用。随访腹水、浮肿消退，病情稳定。

按语　臌胀作为中医四大难症（风、痨、臌、膈）之一，从古至今，困扰历代医家。臌胀之病，多属本虚标实之证。临床首先应辨其虚实、标本的主次，标实者当辨气滞、血瘀、水湿的偏盛；本虚者当辨阴虚与阳虚的不同，处理好主症和兼症的关系。本例患者体虚、面色无华、纳差，正气亏虚症状已显；同时腹水、水肿，湿毒聚集成癌，正虚邪实，治当扶正祛邪。药用大剂黄芪为补药之最，补益元气；入半枝莲、半边莲、猫爪草、龙葵、蜀羊泉等抗癌解毒利湿之品；大腹皮、厚朴、火麻仁行气导滞；威灵仙、鳖甲、牡蛎软坚散结；全蝎、三棱、莪术破血消癥。诸药攻补兼施，故患者服药后感觉良好。二诊、三诊随症加入细生地、白花蛇舌草、壁虎以养阴清热，扶正抗癌；绵茵陈、虎杖清利肝胆湿热。牢牢把握"扶正""抗癌""祛邪"三者之间的关系，进退有度，游刃有余，消除了腹水、浮肿，减轻了临床症状，控制了病情发展，改善了患者生存质量，临床疗效颇佳。

【经验方】灵茵退黄方

【组成】威灵仙15～30克，茵陈30～60克，大黄（后下）9克，龙胆草9克。

【用法】水煎服，每日1剂。

【功用】利胆退黄，解毒分消。

【主治】各型黄疸。

【加减】

凡因胆石症致黄疸酌加芒硝（冲服）9克，枳实10克，生鸡内金12克，金钱草60克，以软坚化石，荡除积秽。

凡胆道蛔虫而致黄疸：验方中加用苦楝根皮10克，乌梅30克，槟榔10克，延胡索10克，以增强驱蛔安蛔，解痉缓痛之功。

凡胆道感染致黄疸，验方中酌增金银花20克，蒲公英20克，牡丹皮10克，黄芪20克，香白芷10克，以利解毒清热，托毒排脓。

因肝炎所致黄疸，酌加贯众10克，平地木10克，板蓝根12克，虎杖10克，荔枝核10克，以养肝护肝，排除病毒。

【用法提示】本方睡前服用较佳，此乃取"人卧血归于肝"之理，以利药达病所，吸收利用。此类患者还应注意休息和隔离。

【方义】全方以威灵仙、茵陈为主药，两味药的配伍规律是药量比例1:2。

威灵仙味辛、咸，性温，有毒。性猛急，走而不守，能宣通十二经络，以走窜消克为能事。凡积湿停痰、血凝气滞诸实之证皆宜之。临床报道治急性黄疸型传染性肝炎效佳，实为治黄之要药。李老指出，黄疸（阳黄）为湿热之邪，熏蒸于肝胆，氤氲难化，气血不得通利，使胆汁不循常道，溢于肌肤所致。治湿热黄疸，用威灵仙为主药的灵茵退黄汤加味，正是借威灵仙之走窜消克之力，以收迅速退黄之功。

茵陈味辛、苦，性凉，善利胆、利尿、退黄。《名医别录》曰："茵陈治通身发黄，小便不利，除头热，去伏瘕。"二药配伍，寒温并用，消利合剂。

佐以大黄苦寒攻逐之品，泻热毒、破积滞、行瘀血；配龙胆草苦寒清泻肝火，并擅长清湿中之热。与主药相伍可泻热之中湿。四味共剂，温清消咸宜，共奏利胆退黄、解毒分消之功。

第二节　胆系疾病医案

案1　腹痛1

赵某，女，44岁。2012年3月8日初诊。

主诉： 右侧上腹胀痛3个月。

病史： 患者去年12月因右上腹痛，曾行B超检查示慢性胆囊炎，慢性胆道感染。经用西药解痉、镇痛和抗感染治疗，一度症状缓解，然终未痊愈，腹痛反复发作。刻下：饮食后右侧上腹胀痛，剧时整个腹部疼痛、拒按，大便干，2～3日一行，头晕，乏力，易疲劳，入寐困难。舌略红，苔黄腻，脉细滑。

西医诊断： 慢性胆囊炎，慢性胆道感染。

中医诊断： 腹痛。

辨证： 湿热壅滞。

治法： 清热利湿，疏肝利胆，行气止痛。

处方： 太子参15克，炒白术15克，生大黄（后下）9克，金钱草25克，枳实15克，黄芩9克，姜半夏9克，赤芍、白芍各15克，绵茵陈20克，广郁金15克，制香附（打）15克，鸡内金20克，蒲公英20克，延胡索30克，广木香（后下）12克。15剂，水煎服，每日1剂。

嘱其劳逸结合，放松心情，宜清淡饮食，忌食辛辣、生冷及油腻之品。

二诊： 2012年3月23日。服上方15剂，饮食后上腹胀痛感略微好转，头晕、乏力、疲劳感减轻，大便偏干，入寐困难。舌略红苔黄腻，脉细滑。此为湿热蕴结，壅滞日久，不易速去，仍增清利湿热之品为治。守2012年3月8日方，去广木香，加虎杖15克，金钱草加至30克，蒲公英加至30克，生大黄加至12克。水煎服，每日1剂。

三诊： 2012年4月22日。上方随证加减有30剂，中途因患者感口干明显，曾加用芦根 30 克；现上腹胀痛感较先前好转，然胆囊区压痛仍明显，饮食后轻度腹胀感、嗳气、头晕、乏力、疲劳好转，气力增加，口干缓解。大便质软，小便略黄，睡眠一般，舌略红，苔黄腻，脉细滑。药合病机，效不更方，仍守原方再进，方中太子参增至 20 克，以冀续效。1 个月后随访，患者无不适，取得临床治愈之疗效。

按语 慢性胆囊炎系胆囊慢性炎症性病变，可由结石刺激、化学性损害及细菌感染、病毒性肝炎、寄生虫感染及急性胆囊炎反复发作迁延而引起，病程呈慢性迁延性，有反复急性发作等特点，是最常见的胆囊疾病。现代医学认为本病的发生与胆汁成分改变、胆道动力障碍及细菌侵袭有关。

慢性胆囊炎的症状、体征不典型，多数表现为胆源性消化不良，厌油腻食物、上腹部闷胀、嗳气、胃脘部灼热等，与溃疡病或慢性阑尾炎近似，胆囊区可有轻度压痛或叩击痛；若胆囊积水，常能扪及圆形、光滑的囊性肿块。

本病属中医"胆胀""胁痛""黄疸""肝气痛"等病的范畴。胆为六腑之一，内藏精汁，由肝之余气所化生，汇聚于胆。《素问·五藏别论》曰："六腑者，传化物而不藏，故实而不能满也。"故胆囊有"泻而不藏"的特性，及时排空其内容物，保持通畅，并不停地传递，才能以降为顺，以通为用。肝与胆互为表里，肝的疏泄功能直接控制和调节着胆汁的排泄，肝疏泄正常，则胆汁排泄畅达；反之，肝失疏泄导致胆汁排泄不利，胆汁郁结而为病。临床上常见慢性胆囊炎表现为肝郁气滞证，但要看到，肝胆与脾胃同属中焦，肝胆气逆最易犯胃侮脾，造成肝木乘脾，脾胃不运，湿食停聚，蕴生湿热，反滞于肝胆，或胆汁郁滞而化热，故而容易酿成肝胆湿热证。本例患者右侧上腹胀痛 3 月余，疼痛部位为肝胆区，加之胆囊炎、胆道感染病史，腹痛剧烈，大便秘结，舌略红，苔黄腻，脉滑，脉证相参，李老辨为湿热壅滞，湿盛则阳微，湿热壅滞气机，则见头晕、乏力、疲劳等症。《金匮要略》云："见肝之病，知肝传脾，当先实脾"，药用太子参、炒白术健脾益气，培土胜湿，乃实脾之治；生大黄清湿热、导积滞、祛瘀解毒生新，此乃李老在治疗胆系病证中必用之药；金钱草、绵茵陈、蒲公英清利湿热，解毒保肝；黄芩、半夏辛开苦降；枳实、广郁金、制香附、鸡内金行气导滞，疏利肝胆；芍药柔肝、活血，解痉止痛；延胡索、广木香行气止痛。二诊药已中的，在守方基础上增加金钱草、蒲公英、生大黄剂量，另加虎杖 15 克，增清利湿热之功。三诊患者口干明显，系湿热壅滞，伤及气津所致，加芦根 30 克，利湿清热、生津止渴，即叶天士所谓"渗湿于热下"之意。湿邪下泄，不与热相搏，热必势孤，故能共奏清利湿热、行气止痛之功，四诊内取得良好效果。

李老对于慢性胆囊炎的治疗积累了丰富的经验，其临床疗效之高自不待说。李老指出：慢性胆囊炎在治法上要着眼于"通"，兼顾到"和"。胆为腑，以通为用，慢性胆囊炎必有胆汁瘀滞，故"通腑利胆"为正治之法。但瘀有不同，因热而瘀者，要清而通之，药用焦山栀、蒲公英、青黛、黄连、大黄之属；因湿而瘀者，要利而通之；药用绵茵陈、薏苡仁、白茯苓、车前子、飞滑石、木通之属；因气滞而瘀者，要行气开结而通之，药用虎杖、炒枳壳、川朴花、川楝子、合欢花或合欢皮、延胡索、广郁金、香橼皮、制香附、佛手片之属。若湿热夹杂，气滞血瘀相兼，则数法合用。但慢性胆囊炎多为久病伤阴，或数用柴胡等升散劫阴之品，使阴血亏耗，故药宜刚柔相济，燥润配伍，时时顾护阴血。疏肝时宜加用当归、白芍、生地黄等养阴柔肝之品，以监制行气走窜药物之燥性；兼便结者，不宜猛攻峻下，可用当归、火麻仁、郁李仁、麦冬等润燥滑肠；疼痛甚者，可加大白芍用量（25～

50 克），配以甘草缓急止痛；湿热重者，口苦、尿黄、苔黄厚腻，可用茵陈 50～100 克，蒲公英 50 克，配以黄芩、黄连、黄柏等。总之，治胆切勿忘肝胃，通利兼顾阴血，使补而不滞，利而不伤，刚柔并举，是慢性胆囊炎治疗中值得注意的。这些都是李老经验之谈，值得认真研讨。

案 2　腹痛 2

李某，女，38 岁。2012 年 1 月 5 日初诊。

主诉：脘腹胀痛数年，加重 2 个月。

病史：患者近数年反复出现脘腹胀痛，伴纳差，去年因胆石症在当地医院行胆囊手术切除治疗，术后腹胀痛症状稍有缓解。近 2 个月来，患者自觉脘腹胀痛症状加重，表现为全腹痛，伴腰部胀痛，夜间为甚。口服西药治疗，腹痛症状无明显改善，饮食量仍少，进食生冷腹痛症状加重（既往有消化道出血病史）。睡眠较差，每晚能寐 4～5 小时，大便干稀不调，小便正常。舌淡胖，苔白腻，脉弦细。2011 年 3 月 1 日行肝胆胰脾 MRI 示胆囊切除术后改变，左肾小囊肿。

西医诊断：胆囊切除术后综合征。

中医诊断：腹痛。

辨证：肝郁气滞，胃中虚冷。

治法：疏肝理气，温胃止痛。

处方：广木香（后下）15 克，炒白术 15 克，云苓 15 克，制香附 15 克，陈皮 15 克，北秫米 30 克，白蔻仁（后下）8 克，金钱草 30 克，川楝子 15 克，制延胡索 25 克，太子参 20 克，荜澄茄 9 克，蒲公英 20 克，鸡内金 25 克，焦三仙各 15 克，制香乳、制没药各 9 克。10 剂，每日 1 剂，水煎服。

嘱其作息规律，增加运动，调畅情志，少吃多餐，忌食辛辣、生冷及油腻之品。

二诊：2012 年 1 月 15 日。诉服药后腹痛、腰部胀的症状明显缓解，进食量增多；胀满感以上腹明显，偶有反酸。近一周感受风寒，咽痒咳嗽、痰少，睡眠多梦，二便调。舌淡，苔白腻，脉弦。效不更方，守原方加粉前胡 15 克，川贝母 8 克。每日 1 剂，水煎服。

三诊：2012 年 1 月 23 日。患者服上方 7 剂，风寒已退，咽痒咳嗽止，脘腹及腰部胀痛较前缓解，时有反复，眠差多梦。大便质软，小便正常。舌淡胖嫩，苔略白腻，脉弦细。因其外感已退，故去川贝母、粉前胡，守 2012 年 1 月 5 日方，加台乌药 15 克。10 剂，每日 1 剂，水煎服。

嗣后守法守方，随证加减，用药近 2 个月，诸症平复，临床治愈。

按语　患者脘腹胀痛数年，经查系胆石症而行胆囊切除术，术后 2 个月腹痛、腹胀症状却仍如术前，且有加重，从辨病角度符合胆囊切除术后综合征的诊断。所谓胆囊切除术后综合征（PCS）是指手术切除胆囊后原有的症状没有消失，或在此基础上又有新的症状发生的症候群，包括轻度非特异性的消化系症状，如上腹部闷胀不适、腹痛、肩背部疼痛不适、消化不良、食欲减退、恶心或伴呕吐、嗳气、大便次数增多等，以及特异性胆道症状，如右上腹剧痛、胆绞痛、发热、黄疸等。本病成因较复杂，病因诊断尚存在一定难度，单纯的对症治疗，疗效不佳，而李老对于本病有着独到的认识和丰富的治疗经验，按照中医理论进行辨证论治，灵活加减用药，临床疗效显著。

李老认为，就病因病机上认识 PCS 发生虽然比较复杂，但不外乎对肝胆相互关系的探究。胆的主要生理功能为储存胆汁，与肝相互为表里，同主疏泄，根据 PCS 的临床特征，本病病因以情志、饮食因素为主，患者在行胆囊切除术时心理压力加大、精神紧张，导致脏腑气机逆乱，因而不能行使其正常功能。胆囊切除术后，患者正气虚弱，肝胆络损，血瘀气滞，肝胆疏泄失常，胆汁不能正常储存与排泄，因而导致诸多病症。其主要病位在中焦肝胆脾胃，常表现为肝郁脾虚，木土失和，肝胆疏泄失职，脾胃运化不健。病理性质有虚有实，而以实证居多，实证以气滞、血瘀、湿热为主，虚证多属脾气虚弱、肝阴不足，临床常见虚实夹杂证候。PCS 患者临床最常见的证型有肝胆湿热型、肝郁气滞型、脾虚胃弱型、寒凝阳衰型、胆扰心神型和血瘀气滞型等。然各型之间可以相互转化兼夹，如气滞证可兼湿热、血瘀，热邪炽盛可伤阴，阴虚又易致火旺，肝胆气盛可乘犯脾胃；而脾胃虚弱、运化不及又能导致土壅侮木，临证当详辨各证型之间的内在联系，以便在治疗时能掌握好标本主次。

本案患者脘腹胀痛数年，进食生冷加重，大便干稀不调，有胆囊切除病史，舌淡胖，苔白腻，脉弦细。经过李老辨证与辨病相结合，诊为肝郁气滞、胃中虚冷型腹痛。在 PCS 病例中属虚实夹杂证。患者因肝胆疏泄失常，气机不畅，胃虚受病，而致脘腹胀痛；因胃中虚冷，故进冷食加重，纳差、大便干稀不调；寒性收引，夜晚属阴，入夜则不利于气机运行，腹痛加重。治宜理气温胃，方中广木香、制香附、陈皮、川楝子疏肝理气，行气止痛；炒白术、云苓、北秫米、太子参、焦三仙健脾和胃；鸡内金、金钱草疏泄肝胆；延胡索、制乳没行气活血、化瘀止痛；蒲公英清热利湿解毒护胃；白蔻仁、荜澄茄温胃暖中、芳香行气。全方共奏理气活血、温胃止痛之效。服药后诸症明显缓解，二诊显效，仍守原方再进，并针对患者外感情况加入前胡、川贝母疏风化痰，为随证之法。三诊患者外感已退，余症较前好转，便去粉前胡、川贝母，遵循前法，守方治疗。本案紧扣主症脘腹胀痛之证，宗"六腑以通为用""通则不痛"之旨，在治疗时立足广义之"通"，用药谨守病机，顾护寒热进退，短期内取得显著疗效，为 PCS 的临床治疗提供了一则值得借鉴的成功范例。

案3 黄疸1

张某，女，40 岁，农民。1988 年 5 月 6 日初诊。

主诉：面黄、身黄、小便黄 1 月余。

病史：患者面目肌肤一身尽黄，色滞面垢已有月余。头胀胸闷，右胁掣痛，高热不退，夜来烦躁，大便秘结，溲短色赤。化验检查：血常规示 WBC 13×10^9/L，N 0.8。尿胆红素阳性。B 超检查为胆囊炎。舌质红，苔黄腻，脉弦而数。

西医诊断：胆囊炎。

中医诊断：黄疸。

辨证：肝胆湿热。

治法：疏肝利胆，通腑泻热，利湿退黄。

处方：绵茵陈 30 克，虎杖 20 克，板蓝根 20 克，大黄（后下）10 克，川楝子 15 克，白芍 25 克，焦山栀 10 克，青黛（包）10 克，炒枳壳 10 克，甘草 10 克，车前子（包）15 克。4 剂，水煎服，每日 1 剂。

二诊：药进 4 剂，面黄见淡，胁痛减轻，热退，唯纳谷欠馨，守上方去青黛，加广郁金12克，佛手片9克，以舒肝和胃。

三诊：右胁掣痛去其七八，饮食大增，胸闷觉舒，唯小溲仍黄。积蕴之邪，湿从下泄，而络脉之滞未撤，再从原意进退。去炒枳壳，加白茯苓15克，木通9克，绵茵陈增至50克。

四诊：胁痛已愈，溲便亦渐正常，唯胃纳不馨，夜寐不酣。积伏之邪已撤，但余邪尚存，肝脾未和，当再分清，佐以和中。

处方：绵茵陈30克，白茅根20克，车前子（包）10克，新会皮12克，蒲公英15克，薏苡仁15克，炒枳壳10克，焦三仙各15克，金铃子12克，炙甘草9克。水煎服，每日1剂。

五诊：胃纳已增，心荡寐不实，一身无力。邪去体乏，当调摄之。上方加当归12克，丹参15克，继服10剂。邪去正安，随访1年未见病复。

按语 胆囊炎属于中医之"黄疸""胁痛"范畴。该病由湿得之，但有虚实和脏腑之别，实者多见肝胆湿热证。湿热蕴结于肝胆，肝络失和，肝失疏泄，故胁痛而口苦；湿热中阻，脾胃失和，则纳呆、恶心、呕吐；湿热熏蒸，故见发热；湿热交蒸，胆液不循常道而外溢，则身目发黄；湿热下注膀胱则尿黄。舌质红，苔黄腻，脉弦数或弦滑，为肝胆湿热之征。本患者面目肌黄，伴高热不退、烦躁不安，苔黄，脉弦，当属阳黄无疑。其基本病机是湿热阻滞，气机不畅，肝胆疏泄不利。因此治当清热利湿、通腑利胆，故方中重用绵茵陈、大黄二药。茵陈不仅清利湿热，且利胆退黄之功颇佳。现代研究证明，茵陈有利胆、促进胆汁分泌、增加胆汁中胆酸和胆红素排出的作用。大黄亦为通腑利胆清热之良药。大黄能泻热通便，又能凉血解毒。《本草新编》谓其"破癥结，散坚聚，止疼痛，败痈疽热毒，消肿胀，俱各如神。"药理研究表明，大黄所含番泻苷有泻下作用，能促进胆汁分泌，并使胆红素和胆汁酸含量增加；有抗细菌、真菌、病毒等作用，对多种实验性炎症有明显的抑制作用。此案湿热阻滞，热处湿中，正宜用大黄泻热、通腑、利湿。药已对症，效如桴鼓。

案4 黄疸2

吴某，女，30岁。1991年9月20日初诊。

主诉：目黄、身黄、小便黄伴右胁痛3日。

病史：目黄、身黄3天，伴右胁胀痛，拒按，纳差，呕吐，溲黄便结。舌红，苔黄腻，脉弦滑。B超检查示胆囊结石（泥沙样）。

西医诊断：胆石症合并阻塞性黄疸。

中医诊断：黄疸。

辨证：肝胆湿热。

治法：清热利胆，软坚缓痛。

处方：灵茵退黄方加金钱草60克，枳实10克，生鸡内金12克，芒硝（冲服）9克。3剂，水煎服，每日1剂。

服上方3剂，黄疸基本消退。考虑黄疸系结石阻塞所致，化石、排石当缓缓图之，遂改用丸剂治之。仅用药1月余，患者诸症若失，复查B超显示结石消失。

按语 胆囊结石（胆石症）属中医胁痛、腹痛、黄疸等门类之中。患者为30岁女性，形体丰腴，证实体壮，湿热遏阻于肝胆，胆汁不循常道，溢于肌肤，故发为黄疸。肝胆之气机阻滞，不通则痛，因而胁痛、拒按；肝胆湿热阻滞，肝木之气犯于脾胃，脾胃升降失司，故纳差、呕吐。针对导致疾病的病因病机，故用灵茵退黄汤清热化湿，利胆退黄；重用金钱草清热化湿，利胆排石。现代研究表明，灵茵退黄汤中主药威灵仙有溶石、排石、解痉等作用，李老在临床上常用于治疗尿路结石及胆道结石，以及结石引起的平滑肌痉挛剧痛。药理研究表明，金钱草有利胆排石及利尿排石作用，能促进肝细胞内的胆汁分泌和增强松弛胆道括约肌运动，从而有利于肝胆结石的排出；金钱草之中总黄酮有抗炎作用。佐鸡内金以增强化石之力，并于验方中加用枳实、芒硝等通降之品，令肝胆气机得以疏利，脾健而胃气得降。用药契合病机，故服药3剂后即痛失、黄退。再守方守法，改投丸剂服用月余。B超复查，胆石已除。并嘱节制饮食，随访年余，未再复发。

案 5 黄疸 3

鲍某，男，51 岁，工人。1979 年 4 月 3 日初诊。

主诉： 反复发作性右上腹痛 5 年。

病史： 1978 年 5 月，突然右上腹阵发性绞痛，伴有寒战高热，体温 39.2℃，恶心、呕吐，全身黄疸（胆红素 2052μmol/L）。某医院拟诊为"阻塞性黄疸，急性结石性胆总管炎"急诊入院，行胆囊切除术及胆总管探查，术中在胆总管取出黄豆样大小结石 3 枚。但 1978 年 11 月又急性发作，保守治疗无效，再次急诊手术。见胆总管纤维化，直径仅 0.4 厘米，内有大量脓液外涌，取出瓜子样大小结石 1 枚。术后诊断为"化脓性胆总管炎"，再次给予 T 管引流，仍有大量脓性液体，黄疸未消。1979 年 3 月做 T 管碘油造影，胆管结石可疑。患者一年来共住院 5 次，治疗无效，遂来就诊。患者身、目黄如橘色，发热口渴，上腹疼痛，不思饮食，大便秘结，小便黄赤，脓液臭秽。舌质红，苔黄腻，脉洪大。

西医诊断： 化脓性胆总管炎。

中医诊断： 黄疸。

辨证： 湿热交阻，热蕴化脓。

治法： 清热燥湿，利胆退黄，排脓消肿。

处方： 绵茵陈 60 克，苍术、白术、厚朴、青皮、陈皮、猪苓、茯苓各 12 克，山栀、黄柏、滑石、生大黄（后下）、香白芷各 9 克。5 剂，水煎服，每日 1 剂。

二诊： 服 5 剂后，大便通，小便利，遂去大黄。

三诊： 继服 5 剂，脉象乃平，舌苔稍化，黄疸渐退，食欲始增。

四诊： 宗 1979 年 4 月 3 日原方，加生黄芪 20 克，服 20 剂，以托毒排脓。做 T 管引流，胆汁清晰，无脓性液体。

五诊： 又服 10 剂后，拔除 T 管，黄疸消退，诸症基本消失。随访半年未复发，现已恢复工作。

按语 祖国医学虽无化脓性胆总管炎病名，但从证象看，可属"黄疸""胆胀""痛证"范畴。《素问·通评虚实论》曰："黄疸，久逆之所生也。"《灵枢·胀论》提出："胆胀者，胁下痛胀也。"胆为中精之府，贮输胆汁，其功能以通降下行为顺；逆之则肝胆气滞，胸胁胀痛，湿热壅阻。胆汁排泄不畅，不通则痛，湿热熏蒸；胆汁溢于肌肤，发为阳黄。病程日久，则气血阻滞，湿热不散，热盛肉腐则化为脓，胆汁凝结则为砂石。

此例湿热壅塞胆道，郁而发黄，积而成脓，凝而为石，故以绵茵陈、山栀、猪苓、茯苓、滑石、大黄清热利湿，退黄排石；苍术、白术、厚朴、黄柏、青皮、陈皮燥湿化浊，除胀止痛；黄芪益气固正，托毒排脓；香白芷除湿辟秽，活血排脓。李老据临床经验指出，黄芪与白芷同用，对各种痈证具有较好的排脓作用。白芷，又名香白芷、白茝。味辛，性温。功能散风除湿，消痈排脓。《药性论》言其"治心腹血刺痛"，《名医别录》亦云其"疗风邪久渴，呕吐，两胁满"。系治痈疽疮疡常用之品，以取其消痈排脓之功。药理研究证实，白芷煎剂有解热、镇痛与抗炎作用；对大肠杆菌、宋氏痢疾杆菌和福氏痢疾杆菌、变形杆菌、伤寒杆菌和副伤寒杆菌、铜绿假单胞菌、霍乱弧菌、真菌、人型结核杆菌，以及某些革兰阳性菌均有抑制作用。此例即在大量清利湿热和燥湿之剂中，加入配对之黄芪、白芷而奏效，也是李老临证妙用对药的医验精华。

案 6　厥证

杨某，男，40 岁。1984 年 5 月 17 日初诊。

主诉：右上腹胃脘部阵发性绞痛 3 日。

病史：黄疸发热 1 天。纳呆，脘痛乍作乍止，痛则汗出肢冷，拒按。痛甚则吐，呕吐蛔虫 1 条。目睛微黄，小便短赤，大便干结。已服颠茄片等治疗未愈。现发热 38.5℃，查肝功能示总胆红素略升高。余正常。舌红，苔黄腻，脉滑数。

西医诊断：胆道蛔虫症合并感染。

中医诊断：蛔厥，黄疸。

辨证：虫侵胆道，湿热内蕴。

治法：驱蛔缓痛，清热利胆。

处方：威灵仙 15 克，茵陈蒿 20 克，大黄（后下）9 克，龙胆草 9 克，金银花 20 克，蒲公英 20 克，苦楝根皮 12 克，延胡索 10 克，乌梅 30 克，细辛 3 克。3 剂，水煎服，每日 1 剂。

进上方 3 剂后黄疸已退，痛失、热平、神爽、大便调。唯纳差、脘痞，再予和中理气之剂，调补中州而愈。

按语　胆道蛔虫症属于中医"蛔厥"的范畴，如《伤寒论》中指出"蛔厥者，其人当吐蛔……蛔上入其膈，故烦，须臾复止，得食而呕又烦者，蛔闻食臭出，其人常自吐蛔。蛔厥者，乌梅丸主之。"以上与胆道蛔虫症的临床表现十分吻合。中医认为蛔厥是胃肠寒热、脾胃功能失调，致使肠道蛔虫上窜钻入胆道，使肝气闭郁、胆气不行所致。故治疗时，应遵循"先安后驱"之原则，蛔虫有"闻酸则静、遇辛则伏、得苦则下"之特性，故施治常投以酸苦辛之品；根据张景岳"肠中寒，胃中热则虫动"之理论，治疗上又常采用清上温下，寒热并用法；本病病在肝胆，从属少阳，故治疗又常从肝胆二经论治，从疏肝理气止痛入手；对于有热象合并黄疸者，则需加用清热利胆之品。总之，本病治疗以"安蛔驱虫、清上温下、疏肝理气、清热利胆"为总治则。

本例中，患者蛔体滞阻于胆道，从蛔滞期发展为郁久发热，脘痛、拒按，伴有发热，引发黄疸，大便干结，苔黄腻、脉滑数，证属虫侵胆道。故以灵茵退黄方清热通降，利胆退黄；并以乌梅酸味安蛔，苦楝根皮苦味以驱虫下蛔，细辛味辛以伏之；佐以龙胆草清肝降火；金银花、蒲公英清解热毒，以控制感染；延胡索理气止痛。药简力宏，切中病机，故取效颇佳。

第五章 肾（膀胱）与生殖系疾病医案及其证治经验

第一节 肾系疾病医案

案1 水肿1

陶某，女，26岁，农民。2000年1月21日初诊。

主诉： 周身浮肿4周。

病史： 病起于妊娠37周时，周身高度浮肿，遂至宣城地区医院住院，检尿常规示蛋白（++++），红细胞（++），白细胞少许，颗粒管型（++）。血液生化试验检查示血浆总蛋白降低。血脂分析示胆固醇7.23mmol/L，三酰甘油2.4mmol/L。血压160/90mmHg。经利尿药、激素、卡托普利、双嘧达莫等对症治疗后，浮肿减轻。足月自然分娩后血压正常，但尿检蛋白仍为（++++），红细胞（++），颗粒管型（+）。后来李老处就诊，见其全身浮肿，尤以双下肢为甚，按之凹陷不起，小便不利，腰膝酸软，纳呆，腹胀，便溏。舌质淡红，苔薄白，脉沉细。

西医诊断： 慢性肾炎。

中医诊断： 水肿。

辨证： 脾肾两虚。

治法： 健脾补肾。

处方： "蛋白转阴方"加猪苓、茯苓各20克，绞股蓝20克，煅龙骨（先煎）、煅牡蛎（先煎）各20克，车前草、车前子各15克。水煎服，每日1剂。

辨证用药20余剂，复诊尿检转阴。继续治疗30余剂后，诸症全消。复查尿常规、血脂分析一切正常，完全治愈，随访1年未复发。

按语 肾为先天之本，脾为后天之本，脾主运化，肾主封藏。脾气旺则运化正常，肾气充则精关得固。倘若脾气虚弱，肾精失养，每致肾气不足，封藏失权，精关不固，精脂下流，精微外泄。故其治选"蛋白转阴方"以益气健脾，补肾固精；佐以绞股蓝、煅龙骨、煅牡蛎益气，收敛固涩；参以猪苓、茯苓、车前草、车前子淡渗利尿。诸药合参，浮肿消退，蛋白转阴，疗效卓然。

案2 水肿2

杜某，女，28岁，银行职员。1996年6月17日初诊。

主诉：颜面反复浮肿 4 年。

病史：患者于 1992 年患"急性肾炎"，经住院治疗，临床症状消失。近 4 年来，浮肿反复发作，尿蛋白（＋）～（＋＋＋），红细胞（＋）～（＋＋），时有颗粒管型。屡经中西药治疗，顽固性蛋白尿不能消除。近因劳累过度，复感外邪，症见咽喉疼痛、咳嗽黄痰、畏风怕冷、颜面浮肿、腰膝酸软、神疲乏力、食欲不振、小溲短赤。舌质红，苔薄黄，脉濡。血压 150/100mmHg，尿检蛋白（＋＋＋），红细胞（＋），脓细胞（＋），上皮细胞少许，颗粒管型少许。

西医诊断：慢性肾炎。

中医诊断：水肿。

辨证：风热犯肺，湿热交蒸，脾肾两虚。

治法：疏风宣肺，清利湿热，健脾补肾，佐以消肿。

处方：炙麻黄 5 克，杏仁 10 克，金银花 15 克，桔梗 6 克，连翘 10 克，黄芪 20 克，炒白术 15 克，石韦 15 克，焦三仙各 15 克，鹿衔草 15 克，益母草 15 克，土茯苓 15 克，赤小豆 20 克。5 剂，水煎服，每日 1 剂。

二诊：1996 年 6 月 23 日。上药服 5 剂后，外症悉除，小便清长，浮肿亦消，纳食增进。仍时患腰酸乏力，舌质淡红，苔薄白，脉细弦，血压 140/90mmHg，尿检蛋白（＋＋），上皮细胞少许，余阴性。外邪已除，宜从根本治疗。方用"蛋白转阴方"加减。

处方：黄芪 50 克，潞党参 20 克，炒白术 15 克，川断 15 克，诃子肉 15 克，金樱子 15 克，川萆薢 20 克，乌梅炭 10 克，小叶石韦 20 克，白茅根 20 克，女贞子 30 克，菟丝子 15 克，土茯苓 20 克。水煎服，每日 1 剂。

以上方出入，服药 120 余剂，并常用水母鸭炖冬虫夏草佐餐，尿蛋白消失。已于 1998 年诞下一健康女孩，至今未病复。

按语　目下诸多医者一提到从肺论治肾炎蛋白尿，往往注重肺为水之上源，主宣发肃降，使气血津液布散全身，通调水道，下输膀胱。在治疗上以宣降肺气为法，使上焦开发，水道通调，小便通利，解除水肿诸症，这的确对临证遣方用药有重要的指导意义。然而慢性肾炎有明显水肿者、有微肿者，还有根本不肿者，单纯以肺为水之上源立论就不能完全概括其病理实质。而李老认为风邪侵袭肺表，因为正气虚弱不能逐邪于外，风邪内蕴久滞而成毒，风毒之邪侵袭人体，每可致肾风、风水之证。如《素问·奇病论》中所述："有病庞然如水状，切其脉大紧，身无痛者，形不瘦，不能食，食少……病生在肾，名为肾风。"此论虽未确指肾病综合征及肾小球肾炎类疾病，却可说明"病生在肾"由风邪外袭所致的病机。本案慢性肾炎劳累后复感外邪，先宜从肺论治，故用麻黄、杏仁、金银花、桔梗、连翘以疏散风毒为主；用益母草、土茯苓、赤小豆清化湿浊，冀能令水谷精微归其正道，从而使蛋白尿好转或消失。而从中西医结合的角度上讲，肾炎多是感染后免疫反应性疾病，疏散风毒的中药大都具有调整免疫之功。故从风毒立论，选用宣畅肺气、疏散风毒的药物亦是必不可少的。黄芪、白术、焦三仙、鹿衔草等益气健脾、益肾祛湿，固本与化浊兼顾。故当二诊外邪已除，复以"蛋白转阴方"健脾固肾，分清泌浊，终获良效。

临证配合食疗是李老治疗慢性肾炎的特色经验之一。如本案中水母鸭炖冬虫夏草佐餐，就是一则值得推荐的食疗方。方中水母鸭味甘、咸，性凉，能补益肺肾，对于体内有热、体质虚弱、食欲不振、大便干燥和水肿、营养不良者，可将其作为调补之品，民间亦将其用之于肝硬化腹水、慢性肾炎浮肿之食疗。冬虫夏草是我国传统的名贵中草药，性甘温，具有益肾壮阳，补肺平喘等作用。研究证实，冬虫夏草能激活机体单核巨噬细胞的吞噬功能，维持机体 CD4/CD8 细胞的平衡，调节细胞免疫和体液免疫，从而减少尿蛋白。还有研究发现，它能通过增加基质金属蛋白酶-2（MMP-2）的表达，抑制 TMIP-1、TMIP-2 的表达，促进细胞外基质的降解，减少细胞外基质的积聚，这可能也是其降低蛋白尿的机制之一。

李老认为，慢性肾炎顽固性蛋白尿乃属临证痼疾，临床当辨证论治，最忌拘泥治肾一法而忽弃诸法。同时，邪实者不可峻补；正虚者不可一味攻伐，伤及正气。于脏腑究之，脾肾为本，且多虚证；肺肝为标，以风毒、瘀浊邪实为主；其他如三焦之疏泄、膀胱之气化，亦与水液代谢、肾炎之治疗密切相关，论治之时皆应综合考虑，更当嘱患者慎起居、调情志、节劳欲、避风寒，严格限制食盐的摄入量。如是，则顽疾可望治愈矣。

案 3　水肿 3

乔某，女，46 岁。2016 年 7 月 19 日初诊。

主诉：反复双下肢水肿伴泡沫尿 2 年余。

病史：患者 2 年前在无明显诱因的情况下出现双下肢水肿伴泡沫尿，全身乏力，体重明显减轻。2014 年 2 月 25 日于安徽省第二人民医院就诊，行肾穿刺病理检查：①弥漫性-中度系膜增生伴局灶阶段/球性肾小球硬化；②中度肾小管萎缩及间质纤维化、中度肾间质炎。诊断为"慢性肾炎综合征"。予以对症治疗后，病情无明显改善。2 年来，患者接受西药降压、中药辨证治疗，临床症状反复，且近 1 年体重明显减轻。近 1 个月，患者因治疗中病情无改善，遂来就诊，门诊拟"慢性肾炎综合征"收治入院。刻下：双下肢浮肿明显，夜尿多，有泡沫尿，乏力，自汗，胃脘部位疼痛。舌暗红，苔白腻，脉细。2016 年 7 月 20 日查尿常规示外观：黄色微混，RBC 41.80/μl，WBC 169.60/μl，潜血（+++），尿蛋白（+）。肾功能示肌酐 184.3μmol/L，血尿酸 551.1μmol/L。

西医诊断：慢性肾炎综合征。

中医诊断：水肿。

辨证：脾肾两虚，湿瘀互结。

治法：益气健脾，活血利湿。

处方：黄芪 120 克，诃子 15 克，车前子（包）15 克，炒白术 15 克，党参 25 克，川萆薢 15 克，白茅根 30 克，石韦 20 克，车前草 15 克，雷公藤（先煎）10 克，菟丝子 25 克，生牡蛎（先煎）40 克，水蛭 6 克，金樱子 25 克，生地黄 30 克，益母草 20 克，杜仲 20 克。7 剂，水煎服，每日 1 剂。

二诊：2016 年 7 月 27 日。乏力症状较前缓解，食欲差，食后易胀，双下肢浮肿较前减轻，小便带有泡沫，夜尿多，色黄，舌暗红，苔白略腻，脉细。2016 年 7 月 27 日查尿常规示白细胞（+），潜血（+++），尿蛋白（+），RBC 118.10/μl，WBC 679.30/μl，外观：黄色浑浊。肾功能示肌酐 105.0μmol/L，血尿酸 408.3μmol/L。

服上方后，肾功能指标已基本恢复正常，继以保肾为主，并开胃气之治。守 2016 年 7 月 19 日方，去益母草，加金钱草 15 克，陈皮 15 克，鸡内金 20 克，大蓟 15 克，小蓟 15 克。7 剂，水煎服，每日 1 剂。

三诊：2016 年 8 月 4 日。患者服药后乏力明显改善，唯双下肢无力，食欲较前好转，双下肢可见轻度浮肿，小便泡沫较前明显减少。舌红，苔薄白，脉缓。辅助检查：尿潜血（++），尿蛋白（±）。诸症趋向好转，守 2016 年 7 月 27 日方，加茜草炭 30 克，止血活血。7 剂，水煎服，每日 1 剂。

按语　慢性肾炎综合征是指以蛋白尿、血尿、高血压、水肿为基本临床表现，可有不同程度的肾功能减退，起病方式各有不同，病情迁延，病变进展缓慢，最终将发展为慢性肾衰竭的一组肾小球疾病。由于本组疾病的病理类型及病期不同，主要临床表现可呈多样化，其诊断不完全依赖于病史的长短。本病属中医"水肿""腰痛""尿浊"等证的范畴，祖国医学认为，慢性肾炎综合征的发生发展与患者烦劳过度、先天不足或久病失治误治、体虚感邪，以及饮食不节、情志劳欲调节失常等诱因有关，这些诱发原因可使肺、脾、肾三脏功能失调，引起脏腑气血阴阳不足，导致人体内水液代谢紊乱，水湿停聚，精微外泄而成本病；本病发展到后期，肺、脾、肾三脏都呈虚的病理表现，使精微物质更加外泄，肾虚加重，正气愈虚邪气愈盛，就会发生"癃闭""关格"等证，也就是尿毒症的表现。到了此时，治疗难度增加，如治疗不当，随时都会危及患者的生命。因此，慢性肾炎综合征的治疗比较棘手，尽管已经尝试了很多治疗方式，但仍无法阻止本病的发展。不过，使用药物降低高血压或限制钠盐的摄入对疾病有帮助；限制蛋白质摄入量对减少肾脏恶化的程度有一定益处。针对此病，中医药治疗有独特优势，李老在这方面亦积累了丰富的临床经验。

本例患者以"反复双下肢水肿伴泡沫尿 2 年余"入院，属中医"水肿"范畴。水肿之证，关乎肺、脾、肾三脏，肺为水之上源，脾为水之中源，肾为水之下源。本例患者症见双下肢水肿，系其肺脾气虚、运输无权、水湿内停，加之长期劳累、累及肾脏、气化不利，导致肺、脾、肾三脏俱虚，水湿潴留，流注下肢。其乏力、自汗，为气虚之征；夜尿多，水肿以下肢为主，系肾气亏虚的表现。舌暗红，苔白腻，脉细，提示患者以虚为主，湿瘀互结为标。治宜益气健脾，活血利湿。

药用大剂量黄芪以补全身之气，使脾肾运化水液之能得复，水肿得消；党参、炒白术增健脾益气、布散水精之功；诃子、菟丝子、生牡蛎、金樱子、杜仲温肾固涩，收敛精气，对蛋白尿有较好治疗作用；川草薢、白茅根、石韦、车前草、车前子、生地黄与益母草合用，血水并治，利水消肿，活血止血；雷公藤祛风除湿，通经络，合水蛭则主恶血、利水道。二诊时患者诉乏力及下肢水肿改善，肾功能指标已降至正常，针对患者纳谷不馨，食后易胀等症，加金钱草、陈皮、鸡内金利胆和胃，以开胃气；针对患者潜血不降，舌质红等血中伏热情况，加大蓟、小蓟凉血止血，祛瘀消肿。三诊，方药中的，诸症减，针对小便潜血，辨证、辨病结合，加茜草炭收敛止血。

本案属于"阴水"，本虚标实，因脾肾虚弱，而致气不化水，久则留为瘀阻水停。故以益气健脾、活血利湿为治，攻补兼施。李老强调，对于肾病的治疗，切忌见潜血或血尿即用炭类药物止血，防止凝涩而血泣，应选用活血止血药，方能取胜。李老还举证说，现代著名中医药学家关幼波先生认为"血证诱因多，止血非上策"。诱发尿潜血、尿血的原因是多种多样的，诸凡影响气血运行的一切因素，都可以引起血证。而瘀血滞留，阻隔脉络，又是出血的病理实质。缪仲淳在治血三要诀中把"宜行血不宜止血"列为第一条。张子和也说"贵流不贵滞"，均是以行血（活血）的方法达到止血的目的。所以在治疗时，应当审证求因，针对血尿的原因，使瘀血消散，气血调和，血尿之证才能真正治愈。

案4　水肿4

王某，男，55岁，农民。2008年8月10日初诊。

主诉： 腰及四肢肿胀2个月。

病史： 患者有"慢性肾炎""早期肝硬化"病史。2个月前出现四肢及腰部水肿。曾在南京军区总院住院治疗后水肿减轻，现又复发。症见四肢及腰腹部明显水肿，按之凹陷不起，眼睑微浮；纳可、寐安，小便量少，大便尚调。舌质红，苔薄白，脉沉细。尿常规检查：蛋白（++++），红细胞（+）。

西医诊断： 慢性肾炎。

中医诊断： 水肿。

辨证： 脾肾阳虚，气化失常。

治法： 健脾补肾，利尿消肿，佐以软坚。

处方： 黄芪60克，潞党参20克，白术12克，带皮茯苓20克，金樱子15克，诃子肉15克，川萆薢15克，石韦20克，鹿角霜（先煎）15克，车前草、车前子（包）各15克，益母草20克，穿山甲（先煎）8克。7剂，水煎服，每日1剂。另服黄葵胶囊4粒，每日3次。

二诊： 2008年8月16日。服药7剂，腰腹部水肿减轻，但双下肢浮肿仍明显，余无明显不适。复查尿常规：蛋白（++）。于上方加淡附片（先煎）9克，肉桂9克，淡全蝎6克，紫丹参25克，以增利尿消肿之功。

复诊： 2008年10月10日。其间辨治2个月，诸症明显好转，腰及四肢浮肿全消，检查尿常规正常。再服药30余剂竟收全功。另嘱患者由于蛋白质大量丢失，人体抵抗力低下，易受外邪侵袭，平时应注意避免受凉、遇湿、过劳，饮食上宜适量摄取赤小豆、山药、花生等富含植物性蛋白质的食物，以巩固疗效。半年后随访，病未复发。

按语　慢性肾炎蛋白尿合并早期肝硬化，属脾肾阳虚、气化失常、肝郁血瘀、虚实并见。以虚为本，治宜标本兼顾，治本当健脾补肾以助气化；治标宜疏肝软坚以行瘀滞。故方中用黄芪、潞党参、白术以健脾益气；鹿角霜、附片、肉桂、金樱子、诃子肉温肾助阳，固元涩精。此系采用固摄疗法，可以达到强脾健脾、温肾化气、恢复精微物质的脾升肾藏之职能，以达到消除蛋白尿的目的。石韦专消尿蛋白，患者因水肿明显又有"早期肝硬化"病史，故方中加用益母草、穿山甲、丹参、淡全蝎等化瘀通络兼利尿，软坚散结而益肝肾；川萆薢、茯苓、车前子、车前草等皆有很好的利尿消肿、分清泌浊之功，合而用之，收效迅速。

李老认为，慢性肾炎合并早期肝硬化实属瘀、水同病，对于此类患者化瘀治疗必不可少，同时利水亦不可忘。临证常以益母草与丹参、穿山甲同用，瘀水同治，其中益母草具有活血、利水之双重作用，故对于水、血同病，或血瘀水阻所致之肿胀，堪称佳品。李老指出，瘀血导致水肿、尿蛋白加重，迁延难愈的认识，最早源于《黄帝内经》，但阐述较为透彻和完善，当数清代医家唐容川《血证论》所述："瘀血化水，亦发水肿，是血病而兼水也"，阐明了津血同源，水血常相互为患。现代医学亦已证实，顽固性肾炎蛋白尿多伴有高凝血症及血黏度增高，从而引起血液流变学的异常而加重肾脏的病理损伤。中药药理研究表明，活血化瘀药物具有改善肾血流量、保护肾脏、抗炎抗菌、调节机体免疫功能、抗凝、抗血栓、改善微循环、抗排斥反应等作用。因此，活血化瘀药物对消除慢性肾炎蛋白尿有很好的疗效。大量实验证明，活血化瘀之品，如蜈蚣、全蝎、水蛭、地龙、穿山甲、丹参、益母草等药物对改善肾脏病理变化，控制蛋白尿卓有成效，尤其病程日久，持续难消之顽固性蛋白尿，常常取得意想不到的效果。

另黄葵胶囊的主要成分为黄蜀葵花的提取物。黄蜀葵花又名侧金盏、野芙蓉，始载于《嘉祐本草》，入肾、膀胱二经。《中药辞海》谓其微甘、凉，功用为清热利湿解毒。现代药理学发现，黄蜀葵花的主要化学成分为黄酮类，具有抗凝、抗血小板聚集、抗炎、利尿、降血脂、清除氧自由基、提高超氧化物歧化酶（SOD）活性、降低肾小球免疫炎症反应、减少尿蛋白的作用。因其有清热利湿、消炎和络的功效，故常用于治疗湿热型慢性肾炎。

案 5　水肿 5

蒋某，男，12 岁，学生。2001 年 6 月 15 日初诊。

主诉：全身水肿 1 月余。

病史：1 个月前因感冒发热后，出现全身乏力，高度浮肿，尤以腹部及下肢为甚；阴囊肿如葫芦，行如鸭步，皮肤光亮，伴纳呆腹胀，小便短赤，大便溏薄。住本市第二人民医院治疗，检查尿常规示蛋白（++++），红细胞（++），颗粒管型（++）；血脂分析示胆固醇 8.02mmol/L，三酰甘油 2.40mmol/L。血沉（ESR）45mm/h，诊断为"肾病综合征"。予泼尼松、环磷酰胺及利尿药治疗鲜效。患者自动出院后，来李老处就诊，诊其舌质淡红，苔薄白，脉细弦。

西医诊断：肾病综合征。

中医诊断：水肿。

辨证：脾肾两虚，湿热蕴盛。

治法：健脾益肾，清利湿热。

处方：黄芪 25 克，党参 15 克，白术 15 克，土茯苓 10 克，川草薢 15 克，石韦 12 克，车前子（包）15 克，葶苈子 10 克，白花蛇舌草 12 克，黄柏 9 克，知母 9 克，细生地 15 克，桂枝 6 克，附子（先煎）6 克。7 剂，水煎服，每日 1 剂。

另服六味地黄口服液，每次 1 支，每日 3 次。嘱注意休息，无盐饮食。

二诊：2001 年 6 月 25 日。服上药后，浮肿大减，阴囊肿处全消。唯晨起面部轻度浮肿，口干欲饮，汗多，怕热。尿检蛋白（++），余阴性，ESR 正常。方已奏效，无须更张，守上方加青蒿 15 克，白薇 15 克，以求滋阴退热。

三诊：2001 年 7 月 20 日。前方辨证治近 1 个月，诸症悉除，尿检正常，血脂分析亦正常。继服巩固治疗 1 个月，随访至今，未见病发。

按语　肾病综合征属中医"水肿"范畴，中医认为本病的发生与外邪侵袭、内伤脾肾有关，但外因必须通过内因而起作用，因此脾肾虚损为发病基础。李老强调，本病的中医药治疗应注重辨证施治，不宜一味强调利水，以免阴伤水停，利水则伤阴，滋阴则助湿，给组方用药带来困难。

本案药用黄芪、党参、白术健脾益气，气行则水行；车前子、葶苈子利水通淋；土茯苓、川草薢、石韦利水渗湿；少量桂枝、附子温肾助阳；六味地黄口服液滋补肾阴，乃阴中取阳之意。肾病综合征病本在肾，故用药时必须以益肾为主，抓住根本，方可打破恶性循环，扭转病机。肾病综合征，尤其是难治性肾病综合征（NS）发病机制复杂，目前糖皮质激素仍是首选治疗药物。在 NS 开始治疗阶段，必须用大剂量激素，且疗程也很长。但激素的不良反应发生率高。如何减少激素不良反应而增加疗效是 NS 治疗成功的关键。在激素治疗的初始阶段，多有引起肾上腺皮质功能亢进的症状，如面色潮红、五心烦热，舌红，无苔，脉细数，符合中医阴虚火旺的证候。滋阴清热药白花蛇舌草、黄柏、知母、细生地的应用，可明显改善服用糖皮质激素所出现阴虚内热的不良反应。本方补肾气而不滞邪，利湿浊而不伤正，实为治疗肾病综合征水肿之良剂。

李老认为，慢性肾衰竭的病因可有外感、内伤和他病转化。慢性肾衰竭的病程较长，病机错综复杂，既有气血阴阳不足，又有湿浊瘀血内蕴，属本虚标实、虚实夹杂之证。本病病位在脾肾，但常波及肝、心、肺、膀胱、三焦、胃等脏腑。慢性肾衰竭的临床表现皆属本虚标实，虚实夹杂，正虚有气、血、阴、阳之不同，邪实则有外邪、湿浊、尿毒、瘀血、动风、蕴痰之各异。因此，治疗必须抓住标本缓急，标本并重，攻补兼施，方可获效。李老经多年临床观察认为，一般慢性肾衰竭在病变进展中，或感受外邪促使病变加剧时，以实邪为主；如果病情稳定，则以正虚为主。另外在慢性肾衰竭的整个治疗过程中，应注意调理脾胃，因脾为后天之本、气血生化之源，不论从饮食上还是用药方面，都宜顾护胃气，否则食药难进，预后必然不佳。

另外，已有实验证明温补肾阳的中药具有保护肾上腺皮质免受外源性激素抑制而萎缩的作用。因此，当激素减量时，每出现不同程度的激素撤减综合征，如头晕、耳鸣、尿清长、舌质淡胖、脉细微，这些改变符合肾阳虚证候，可酌用肉苁蓉、菟丝子、补骨脂等补肾温阳之品。

案 6　水肿 6

刘某，男，34 岁。1988 年 4 月 5 日初诊。

主诉：全身水肿 1 年余。

病史：患者患"慢性肾炎"多年，初起症见恶寒发热，腰痛尿少，一身悉肿。经某医院诊为"肾炎"，用激素等治疗后诸症缓解。近一年来症有反复，病情加重，遂来李老处住院治疗。查体：形体消瘦，面色晦暗，目窠浮肿，下肢凹陷性浮肿。尿检蛋白（+++），颗粒管型（++）；肾功能示尿素氮 16mmol/L，肌酐 3mmol/L，血压 165/105mmHg。刻下：症见头昏乏力，腰酸膝软，夜寐梦扰，口苦心烦，时时欲呕，不欲饮食，小便量少，大便偏干。舌质红，苔黄腻，脉沉缓无力。

西医诊断：慢性肾衰竭。

中医诊断：水肿。

辨证：脾肾两虚，湿热内蕴。

治法：健脾益肾，清热化湿。

处方：黄芪 30 克，白术 15 克，石韦 15 克，土茯苓 20 克，泽泻 20 克，姜半夏 9 克，广陈皮 15 克，竹茹 10 克，白花蛇舌草 20 克，山栀 10 克，菟丝子 15 克，枸杞子 15 克，生大黄（后下）10 克，益母草 20 克。水煎服，每日 1 剂。

本方加减迭进，治疗 3 个月，浮肿消失，精神日觉健旺，呕吐止，饮食佳，形体逐渐恢复。化验检查示尿检蛋白（±），血压正常；复查肾功能：尿素氮 7.8mmol/L，肌酐 0.5mmol/L。小便增多，大便微溏。舌质略红，苔薄白，脉沉缓。上方加女贞子 15 克，墨旱莲 15 克，紫丹参 15 克，以增养阴、生津、活血之功。标本兼顾，攻补兼施。予服 30 余剂，病情稳定，欣然还里。

按语　患者素有水肿、顽固性蛋白尿，继之则患慢性肾衰竭，证属脾肾两虚，湿热内蕴。方用黄芪、白术健脾益气，利湿化浊；土茯苓、白花蛇舌草、石韦、泽泻等清热解毒，通淋化浊；生大黄泻湿浊，化瘀毒，"推陈致新"而益肾；益母草、丹参活血化瘀；竹茹、山栀、姜半夏、广陈皮等清热降逆，和胃止呕；菟丝子、枸杞子、女贞子、墨旱莲等滋阴补肾。诸药合参，标本同治，获效甚佳。

李老治肾衰竭及尿毒症，化瘀排毒必用大黄，解毒降浊必用土茯苓、白花蛇舌草。李老指出，祖国医学历史悠久，博大精深，对肾脏病的治疗已积累了丰富的经验，值得普遍推广，我国学者证实中药大黄除具有泻下作用外，还具有抗氧化、抑制多种生长因子及促进细胞外基质（ECM）蛋白酶活性的作用，进而延缓肾脏病进展，其他如黄芪、川芎、冬虫夏草等也具有一定的作用。李老认为，白花蛇舌草甘苦微寒，有清热解毒、利湿通淋之功效；主要含有齐墩果酸、β-谷甾醇、对位香豆酸、白花蛇舌草素，能刺激网状内皮系统增生，促进抗体形成，使网状细胞、白细胞的吞噬能力增强，有抗菌、消除炎症的作用。在治疗肾炎的过程中，我们发现重用白花蛇舌草能收到较好的消除蛋白尿的作用，但长期服用宜加用大枣 30 克，以防苦寒伤胃。

案 7　水肿 7

宋某，女，40 岁。1997 年 4 月 5 日初诊。

主诉：全身浮肿 3 年余，加重半年。

病史：浮肿乏力 3 年余，近半年来浮肿加重，腰酸尿少，时鼻衄。西医诊断为"慢性肾功能不全"。检查尿常规示蛋白（++）～（+++），红细胞少许，颗粒管型（++），尿素氮 29mmol/L，Hb 6g/L，血压 155/105mmHg。遂来就诊。刻下：面色晦滞、纳呆泛恶、腰膝酸软、浮肿尿少。舌质淡暗，少量黄白苔，脉细弦。

西医诊断：慢性肾功能不全。

中医诊断：水肿。

辨证：湿热内蕴。

治法：清热利湿解毒。

处方：土茯苓 40 克，防己 20 克，生大黄 15 克，丹参 20 克，川芎 15 克，甘草 10 克，杜仲 15 克，黄芪 30 克，车前子（包）、车前草各 15 克。水煎服，每日 1 剂。

俟治疗 1 个月后，尿素氮降为正常，但血压仍偏高，为 160/110mmHg。对症加用干地龙 15 克，钩藤（后下）12 克，珍珠母（先煎）25 克，石决明（先煎）25 克等镇肝潜阳之剂后，血压恢复正常。遂改用扶正培本之补肾药善后，服药 3 个月，尿蛋白阴性，红细胞、管型均消失，Hb 上升至 11.5g/L，浮肿全消，亦无其他症状，脉舌如常。观察至今，情况良好。

按语　排毒解毒方为李老治尿毒症的经验方。西医谓尿毒症属中医"关格""水肿"范畴。"关格"作为病名首见于《伤寒论·平脉法》。又《类证治裁》云："下不得出为关，二便俱闭也。上不得入为格，水浆吐逆也。下关上格，中焦气不升降。乃阴阳离绝之危候。"此病为本虚标实、寒热错杂证候，多因脾肾衰惫、气化失常、浊毒内蕴所致。李老治此病多用经验方"排毒方"加减治疗，药选土茯苓 40 克，防己 20 克，生大黄 15 克，丹参 20 克，川芎 15 克，甘草 10 克。

此患者反复全身浮肿，腰酸尿少日久，结合病史、实验室检查等西医诊断"尿毒症"明确。症见全身浮肿、面色晦滞无华、纳呆恶心、腰酸无力、尿少，参之舌脉之象，中医四诊合参辨证为湿热内蕴，治疗予以扶正解毒、清热利湿之剂，排毒方加黄芪、杜仲、车前子、车前草，服药 1 个月，效果明显。唯血压仍高，有肝阳偏亢之象，加用地龙、钩藤、珍珠母、石决明而收效。后针对本虚标实，继用扶正培本、排毒泄浊之法巩固疗效。

案 8　腰痛

尹某，男，54 岁，干部。1993 年 4 月 20 日初诊。

主诉：经常腰部酸痛 5 年。

病史：患者罹患"慢性肾炎"5 年，尿蛋白常年在（++）～（++++）。虽经中、西药治疗，仍缠绵未愈。是日就诊，自诉平日常感腰部酸痛，倦怠肢软，偶见颜面浮肿，纳谷寡味，极易感冒，大便时稀，口和不渴，面色㿠白。舌质淡，苔薄白，脉细。尿常规检查示蛋白（++++），红细胞少许，白细胞少许，颗粒管型偶见。

西医诊断：慢性肾炎。

中医诊断：腰痛。

辨证：脾肾阳虚。

治法：益气健脾，温阳利水。

处方：生黄芪 50 克，土茯苓 20 克，车前草、车前子（包）各 15 克，山茱萸 15 克，狗脊 15 克，淫羊藿 12 克，石韦 15 克，净蝉蜕 8 克，益母草 15 克，川萆薢 15 克，墨旱莲 15 克。10 剂，水煎服，每日 1 剂。

二诊：药服 10 剂，浮肿消失，腰酸亦见减轻，仍纳差乏力，尿检查：蛋白（+++）。乃脾阳被阻，致运化失常，宜温运中宫，以期三焦气化流畅则佳，上方加白术 12 克，制附片（先煎）9 克，继服 10 剂。

三诊：叠进益肾、健脾、温阳、利尿之剂后，诸症大为改善，自觉症状消失，尿蛋白降为（+）。继用上方调治月余而功竟。

按语　慢性肾炎蛋白尿的中医病机，一般认为是脾肾两虚引起。肾病久延不愈，久病必虚，脾肾亏损，脾主升清，脾虚则精微失升而下泄；肾司封藏，肾虚阴精失藏而走失，从而出现顽固性蛋白尿。脾胃之生化，是由肾的元阳所鼓舞，元阳以固密而贵，又赖脾胃生化阴精以涵育，故方中用生黄芪、白术、狗脊、山茱萸、制附片等健脾益肾、温肾助阳、补气摄精；循因论治，又用土茯苓、墨旱莲、石韦专消蛋白尿，收效迅速。

李老在慢性肾炎蛋白尿的治疗中，恒用大剂量黄芪为君药，取其补益脾肺、利尿消肿之功。李老告诉我们，黄芪是一种具有免疫调节作用的中草药，能增强活血化瘀药物的功效，降低尿蛋白。黄芪主要含黄芪多糖、氨基酸、大量无机离子、微量元素等，其中富含的微量元素硒可能与其控制肾性蛋白尿有关。硒具有保护机体免受氧化损害，并能加强某些自由基清除剂的抗氧化作用。因此，黄芪可能通过上述作用，保护肾小球基底膜的电荷屏障和机械屏障，降低蛋白尿。药理研究表明，黄芪还能增加肾小球滤过膜通透性，改善肾小球功能。黄芪注射液具有扩张血管的功效，对非特异性免疫、体液免疫、细胞免疫均有明显的调节作用，降低免疫性因素对血管内皮的损伤，减少血浆内皮素分泌，增加肾血流量，减轻肾脏病变。

李老指出，消除顽固性蛋白尿，在治疗上不能忽视用"搜风"的方法以祛除风邪。慢性肾病患者之所以尿蛋白反复不消或加重，在多数情况下与外感有一定关系，外感可以引起变态反应，而变态反应是肾损害出现蛋白尿的主要原因。李老认为，如果反复外感风邪，邪由表入里，深伏肾络，由于"风主开泄"，可导致肾关的开合启闭失常，精微物质不能内藏而外泄，就会出现蛋白尿；风邪久羁不散，则蛋白尿持续难消。所以说，消除顽固性蛋白尿，"搜风"是很重要的一环。擅用蝉蜕治蛋白尿，就是李老多年来在蛋白尿治疗上的方法之一。

本案中蝉蜕甘咸性寒，甘能养，咸入肾，寒能清。既能祛风，又能宣肺，发汗消肿以利水之上源。研究表明，蝉蜕具有降低血液内皮素水平，减少自由基释放，减少毛细血管内皮细胞损伤，降低蛋白尿的作用。李老在临床上针对慢性肾炎患者常因上呼吸道感染而病情复发或加重的情况，如果蛋白尿增加，蝉蜕为必用之品。其他常用药还有土鳖虫、全蝎、蜈蚣、僵蚕、白花蛇、乌梢蛇、穿山甲等。根据李老经验，临床上由风邪入络引起的顽固性蛋白尿，仅用解散肌表风邪的祛风药；对深伏于体内的风邪，则病深药浅，不能药达病所，所以难以奏效，需要用具有深搜功能的虫类药。虫类药具有灵动之性，走而不守，善于搜风剔邪，将络中之伏邪深搜细剔，驱逐于外。现代药理研究表明，一些祛风通络类的虫类药物，具有抗凝、抗变态反应，改善肾脏灌注，减轻肾硬化损伤的作用。从我们的临床实践来看，这类药物确实能够通过搜风通络、抑制变态反应而消除顽固性蛋白尿。

案9　虚劳

符某，男，28岁。2010年1月14日初诊。

主诉：身体经常乏力10余年。

病史：患者患"慢性肾功能不全"10余年。2009年12月12日，检查肾功能示肌酐141μmol/L↑，尿酸488μmol/L↑，尿素氮4mmol/L↑。2009年8月8日B超示：①双肾符合肾病声像图表现。②右肾囊肿，左肾积水，左输尿管上段扩张。肾性高血压，服左氨氯地平、氯沙坦钾控制，血压较平稳。刻下：患者无明显不适，轻度乏力，饮食、睡眠、二便正常。舌红胖，边有齿痕，苔腻燥黄，脉弦细数。

西医诊断：肾囊肿，慢性肾功能不全。

中医诊断：虚劳。

辨证：湿浊内停。

治法：益气祛湿。

处方：黄芪60克，党参20克，苍术、白术各15克，怀山药20克，白茅根30克，石韦20克，丹参15克，生薏苡仁、炒薏苡仁各20克，垂盆草30克，五味子（打）20克，淡全蝎8克，净连翘15克，粉萆薢15克。15剂，水煎服，每日1剂，早晚饭前服用。

嘱其平素多饮水，起居有时，忌劳累，忌生冷、油腻、辛辣之品。

二诊：2010年3月25日。患者自述服上药感觉良好，近期牙龈略红肿，余无不适。复查尿常规、肾功能均在正常范围。舌质淡红，苔薄黄，脉沉细。守2010年1月14日方，减苍术、白术、净连翘，加金钱草30克，海金沙（布包）20克，生地黄30克，养阴清热利湿。7 剂，水煎服，每日 1 剂，早晚饭前服用。

三诊：2010 年 6 月 10 日。病史同前，服药治疗期间均无明显不适。唯近期外感，咳嗽有痰，色白易咳，查尿常规：潜血（－），舌红，苔薄黄腻，脉滑。守 2010 年 1 月 14 日方，减垂盆草、五味子，加浙贝母 15 克，杏仁（打）20 克，墨旱莲 20 克，粉前胡 15 克。7 剂，水煎服，每日 1 剂，早晚饭前服用。

四诊：2010 年 7 月 26 日。病史同前，无明显不适。今早觉左腰时隐痛，余无不适。尿检（－），舌质暗红，苔薄黄腻，脉细弦。守 2010 年 3 月 25 日方续服。15 剂，水煎服，每日 1 剂，早晚饭前服用。

五诊：2010 年 12 月 16 日。药后诸症稳定，今日尿检（－），舌质淡红，苔薄白，脉细弦。守 2010 年 1 月 14 日方，加女贞子 15 克，墨旱莲 15 克，养阴清热。15 剂，水煎服，每日 1 剂，早晚饭前服用。

按语　本例患者无明显不适，携检查报告前来就诊。结合病理报告：肾囊肿、肾积水、高血压病史，舌脉相参，辨为湿浊内停，治宜益气健脾，祛湿降浊。是方重用黄芪大补元气。党参、苍术、白术、怀山药、薏苡仁益气健脾化湿；白茅根、石韦、粉草薢利湿降浊；垂盆草、五味子、连翘清利湿热；丹参、全蝎活血通络，血水并调。诸药配伍精当，剂大力专，二诊即获良效，彰显了"张一帖"内科辨证准、用药狠的临床特色。

李老经常向后辈强调，临床当以辨证与辨病相结合，既要重视主诉，又要结合西医学客观检查指标，运用中医药干预人体微观病理变化。李老更深刻地指出，人体在受到疾病的损害而自行修复的时候，需要各色各样的、大量的相关物质作材料，中医药的扶正祛邪药物所含的丰富的化学物质，无疑不是单一化学制剂所可比拟的，也不是某药降低肌酐数值、某药降尿素氮那么简单。中药多层次、多靶点的调节作用也必定是提供符合人体自我修复时所需要物质的过程。这种多种化学物质"无私奉献"、润物无声的调节功能，正是其善于在微观领域发挥作用的主要原因所在。本案一诊即获满意疗效就是很好的例证。

案 10　血证

朱某，女，12 岁。1986 年 3 月 20 日初诊。

主诉：全身现出血点 1 月余。

病史：患者 1 个月前因皮肤发现散在性紫癜，伴腰腹酸痛，尿检蛋白（＋＋），红细胞（＋＋），而被我院小儿科收住院。经进一步检查确诊为"紫癜性肾炎"。经西药治疗，效果不显，特来我处求诊。见其下肢多处散在紫癜，颜面略浮肿，纳呆寡味，面色㿠白、神疲肢软，尿溲夹血，伴发热恶寒，咽喉疼痛。舌质红、苔薄黄，脉浮数。尿检：红细胞满视野，蛋白（＋＋）。

西医诊断：紫癜性肾炎。

中医诊断：血证。

辨证：风热内侵。

治法：疏风散热，凉血化瘀。

处方：金银花 15 克，连翘 10 克，生地黄 15 克，薄荷（后下）6 克，黄芪 30 克，女贞子 15 克，墨旱莲 20 克，田三七（研末分吞）6 克，仙鹤草 25 克，土茯苓 15 克，车前草、车前子（包）各 15 克，石韦 15 克，炒侧柏 15 克。水煎服，每日 1 剂。

　　二诊：药服 10 剂，外邪透，尿转清，紫癜减，腹痛除，脉转细数。复查小便：蛋白（＋＋），红细胞少许。上方去金银花、连翘、薄荷，加新鲜玉米须 15 克，杜仲 12 克，以增强补肾利水之力。

　　三诊：继用凉血散瘀、补肾法调治半年竟获全功，至今体健。

　　按语　紫癜性肾炎，又称过敏性紫癜性肾炎，是过敏性紫癜（以坏死性小血管炎为主要病理改变的全身性疾病，可累及全身多器官）出现肾脏损害时的表现，其病因可为细菌、病毒及寄生虫等感染所引起的变态反应。临床表现除有皮肤紫癜、关节肿痛、腹痛、便血外，主要为血尿和蛋白尿，多发生于皮肤紫癜后 1 个月内，有的或可以同时并见皮肤紫癜、腹痛，有的仅是无症状性的尿异常。属中医"血证""斑疹""尿血"的范畴。

　　紫癜性肾炎还可伴有肾功能减退，如不及时治疗，最终导致慢性肾衰竭。故及时纠正血尿、蛋白尿，是治疗该病的关键。李老和张舜华先生认为，仙鹤草、墨旱莲等既能止血，又能消除蛋白尿，当属首选；同时不可忽视辨证用药，如证属血热，可加炒蒲黄、炒地榆、白茅根；气虚则加黄芪等。蛋白尿的治疗是一个比较棘手的问题，李老和张老经过多年的临床实践并结合一些临床报道，认为以下药物的疗效颇佳：黄芪、墨旱莲、土茯苓、车前草、车前子、石韦、玉米须等，值得诸同道临证参考。

　　李老指出：紫癜性肾炎与其他肾炎的不同之处，关键在于风、热、瘀三字，肾炎型早期多表现为肾虚而风热未清，必须在清热凉血、化瘀补肾中加入具有一定抗过敏作用的祛风药，如蝉蜕、蒺藜、金银花、连翘等；若迁延日久，热邪伤阴，血尿不已，则需滋阴凉血，重用生地黄、阿胶、三七、墨旱莲、仙鹤草、茜草等，但要注意不能见血止血，仍需化瘀清利；肾病型者多表现为脾肾两虚，治宜补肾运脾，摄血固精，重用黄芪、党参、山茱萸、金樱子等。

【经验方 1】蛋白转阴方

　　【组成】黄芪 50 克，潞党参 20 克，炒白术 15 克，川断 15 克，金樱子 15 克，诃子肉 15 克，覆盆子 15 克，乌梅炭 15 克，川草薢 15 克，石韦 20 克，白茅根 20 克，墨旱莲 15 克。

　　【用法】水煎服，每日 1 剂。

　　【功用】健脾补肾，收敛固涩。

　　【主治】慢性肾炎蛋白尿。经临床验证，应用此方为主辨证加减，治疗百余例慢性肾炎尿蛋白增多者，屡获良效。

　　【方义】蛋白尿是急慢性肾炎、肾病综合征的一个常见临床症状，祖国医学中虽没有针对蛋白尿的专门论述，但由于此病使人体内蛋白质大量丢失，而使血浆蛋白降低，进而出现全身浮肿、气短乏力、腰痛等症状，故亦属中医"水肿""虚劳""腰痛"范畴。

　　蛋白尿是慢性肾炎最常见的临床表现，也是慢性肾炎严重程度的判断标志之一。如何改善肾脏功能和消除蛋白尿，直接关系着本病的发展和预后。因为尿蛋白漏出过多，不仅可造成肾小球系膜细胞和上皮细胞损害，也会加重肾小管间质局部缺血、缺氧及肾小球硬化的发生与发展。大量的临床和实验研究发现，尿蛋白本身具有肾毒性，是进展性肾衰竭的一种持久、独立的恶化因素，是慢性肾脏病预后不良的重要标志之一，所以减少和消除蛋白尿，是保护肾脏功能的重要措施之一。临床上，为控制蛋白尿，患者要常使用激素及免疫抑制剂等药物，这样就不可避免地会带来一定的不良反应，甚至引起严重的并发症，使病情加重。

根据蛋白尿的特点及相关病因病机的发展而引申之，中医认为脾气散精，灌注一身。脾虚则不能运化水谷精微、上输于肺而布运全身，水谷精微更与湿浊混杂，从小便而泄；肾主藏精，肾气不固，气化蒸腾作用因而减弱，致精气下泄，出于小便而为蛋白尿。取此二端，可见脾肾不足是产生慢性肾炎蛋白尿的关键。故临床以辨证论治为主，并结合针对这一病理机转的专方专药，是治疗慢性肾炎蛋白尿的一条重要途径。方中重用黄芪、党参、白术健脾益气为主药治其本；辅以川断、金樱子、诃子肉、覆盆子、乌梅炭，补肾壮腰，收敛固涩，以防蛋白质的大量流失；川草薢、石韦利湿清热，分清泌浊；白茅根、墨旱莲凉血止血治其标。综合全方共奏健脾补肾、收敛固涩之功。临床应用时再结合具体病情，化裁治之。

【经验方 2】排毒方

【组成】土茯苓 30～60 克，防己 15～30 克，生大黄 10～20 克，丹参 15～30 克，川芎 10～20 克，甘草 10 克。

【用法】水煎服。

【功用】解毒，排毒。

【主治】尿毒症。

【方义】李老指出，尿毒症在"急则治其标"的原则下，首先要考虑如何解毒和排出毒素的问题。要结合全面的辨证治疗和恢复肾功能等治疗措施，并按轻重缓急，合理地使用药物，才能取得近期和远期的疗效。

此方意在解毒、排毒。慢性肾炎造成肾主水液功能下降，水湿内停，阻遏气机，郁久化热，致湿热内蕴，进入尿毒症期。故重用土茯苓为君以清热解毒，利湿消肿，补益脾肾。《本草正义》载："土茯苓，利湿去热，能入络，搜剔湿热之蕴毒"；又以"以渗利下导为务"。药理研究表明，土茯苓所含落新妇苷有明显的利尿作用，配甘草解毒，兼以调和药性。

防己能泻血中之湿热，通其滞塞，亦能行大肠，通小肠，泻阴泻阳，故用之意在泻邪解毒。所含汉防己碱、去甲基汉防己碱等有镇痛、解热、消炎、松弛肌肉、利尿、抗过敏性休克及降低血压的作用。临床研究表明，防己能明显增加排尿量。

川芎、丹参活血化瘀，改善外周循环，促使毒素排出。研究表明，川芎所含阿魏酸（FLA）为桂皮类化合物，可有效拮抗内皮素引起的肾血管收缩，抑制肾小球系膜细胞增殖，抑制炎症及免疫反应，减少尿蛋白；川芎嗪是从川芎根茎中提取分离的生物碱单体，具有降低血浆内皮素（ET）和肿瘤坏死因子（TNF）水平、抗氧化、延缓慢性肾衰竭的进展、保护肾功能等作用。丹参能扩血管，抗凝抗血栓，降血脂，促进组织修复，抑制细菌，减少肾脏细胞凋亡，清除氧自由基，抑制成纤维细胞增殖、活化，促进成纤维细胞凋亡；研究还发现，丹参可显著降低 DN 大鼠肾脏转化生长因子 β1（TGF-β1）、结缔组织生长因子

（CTGF）、纤溶酶原激活物抑制物-1（PAI-1）等细胞因子的表达水平，减少ECM的沉积和尿蛋白的排泄。

生大黄"荡涤积垢"，推陈致新，能有效抑制肾小球系膜细胞和其他炎性细胞增殖，延缓肾功能的恶化，改善肾小球过滤，改善肾功能；它的导泻作用能促使氮质排泄，使毒素从大便排出体外。临床观察也表明，大黄善于降低血中尿素氮及肌酐之数值，对多种原因所致之急慢性肾衰竭、尿毒症，均有良效。因而近代许多名家在治疗尿毒症时，几乎所有的处方都对大黄"情有独钟"。

此方可以单独使用，亦可与辨证论治的其他方剂配合化裁使用，以收全功。

第二节　尿浊与淋证医案及经验方

一、尿浊与淋证医案

案1　尿浊1

高某，男，41岁。1952年8月初诊。

主诉： 小便浑浊1年余。

病史： "尿浊"经久，屡治不效，1951年6月经地区医院确诊，系"血丝虫引起的乳糜尿"，遂用乙胺嗪等药物治疗，鲜效，血检仍有丝虫。转邀李老诊治。症见小溲浑浊似泔浆，日间尿频，淋沥不尽，食荤及辛辣之物，症即加重。腰酸背楚、神困肢软。小便检查：蛋白（+++），脂肪（+++），红细胞（+）。乙醚试验阳性。舌淡红，苔黄厚腻，脉濡数。

西医诊断： 乳糜尿。

中医诊断： 尿浊。

辨证： 脾肾不足。

治法： 益肾养精，健脾渗湿，清热分利。

处方： 苦参20克，熟地黄、山茱萸各15克，怀山药、川萆薢、车前子（包）各20克，石菖蒲、乌药、益智仁、炮山甲（先煎）各10克。水煎服，每日1剂。

得药尿清神振，腻苔减退。后随证略加变更，调治2月余，即告痊愈。复查血象，未见丝虫。3年后随访，未见病复。

按语　本例患者尿浊经久，屡治不效。小溲浑浊似泔浆，日间尿频，淋沥不尽，食荤及辛辣之物，症即加重；腰酸背楚，神困肢软。舌苔黄厚腻，脉濡数。辨证为脾肾不足、湿热下注。予以李老经验方"苦参消浊汤"治之。李老研究发现，苦参为治乳糜尿之要药，既能清热祛湿杀虫，又能益肾养精，标本兼治。熟地黄滋阴补肾，山茱萸补肾固脱，山药双补脾肾，川萆薢分清利湿，车前子利湿消浊，石菖蒲通窍利尿，益智仁固精缩尿，乌药温肾缩泉，炮山甲破血消瘀，通利水道。全方共奏益肾养精、清热祛湿之效。此案辨证精确、方药妥切，疗效较佳，随访多年未有复发。

案 2 尿浊 2

任某，男，45 岁。1959 年 5 月 15 日初诊。

主诉：小便浑浊 3 年余。

病史：患者"尿浊"反复发作 3 年，近发作 1 月余。症见尿道血块瘀阻，小溲浑浊，面淡失华，形消肉减，神疲少言，腰背酸软，纳谷寡味。尿液检查：红细胞（+++），白细胞（+），蛋白（+）。乙醚试验阳性。舌淡红，苔薄白，脉细。

西医诊断：乳糜尿。

中医诊断：尿浊。

辨证：脾气虚弱，脾失固摄。

治法：健脾益气，止血固涩。

处方："苦参消浊汤"加黄芪 25 克，白术、翻白草各 15 克，琥珀末（吞服）6 克。水煎服，每日 1 剂。

旬后排尿稍畅，色渐清，不见血块，时有血丝，纳谷不香，疲倦乏力。于前方加鸡内金 10 克以开胃醒脾。并嘱善事珍摄，防反复变端。调治 2 个月，症状消失，尿液正常。

按语 本患者尿浊反复发作 3 年，面色无华、神疲懒言、腰背酸软、尿中凝血、舌淡脉细，为脾气虚弱、固摄无权之象，故予以健脾益气、止血固涩之法。以李老经验方"苦参消浊汤"加黄芪、白术、翻白草、琥珀末治之。苦参消浊汤起益肾养精、清热祛湿之效，黄芪、白术加强健脾之功，翻白草能止血、凉血、清热解毒，琥珀末可利尿化瘀止血。诸药合用，标本兼治，疗效彰显。

案 3 尿浊 3

张某，女，49 岁。1989 年 3 月 13 日初诊。

主诉：小便浑浊 1 年余。

病史：小便浑浊，病作年余，经治罔效。时届更年期，易怒易忧，近又因家事不和，情志不畅，致恙复萌。症见小便色浊，淋沥不尽；腹胸满，纳少，口渴欲饮。尿检查：蛋白（+），白细胞（++），红细胞（+）。乙醚试验阳性。舌淡红，苔薄白，脉细弦。

西医诊断：乳糜尿。

中医诊断：尿浊。

辨证：气机阻滞。

治法：行气通淋。

处方："苦参消浊汤"加制香附 9 克，青皮、冬葵子各 10 克。药用 10 剂，水煎服，每日 1 剂。

服药后，小便转清，少腹坠胀渐减，再服 10 剂，以善其后。

按语 本患者为更年期尿浊，有肝气郁结、情志不畅之因，表现为气机阻滞之象，故当注重行气之法，以李老经验方"苦参消浊汤"加制香附、青皮、冬葵子。香附为疏肝解郁要药，《本草纲目》谓其为"气病之总司"，《本草求真》谓其"专属开郁散气"。青皮疏肝化滞，《本草图经》谓其"主气滞，破积结"。冬葵子加强利尿通淋效果。病因病机明确，遣方用药妥当，故服药仅 10 剂即有明显疗效。

案 4　尿浊 4

汪某，50 岁。1955 年 7 月 15 日初诊。

主诉：尿浊 5～6 年，加重 5 日。

病史："尿浊"迁延日久，苦不堪言。小溲白如滋浆，淋出如脂。形容憔悴，腰酸口渴，眩晕烦躁。舌红，苔白，脉细数。

西医诊断：乳糜尿。

中医诊断：尿浊。

辨证：脾肾两虚。

治法：培补脾肾，固摄下元。

处方："苦参消浊汤"加怀牛膝 15 克，苏芡实 20 克。水煎服，每日 1 剂。

调治月余，尿清症减，唯腰酸、烦热、口干依然。盖浊腻膏淋日下，最易损人津液。于前方加肥知母 9 克，玉竹 15 克，10 剂。药后烦热已攘，唯时感腰部不适，再拟自制"消浊固本丸"善后。

按语　本患者年高病久，久病耗气伤阴，脾肾两伤，故见尿白如浆如脂、神疲乏力、面容憔悴、腰酸口渴、眩晕烦躁。予以李老经验方"苦参消浊汤"加怀牛膝、苏芡实，以培补脾肾、固摄下元。口干烦热之阴虚、津液不足之证消退较慢，故加知母、玉竹以滋阴增液。肾虚日久、腰部不适较难速愈，乃予以"消浊固本丸"缓图之。"消浊固本丸"亦为李老经验方，有益肾健脾、补虚固涩之功，见后所附"治乳糜尿经验方"。

案 5　尿浊 5

吴某，男，39 岁。1975 年 5 月 6 日初诊。

主诉：小便浑浊 1 年余。

病史：患者"尿浊"病作年余，屡治罔效。1974 年经县医院检查血中有丝虫，确诊为"乳糜尿"，用乙胺嗪治疗 4 月有余，尿浑转清，血中丝虫消失。1974 年因劳病复，再用原药治疗无效。遂求诊于李老。李老见其面白神疲，乃断其必为病困日久，果诉久为小溲浑浊不清而苦不堪言，现不但小溲色浑，且有血块堵于尿道，排尿不畅，腰酸背楚，纳不知味。舌质淡，苔薄白腻，脉细而无力。

西医诊断：乳糜尿。

中医诊断：尿浊。

辨证：湿热夹瘀。

治法：清热利湿，兼以化瘀。

处方：先予翻白草 30 克、车前子（包）20 克二味煎汁，吞服琥珀末 6 克，以清下止血治其标。药服 3 天，溲血已止，再用"加减苦参消浊汤"增煅龙骨、煅牡蛎以健脾益气，补肾固涩，调治其本。药服 7 剂，腰酸痛减，尿混见清，排尿得畅。唯纳谷仍欠馨香，增鸡内金健脾和胃、固肾缩泉。调治月余，竟收全功。10 年追踪，病未复发。

按语　本患者尿浊复发后原治疗无效，表现为湿热夹瘀之象，故予以清热、利湿、化瘀之法。翻白草止血、凉血、清热解毒，车前子利尿渗湿通淋，琥珀末利尿化瘀止血。治疗 3 天溲血止，再以李老经验方"加减苦参消浊汤"加煅龙骨、煅牡蛎治之。"加减苦参消浊汤"由苦参、怀山药、川草薢、车前子、黄芪、石菖蒲、乌药、益智仁、炮山甲、翻白草、琥珀、白术组成，有健脾益气、补肾固涩功效，调治月余，治病于本，多年未有复发。"加减苦参消浊汤"见后所附"治乳糜尿经验方"。

案 6　尿浊 6

张某，男，42 岁。1989 年 6 月 20 日初诊。

主诉：小便浑浊如米泔 1 年有余。

病史：患者 1 年来，小便浑浊如米泔，曾经检查乙醚试验阳性，血中未找到丝虫。服中西药治疗，鲜效。而今病发于恣食膏粱厚味之际，小溲色混，置之沉淀如絮，大便偏稀，日行 2 次，心胸痞满，食欲不振，口渴不欲饮。尿检：蛋白（++），脂肪球（+++），红细胞（++），白细胞少许。复查尿乙醚试验仍为阳性。舌质红，苔黄腻，脉濡数。

西医诊断：乳糜尿。

中医诊断：尿浊。

辨证：湿热下注。

治法：清热利湿，分清化浊。

处方：宗"加味草薢分清饮"出入。川草薢 15 克，乌药 10 克，车前子 10 克，射干 10 克，炮山甲（先煎）12 克，石菖蒲 15 克，苦参 15 克，翻白草 15 克，黄芩 9 克。7 剂，水煎温服。

嘱其善事珍摄，暂禁油腻。

7 剂服后，小溲转清，心胸觉舒，唯脾气尚未全馨，纳不知味，口渴依然。前方增白术 12 克，知母 9 克以醒脾清热，徐图其本。调治 2 个月，症除病愈，康复如初。

按语　本患者病发于恣食膏粱厚味，小溲色混沉淀如絮，心胸痞满纳差，口渴而不欲饮。舌红，苔黄腻，脉濡数。证属湿热下注，予以李老经验方"加味草薢分清饮"出入治之，是方由川草薢分清饮加味所得，功能清热利湿，分清化浊。方中川草薢利湿分清化浊，苦参、车前子增清热利湿化浊，射干、翻白草清热解毒之功颇佳，乌药、益智仁益肾阳、缩小便、利膀胱、助气化，石菖蒲芳香化浊、分利小便，炮山甲活血通经。"加味草薢分清饮"见后所附"治乳糜尿经验方"。

案 7　尿浊 7

凌某，女，45 岁。1988 年 10 月 3 日初诊。

主诉：小便浑浊反复发作 10 年。

病史：患者"尿浊"10 年，经久不愈，遇劳病发，终无绝期。近因家务劳甚，引发宿恙。诉小便色混，淋漓不尽，腰膝酸软，神疲乏力，烦热口干。尿检：乙醚试验阳性，尿蛋白少许，红细胞（+）。舌质红，少苔，脉细。

西医诊断：乳糜尿。

中医诊断：尿浊。

辨证：脾肾两虚，湿热内蕴。

治法：益肾健脾，育阴清热。

处方：黄芪、川草薢、怀山药各 15 克，牡丹皮、续断、生地黄、山茱萸各 12 克，射干 10 克。10 剂，水煎服，每日 1 剂。

10 剂服后，尿浊十去七八，但腰酸神疲依然。患病日久，正气馁虚，草木奏功非易，李老以自制"消浊固本丸"缓图，冀其可入佳境。

半个月后复诊，诉小便转清，腰已不酸，精神大振。复查尿乙醚试验阴性，尿常规检查亦属正常。原法应手，无须更张，再服本丸巩固，患者至今未发此病。

按语 本案患者为中年女性，小便浑浊反复发作 10 年，每于劳作复发。尿浊不尽，腰膝酸软，为脾肾两虚之征；神疲乏力，烦热口干，舌红少苔，为湿热之象。肾为先天之本，脾为后天之本。脾与肾相互影响，相互制约。脾虚不运，清气下陷，精微下注。久则伤肾，肾虚不固，清浊不分，迁延不愈。脾肾两虚为尿浊发生的主要病因，如《诸病源候论·虚劳小便白浊候》曰："胞冷肾损，故小便白而浊也。"又《圣济总录·虚劳门》曰："虚劳小便白浊者，肾气劳伤，胞络内冷，气道不宣通也。"湿热亦为尿浊之主要病因，如《景岳全书·淋浊》曰："溺白证如泔如浆者，亦多属膀胱水道之热。"

针对本案脾肾两虚、湿热内蕴之证，予以益肾健脾、育阴清热之法。黄芪、怀山药、山茱萸、续断起健脾益肾之效，牡丹皮、生地黄、射干、川草薢有养阴清热之功。服用 10 剂即尿浊十去七八，疗效彰显。腰酸神疲改善不明显乃因病久亏虚较甚所致，当缓图之，予以"消浊固本丸"久服而愈。

案 8 尿浊 8

王某，女，35 岁。1989 年 8 月 5 日初诊。

主诉： 小便浑浊如泔水，反复发作 3 年余。

病史： 患者素体瘦弱，劳则尿混，已历多年。近因家务操劳，又不慎饮食，旧恙复萌。小便浑浊，时如泔浆，时如炼脂。眠食俱废，神疲乏力，面容憔悴。舌质淡，苔白，脉沉细。

西医诊断： 乳糜尿。

中医诊断： 尿浊。

辨证： 脾肾不足，湿热下注。

治法： 健脾益肾，清热祛湿。

处方： 投之"苦参消浊汤"。苦参、山茱萸、怀山药、车前子、草薢、益智仁、石菖蒲、熟地黄、乌药。

嘱其将薏苡仁、芡实、红枣熬成粥吃。3 顿皆炒芹、荠二菜。

7 天后复诊，诉小溲转清，神振纳增，唯腰酸如故。患者上班无暇，熬药不便，乃嘱其遵乳糜食疗汤（见后所附"治乳糜尿经验方"）意，日日熬粥饮，餐餐炒菜为食。如此善后调理，1 个月后形体渐丰，病告痊愈。随访 1 年，疗效巩固。

按语 《医学心悟·赤白浊》认为浊因有二：一由肾虚败精流注，一由湿热渗入膀胱。本案患者素体虚弱，劳则尿浊，迁延多年。发则小便浑浊，时如泔浆，时如炼脂，伴有神疲乏力，面色无华、纳差寐不安。当为肾精虚败，先天伤及后天，脾失运化，湿邪内生，久蕴成热，精微不摄，随溺渗之。如《时方妙用》卷四曰："浊者，小水不清也……脾土之湿热下注，则为浊病，湿胜于热则白。"《医学正传》亦云："夫便浊之证，因脾胃湿热之下流，渗入膀胱，故使便溲或白或赤而混浊不清也。"

该患者辨证为脾肾不足、湿热下注，治当健脾益肾，清热祛湿。山茱萸、怀山药、益智仁、熟地黄、薏苡仁、芡实、红枣有健脾益肾之效，苦参、车前子、川草薢、石菖蒲起清热祛湿之功。更配以芹菜、荠菜同食，本案治疗妙在"药食同用，粥菜同食"。《本草纲目》认为芹菜"性滑利"，有清热利尿之效。荠菜有和脾健胃利水之效，《南宁市药物志》载其有治乳糜尿之功。故予以熬粥为饮，炒菜为食，缓缓图之，以致痊愈。

案9 尿浊9

所某，男，36岁。2012年3月22日初诊。

主诉：小便浑浊10年。

病史：患者自述10年前无明显诱因出现小便浑浊如白浆，不伴疼痛，反复发作，尿检：乳糜试验（＋），血检丝虫（－）。曾服中药治疗，效果不理想，遂来寻求治疗。2012年3月18日行尿常规检查：蛋白（＋＋＋），隐血（＋＋＋），尿乳糜定性为阳性。刻下：小便浑浊，色如白泔。腰酸腿软，早泄。饮食、睡眠、二便正常。舌淡红，苔薄黄，脉细滑略数。

西医诊断：乳糜尿。

中医诊断：尿浊。

辨证：肾虚湿热。

治法：益肾清利。

处方：苦参20克，黄芪30克，熟地黄15克，怀山药20克，山茱萸15克，土茯苓25克，川草薢15克，车前草、车前子（包）各15克，石菖蒲15克，台乌药15克，益智仁20克，炮山甲（先煎）8克，翻白草30克，射干15克。15剂，水煎服，每日1剂，早晚饭前服用。

嘱其忌生冷、油腻、辛辣之品。

二诊：2012年4月5日。病史如前，服用前方后，小便转清，晨起小便黄；晚间口干，大便稀溏，余无特殊不适。舌淡红，苔薄黄，脉滑略数。药已中的，水湿初显，宗古人"效不更方"之训，药用2012年3月22日方，去炮山甲，加生薏苡仁、炒薏苡仁、白茅根各20克。15剂，水煎服，每日1剂，早晚饭前服用。

三诊：2012年4月26日。服药后诸症缓解。但近期因劳累复发一次，小便浑浊如泔水，大便溏。舌淡红，苔薄白，脉滑。此乃中医之劳复，因前法效佳，仍循之。宗2012年3月22日方，去炮山甲，加白茅根20克，芡实25克，淡全蝎6克。15剂，水煎服，每日1剂，早晚饭前服用。

四诊：2012年5月11日。病史同前，药后诸症转佳。2012年5月8日尿检：乳糜试验阴性，小便转清，大便不成形，余无不适。舌淡红，苔薄白，脉细滑。土能胜湿，疾病后期，治宜培土。宗2012年4月26日方，加土炒白术15克。20剂，水煎服，每日1剂，早晚饭前服用。

后经多次电话随访，诉临床症状全无，在当地医院尿检正常，未见复发。

按语 小便浑浊10年，反复发作，不伴疼痛，尿检乳糜试验阳性，系尿浊之病。腰酸腿软，早泄，舌脉相参，辨为肾虚湿热、虚实夹杂证。李老早年对乳糜尿进行过深入研究，针对顽固性乳糜尿肾虚湿热证拟定"苦参消浊汤"，疗效显著。该方君药苦参既能清热祛湿杀虫，又能益肾养精，标本双顾，为治乳糜尿之要药。历代本草均载其杀虫之功，如李时珍认为："苦参补肾……治风杀虫。"本例尿浊重用苦参益肾清利；取六味地黄丸中"三补"，以熟地黄滋阴补肾，养阴益血；山茱萸止遗精，固阴窍，使精气不得下流，为关键要药；重用山药双补脾肾，使脾健肾强，以固其本；重用黄芪益气健脾，以助生化之源，并能益气行水；土茯苓、射干清热解毒；复取草薢分清饮，川草薢、车前草、车前子利湿消浊；石菖蒲通窍而分利小便；益智仁暖肾固精缩尿；乌药温肾缩泉；翻白草清热解毒、分清泌浊；炮山甲破血消瘀，通利水道。全方共奏益肾养精、清热利湿、澄清尿源之用。

常用于治疗咽喉部病症的射干、苦参有较好的清热利浊作用，这是李老独到的体会。李老于二诊时针对患者"大便稀溏"之兼症，加生薏苡仁、炒薏苡仁、白茅根三药，彰显健脾渗湿、清热滋阴兼以利水的作用，可谓"利小便实大便"矣。

三诊时，因患者劳累复发，仿照前方继服，加芡实健脾固涩以实大便，淡全蝎活血通络以治久病入络。四诊患者自述效果良好，尿检乳糜试验阴性。因土能胜湿，疾病后期应注意脾胃气机，故加入土炒白术，培土胜湿。本案患者患病 10 年之久，虚实夹杂，治以攻补兼施，取效后守法守方，虽有劳复，灵活加减，疗效仍佳。

案 10　淋证 1

赵某，男，40 岁。1990 年 8 月 23 日初诊。

主诉：尿频、尿痛 1 周余。

病史：患者出生于南方，年前发现小便如米泔水，浑浊不清。经徽州某医院检查，血中有丝虫。遂用乙胺嗪治疗月余，症情控制。近因酒食不慎，引动宿恙复萌。尿如泔浆，积如膏糊，尿频、淋沥不尽，尿道灼痛，腰酸。尿检：蛋白（++），红细胞 5～6/高倍视野，白细胞偶见，脂肪球（+++），尿糖定性阴性，乙醚试验阳性。舌红，苔黄腻，脉濡数。

西医诊断：乳糜尿。

中医诊断：淋证（热淋）。

辨证：湿热下注，膀胱不利。

治法：清热利湿，分清泄浊。

处方：投"苦参消浊汤"，去熟地黄、山茱萸之腻，重用川草薢（30 克）；另增射干 10 克，赤茯苓 12 克，石韦 15 克，以助清热利湿之功。

药服 10 剂，尿清痛减，腻苔渐退。嗣后调治 1 个月，尿液检查阴性。

按语　患者尿频、淋沥不尽、尿如泔浆、尿道灼痛，伴有腰酸。证属湿热下注、膀胱不利。予以"苦参消浊汤"加减治之，重用川草薢清热利湿泄浊，射干、赤茯苓、石韦加强清热利湿。射干为清热解毒、消痰利咽之品，现代研究认为其有利尿作用，亦有治疗乳糜尿疗效之报道。石韦药性寒凉，清利膀胱而通淋止血，《神农本草经》谓其"主劳热邪气，癃闭不通，利小便水道"。赤茯苓有偏于清热利湿之说，如《鸡峰普济方》之茯苓汤治小便白浊不利疼痛。因熟地黄、山茱萸过于滋腻，去而不用。药证合拍，服药 10 剂疗效彰显，调治 1 个月而痊愈。

案 11　淋证 2

袁某，女，23 岁。1980 年 7 月 15 日初诊。

主诉：小便浑浊半年余，伴疼痛 1 周。

病史：患者半年多来，小便浑浊如米泔，解之如油，泻下如膏，尿时常觉有异物堵塞尿道感，努力解后则见乳白色黏液块状物渗出。病情每因过劳或过食油腻物而加重，伴见精神困倦、腰酸膝软、纳谷寡味。曾经上海某医院诊为"乳糜尿"，曾经中、西医治疗3月余无效。近日又增小便频急，尿道灼热疼痛，少腹拘急不适等症。舌质略红，脉弦数，苔黄腻。

中医诊断：膏淋。

辨证：脾肾亏虚，下焦蕴热。

治法：益肾健脾，清利湿热。

处方：怀山药30克，砂仁（后下）3克，炒熟地黄18克，泽泻、炒杜仲、石莲子、车前子、山茱萸、苦参各15克，川草薢、石菖蒲、益智仁各10克。水剂服，每日1剂。

服用10剂后，小便清澈，无黏液状物阻塞尿道，腰酸膝软症减。尿道涩痛、小便频迫之感消失。再予原方继服5剂，诸恙悉平，实验室检查均正常。随访5年，病情稳定，未见反复。

按语　小便浑浊见于淋浊证，淋与浊证的鉴别在于前者尿时疼痛，后者尿时无痛。现本案初无尿痛，应属尿浊，后增尿痛，是为淋证。《黄帝内经》曰："先病者为本，后病者为标。"本案淋浊并见，但尿浊为本、尿淋为标。见症有腰酸膝软，过劳病情加重，是乃肾虚不足所致；纳谷寡味，或多食油腻则增病情，此系脾虚不健所致。肾主藏精，脾主运化。肾虚不能固藏人体之精，脾虚不能运化水谷，反变生为浑浊之物，二者相合由尿路外排成尿浊证。浑浊久蕴下焦，郁化为热，湿热相合，注于前阴，使尿道涩痛，小便频数急迫，继成尿淋。本案实乃脾肾不足、下焦蕴热所致。

本案淋浊俱见，浊为本，淋为标，因标证不急，且治疗本证需利湿泻浊，有利于标证的解除，故标本同治。治本以益肾健脾为法，治标以清利湿热为法。肾盛则精固，脾健则湿化。方中炒熟地黄、炒杜仲、益智仁、怀山药、石莲子、山茱萸益肾健脾，益智仁、山茱萸、石莲子兼有固涩肾精作用；川草薢利湿通淋，分清泌浊，为治疗本证的特异性药物，配合泽泻、车前子、苦参利水通淋，清利膀胱湿热而泻浊；石菖蒲化湿通窍、定心志以止小便频数；石莲子清心火，以阻心热下移于小肠及小肠之热上扰于心。方中熟地黄补血滋阴然稍有滋腻之嫌，入少量砂仁芳香醒脾，则可助熟地黄补血滋阴而不碍中焦运化。全方补泻兼施，标本同治。配伍理论清晰，思路严谨，选药精当，故而疗效极佳。

案12　淋证3

李某，女，47岁。2012年1月5日初诊。

主诉：小便淋漓刺痛半年余。

病史：患者2011年4月开始出现小便量增多，小便时淋漓刺痛症状明显。多次做尿常规检查未见明显异常，偶可见白细胞，考虑"尿路感染"，口服西药后无明显改善，平素口干、口苦、乏力，右侧腰部酸胀。饮食正常，夜寐佳，尿频量多，大便正常。另2010年始头晕不适症状明显，甚则头重欲仆，不伴头痛，无视物旋转。头颅CT及MRI示脑供血不足。经住院治疗头晕症状缓解不明显。有高血压病史11年。舌淡红，苔黄腻，脉弦细。

西医诊断：尿路感染。

中医诊断：淋证。

辨证：湿热下注，气虚夹瘀。

治法：清热利湿通淋，佐以益气化瘀。

处方：黄芪 45 克，龙胆草 6 克，炒山栀 9 克，黄芩 9 克，柴胡 9 克，细生地 20 克，车前草、车前子（包）各 20 克，泽泻 15 克，炒萹蓄 15 克，瞿麦 15 克，甘草梢 10 克，败酱草 20 克，金钱草 40 克，淡全蝎 6 克，海金沙（包）20 克。水煎服，每日 1 剂，早晚饭前服用。

嘱忌劳累，作息规律，调畅情志，饮食清淡，忌食辛辣、肥甘油腻之品。

二诊：2012 年 1 月 19 日。服上方 14 剂，小便刺痛症状缓解，小便频次较前减少，但仍有余沥未尽感，口苦、头晕好转，口干、右侧腰部酸胀。2012 年 1 月 16 日检查尿常规，未见明显异常。舌淡红，苔略黄腻，脉细弦。药已对症，效不更方，稍增补益，守 2012 年 1 月 5 日方，加当归 15 克，琥珀粉（研末吞服）2 克。14 剂，水煎服，每日 1 剂，早晚饭前服用。

三诊：2012 年 2 月 3 日。服上方 14 剂。小便刺痛症状有所缓解，小便频次较前减少，排尿顺畅，余沥未尽感仅存一二；口干、口苦、头晕缓解；腰酸略减，大便不成形。舌淡，苔略黄腻，脉细弦。守 2012 年 1 月 19 日方，去黄芩，加肉桂 3 克，以助气化。14 剂，水煎服，每日 1 剂。

四诊：2012 年 2 月 17 日。服上方 14 剂。诸症好转，小便刺痛、腰酸、乏力好转明显，偶有尿频，口干、头晕，余无明显不适。舌淡，苔薄黄，脉细弦。病势近愈，当续方治之。守 2012 年 2 月 3 日方，去琥珀粉，加赤芍、白芍各 15 克。14 剂，水煎服，每日 1 剂，早晚饭前服用。嘱其饮食清淡，忌食辛辣、肥甘油腻之品。

按语 小便量多、淋沥刺痛半年余，系中医淋证（尿路感染），结合头晕等兼症，舌脉相参，辨为湿热下注，兼以气虚夹瘀，为虚实夹杂之证。根据"实则清利、虚则补益"的治疗原则，给予清热利湿、兼以补虚之治。方用龙胆泻肝汤合八正散化裁。药用龙胆草、炒山栀清热泻火；车前草、车前子、泽泻、炒萹蓄、瞿麦、金钱草、海金沙清热利湿止痛；败酱草、甘草梢清热解毒，其中甘草梢善治阴茎中疼痛及淋浊；黄芩、柴胡和解少阳、清利肝胆；生地黄养阴，以防清利药过度而伤阴；重用黄芪益气行水；淡全蝎搜剔走窜，活血通络止痛。全方配伍精当，共收清热利湿，兼以补气消瘀之功。

二诊获效，大实已去，因之稍增补益，复入当归养血活血，琥珀粉研末吞服以化瘀利水，治淋尤效。

三诊患者进一步好转，但大便转稀，遂易黄芩为少量肉桂以助气化，"气化则能出矣"。同时也是取其补脾、理大肠之功，因患者大便稀溏，当培补脾土。《本草正》载：肉桂"善助肝胆之阳气，唯其味甘，故最补脾土，凡肝邪克土而无火者，用此极妙"。四诊患者已明显好转，病去大半，遂去琥珀粉破瘀之品，加入赤芍、白芍养肝敛阴。女子以肝为本，肝主疏泄，疏泄正常，排溲方可正常。本案为虚实夹杂之证，治以补虚泻实，但需把握两者增进之时宜及补泻程度之比例，掌握孰轻孰重，才能准确用药，取得预期的疗效。

案 13　淋证 4

袁某，女，33 岁。2012 年 4 月 5 日初诊。

主诉：间断性尿频、尿痛 10 余年。

病史：患者 10 余年前至今间断性发作尿频、尿痛。有"肾结石"病史，曾于 2010 年行碎石术（左肾），后症状未见明显缓解。2012 年 3 月 B 超检查示左肾中盏结石。刻下：尿频、尿痛，夜尿每日 1～2 次。左侧肾区胀痛，伴恶心，呕吐。舌淡红，苔白腻，脉沉紧。

西医诊断：肾结石。

中医诊断：石淋。

辨证：湿热蕴结，气滞血瘀。

治法：清热利湿，通淋排石。

处方：黄芪 35 克，当归 15 克，金钱草 30 克，车前草、车前子（包）各 15 克，泽泻 15 克，炒萹蓄 10 克，瞿麦 10 克，甘草梢 10 克，飞滑石 20 克，虎杖 15 克，蒲公英 25 克，败酱草 25 克，野菊花 15 克，细生地 20 克，海金沙（包）20 克，炙内金 15 克，淡全蝎 6 克。15 剂，水煎服，每日 1 剂。

嘱其多饮水，清淡饮食，多做上下跳跃运动。

二诊：2012 年 4 月 20 日。服上方后，恶心、呕吐、尿痛稍有缓解，然仍有尿频、左肾区胀痛。舌淡红，苔白腻，脉沉紧。药虽中的，然结石不除，诸症实难消弭。守法守方，清热利湿，通淋排石，气血并调，原方继进。

三诊：2012 年 5 月 5 日。服上方 15 剂，恶心、呕吐、尿频、尿痛均有好转，左侧肾区胀痛仍发。舌淡红，苔白微腻，脉沉细紧。原方加威灵仙 20 克，通经活络止痛，以增溶石、排石之力。

患者前后服药近 3 个月，诸症悉除，B 超复查未见结石。

按语 患者间断性尿频尿痛 10 余年，属于中医"淋证"范畴，结合患者呕吐、尿频、尿痛、左侧肾区胀痛等症，以及 B 超示左肾中盏结石，辨为"石淋"。石淋之症，多因下焦积热，煎熬水液，结为砂石所致。淋证的主要病因、病机是湿热蕴结，石淋也不例外，盖因平素多食辛热肥甘之品，或嗜酒太过，酿成湿热，注于下焦，尿液受其煎熬，时日既久，尿中杂质结为砂石，即为石淋。《金匮要略心典》喻为"犹海水煎熬而成盐碱也"。然病有虚实，实者下焦湿热，气滞血瘀；虚者肾虚为热所乘，热则成淋。

本例患者肾结石十年余，气血亏虚为本，然刻下恶心、呕吐、尿频尿痛、肾区胀痛乃湿热气滞为标。李老用八正散合三金二石汤化裁。方用"三金"即金钱草、鸡内金、海金沙清热利湿、排石消淋；黄芪益气扶正，以司气化；车前子、车前草并走血分、气分，清热利湿；泽泻、炒萹蓄、瞿麦、滑石利水、通淋、止痛；蒲公英、败酱草、野菊花清热解毒；当归、生地黄补阴血，防大队利水渗湿药耗伤正气；虎杖活血化瘀止痛，兼清热利湿；淡全蝎破血化瘀，以助排石；威灵仙化石通络止痛；甘草梢利尿通淋，兼调和诸药。守法守方，清热利湿，通淋排石，气血并调，终收全功。

本案三诊加入威灵仙更有画龙点睛之妙。李老根据临床经验认为，威灵仙善治各种结石痛。威灵仙入膀胱经，咸能走血，性猛烈，走而不守，宣通五脏，故治疗膀胱气化不利之力甚宏。《药品化义》曰："威灵仙性猛烈，善走而不守，宣通十二经。"现代中医研究认为，威灵仙有溶石、排石、解痉等作用。李老每每于临床上用威灵仙治疗尿路结石、胆道结石及结石引起的平滑肌痉挛剧痛。临床证实，遇见尿结石者，临证时在辨证的基础上，加威灵仙配浙贝母、穿山甲、皂刺等，对于增强化石排石、通络止痛之力，恒有良效。

李老为新安医学大家，临床崇尚新安培元派"培本固元"思想，喜用黄芪、当归调和气血，扶正祛邪，本案攻逐不忘扶正，扶正更助攻邪，正是李老重视"培本固元"的较好例证。

附　治乳糜尿经验方

李老早年即创制以苦参为主药的基本方治疗乳糜尿，确立了健脾益肾、分清泌浊的治疗方略。在使用基本方基础上，辨证（病）加味，有温阳固本、有健脾培源、有杀虫寻因、有化瘀通络，标本兼顾；同时，在食疗康复方面强调不因噎废食，使机体得谷而昌，向愈机转。李老治乳糜尿的 5 首精方，经临床应用验证，疗效十分显著。

【经验方 1】苦参消浊汤

【组成】苦参 15～30 克，熟地黄、山茱萸各 25 克，怀山药 50 克，川萆薢、车前子（包）各 20 克，石菖蒲 10 克，乌药、益智仁各 15 克，炮山甲（先煎）各 10 克。

【用法】水煎温服，每日 1 剂，早晚 2 次分服。忌油腻及辛辣饮食。若病程长而体壮者，可加大用药剂量。

【功用】益肾养精，清热祛湿。

【主治】乳糜尿属中医膏淋、尿浊，辨证多为肾虚和湿热下注，症见小便浑浊不清，白如泔浆，积如膏糊，腰膝酸软。

【加减】

如见尿混如膏，甚则如涕，尿时涩痛，此为膏淋，当加赤茯苓、石韦利水通淋。

如小溲色红，或尿液呈酱油色，状如膏糊，淋涩不畅，此为赤浊（乳糜血尿），当加白茅根、炒蒲黄、琥珀末（分吞），清热止血，活血去瘀。

如见小溲浑浊，色白如米泔，此为白浊，当重用川萆薢，另加煅龙骨、煅牡蛎以分清固涩，达到填阴固精的目的。

【方义】乳糜尿系小便浑浊，白如米汤，而溲时无痛感的一种疾病，与中医学的"膏淋""尿浊"近似。根据中医理论，引起乳糜尿的原因不外两个方面：一是脾肾不足；一是湿热下注。前者是本，后者属标，李老所拟的基本处方就基于此。它由下述三个方面组成。

（1）主药苦参：因苦参既能益肾养精，又能清热、祛湿、杀虫，标本双顾，可谓治乳糜尿之要药。历代本草均载其杀虫之功，《本草衍义补遗》云："苦参能峻补阴气"；李时珍云："苦参、黄柏之苦寒，皆能补肾……又能治风杀虫"。苦参有无杀灭丝虫的作用，尚待进一步探讨。由李老治数十例丝虫引起的乳糜尿病案来看，苦参确有杀灭丝虫之效，因其所治数例患者，前服多剂中药无效，后加此药即获效。

（2）取六味地黄丸中三味补药作基础：熟地黄滋腻补肾，养阴益血；山茱萸补肝肾、秘精气、壮元气，涩精止遗，使精气不得下流，为关键要药；重用山药双补脾肾，使脾健肾强，以固其本。

（3）以川萆薢等药分清饮、温肾化气，去浊分清：川萆薢利湿清浊；石菖蒲通窍而分利小便；益智仁温补脾肾，固精止遗而缩小便；乌药温肾缩尿，理气散寒，止痛；更佐车前子清热利尿通淋；炮山甲活血通经，"搜风去湿，解热败毒"（《本草再新》）。

以上三组中药相合，则使本方成为治阴虚、白浊尿频的主要方剂。

【方歌】

李氏苦参消浊汤，怀山茱萸甲珠藏。

车前萆薢兼乌药，益智菖蒲熟地黄。

此为本方基础剂，膏淋尿浊效偏长。

【经验方 2 】 加减苦参消浊汤

【组成】苦参 20 克，怀山药、川萆薢、车前子（包）、黄芪各 20 克，石菖蒲、乌药、益智仁、炮山甲（先煎）各 10 克，翻白草 15 克，琥珀末（分吞）8 克，白术 12 克。

【用法】水煎服。

【功用】健脾益气，补肾固涩。

【主治】乳糜血尿，脾虚失统型。症见小溲赤混，甚则血块阻于尿道、溲行不畅；伴体瘦神倦，面色萎黄，纳谷寡味。舌淡，苔薄腻，脉细弱。

【加减】此型小便出血量多时，可单用翻白草 30 克煎汁，冲服琥珀末 9 克，待溲血止再服加减苦参消浊汤；若尿道涩痛明显，则加重川萆薢、车前子用量达 30 克，以增其分利之功。

【方义】乳糜尿或乳糜血尿，同中医的淋浊症象相似。淋为小便淋沥涩痛，因其症状不同，故有气淋、血淋、劳淋、石淋、膏淋之分。浊为小便浑浊、尿而不痛，其色或白或赤，白者为白浊，赤者为赤浊，乳糜尿或血尿又近似淋浊中的膏淋和尿浊之症。

李老对以苦参为主治疗乳糜尿症，具有丰富经验。本方乃苦参消浊汤化裁所得，功在健脾益气，补肾固涩。方中翻白草，能止血、凉血、清热解毒。现研究其化学成分含可水解鞣质及综合鞣质，作用于破裂的淋巴管黏膜后使蛋白质凝固，形成薄膜，则乳糜液能按正常的淋巴道流至血液中。其收敛之性可使血液凝固，达到止淋止血作用。

【方歌】

加减苦参消浊汤，方源基础酌更张。

偏湿熟地改生地，茱萸酸温亦应删。

溲红琥珀加翻白，脾虚增术入芪当。

【经验方 3 】 加味萆薢分清饮

【组成】川萆薢、乌药、益智仁、石菖蒲、车前子（包）、射干、苦参、翻白草各 15 克，炮山甲（先煎）9 克。

【用法】水煎服，入食盐少许。阴虚患者服用本方，注意中病即止，不宜久服。

【功用】清热利湿，分清化浊。

【主治】乳糜尿之湿热蕴结型。症见小溲混如米泔，置之沉淀似絮，心胸痞满，口渴，舌苔黄腻。

【加减】出血较多加炒蒲黄、琥珀粉；热象明显、口渴欲饮，上方加黄芩、知母。

【方义】是方由川萆薢分清饮（萆薢、益智仁、石菖蒲、乌药各等份）加味所得，功能清热利湿，分清化浊。方中川萆薢为君，善于利湿，分清化浊，是治白浊之要药。入苦参、车前子以增清热利湿化浊之力；方中射干、翻白草不仅清热解毒之功颇佳，且具消肿、抗菌等综合消炎作用，能抑制炎症性毛细血管通透性亢进，有利于淋巴组织慢性炎症病灶的消除；益智仁、乌药益肾阳，缩小便，利膀胱，助气化；石菖蒲芳香化浊，分利小便，共为佐药。食盐少许为使，取其咸入肾经，直达病所之意；炮山甲活血通经，《本草再新》说它能"搜风去湿，解热败毒"。诸药合用，共奏益下元，利下焦，清湿热，分清化浊之功。

【方歌】

加味萆薢分清饮，苦参翻白台乌灵。

益智固精能缩尿，车前利水又通淋。

射干除热兼蠲毒，山甲疏经络亦清。

湿热蕴藏宜炙服，乳糜立瘥效如神。

【经验方 4】消浊固本丸

【组成】山茱萸 12 克，怀山药 20 克，粉丹皮 12 克，续断 15 克，熟地黄 15 克，黄芪 20 克，白术 12 克，甘草 9 克，苦参、射干各 15 克。

【用法】上药共研细末，炼蜜为丸。每次 6～9 克，每日 2～3 次，温开水送服；亦可水煎服，用量按原方比例酌减。

【功用】益肾健脾，补虚固涩。

【主治】乳糜尿迁延日久，肾虚不固，湿浊未尽。症见小便浑浊，淋漓不尽，腰酸腿软，身疲乏力，烦热口干，遇劳加重，舌红脉细。

【方义】该方为李师经验方。主药苦参历代本草均载其有杀虫之功，并言及其能益肾养精，清热祛湿，可以标本双顾，故李师认为当作为治乳糜尿之要药。诚如李时珍所说："苦参补肾……杀虫"。虽当今药理尚未完全证实苦参有杀灭丝虫的作用，但由李师以其为主治愈数十例丝虫引起的乳糜尿来看，应确有杀灭丝虫之效，尤其是曾有数例患者，前服多剂中药无效，后加此药即获效机，更能证明之。取六味地黄丸中"三补"作基础：其中熟地黄滋腻补肾，养阴益血；山茱萸止遗精，固浊窍，使阴气不得下流；重用山药双补脾肾，使脾健肾强，以固先后二天之本。另加黄芪、白术、甘草补气，固摄精气，健脾除湿；牡丹皮、射干清热；续断补肾壮腰。全方共奏消浊除湿、补肾固本之效。

【方歌】

李氏消浊固本丸，山药地黄丹续和。

燥湿苦参须重用，射干清热酌增多。

健脾术草芪升陷，萸肉补肾逐病魔。

【经验方 5】乳糜食疗汤（粥）

【组成】薏苡仁、芡实、红枣、芹菜、怀山药、莲子。

【用法】熬粥吃，或当菜肴，或煎汤服。

【功用】健脾补虚，清热渗湿。

【主治】乳糜尿，脾虚湿热型。症见小便浑浊如米泔，面色不华，腰酸。食疗汤对乳糜尿有一定的辅助治疗作用，经用于临床多例，与不食此汤的对照组相比，疗效提高明显，病程缩短。

【方义】该方为李师食疗经验方。主药薏苡仁味甘、淡，性凉，归脾、胃、肺经，有健脾利水、利湿除痹、清热排脓、清利湿热之功效。历代本草均有论述，如《本草正》曰："薏苡，味甘淡，气微凉，性微降而渗，故能去湿利水，以其治湿……消水肿疼痛，利小便热淋，亦杀蛔虫。"芡实味甘、涩，性平，益肾固精，补脾止泻除湿；山药补肾固摄精气，红枣益气健脾，芹菜、莲子清热利湿。全方六味药，均为药食两用之品，可适量长期食用，共奏健脾补虚、清热渗湿的作用。此食疗汤对乳糜尿有一定的辅助治疗作用，经用于临床多例，与不食此汤的对照组相比，能明显提高疗效、缩短病程。

【方歌】

苡仁芡枣乳糜疗，尿浊脾虚效更高。

芹菜煎汤当水饮，清除湿热病邪消。

怀山莲肉熬成粥，长服养生胜醴醪。

二、诊治淋证的证治经验

乳糜尿系小便浑浊，白如米汤，而溲时无痛感的一种疾病，与中医学的"膏淋""尿浊"近似。乳糜尿是多种疾病发展至后期的临床表现，主要包括：①淋巴管阻塞，常见于丝虫病。丝虫在淋巴系统中会引起炎症的反复发作，使大量纤维组织增生，造成腹部淋巴管或胸导管广泛阻塞，由于肾的淋巴最脆弱，故易导致肾盂及输尿管处破裂，出现乳糜尿。由丝虫症引起的乳糜尿，可在尿沉渣中于显微镜下见到微丝蚴。先天淋巴管畸形、结核、肿瘤压迫等也可以出现乳糜尿。②胸腹创伤、手术伤及腹腔淋巴管或胸导管也可出现乳糜尿，但少见。③过度疲劳、妊娠及分娩后、糖尿病合并高脂血症、肾盂肾炎、包虫病、疟疾等也偶见乳糜尿。

乳糜尿发病年龄以 30～60 岁为最高。乳糜尿的发病原因，目前认为是胸导管阻塞，局部淋巴管炎症损害，致淋巴动力学改变，淋巴液进入尿路，发生乳糜尿。乳糜尿属于中医"膏淋"的范畴，症见小便浑浊如同脂膏，或如稀鼻涕，或似米泔水。有的尿液稠浊如絮，尿时不畅，阻塞尿道；有的浊尿白中带淡红色（含有较多的血液则称为乳糜血尿），多无痛感。劳累或多食脂肪食物会使病情加重。西医病原治疗除杀灭丝虫外，对消除乳糜尿尚无良法；既往西医采用硝酸银冲洗的方法，然而只能维持一段时间，常有反复。

李老指出，乳糜尿，尿似脂似膏，如米泔水，故乳糜尿属中医"膏淋"的范畴。古人言膏淋者，俨若脂膏，尿中有黏如蜓蚴之状，乃精尿混合而出，使小便欲出不能而痛。又云此病乃脾脏不调，皆肾虚而膀胱生热，肾液浑浊，水火不济，心肾不交，气血不遂，使阴阳乖舛，清浊相干，蓄在下焦，故尿出较急。

李老认为，本病之根源当责之于脾肾。脾为后天之本，主运化，职司升清降浊，化生水谷精微，滋养人体；肾为先天之本，水火之宅，阴阳之根，主秘藏。今脾肾脏气失守，中州统摄无权，下元不固，不能制约脂液。又若湿热蕴积于下，以致气化不利，无以分清泌浊，脂液随小便而去，小便如脂如膏，则为膏淋。故本病之始生，脾肾不足为本，湿热下注为标。其基本病机是脾失健运，肾失封藏，络脉违和。辨治本病，亦须四诊合参，绝不可仅凭小便浑浊或粉红色血尿而定。实践证明，某些药物确实可以有针对性地治疗乳糜尿，但是患者的主症与伴随症状皆因人而异，新病久病、禀赋的强弱等因素均各有不同，因此在治疗上，仍应重视整体观念，辨证论治。李老对淋证诊治独具匠心，在此试简述之。

（一）淋证辨治的学术思想

1. 八纲辨证，虚实为主

李老认为，《金匮要略·五脏风寒积聚病脉证并治》早已明言淋证的病因应是"热在下焦"，加之不论何种淋证均以里证为主，故前贤所言阴阳、表里、寒热、虚实的八纲辨证对淋证而言，表里、寒热两纲之辨已无太大意义，而辨证中首当重虚实二纲。也就是说，对于淋证的辨证而言，虚实二纲乃八纲中的纲中之纲，在明辨了疾病的虚实之后再进一步辨其他六纲，则将更有利于遣方用药，使疗效得以提高。

一般而言，初起或在急性发作阶段，因膀胱湿热、砂石结聚、气滞不利所致，尿路疼痛较甚者，多为实证；淋久不愈，尿路疼痛轻微，见有肾气不足，脾气虚弱之证，遇劳即发者，多属虚证。气淋、血淋、膏淋皆有虚、实及虚实并见之证，石淋日久，伤及正气，阴血亏耗，亦可表现为正虚邪实并见之证。

另古有淋证"忌补"之说，如《丹溪心法·淋》中曰："最不可用补气之药，气得补而愈胀，血得补而愈涩，热得补而愈盛。"李老根据自己数十年的临证经验指出，该说不可盲从，临床须从实际出发，紧紧抓虚实二纲，确系虚证者，只要辨证精准，参、芪之类的补气之品亦可大剂投入，尤其对年迈体弱或久用苦寒利尿之品使肾之气阳伤戕过甚之患者，非如此难收满意之效。若真因气虚而致淋者，岂会因补气而致"胀""涩""盛"也！

李老进一步指出，淋证忌补之说，是指实热之证而言，诸如脾虚中气下陷、肾虚下元不固，自当运用健脾益气、补肾固涩等法治之，不必有所禁忌。实则清利，虚则补益，是治疗淋证的基本原则。实证以膀胱湿热为主者，治宜清热利湿；以热灼血络为主者，治宜凉血止血；以砂石结聚为主者，治宜通淋排石；以气滞不利为主者，治宜利气疏导。虚证以脾虚为主者，治宜健脾益气；以肾虚为主者，治宜补虚益肾。诚如徐灵胎评《临证指南医案·淋浊》指出："治淋之法，有通有塞，要当分别。有瘀血积塞住尿管者，宜先通，无瘀积而虚滑者，宜峻补。"故李老常常告诫初上临床的中医师应多读书，但更应"师古而不泥古"。

2. 湿热为病，利湿为先

淋证病在膀胱和肾，且与肝、脾有关。其病机主要是湿热蕴结下焦，导致膀胱气化不利。《金匮要略·五脏风寒积聚病脉证并治》认为是"热在下焦"，《丹溪心法·淋》认为"淋有五，皆属乎热"。李老经数十载临床，指出淋证虽皆有热象，但不论哪种热，多兼夹湿邪为患，湿与热相合，如油入面，纠缠难解，致淋证施治常难以速愈。此时当以利湿为要，使湿去则热孤，可明显缩短病程。但对于利湿药的选用，则因人而异，若热象偏重且体质较好者,可首选《太平惠民和剂局方》中的八正散,方中加用蒲公英、紫花地丁、白花蛇舌草更有佳效,现代药理研究亦表明,蒲公英、栀子、大黄对大肠杆菌有抑制作用;对热象不太甚或体质较差者,则应舍弃木通、大黄,而易之以猪苓、茯苓或薏苡仁、金钱草等,防止苦寒太过,戕伤脾胃阳气,反致欲速不达,甚至变证蜂起;对淋证伴虚热者,当在八正散方中加入滋阴利尿之品,如白茅根、知母、麦冬等,以充其水源,协助利尿,亦寓有"增水行舟"之意;对肾阴虚有热者,可改用知柏地黄丸去山茱萸,适当佐以淡渗利尿之品,如薏苡仁、土茯苓、白茅根等;对小便淋沥灼热较甚者,方可加入利尿通淋之品,或配合八正散(去大黄、木通)共治之。

3. 通则不痛,以"通"为要

李老在长期临证中发现,绝大多数淋证皆呈虚实夹杂之候,其病理实质是"肾虚而膀胱热故也"。对于小便淋沥涩痛甚至伴少腹、腰骶痛胀明显者,当急则治其标,虽应遵"通则不痛"之理立法,但亦须详辨其虚实之偏颇而遣方用药。其对《医学正传·心腹痛》中的"……夫通则不痛,理也,但通之之法,各有不同。调气以和血,调血以和气,通也……虚者助之使通,寒者温之使通,无非通之之法也。若必以下泄为通,则妄矣"的论述十分服膺,指出治疗淋证之实证时,一方面应加重利尿通淋之品,另一方面应佐以宣化膀胱浊气之药如乌药、石菖蒲等。因《黄帝内经》曰:"膀胱者,州都之官,津液藏焉,气化则能出矣。"对尿中夹有血块者,参入化瘀利尿之品,如生蒲黄、琥珀、益母草等;对石淋或血淋突然出现堵塞时,由于疼痛剧烈出现的一些"正虚"之象,如面色㿠白、大汗、气急、肢冷,亦毋庸过投扶正之补药,他强调只要小溲得以畅解,"正虚"之象则可立即缓和。若患者系体虚老迈之人,为防万一,气虚甚者伍黄芪,阴虚甚者佐麦冬,总之补的同时切勿影响利尿。另对因气血过虚无力排出堵塞于尿道口的结石或血块之患者,必须遵《医学正传》之言采取"虚者助之使通,寒者温之使通"之法,重用参、芪以大补元气,甚至参以附子、肉桂,温宣膀胱浊气,以助结石或瘀块的排出。

(二)淋证分证论治经验谈

1. 热淋

热淋治疗首选八正散,同时根据辨证适当增减,以肾阴虚、膀胱热为其辨证要点。李老认为此肾阴虚即为机体防御功能降低,致湿热蕴结于下,膀胱气化不利。急性期治疗时应以祛邪为主,正所谓"祛邪即可安正"也。慢性阶段若出现肾阴虚,症见腰痛时作、眩晕、低热、排尿不适、掌心发热,舌红,苔薄,脉细数。李老一再告诫:第一,切不可一味利尿通淋,竭泽而渔,使津液更耗、阴虚过甚反变生他疾,此时虽须标本兼顾,但要以滋益肾阴为主;第二,酌情佐以淡渗利湿之药,不可过用苦寒之品,因滋阴药皆为寒凉之性,本身即有清热消炎之功,苦寒太过,反有化燥伤阴之嫌,故他常摒弃苦寒药过多的八正散,而选用银翘导赤散合知柏地黄丸加减,往往可收良效。

2. 气淋

气淋多因疾病迁延不愈、损伤正气而出现脏气虚衰下陷,症见脘腹满闷胀痛,小便涩滞，尿后余沥不尽。治当随证给予清解合扶正祛邪、顾护脾肾法。另亦有七情太过，尤其是大怒，致小溲突然淋沥不畅，甚至闭塞，此时切勿壅补，而应投利气疏导、降逆利尿之品，如尤在泾《金匮翼》中的沉香散（沉香、石韦、王不留行、滑石、当归、白芍、橘皮、冬葵子、甘草）。沉香散中沉香、橘皮利气，当归、白芍柔肝，甘草清热，石韦、滑石、冬葵子、王不留行利尿通淋。胸闷胁胀者，可加青皮、乌药、小茴香以疏通肝气；日久气滞血瘀者，可加红花、赤芍、川牛膝以活血行瘀。

3. 血淋

血淋大多因脾肾两虚、正气不足、病邪乘虚而入所致。所以顾护脾肾之气，培补先天、后天是治疗血淋的基本原则，凡是克伐脾肾气阴之药临证中均应慎用。血淋过程中，常出现较大血块堵塞尿道，致小便一时难出、少腹胀坠甚剧的急性症状，此时症情发展成癃闭，当用《证治准绳·类方》中的代抵当丸（大黄、当归尾、桃仁、炮穿山甲、芒硝、肉桂、生地黄）峻逐瘀血、散结利尿。

4. 石淋

石淋以腰酸绞痛为辨证要点。经数十载临床实践，李老认为石淋以肾虚为本，湿热气血交阻为标，症见血尿，腰痛剧烈。急则治其标，用清热利湿、通淋排石之剂；若见脾肾两虚之候而结石不下、疼痛不显著者应使用温补脾肾、通淋排石之剂，使肾气充足、气化功能正常，则可加速结石的排出。在治疗中，还必须从整体考虑，既不要单纯注意个别症状（如疼痛、出血）的缓解，也不能仅着眼于结石的排出而猛攻峻逐，因症状与结石之间、结石与全身各脏腑之间都有着千丝万缕的联系。在应用排石剂的同时一定要顾及机体的承受能力，一般药力尚不太峻猛的排石剂（如金钱草、冬葵子、虎杖等）都会致腹泻，何况体虚老迈之人岂可耐受大剂苦寒攻逐之品？临床中可适当酌用补气温肾、通淋排石法，健脾化湿、利尿排石法，以及活血理气、通利化石法，往往能收柳暗花明的意外佳效，学者当牢记之。

5. 劳淋

劳淋以劳累后易发作为辨证要点。《诸病源候论》云："劳淋者，谓劳伤肾气而生热成淋也。"劳淋以肾虚为本、虚热为标，因久病肾气必伤，故治疗劳淋当以培补肾气为要，临床中往往能取得较好的疗效。但有些劳淋见于多产或操劳太过之老妇，常有明显的小腹重坠感，稍劳或咳嗽则小溲失控，此多为气虚，当以补中益气为主，参入温肾之品。若无明显畏寒症，李老认为勿过用附子、肉桂等辛刚燥烈之药，谨防"壮火食气"。

6. 膏淋

膏淋的特征是小便浑浊如乳汁，或似泔水、豆浆。该病多发于30～60岁，其复发率较高，据相关报道，其复发率一般在20%～30%，主因劳累过度、酗酒、进高脂肪食物、感冒发热、胎前产后等。李老指出，农村大忙季节（劳累）、节日前后（多脂餐）复发较多。进入21世纪后，因人们的饮食结构发生较大改变，此病发生率有逐渐升高之势。

综上，李老通过数十年的理论和临床研究，对淋证已形成独特的学术思想和丰富的诊治经验，其理论认识一语中的，临床实践辨证精准，论治讲究法度，选方用药独到，故效果显著，值得吾侪学习并借鉴之。

第三节　妇科病医案

案1　闭经1

杜某，女，26 岁，农民。1983 年 1 月 3 日初诊。

主诉：月经未行 1 年余。

病史：患者经闭载余，胃纳不馨，神困肢软。服中西药无效。舌质红，苔薄白，脉沉细。

西医诊断：闭经。

中医诊断：闭经。

辨证：气滞血瘀。

治法：疏肝行气，活血调经。

处方：制香附 9 克，台乌药 9 克，陈皮、青皮各 12 克，川楝子（打，煨）9 克，制首乌 12 克，当归 12 克，川芎 9 克，炒白芍 9 克，广郁金 9 克，益母草 15 克。6 剂，水煎服，每日 1 剂。

二诊：服上方 6 剂，药后恙情如斯，但觉两侧少腹隐约微胀而痛。盖气滞必兼血瘀，前方行气有余而活血尚嫌不足。宗前方，加强活血之药。

处方：当归 15 克，川芎 12 克，丹参 15 克，泽兰 12 克，白芍 9 克，益母草、茺蔚子各 15 克，怀牛膝 9 克，制香附 9 克，红花 6 克。6 剂，水煎服，每日 1 剂。

三诊：服上方 6 剂后，经血已来潮，但量少色淡。腰酸肢软，神困依旧。此为郁久暗耗肝阴，气血不足之象。宜培补气血，通利经脉。以桃红四物汤合四君子汤化裁投之，6剂后病告痊愈。此证虽属气郁经闭，无明显血瘀见证，但有郁必有瘀，故郁瘀并治，行气活血而获郁开经通之效。

按语　本案文辞相当简洁，读者可能对其断为"肝脾气郁"型闭经颇为不解。其实，从"胃纳不馨，神困肢软""脉沉细"此两种证象来看即可说明脾虚失运、心脾两虚。《素问·阴阳别论》曰："二阳之病发心脾，有不得隐曲，女子不月。""二阳"是指足阳明胃和手阳明大肠经，偏重于足阳明胃经。如《类经》十三卷第六注云："二阳，阳明也。胃与大肠二经，然大肠、小肠皆属于胃，故此节所言，则独重在胃耳。"本段记载了女子闭经的主要原因——因忧愁思虑，或饮食不节，或劳倦过度，损伤心脾（胃），心气被抑，此乃脾气结而不运，胃纳因之减少，久则生化之源不足，营阴暗耗，血海枯竭，无血下达胞宫而产生闭经的发病机制。李老深谙《黄帝内经》之旨，从"有不得隐曲"的提示及病史问诊中细究病因，洞悉根由。察其证虽有气血亏虚之征，但病之本在肝郁气滞，肝气犯脾，肝脾之气俱郁，气滞血瘀，故先期用疏肝行气之药，活血调经；

佐以白芍、首乌、当归柔肝养血；及其经血至，再以桃红四物汤合四君子汤益气养血，活血调经，竟收全功。

闭经是妇科常见的一种症状，可因全身或局部性病变引起。李老长于从气血辨治各型闭经。本案患者，证虽属气郁经闭，无明显血瘀见症，然而气郁必兼血滞，有郁必有瘀，故郁瘀并治，行气而获郁开、经通之效。于理气开郁药中适当佐以活血之品，效果理想。李老指出，行气药与活血药有许多共同的药理效应，很难截然分开。故前人提出了"气中之血药"和"血中之气药"。活血药物能够增强气血流行，气郁之证即使无明显的血瘀见症，亦可放胆用之，并无"致虚"之弊。

案2 闭经2

张某，女，35岁。1999年8月初诊。

主诉：月经停止1年余。

病史：患者2年前曾行人工流产术，术后月经能正常来潮，遂口服"复方甲地孕酮"避孕药避孕。共服药半年，停药后经闭不行。曾在某医院做人工周期治疗，月经尚可来潮。此后继续做人工周期治疗，停药后月水杳无讯息，迄今已届1年余。带下一般，时有腰酸，饮食正常，二便自调，余无明显不适。妇科检查正常。舌质淡红，苔薄白，脉细弦。

西医诊断：继发性闭经。

中医诊断：闭经。

辨证：肾虚精亏，冲任不足。

治法：补肾益精，调理冲任，佐以益气养血。

处方：菟丝子20克，覆盆子20克，枸杞子15克，五味子15克，车前子（包）15克，潞党参15克，炒白术15克，当归15克，白芍15克，熟地黄15克，茺蔚子10克，紫丹参15克。10剂，水煎服，每日1剂，分2～3次服。

二诊：上方连服10剂，感乳房胀痛，腰时酸，白带量多色白，余无明显不适，苔薄白，脉细弦。守上方加仙茅15克，淫羊藿15克，柴胡10克，以平补肾阴肾阳，少佐柴胡以疏肝。

三诊：上药再服10剂后，月经于9月10日来潮。今经行第3日，量始少，经色红，无血块，腰时酸，苔薄白，脉平缓。仍遵前法调治善后。随访半年，完全正常。

按语　口服避孕药所致闭经多无明显苦楚，或所苦甚微。李老诊治此候，每责之于肾，用补肾法治疗多获良效。盖肾主水，受五脏六腑之精而藏之，肾精为天癸、经水之源。《素问·上古天真论》曰："女子七岁，肾气盛，二七而天癸至，任脉通，太冲脉盛，月事以时下，故有子。"已明确提出了女子之月经正常与否与冲任关系密切。本病例西医常以人工周期治疗使经行，最终逾年余而不复来潮。本案用五子衍宗丸为主补肾填精，辅以仙茅、淫羊藿等补肾之阳，冀平补肾阴肾阳，则肾气渐充。五子衍宗丸由菟丝子、枸杞子、五味子、覆盆子、车前子五味药物组成，皆为植物种仁，味厚质润，既能滋阴补血，又蕴含生生之气，实为填补精气、益肾固涩之良方。又虑患者年已五七，阳明脉始衰，阳明脉乃多气多血之经，故于补肾之中佐以益气健脾之党参、白术，以资生化之源，少佐柴胡疏肝理气调经，当归、白芍补血养血，共奏滋肾益精、健脾养血调经之功，使精血得复，肾气得固，胞宫得养而月经自来潮。

案3 乳癖

水某，女，39 岁。2016 年 8 月 1 日初诊。

主诉：双侧乳房反复刺痛 4 年余。

病史：患者 4 年前无明显诱因下出现双侧乳房疼痛，如针刺样。2013 年 5 月 7 日于芜湖市某医院就诊，行乳房 CT 示：①双乳腺增生症；②左乳乳腺影像学报告及数据系统（BI-RADS）Ⅱ类，右乳 BI-RADS Ⅱ类。2016 年 6 月于芜湖市某医院就诊，行乳房 X 线示：①左乳结节，建议活检；右乳结节，考虑增生，必要时活检；②双乳腺增生症；③左乳BI-RADS Ⅳa 类，右乳 BI-RADS Ⅱ类。患者一直未予以重视，未接受系统治疗，门诊拟"乳核"收治入院。刻下：患者诉双侧乳房疼痛加重，右乳疼痛较左侧明显；乳房疼痛伴有乳房肿块，左乳触及多发性肿块，大小不等，质地较硬韧，肿块不与皮肤粘连，肿块表面触之有颗粒感。平时忧虑多思，月经周期不稳（末次月经时间为 2016 年 7 月 26 日），乳房疼痛，每遇经期、情绪波动加重。舌淡红，苔薄白，脉弦。

西医诊断：乳腺结节。

中医诊断：乳癖。

辨证：气滞血瘀，痰凝气郁。

治法：化痰散结，理气止痛。

处方：黄芪 35 克，当归 15 克，川芎 15 克，王不留行 25 克，夏枯草 30 克，陈皮 10克，青皮 10 克，山慈菇 10 克，生牡蛎（先煎）30 克，玫瑰花 6 克，郁金 15 克，威灵仙25 克，制延胡索 30 克，蒲公英 25 克，粉葛根 25 克，浙贝母 15 克。7 剂，水煎服，每日1 剂。

嘱其忌食辛辣生冷及肥甘油腻之品，保持心情舒畅。

二诊：2016 年 8 月 8 日。服上方 7 剂，两乳房疼痛较前略见缓解，疼痛呈刺痛状，每于生气及心情不好时加重。食纳、睡眠、二便尚可，舌质淡红，苔薄白，脉弦。患者肝郁症状明显，守上方再进，另加制香附 15 克，川楝子 15 克，凌霄花 15 克，以疏肝解郁，活血止痛。7 剂，水煎服，每日 1 剂。

三诊：2016 年 8 月 15 日，患者药后自觉乳房疼痛次数明显减少，疼痛程度较前减轻。自述乳腺包块有所减小，质地较前软。舌淡红，苔薄白，脉弦缓。药合病机，守 2016 年 8月 8 日方，原方去山慈菇，玫瑰花改 9 克，郁金改 25 克，加杭白芍 20 克，柔肝养肝，活血止痛，理气散结。

按语 乳房结节就是乳腺囊性增生病。乳腺增生病是乳腺导管和小叶在结构上的退行性、增生性改变，情志内伤、冲任失调是其重要的致病因素。临床表现症见乳房有肿块，疼痛以经前加重、经后减轻为主要特征，多见于 30～50 岁妇女。汉代的《中藏经》、宋代窦汉卿的《疮疡经验全书》称其为"乳癖"，清代顾世澄的《疡医大全》名之为"乳痞"。李老指出，中医药治疗乳腺增生病有独特疗效，以疏肝解郁、行气化痰、调理冲任为主要治法。

患者因"双侧乳房反复刺痛 4 年余"入院。患者一直未予重视，由单纯乳癖，发展为乳核，乃至乳岩不排除。女子乳头属肝，乳房属胃，足厥阴肝经和足阳明胃经于此循行。

本例患者平日忧虑多思，思则气结，肝气郁结，失于疏泄。气为血之帅，气行则血行，若气机运行不畅，则血脉凝滞。女子以肝为先天，故气滞血瘀发为乳癖，肝旺则土虚，气血生化失司，化而为痰，辨证为气滞血瘀，痰凝气郁。脉弦亦为肝气郁滞典型脉象。法宜化痰散结，理气止痛。

药用黄芪、当归、川芎行气活血；陈皮、青皮、玫瑰花、郁金、制延胡索疏肝理气，解郁止痛；王不留行、夏枯草、山慈菇、浙贝母、蒲公英清热化痰，散结消肿；威灵仙通行十二经，以助通行之力；粉葛根归肺、胃二经，生津止渴，合用生牡蛎以引经，增软坚散结消乳之用。二诊患者乳房疼痛较前略见缓解，自诉每于生气及心情不好时加重，故守方加制香附以疏肝理气；肝郁日久易化火，川楝子可清泻肝热，行气止痛，合用延胡索为金铃子散之意；凌霄花凉血活血，消肿止痛。三诊患者乳房疼痛次数较前明显减少，程度减轻，包块亦见减小及变软，故去山慈菇，其力霸道，略有毒性，中病即止，并酌加玫瑰花、郁金剂量；恐大队理气之品耗伤津液，加杭白芍柔肝敛阴，缓急止痛。

本案患者应持续服用中药，平素应调畅情志，定期复查乳房，截断其向乳岩发展趋势，防治未病。

第四节　男科病医案

案1　阳痿

孙某，男，38岁。2012年3月29日初诊。

主诉： 阴茎勃起不坚、早泄10年。

病史： 患者幼年时有频繁手淫史，又久虑伤身之隐患，而常存忧惧之心，10年前出现阳痿、早泄现象，多方治疗，迁延未愈。刻下：自述房事时勃起不坚，早泄。平素少言寡语，学习、工作有心无力。易出汗，睡眠梦多，夜尿2～3次，饮食、大便正常。舌淡红，苔薄白腻，脉细滑略数。

西医诊断： 勃起功能障碍。

中医诊断： 阳痿、早泄。

辨证： 肝郁脾虚，肾阳不足。

治法： 疏肝健脾，温补肾阳。

处方： 丹栀逍遥散加减。黄芪35克，当归15克，赤芍、白芍各15克，柴胡9克，云苓15克，薄荷（后下）10克，炒白术15克，甘草10克，牡丹皮15克，炒山栀10克，合欢花、合欢皮各15克，仙茅10克，淫羊藿10克，阳起石（先煎）10克，海狗肾1条，炙蜈蚣2条，枸杞子40克。15剂，水煎服，每日1剂。

嘱其起居有时，节制房事，忌劳累，忌生冷、油腻、辛辣之品，宽松心态，多饮水。

二诊： 2012年4月13日。服上方15剂，精力、睡眠有所改善，夜尿1～2次，晨勃似有改善，怕冷。饮食、二便正常。舌淡红，苔薄白微腻，脉细滑数。前治显效，守原方加蛇床子15克，以温阳起痿。15剂，水煎服，每日1剂。

三诊： 2012年4月28日。服上方15剂，精力、睡眠转佳，出汗、怕冷亦有好转，晨起勃起硬度较前改善，本月同房 2 次，较前有所改善。舌淡红，苔薄白腻，脉细滑略数。仍守 2012 年 4 月 13 日二诊方，去枸杞子加生地黄、熟地黄各 15 克，阴中求阳。15 剂，水煎服，每日 1 剂。嘱其起居有时，节制房事，忌劳累，忌生冷、油腻、辛辣之品，宽松心态，多饮水。

四诊：2012 年 5 月 13 日。服上方 15 剂，情况稳定，精力、睡眠尚可，同房质量较前有明显改善。舌淡红，苔薄白微腻，脉细滑。效不更方，守 2012 年 4 月 28 日方续服。15 剂，水煎服，每日 1 剂。嘱其起居有时，节制房事，忌劳累，忌生冷、油腻、辛辣之品，宽松心态，多饮水。

患者经治 2 月余，随访房事已恢复正常。

按语　中医认为阳痿多与肝、肾二脏的关系最为密切，并有"实者在肝，虚者责肾"之学说。此外，心主"君火"、脾胃主"润宗筋"，为气血生化之源。肺主一身之气，均参与宗筋的正常勃起。故心、脾、肺三脏功能失调，亦可间接导致阳痿的发生。李老指出，治疗阳痿首辨虚实，阳痿有虚实之分，虚有阴虚、阳虚、心脾两虚、心肾不足之别；实有肝郁、湿热、血瘀之异，临床用药必须强调辨证施治。

本例患者阳痿之证因虚为主，病涉心、脾、肝、肾四脏。究其病因有多端：一是心脾受损，如《景岳全书·阳痿》所论述："凡思虑焦劳忧郁太过者，多致阳痿，盖阳明总宗筋之会……若以忧思太过，抑损心脾，则病及阳明冲脉……气血亏而阳道斯不振矣。"思虑忧郁，损伤心脾，则病及阳明冲脉，胃为水谷气血之海，阳明者总宗筋之会，气血两虚，发为阳痿。二是肝郁气结。肝为藏血之脏，体阴而用阳，藏血而主疏泄，肝经"循股阴，入毛中，过阴器"（《灵枢·经脉》），"其病……阴器小用"（《灵枢·经筋》）。肝的功能正常，则气血充盛，宗筋得养，用事自如；反之肝失疏泄，肝经湿热，或肝气郁结，气滞血瘀，使宗筋失于濡养，导致阴器不用。正如《杂病源流犀烛》说："又有失志之人，抑郁伤肝，肝木不能疏泄，亦致阴痿不起。"李老认为当今社会竞争激烈，中青年男性往往承受工作、家庭等诸方面的压力，长期精神紧张导致肝气不疏，而发生阳痿。三是肾阳虚命门火衰。肾藏精，主生殖，肾阳不足可致阳事不举。古人认为阳痿"火衰者十居七八，火盛者仅有之耳"。本案治拟疏肝健脾，温补肾阳之法。方用归脾汤合丹栀逍遥散、二仙汤化裁。药用黄芪、白术、茯苓益气健脾，当归、白芍、赤芍等补血行血，气血双补，开气血生化之源，主润宗筋；牡丹皮、栀子清心肝伏火；柴胡、薄荷疏肝理气，畅疏泄之机，并引药入肝；仙茅、淫羊藿、阳起石、海狗肾、枸杞子重用温补肾阳起痿；合欢花、合欢皮养心安神；蜈蚣通肝络而起阳。二诊针对怕冷情况加入蛇床子以增温肾壮阳之力。三诊易枸杞子为生地黄、熟地黄，乃阳中求阴之理。诸药主以健脾益肾，实则心、脾、肝、肾俱调，不失为良方。

李老非常重视阳痿的心理治疗，因而指出：治疗阳痿，在进行药物治疗的同时，还要善于进行心理疏导，消除心理障碍，激发信心，并消除精神紧张、恐惧心态，从容为之，疗效始著。据临床观察，精神性阳痿占大多数，如有的夫妻感情淡漠、性生活环境不好，配偶怕怀孕配合不好；有的因过去曾过度手淫而担心有后遗症，或因过去偶有性生活失败而担心自己性功能有毛病，对性生活存在恐惧和忧虑的心理等，这些都是造成阳痿的精神因素。如果阳痿的患者在睡眠或膀胱充盈等非性交情况下阴茎能勃起，可基本确定属于精神性阳痿。因此，调摄精神与饮食是治疗本病的重要一环。本案每诊必有精神、饮食、生活起居之嘱，意在"宣其抑郁，通其志意"，使其保持精神愉悦，房事有节，饮食有常，调摄有道，故收事半功倍之效。

案2 不遗精

陈某，男，28岁，未婚。2009年12月31日初诊。

主诉： 性功能障碍，伴不遗精1年。

病史： 患者自述1年间性功能障碍，伴不遗精，阴茎勃起困难，或勃而不坚，或勃起后维持时间短，无晨勃。夜寐易醒，醒后不易深睡，常感畏寒肢冷，腰膝酸软，久立隐痛。饮食、二便尚可。舌淡红，苔薄白，脉沉细。

西医诊断： 性功能障碍。

中医诊断： 阳痿。

辨证： 脾肾两虚。

治法： 温补脾肾。

处方： 黄芪60克，太子参20克，阳起石（先煎）15克，仙茅15克，淫羊藿15克，石楠叶15克，甘枸杞（后下）30克，山茱萸15克，肉苁蓉15克，巴戟天15克，金狗脊15克，补骨脂15克，杜仲15克，川断15克，炮山甲（先煎）6克。7剂，水煎服，每日1剂，早晚饭前服用。

嘱其忌生冷、油腻、辛辣之品。

二诊： 2010年1月7日。服上方7剂，自述本周遗精1次，然精液量少。仍有畏寒，夜寐差，夜间阴茎无勃起，无晨勃现象。舌淡，苔薄黄，脉沉细。上方疗效不显，非药不中的，实乃虚劳日久，肾阳虚损致生精之力微薄，治当侧重于温阳益精填髓。改用五子衍宗丸加减。

处方： 覆盆子15克，蛇床子15克，黄芪60克，太子参20克，阳起石（先煎）15克，仙茅15克，淫羊藿15克，石楠叶15克，甘枸杞（后下）30克，山茱萸15克，肉苁蓉15克，巴戟天15克，车前子15克，补骨脂15克，杜仲15克，川断15克，炮山甲（先煎）6克。7剂，水煎服，每日1剂，早晚饭前服用。

三诊： 2010年1月14日。服用前方后，略有恶心，晨起阴茎勃起但不坚挺，睡眠有所改善，偶头痛，近日感冒。舌略红，苔白，脉沉细。守2010年1月7日方，去阳起石，加菟丝子15克，绞股蓝15克，桑椹15克。7剂，水煎服，每日1剂，早晚饭前服用。

四诊： 2010年3月25日。晨起勃起坚硬度、性功能障碍均有改善，余无不适。舌质淡红，苔薄黄，脉沉细。

处方： 黄芪60克，太子参20克，仙茅15克，淫羊藿15克，石楠叶15克，甘枸杞（后下）30克，巴戟天15克，狗脊15克，补骨脂15克，杜仲15克，川断15克，炮山甲（先煎）6克，夜交藤30克，合欢花、合欢皮各15克，酸枣仁30克。水煎服，每日1剂，早晚饭前服用。

嗣后以上方加减调理旬余，痊愈。

按语 遗精是指男子青春期后，非性交或手淫时发生精液外泄的生理现象，一般而言，进入青春期的男子每月遗精次数可为0～4次，皆属于正常。古之医者云："精满则溢。"本例患者一年未曾遗精，并伴随性功能障碍，显系病态。肾虚精亏，不盈于内，何溢于外？

阳虚不能温煦，则畏寒、腰膝隐痛，性功能低下，舌脉相参，辨为脾肾两虚，阳虚精亏证。拟温补脾肾法治之。一诊获效不显，实为虚劳日久，脾肾阳虚，生化乏源，精亏日甚。二诊以五子衍宗丸加减，注重益精填髓取得良效。药用覆盆子、蛇床子、枸杞子、车前子诸子类质润之品补肾填精；黄芪、太子参重用，大补脾气，取"治肾不如治脾""补肾不如补脾"之意，振脾运以资生化之源；仙茅、淫羊藿、山茱萸、肉苁蓉、巴戟天阴阳双补；阳起石、石楠叶补肾起痿；补骨脂、杜仲、川断含"寿胎丸"之意，补肾强腰膝；炮山甲通络导滞，亦使补而不滞。诸药合参，方证相符，终获良效。

案 3　不育症

郑某，男，34 岁，已婚。1984 年 1 月 23 日初诊。

主诉：婚后未育 10 年。

病史：患者婚后 10 年未育。平素经常头晕腰酸，手足欠温，会阴坠痛，神困肢软，体检正常，睾丸、附睾均无异常发现。精液检查：色灰白，质略稀，量约 2ml，5 次查找无精子。经中西医多次治疗，罔效。患者配偶健康无恙。舌质淡，苔薄白，脉濡细。

西医诊断：不育症。

中医诊断：不育型。

辨证：肾阳虚。

治法：温补肾阳，育精养血。

处方：淫羊藿 30 克，仙茅 15 克，威灵仙 9 克，枸杞子 25 克，覆盆子 15 克，酒炒菟丝子 20 克，石楠叶 15 克，制首乌 15 克，肉苁蓉 15 克，山茱萸 15 克，沙苑子 15 克。15 剂，水煎服，每日 1 剂。

二诊：1984 年 2 月 7 日。药后头晕腰酸好转，精神略振。宗原方加锁阳 12 克，狗脊 15 克。15 剂，水煎服，每日 1 剂。

三诊：1984 年 2 月 21 日。四肢渐暖，阴部坠痛大减。拟原方继服 15 剂。

四诊：1984 年 3 月 5 日。复查精液常规：量 3ml，色灰白，质稠，精子数 7000 万个，活动率 74% 以上。宗原意加巴戟天 15 克，继服 15 剂。

五诊：1984 年 3 月 20 日。病愈神振，依上方去锁阳，增五味子 12 克，车前子 9 克。15 剂。炼蜜为丸，日服 2 次，每次服 15 克。时隔 2 个月，患者偕同爱人一道登门报怀孕之喜。翌年产一男婴。

按语　男性无精子症属中医"无子""绝孕""不育""无精"等证范畴，是以精液中无精子，或精子极少，或精液逆流入膀胱，影响生育力为主要表现的肾系疾病。《黄帝内经》将男子无子的原因归于"天癸竭"和"天地之精皆竭"。从肾精及后天水谷之精均竭立论，创"无子"为精竭之说。清代何梦瑶在《医碥》中载"卵子瘟"一证，认识到因痄腮而伴发的睾丸瘟证，可能会损及睾丸的生精功能。明代岳甫嘉《妙一斋医学正印种子篇》论及男子九丑之疾包括"久而无精，精而无子"，治以葆真丸，并言"虽七十岁老人服之，尚能育子"，推测九丑之疾可能包含无精子症。临床上，男性无精子而不育者并不鲜见，发病率占男性不育症的 6%～10%，而且是导致男性不育症的主要病因之一。中医认为，此症多属肾虚精亏范畴，尤以肾阳虚者为多。据此，李老自拟"三仙种子汤"益肾生精，曾治疗多例，均获显效。

"三仙种子汤"中所谓"三仙"，指淫羊藿（又名仙灵脾）、仙茅和威灵仙三味中药。其中淫羊藿、仙茅为补肾阳、助命火、益精气之要药，配以威灵仙宣经通络，三者合作，促使精子生长并疏畅精道，共为主药。石楠叶、制首乌、肉苁蓉、巴戟天、山茱萸、沙苑子为治疗内伤阴衰、肾亏髓耗之上品。更有古今种子良药枸杞子、覆盆子、菟丝子相伍，其生精种子大有望耳。

本案无精子致男性不育症，中西医长期治疗无效。今辨其证属肾阳虚损，命门火衰，无力生精；论其治应温肾填精，自拟三仙种子汤图治获效。方中重用淫羊藿配以仙茅温肾助阳生精。药理研究表明，淫羊藿主要成分为淫羊藿苷，其他还有去氧甲基淫羊藿苷、葡萄糖、果糖及挥发油、生物碱、维生素E和微量元素锰等。淫羊藿能增加动物精液分泌，刺激感觉神经，间接兴奋性欲而具催淫作用；老鼠和兔子吃了淫羊藿以后，性欲变得更加强烈。淫羊藿提取液具有增加雄性激素的作用，其效力甚至强于海马和蛤蚧，可使精液变浓、精量增加，所以淫羊藿又有中药中的"伟哥""媚药之王"之称。

二诊加锁阳、狗脊以兴阳通络，故很快使四肢转温，会阴部坠痛减轻，合当肾阳振而精道通。后拟丸方时去锁阳，盖虑其久服滑肠之弊；加五味子益气生津补肾、车前子泻肾中之虚火，以防助阳生热，诸药共奏补肾填精，益气助阳，种嗣衍宗之功，契合五子衍宗丸之旨。现代医学研究发现，五子衍宗丸有保护睾丸生精功能、调节下丘脑-垂体-性腺轴功能，以及抗衰老、降血糖、抗氧自由基、增强免疫等多种功能。李老认为，治疗无精子症之男性不育症，温补肾阳、填精益髓、疏通精道为根本大法，而三仙种子汤、五子衍宗丸等确属种子良方，用独特疗效说话，论证了男子不育重在葆精的道理，值得推广应用。

案4　乳癖

李某，男，40岁，干部。1990年9月8日初诊。

主诉：双乳渐变大4个月。

病史：患"乙肝"已3载，经中西药迭治虽"乙肝"得以控制，但近4个月两侧乳房渐发育长大如碗口，且胀痛不适，纳差神疲，浑身酸软。舌淡红，苔薄黄，脉细滑。肝功能异常。

西医诊断：男性乳房发育症。

中医诊断：乳癖。

辨证：湿热蕴结肝胃。

治法：清热利湿，疏肝理气，化痰散结。

处方：绵茵陈20克，焦栀仁12克，贯众20克，夏枯草15克，荔枝核15克，广郁金15克，大黄（后下）9克，白花蛇舌草15克，黄芪30克，焦三仙各20克。

二诊：服上方20剂，乳房肿大消失，肝功能复查正常。效方继服10剂以巩固疗效。

按语　男性乳腺发育症临床并非罕见，首要的问题是给患者带来不适，影响美观；怀疑癌肿，增加心理负担。本病临床表现为男子出现单侧或双侧可触及的乳腺组织，呈圆盘状结节或弥漫性增大，有时可伴有乳头和乳晕增大。局部可感隐痛不适或触痛，少数患者在挤压乳头时可见少量白色分泌物溢出。

一般认为男性一生中除了3种情况（新生儿的一过性乳腺增生症、青春期乳腺增大和偶尔发生在老年男性的乳腺增生）外，可触摸到乳腺组织即视为异常，即病理性的男性乳腺增生症。器质性疾病引起的病理性男子乳腺发育症还有原发病的临床表现。

本病属于祖国医学"乳癖""乳疬"范畴。清代的《疡科心得集·辨乳痈乳疽论》指出："男子乳头属肝，乳房属肾，以肝虚血燥、肾虚精怯，故结肿痛。"近代医家秦伯未在《中医临症备要·乳核》中云："男子肾虚肝燥，忧思怒火郁结，乳部亦能生核……"关于本病病因认识及治法，中医学多认为其发病与肝肾亏虚、痰凝气结、血瘀气滞等有关。清代沈源的《奇症汇》引《奇病方》云："有男子乳头忽然壅肿，如妇人乳状，扪之痛绝，经年药医不效，此乃阳明之毒气，结于乳房之间，非疮毒乃痰毒也。若疮毒经久，必然外溃，经年壅肿如故，非痰毒而何？法当消其痰，通其瘀，用化圣通滞汤煎服自愈。"乳房为少阳脉络经行之所，此经气血皆少，由情怀失畅，气血郁闭，有形而痛，当治在络（清代叶天士《临证指南医案》）；乳房属肾，乳头属肝，人不知调养，忿怒所逆，郁闷所遏，厚味所奉，以致厥阴阳血不行，遂令窍闭不通（清代沈金鳌《杂病源流犀烛·乳病源流》）；男子肾虚肝燥，忧思怒火郁结，乳部亦能生核，久则隐痛，用一味青皮或橘叶煎服（秦伯未《中医临证备要》）。

李老认为，乳房为肝、胃两经所过之处，肝病血虚、肝郁气滞、肾虚精亏等均可使肾之阴阳失调。肾气不足，冲任失调，不能涵养肝木；肝失所养，以致疏泄失职；肝气郁结，气滞血瘀，进而郁久化火，炼液成痰；或横逆脾土，脾失健运，聚湿成痰，乃至气滞、血瘀、痰凝结于乳络，乳络不通而发为本病。现代医学认为，患者肝功能异常，肝脏受损，其对激素的灭活功能减退，对雌激素的降解作用减弱，雌、雄激素平衡失调，故致男性乳房发育。

李老指出，本案患者肝病日久，湿热蕴结，湿聚凝痰，以致肝、胃两经不和，气血壅滞，发为肿块。治之要者，在肝宜清宜疏、理气解郁散结；在胃宜清阳明之郁热，利湿热、消凝痰、化瘀滞。故方用茵陈蒿汤为基本方以清利肝胆湿热，配贯众专入肝、胃二经，清热解毒而"破癥瘕"（《名医别录》）、"消顽肿"（《本经续疏》）；辅以夏枯草清肝化痰，消肿散结；白花蛇舌草清热解毒，消痈散结，利湿消肿；广郁金、荔枝核行散滞气，理气疏肝；并佐黄芪、焦三仙实脾扶正，脾胃健运则可防湿聚生痰。由于诸药邪正兼顾，标本并治，故服药不久即使乳房肿大渐次消散，肝功能亦恢复正常。由此观之，疏肝散结、健脾益气、清利湿热法所组成之方剂，可能对激素的灭活功能有一定促进作用。

第六章 心脑系疾病医案及其证治经验

第一节 心脑系疾病医案

案1 眩晕1

朱某，男，58岁。1950年5月3日初诊。

主诉： 眩晕头胀1周余。

病史： 患者1周前始眩晕头胀，如立舟车，旋转不定，烦躁易怒，肢体作麻，失眠多梦，素嗜烟酒，宿有喘咳。诊见上述症状外，面色红赤。血压190/118mmHg。舌质红，苔薄黄，脉弦劲。

西医诊断： 高血压。

中医诊断： 眩晕。

辨证： 肾阴不足，肝阳上亢。

治法： 平肝潜阳降压。

处方： 方拟自制之"平潜降压汤"。磁石（先煎）30克，珍珠母（先煎）30克，炒决明子30克，天麻12克，钩藤（后下）12克，怀牛膝12克，夏枯草12克，白芍12克，干地龙9克，青木香（后下）9克。5剂，水煎服，每日1剂。

服上方5剂后，眩晕大减，肢麻好转，血压下降为160/98mmHg。再投蒺藜、野菊花出入其间，25剂后，目眩头晕症状悉除，血压恢复正常，失眠亦见好转，唯咳喘旧恙依然。再宗原方去磁石、珍珠母，加肥知母、马兜铃各9克，以顾其本而善其后。经几次访问，未见复发。

案2 眩晕2

陈某，男，42岁。1979年9月14日初诊。

主诉： 眩晕耳鸣1月余。

病史： 患者先天禀赋不足，经常自感眼冒黑花，耳鸣如蝉声，头额及后脑胀痛，不能左右顾盼、坐立不宁，精神萎靡，腰膝酸软，多梦遗精。劳动则感头面发热，血压随即升高（186/110mmHg）。舌质绛，苔黄腻，脉细数。

西医诊断： 高血压。

中医诊断： 眩晕。

辨证： 肝肾阴虚，肝阳上袭。

治法： 滋肾养肝，抑阳降压。

处方： 方用自制 "滋养降压汤" 化裁。山茱萸 15 克，炒杜仲 15 克，桑寄生 15 克，怀牛膝 15 克，泽泻 15 克，淫羊藿 15 克，巴戟天 15 克，牡丹皮 9 克，玄参 9 克，栀子、青葙子各 9 克。5 剂，水煎服，每日 1 剂。

服药 5 剂后头脑胀痛略减，余证同前，按原方再服 10 剂，血压下降为 166/100mmHg，唯头部转侧仍感不舒。原方去玄参、泽泻加干地龙、臭梧桐、豨莶草各 15 克。再进 30 剂，血压趋于正常，头能左右顾盼，眼花耳鸣大有好转，精神亦振，夜寐见安，腰膝如常，唯夜间有遗精现象。再按上方增制首乌、刺蒺藜炼蜜为丸，以竟全功。服丸药 1 个月后复查。诸恙均愈，2 年间，几次随访，一切正常。

按语 据统计，高血压患者以眩晕为主要症状者约占 70%，头痛、心悸、失眠者占 40%～50%，因此，中医学主要将其归属于 "眩晕" "头痛" 等范畴。《素问·至真要大论》曰："诸风掉眩，皆属于肝"，《灵枢·海论》中记载 "脑为髓之海……髓海不足，则脑转耳鸣，胫酸眩冒"。故大多数高血压患者，在临床上常表现为面部潮红、头痛头晕、耳鸣目眩等肝阳偏亢的上盛之证，同时多伴有倦怠乏力、腰膝酸软等肝肾阴虚的下虚之证。上述两例高血压病案之所以获得较好疗效，正是将肝肾关系的理论运用于临床的结果，反过来，此二则病例的临床治愈，验证了理论的正确性。

高血压的发生机制，其病变在肝，根源在肾。而冲任失调，则多为女子高血压（或症状性高血压）之诱因。盖 "八脉隶乎肝肾"、冲任更在其中，肝藏血，肝为女子之先天，肾藏精、精生血，为女子之后天。

现代科学研究证实，在有降压效果的 80 余味中药中，一半以上均入肝经、肾经或肝肾二经。以上所举的两例高血压病案，就是根据其病机在肝肾，选药多用降压药中的入肝肾二经者，如磁石、珍珠母、天麻、钩藤、干地龙、制首乌、怀牛膝、青木香、蒺藜、野菊花、牡丹皮、山茱萸、杜仲、桑寄生、泽泻、淫羊藿、巴戟天、玄参、栀子、青葙子、豨莶草、臭梧桐等。再根据辨证，属肝阳上亢者，则重用平肝潜阳降压药；属肝肾阴虚者，则重用滋养肝肾降压药，故能获得良效。

案 3 头痛

丁某，女，45 岁，教师。1984 年 4 月 3 日初诊。

主诉： 头部疼痛反复发作 5～6 年。

病史： 头痛数年，作辍无常。痛甚欲呕，血压 186/100mmHg，心烦少寐，纳呆，便结。舌质淡红，苔薄黄，脉弦细。

中医诊断： 头痛。

辨证： 阴虚阳亢。

治法： 养血柔肝，平肝潜阳。

处方： 生龙骨（先煎）、生牡蛎（先煎）各 20 克，当归 15 克，石决明（先煎）、决明子（先煎）各 20 克，川芎 15 克，生白芍、炒白芍各 15 克，竹茹 12 克，延胡索 15 克，焦栀子 10 克，双钩藤（后下）15 克，夜交藤 15 克。7 剂，水煎服，每日 1 剂。

二诊： 服药 7 剂，诸症皆瘥，投珍合宁片调理。后期随访，血压值持续稳定在正常范围。

按语 头痛一病有外感、有内伤。内伤头痛多责之肝、脾、肾。盖肝脏体阴而用阳，本例系肝体阴血不足，遂致肝阳木火易亢而循经上逆，头痛作矣。本例高血压患者症见头痛，遂方用四物汤去生地黄加夜交藤、双钩藤、决明子等以养血柔肝，息风潜阳；焦栀子、竹茹清热降逆以止呕；延胡索"活血，利气，止痛"，"行血中气滞，气中血滞""治一身上下诸痛"（《本草纲目》），以缓头痛之苦；合以大剂鳞介类重镇潜降之石决明、龙骨、牡蛎等，使当归、川芎辛散窜肆之弊受其遏制，而止痛之功却借以发挥。阴阳相燮，升降从顺，则痛若失，血压亦得以控制。

二诊投珍合宁片调理以巩固疗效，使血压值持续稳定在正常范围，可谓佳案。中成药珍合宁片由珍珠层粉、灵芝、甘草组成。功能养心安神，用于心悸、失眠。从药物组成分析，珍珠层粉有很好的镇静作用；灵芝有降压和加强心脏收缩力的作用，较适合于高血压的善后调理。

案 4　胸痹 1

张某，男，50 岁。1988 年 6 月 2 日初诊。

主诉：时有胸部闷痛 5 年余。

病史：患者患"冠心病"5 年余。1985 年 12 月 3 日检查情况：心电图示冠状动脉供血不足，陈旧性心肌梗死，左心室劳损。胸片示主动脉增宽。曾经中、西医治疗，效果均不显。刻下：症见心痛彻背、胸闷气短，伴有心慌、汗出，背寒肢冷，面色不华，夜卧不安。舌质淡、苔薄白，脉沉细。

西医诊断：冠状动脉供血不足。

中医诊断：胸痹。

辨证：胸阳不宣。

治法：补气益阳，温经通络。

处方：黄芪 30 克，潞党参、当归、紫丹参各 15 克，川芎、五味子、附子（先煎）、枳壳、枳实各 10 克，麦冬 12 克，肉桂 6 克。5 剂，水煎服，每日 1 剂。

二诊：1988 年 6 月 7 日。药进 5 剂，心痛、胸闷略减，然活动后仍觉心慌，纳少。知其久病体亏，胃气亦见衰弱。守方再增补气之力，潞党参易为红参（炖服）10 克，又加炒白术 10 克，以健脾益胃。服药 5 剂，心慌已止，胃气苏，纳增，再进 10 剂以善其后。旬后随访，病情控制，复查心电图较前明显好转。

按语　李老认为，冠心病的发生从临床来看，虽多与情志失调、饮食不节、寒温不适、操劳过度等相关，然阳气虚才是本病发生之关键。这一点在历代文献中已有所阐述。《医门法律·中寒门》曾说："胸痹心痛，然总因阳虚，故阴得乘之"，明确提出了胸痹、心痛因阳气虚衰而发。《金匮要略·胸痹心痛短气病脉证治》也曾说："夫脉当取太过不及，阳微阴弦，即胸痹而痛，所以然者，责其极虚也。"从脉象上阐释了胸痹心痛的病机，即上焦阳气虚衰，胸阳不振而致痰饮等阴邪上乘。另外，以五脏的阴阳分属方面来考虑，也可以了解到冠心病与阳虚的内在关系。在五脏之中，心居于上焦，而肝肾居于下焦，上为阳，下为阴，所以心在五脏之中属。冠心病病变部位在心，《素问·评热病论》曾说："邪之所凑，其气必虚。"因此，很自然会得出冠心病责之于阳气虚的结论。故而李老指出：由于阳气虚为冠心病发生之关键，本着"治病求本"的原则，所以治疗时总以补气温阳之法为先。

本案在运用归芎参芪麦味汤时，加重黄芪剂量，复诊中易潞党参为红参，可温补心阳，更入白术健脾益气，大大增强了补气强心之力。现代药理研究已经证实，黄芪多糖可明显保护垂体后叶素引起的急性心肌缺血，人参除可强心外，亦有明显的抗心肌缺血作用，且能同时扩张冠状动脉。临床报道证实，有人利用黄芪治疗 92 例缺血性心脏病，并分别与硝苯地平、丹参片作对照。结果，黄芪组取得了较好的疗效。用药后，心绞痛等症状明显缓解，心电图有效率达 82.60%，疗效显著高于对照组。方中用附子、肉桂温阳，其中附子性善走，通行十二经，无处不到，能上助心阳以通脉，中温脾阳以健运，下补肾阳以益火，温经散寒以止痛；附子与肉桂相须为用则温肾助阳，既引火归元，又温经散寒止痛；佐以枳壳、枳实理郁滞开宣胸阳，更助心阳以通脉。似此治之得法，则气虚得补，胸阳得振，气血畅行，胸痹自解，疗效显著，当在意料之中。

案 5　胸痹 2

高某，女，53 岁。1986 年 9 月 5 日初诊。

主诉： 胸部闷痛 1 月余。

病史： 患者胸闷胸痛延已月余，心电图虽基本正常，然二级梯运动试验发现"ST 段压低，T 波平坦及 Q 波低电压"，提示心肌缺血，诊为"冠心病"。近因情志失畅，致病情加重，心胸痞塞不舒，心悸气短，伴嗳气频频，胁肋窜痛，纳谷乏味，大便不畅。舌质暗红，苔薄白，脉弦。

西医诊断： 冠心病。

中医诊断： 胸痹。

辨证： 气机郁滞，络脉不通。

治法： 理气解郁，开胸通络。

处方： 黄芪 20 克，当归、潞党参、紫丹参（各）15 克，麦冬、郁金各 12 克，川芎、香附、五味子、枳壳、枳实各 10 克。5 剂，水煎服，每日 1 剂。

药服 5 剂，胸闷减轻，嗳气好转，唯纳呆神倦，大便尚秘，乃中宫通降之机未和。守方增全瓜蒌 10 克，生山楂 12 克，以理气宽中。上方服 5 剂后，诸症状均缓和，又连进 10 剂，病已近愈，复查心电图正常。随访 2 年，未见病发。

按语　气郁对胸痹的发生有直接影响。现代社会无论各方面，如精神、生活、工作等各方面都承受着前所未有的压力，情志所欲不遂，直接影响着肝脏。若七情过激，情志不遂，肝气郁结，心之气血受阻，心络不和可发为心痹。因而情志之郁多影响肝调畅气机的功能而引起气郁，气郁更进一步影响心之气机，从而影响心主血脉的功能。本案用归芎参芪麦味汤补气养心治其本，患者"情志不畅，致病情加重"是肝郁气滞，故入郁金行气解郁，凉血破瘀。《本草备要》谓其"凉心热，散肝郁"。动物试验证实，郁金水煎剂对胆固醇过高引起的动脉粥样硬化有治疗作用，能使血胆固醇在 3 周内迅速下降，并可减轻家兔或大鼠主动脉及冠状动脉内膜斑块的形成和脂质沉积。郁金配香附、枳壳、枳实、全瓜蒌等疏肝解郁、理气宽中之品，可共奏理气舒郁，开胸通络之功。复诊时，虑其气滞必致血瘀，借有"气血并走"之山楂，化瘀而不伤新血，行滞气而不伤正气。现代研究证实，山楂有抗心肌缺血作用，能保护心肌，减轻缺血再灌注导致的心肌细胞损伤；山楂还能降低血清胆固醇及三酰甘油，有效地防治冠状动脉粥样硬化。对于高血压、高血脂及冠心病的患者，山楂是李老临证时的必用之品，也是李老治疗气滞型、血瘀型冠心病应用最多的药物。

案6　胸痹3

丁某，男，53岁。1989年11月2日初诊。

主诉： 劳累后胸部闷痛1年余。

病史： 患者体丰，素嗜膏粱，1985年始发"冠心病"。每届劳累及阴雨时节宿症易作。心电图示前侧壁心肌梗死，ST段压低，异常Q波。刻下：症见胸间极闷，痞满胀痛，气短喘促，纳呆少寐。舌质淡红、苔白腻，脉弦滑。

西医诊断： 心肌梗死。

中医诊断： 胸痹。

辨证： 痰浊壅塞，心脉失畅。

治法： 蠲饮化痰，活血通络。

处方： 黄芪20克，当归、潞党参、紫丹参各15克，川芎、五味子、全瓜蒌各10克，薤白、姜半夏各9克，麦冬12克，檀香6克。5剂，水煎服，每日1剂。

二诊： 1989年11月7日。5剂服毕，心胸舒适，余症稍减，是为痰浊之邪未能全化，脾气亦未尽复，遂宗上方再加葶苈子10克，白术10克，以增蠲饮健脾之力。方进7剂，诉胸间已适，无其他自觉症状。视之腻苔尚存，断为络中痰气未净，当再宣络利气，上方增陈皮10克。调治1个月，复查心电图基本正常。

按语 冠心病属本虚标实之证。本虚指心气虚，以心阳气虚为主；标实指瘀血痰浊阻滞心脉，脉道不通则发冠心病、心绞痛或心肌梗死。痰浊瘀阻，责之心脾，脾虚生痰，痰阻则血瘀，痰瘀互结，阻于心脉，发为心痛。李老认为，痰浊是冠心病病程中最重要的病理产物，同时也是继发性病因。首先，可从本病发生的外在因素——饮食方面来加以认识。《素问·生气通天论》曾说："味过于甘，心气喘满。"张子和的《儒门事亲》也曾有"夫膏粱之人酒食所伤，胸闷痞膈，酢心"的记载。长期恣食膏粱厚味或醇酒肥甘，蕴湿生热，酿成痰浊，痰聚胸中，阻滞脉络，胸阳不展，心脉痹阻，发为本病。我们还可从冠心病多发于欧美国家来加以印证，因为这与那里的人们摄入过量的动物脂肪、体型肥胖者居多相关，符合中医"肥人多痰湿"之说。在我国，近年来因生活水平的大幅提高，进食高热量、高脂肪饮食的人越来越多，因而冠心病的发病率呈明显升高之势。

如前所述，阳气虚为冠心病发生之关键，另外，阳气虚又可致痰浊内生。心阳不足，胸阳失展，津液不布，凝聚而成痰浊；脾阳虚，运化失司，水湿不运，湿聚而痰浊内生；肾阳虚衰，温煦失职，津液失于蒸腾气化，停聚于内，也可变生痰浊。由阳气虚产生之病理产物——痰浊，同样又可导致发生冠心病，从而成为继发性病因。我们可以从现代医学的角度来认识痰浊与冠心病的因果关系：实验研究已经证实，长期过食高热量和高脂肪饮食可引起胆固醇和三酰甘油增高，而饮酒又可抑制脂蛋白酯酶的活力，诱发三酰甘油增高，这都可引起动脉粥样硬化，进而导致冠心病。可见冠心病的最主要成因——高脂血症，与中医的痰浊之间有着极为密切的联系，因此可以说，沉积在血管壁上的过剩脂类，就是中医的"痰浊"。痰浊生成以后，一方面可直接阴乘阳位，闭阻心胸，发为胸痹心痛；另一方面又可损伤阳气，阻滞气机，壅塞脉道，致寒凝、气滞、血瘀、气血流行不畅，而成胸痹。

本案"患者体丰，素嗜膏粱"，酿成痰湿之体，痰浊内阻而发为胸痹；阳气不足，御邪力薄，故"每届劳累及阴雨时节宿症易作"。李老治痰浊痹阻型冠心病，每以归芎参芪麦味汤益气助阳，养心活血治其本；取《金匮要略》中的瓜蒌薤白半夏汤通阳散结，祛痰宽胸。直接选用的祛痰之药如姜半夏、全瓜蒌、陈皮、薤白等，这些药物经现代药理研究证实，均有不同程度的降血脂、抗动脉硬化、改善微循环之功；以瓜蒌薤白半夏汤配善利胸膈、舒郁镇痛之檀香，是李老治痰浊阻滞之冠心病的经验用药，每每获得良效，值得临证效法。

李老指出，痰浊是冠心病最重要的病理产物，也是继发性病因，故从痰论治是治疗冠心病重要的、有效的方法之一。从痰论治，首当绝生痰之源。临证时要劝导患者多吃清淡饮食，少食膏粱厚味，忌烟酒，调情志，加强身体锻炼，阻断痰浊之来源，消除发病因素，防患于未然。再者，化痰之法，当从调理脾胃入手。《医宗必读》曾说："治痰不理脾胃，非其治也。"若脾胃健运，升降协调，则痰浊无以滋生，气通脉畅，胸痹得消。临床可选用人参（党参）、白术、茯苓、枳壳、枳实、厚朴等药。本案复诊时加入白术以健脾燥湿，使湿不能聚而痰无以生，正合健脾消痰之意。又《金匮要略》曾云："病痰饮者，当以温药和之。"所以治疗时除常用葶苈子蠲饮祛痰的同时，宜配伍温补通阳之药，如干姜、桂枝、薤白、半夏易之姜半夏等。显而易见，无论是健脾益气还是温药相和，这两种治痰之法均与前面治疗阳气虚衰有殊途同归之意。

案7　胸痹4

王某，男，63岁。1989年3月5日初诊。

主诉：胸部闷痛反复发作6～7年。

病史：患者血压一直偏高，屡发心前区闷痛并有紧缩感，偶遇风寒或情志不遂时更著，唯以含服硝酸甘油片暂缓。曾做心电图示左室高电压，符合慢性冠状动脉供血不足。血脂分析：胆固醇10.01mmol/L，β-脂蛋白19.5mmol/L，诊为"高血压冠心病"。刻下：症见心中胀痛，惊惕不安，眩晕肢麻，夜寐梦扰，面赤口干。舌绛，苔少，脉细数。

西医诊断：慢性冠状动脉供血不足。

中医诊断：胸痹。

辨证：心肾不交，阴虚阳亢，血脉凝阻。

治法：育阴清热，行血活络。

处方：当归、潞党参、紫丹参、夜交藤各15克，川芎、五味子各10克，麦冬、何首乌各12克，黄芪20克。7剂，水煎服，每日1剂。

二诊：1989年3月12日。前进药饵，颇符病机，症状悉减，唯口干依然，舌仍绛。当守上方再增育阴清火之品，加细生地20克，鲜石斛10克，以尽退虚火。服上方7剂，阴分渐旺，虚火清而血行畅，夜寐亦安。虑其多梦，心肾交而不固，乃守方继服，并嘱早晚吞服柏子养心丸。月余后病安，血压稳定。

按语　本病多发于40岁以上的人群，这是由于人到中年以后，生理功能开始逐渐减退，使得中老年人更多地罹患此病。所谓"年四十，而阴气自半也，起居衰矣。"李老认为，年过四十，阴气自半，加之饮食不节，情志刺激，均可化热伤阴；随着年龄的增长，脏气功能渐退，肾阴亏乏，肝血不足，阴血亏虚，不能滋养脏腑之阴，可导致阴虚血瘀，筋脉挛缩，发生疼痛。

本案患者心阴不足，血不养心则心中胀痛、夜寐梦扰；精血亏少，肝阴不足，不能上营于头目则眩晕，肝血不能荣于筋则肢麻；阴虚火旺，肝阳偏亢，则面赤口干；舌脉变化如舌绛苔少，脉细数为阴虚之征象。故以基本方益气养心，活血通络；加何首乌滋养肝肾之阴，降脂降压；并入细生地、鲜石斛等助麦冬、五味子合奏育阴清热、滋阴潜阳之功。李老处方中入夜交藤更显妙处：夜交藤有活血、通络、安神之功。《本草从新》谓其"行经络，通血脉"。此品善于养血，入心肝二经血分，功擅引阳入阴，盖阳入阴则寐，故用于"久病入络"之高年冠心病患者，复因血虚所致之失眠、夜寐梦扰最为适宜。此病例用药之精妙，取效之迅捷，施治月余而病安，且血压稳定，足显李老临证超人之智识。

案8 胸痹5

丁某，男，55岁。1987年9月12日初诊。

主诉：胸部时有刺痛1年余。

病史：冠心病经年未愈。长服普尼拉明、肌醇烟酸酯及中药等，仍未好转。心电图示陈旧性前壁梗死，T波倒置，ST段压低。血脂分析：胆固醇6.5mmol/L。β-脂蛋白15.6mmol/L。就诊时心前区及胸骨后有压迫感，甚或刺痛、绞痛，发作时短至瞬间，长至半小时以上，并觉心悸、怔忡，胸闷气短，夜寐不宁。舌暗，苔薄，脉沉涩。

西医诊断：心肌梗死。

中医诊断：胸痹。

辨证：气滞血瘀。

治法：活血通络，祛瘀止痛。

处方：黄芪20克，当归、路党参、紫丹参各15克，川芎、五味子各10克，生蒲黄、五灵脂、甘松各9克，麦冬12克，红花6克。5剂，水煎服，每日1剂。

二诊：1987年9月17日。药进5剂，心胸宽畅而痛轻，仍有气短，夜寐欠酣。此气虚血亏，血不养心之候，上方加生晒参10克，以增益气扶正之力。服7剂后，精神大振，气短已失，夜寐亦安，加以复方丹参片善后。后复查心电图正常。

按语 冠心病从病因病机认识是一种本虚标实证候，临床比较多见的是气虚血瘀、气滞血瘀型。本案患者实乃气滞血瘀兼气血虚之候，方以归芎参芪麦味汤加人参养心气以扶正，失笑散（蒲黄、五灵脂）、红花等活血化瘀，佐以"其气芳香"之甘松行气止痛，开郁醒脾。《本草汇言》曰："甘松，醒脾畅胃之药也。《开宝方》主心腹卒痛，散满下气，皆取温香行散之意。"气行则血行，化瘀止痛之功更能显现。

临床实践表明，李老用黄芪配失笑散是益气活血剂之最佳配伍，用其治冠心病别有新意。大量的研究资料证实，中药益气活血剂能显著增强心肌收缩力，降低心肌耗氧量；扩张冠脉，对抗心肌缺血；改善心肌微循环、降低血脂、抑制血小板聚集、增强体内纤溶酶活性，对心肌缺氧有保护作用，增强机体对缺氧的耐受力；能有效提高缺血心肌的抗氧化能力。方中黄芪味甘，性温，归脾、肺经，为"补气诸药之最"，可以说是最常用的补气第一要药。药理研究表明，黄芪能显著增加心排出量，有正性肌力作用；可保护心肌细胞的超微结构，改善心肌细胞代谢，减少缺氧心肌细胞凋亡及损伤；还可拮抗肾上腺素、扩张冠脉、改善心肌血供，降低血液黏稠度，消除自由基及提高机体免疫力等。失笑散是历代活血化瘀代表方剂之一，现代医学研究，其具有提高机体免疫力，抗缺氧，抗心肌缺血，抗炎止痛，降低全血黏度、血浆黏度，降低血细胞比容值，延长凝血及血栓形成时间的作用。实验结果显示，黄芪配失笑散可显著降低血清及细胞上清液肌酸激酶同工酶(CK-MB)、心肌肌钙蛋白 i(cTnI)水平，表明其具有较好的抗心肌缺血作用，可显著提高心肌细胞耐缺血性损伤的能力。本案全方以补益心脾之气为本，活化心胸之瘀滞为标，标本同治，虚实兼顾，以补不滞邪、通不伤正为目的，从而使瘀血祛、心气足则血脉通，诸证悉平，疗效称佳。

案 9 中风 1

朱某，女，66 岁。2012 年 3 月 22 日初诊。

主诉：右侧肢体麻木及右侧偏盲 3 个月。

病史：患者 2011 年 12 月份因"心脏病（既往高血压、心房颤动、心力衰竭病史）"在芜湖市某医院住院期间，突发右侧肢体麻木明显伴右侧偏盲，肢体活动尚可，在医院行 MRI 示左侧枕叶，左侧海马区及左侧丘脑急性脑梗死，给予对症治疗，症状稍缓解后出院。刻下：右侧半身及肢体麻木感明显，触物感差；右侧偏盲，辨物不清，右眼视物模糊，记忆力下降，神情呆滞；大便干结，3 日一行，口齿尚清，饮食、睡眠尚可，小便正常。舌淡，苔白厚腻，脉细涩结代。

西医诊断：脑梗死。

中医诊断：中风（偏盲）。

辨证：气虚血滞，脉络瘀阻。

治法：益气活血，祛瘀通络。

处方：黄芪 35 克，赤芍 15 克，川芎 15 克，当归 15 克，干地龙 20 克，桃仁（打）10 克，生大黄（后下）10 克，炙水蛭 9 克，田三七（打）10 克，红花 10 克，路路通 10 克，罗布麻 15 克，决明子 15 克。15 剂，水煎服，每日 1 剂。

嘱其加强锻炼，营养全面，忌食公鸡、鲤鱼等发物，调畅情志。

二诊：2012 年 4 月 6 日。服上方 15 剂，右侧上下肢体麻木感稍见好转，然仍有右半身麻木感，右眼视物如前，大便偏干，一二日 1 次。舌淡，苔白腻，脉细结。脉证均表明气虚血滞明显，以增补元气为先。守 2012 年 3 月 22 日方，黄芪加至 50 克，桃仁加至 15 克，加鸡血藤 30 克，火麻仁（打）15 克。15 剂，水煎服，每日 1 剂。

三诊：2012 年 4 月 21 日。服上方 15 剂，右侧半身及肢体麻木感好转，活动气力增加，反应力及思维有所改善，但仍明显麻木，视物同前。大便日行 1 次，正常。舌淡，苔白腻，脉细结。仍守 2012 年 4 月 6 日方，黄芪增改用量至 80 克，加密蒙花 10 克，益气化瘀、养肝明目。30 剂，水煎服，每日 1 剂。

患者经治半年余，随访已无肢体麻木症状，右眼视野完全恢复，视野较清晰，取得满意疗效。

按语 脑梗死属于中医"中风"范畴。李老通过长期临床观察认为，中风患者临床辨证多以气虚血瘀、脉络瘀阻为主。尽管中风病机多端，但其关键在于气虚血瘀，气虚是本，血瘀是标，本虚标实，故气虚血瘀是本病的根本病机，瘀阻脑络则是中风的病理核心。故治疗应抓住元气虚损，血液郁（瘀）滞病理机制，注重益气活血，标本同治。

李老认为补阳还五汤为临床上治疗多种中风、偏枯属气虚血瘀者之良方。本例患者肢体麻木、偏盲、视物模糊、舌淡苔厚腻、脉结等症系气虚血滞、脉络瘀阻所致，因此及时予以行气活血通络治疗更为重要。方用补阳还五汤加减补气活血、祛瘀通络，并加炙水蛭、田三七、路路通以增活血通络之功，红花、罗布麻平肝潜阳，决明子平肝通便，当归补血润肠，生大黄通便导滞、去瘀生新。二诊药已中的，在前方基础上加重黄芪、桃仁用量，以增益气活血之功，并增火麻仁润肠通便，桃仁亦有润肠作用，同时加入养血活血之鸡血藤，活血而不伤血。三诊因患者视物改善不多，加入密蒙花清肝、养肝、明目，嗣后随证加减辨治，半年余获效满意。李老特别强调，对于中风患者，一定要注意保持大便通畅，大便燥结者须加大黄通便化瘀；要坚持服药，治非朝夕之功，不可急于求成。

案10　中风2

孙某，男，73岁，干部。2001年8月7日初诊。

主诉： 双下肢乏力1年余。

病史： 患者于去年5月患"脑梗死"后，现走路时两腿发抖，坐久则乏力，全身抖动，语言謇塞，形体肥胖，神疲，头昏如蒙，纳食尚可，大便干燥难解。舌质暗红，苔腻微黄，脉滑数。

西医诊断： 脑梗死（后遗症期）。

中医诊断： 中风（后遗症期）。

辨证： 气虚血滞，脉络瘀阻。

治法： 益气活血，化瘀通络。

处方： 生黄芪40克，当归15克，川芎12克，丹参30克，血竭10克，田三七10克，泽泻15克，葛根15克，杜仲15克，干地龙10克，苍术15克，玄参15克，绞股蓝15克。7剂，水煎服，每日1剂。

二诊： 2001年8月12日。服药7剂后诸症好转，步履渐稳，久坐时全身抖动明显减轻，大便仍不畅，舌脉同前。中病守上方，并加干地龙至15克，桃仁（杵）10克，红花6克，赤芍15克以增活血通络之力，继用7剂。

三诊： 2001年8月21日。上药服后，诸症大减，腿及全身抖动已除，言语不清亦有好转，大便一日一行，舌质暗红，较前色淡，苔薄，脉略滑。方已奏效，无须更张，原方干地龙改20克。

四诊： 2001年9月11日。按以上方案继续辨治20余剂后，病情稳定，口齿清楚，头昏已除，唯行走时觉乏力，喉中近日有痰，咳之不出，余无明显不适。守上方去玄参，加制水蛭6克，制南星12克，煅牡蛎（先煎）20克。

五诊： 2002年1月6日。前方辨治3月余，诸症悉除，基本如常人，生活能自理。随访半年，病情稳定。

按语　对中风发病，李东垣有"正气自虚"之说，盖气虚既可生痰，又可因气虚运行无力使血行不畅；气逆则影响血行，若血随气逆上窒清窍则使肝风动越。所以气虚、气逆与痰浊、瘀血密切相关，气机失调是本病发生的主要病机之一。气虚运血无力，则血瘀形成，阻滞于脉络，乃成斯证。方中重用生黄芪取其大补脾胃之元气，使气旺以促血行，祛瘀而不伤正；当归活血，有祛瘀而不伤好血之妙；玄参、绞股蓝以增益气养阴之功；用丹参、川芎、田三七、血竭等，更佐赤芍、桃仁、红花、水蛭等活血祛瘀；干地龙通经活络。加苍术、泽泻、南星等健脾利湿，清化痰浊。诸药切中病机，故得良效。

李老指出，中医的益气养阴，活血通络，化痰开窍法在治疗脑血管疾病及其后遗症方面，能明显改善症状，防止病情复发，提高患者的生存质量，故我们应进一步挖掘祖国医学宝库，以造福民众。

案 11　中风 3

汪某，男，45 岁，干部。1996 年 3 月 10 日初诊。

主诉：右半身麻木、运动乏力半月余。

病史：患者素有脑动脉硬化病史，发病 10 天前感觉右侧上肢酸麻软弱，不能持重物。2 月 20 日夜间，睡醒后出现右侧半身不遂，口眼㖞斜，饮水发呛；舌强，语言謇涩，血压 165/100mmHg。经某医院诊断为"脑血栓形成"，用右旋糖酐 40、曲克芦丁等治疗后，患侧肢体肌力略有恢复，但不明显。3 月 10 日邀李老会诊，症状同前。舌质红，无苔，脉弦滑。

西医诊断：脑血栓形成。

中医诊断：中风。

辨证：气阴两虚，络脉瘀阻。

治法：益气养阴，活血通络。

处方：黄芪 50 克，赤芍 15 克，川芎 15 克，当归 20 克，干地龙 15 克，桃仁 10 克，红花 10 克，石斛 15 克，石菖蒲 15 克，炙远志 10 克，泽泻 10 克，钩藤（后下）10 克，川牛膝 15 克，川断 15 克。15 剂，水煎服，每日 1 剂。

二诊：1996 年 3 月 16 日。患者因气阴两虚、络脉瘀阻，以致舌喑不能语，足废不能用，李老立益气养阴，活血通络法，投补阳还五汤加味方治之。连服中药 15 剂后，患肢不遂明显好转，能扶杖行走十余步，上肢可上下活动，仍软弱无力；舌较笨重，口齿不清，脉弦略滑。药已对症，继以前法治之。

三诊：1996 年 4 月 5 日。继服前方 20 剂，患侧肢体功能进一步恢复，能扶杖步行百余步；言语基本恢复正常，饮水不呛，口眼已不㖞斜。唯头时昏，夜寐梦扰，血压 140/75mmHg。守前方加潞党参 20 克，蔓荆子 10 克，夜交藤 30 克以益气养血安神。

四诊：1996 年 4 月 16 日。服上方 10 剂，夜寐已馨，诸症稳定。守前方意，继续辨治 3 月余，其言语及肢体活动功能基本恢复。

按语　中风，又称卒中、内中风。中风被古代医家立为风、痨、臌、膈四大疑难症之首，足见其临床诊治颇为棘手。由于既往各医家认识不一，中风之病名亦繁多混杂，如薄厥、偏枯、偏风、风痱、类中风、内风等。唐宋之前，多主外风学说，及致金元，始有内风之论。元代王履提出"真中""类中"之别；明代张景岳倡导"非风"之说，认为本病与外风无关，提出"内伤积损"的论点；王清任倡中风"气虚血瘀"说，创补阳还五汤，至今仍为临床常用。

本案患者发病前即有右上肢酸麻软弱、不能持重等先兆症状，发病以右侧半身不遂、口眼㖞斜、舌强语謇为主要表现，参其舌脉之象，当为中风偏枯之气阴两虚、络脉瘀阻证。治以益气养阴、活血通络，投补阳还五汤加味方治之。择黄芪益气，石斛养阴，赤芍、川芎、当归、桃仁、红花、川牛膝诸药活血，干地龙、钩藤、川断合用通络，石菖蒲、炙远志、泽泻共起化痰浊、醒神窍之效。服药后疗效明显，但时感头昏，乃予以潞党参、蔓荆子、夜交藤增强益气养血安神之功。

案 12　中风 4

何某，女，56 岁，工人。1999 年 4 月 10 日初诊。

主诉：右半身麻木、运动乏力 2 月余。

病史：患者 2 个月前，夜半睡眠，先感右侧肢体不灵活，继而偏枯不用。迄今知觉运动功能极差，患肢酸痛，肌肉萎缩，言语不清，口㖞流涎，面色㿠白。舌质淡紫，苔白而腻，脉沉迟。

西医诊断：脑血栓形成。

中医诊断：中风。

辨证：气虚血瘀。

治法：益气养血，祛瘀通络。

处方：生黄芪 60 克，细生地 20 克，赤芍 15 克，石菖蒲 15 克，当归尾 10 克，炙远志 10 克，川芎 10 克，干地龙 10 克，制乳香 6 克，制没药 6 克，桃仁 6 克，红花 6 克。5 剂，水煎服，每日 1 剂。

二诊：1999 年 4 月 15 日。初服 5 剂未效，续用 10 剂，瘫痪侧知觉及运动功能稍为好转，疼痛减轻。守上方，黄芪改为 35 克，加桑枝 10 克，桂枝 9 克，以祛风逐邪。又服20 余剂，右手已能握筷，右足亦可拄杖慢步行走，舌强口㖞诸证消失而复如常人。继用原方，隔日 1 剂，续治月余，基本痊愈。

按语　《医学衷中参西录》云："气血虚者，其经络多瘀滞……以化其瘀滞，则偏枯痿废者，自易愈也"，指出瘀血阻滞经络每由气虚所致。因此大剂补气以生血，即化其瘀滞之法。中风患者，症见半身不遂，肢体痿废或单肢不用；口眼㖞斜，舌强语謇；并有眩晕心悸，胸闷气短；舌紫而胖，或有瘀斑，或唇甲青紫，脉沉细涩等征象，则可治以补阳还五汤，以益气生血，活血通络，每获良效。

李老在临床上运用该剂多年，认为补阳还五汤确为临床上治疗多种中风偏枯、属气虚血瘀者之良方。随证加减，其效更显。如兼语言不利者，加石菖蒲、炙远志以化痰开窍；口眼㖞斜明显者，加牵正散以祛风除痰，镇痉通络；兼肢体疼痛者，加紫丹参、制乳香、制没药以活血行气止痛；若上肢偏废为主者，加桑枝、桂枝、羌活等以祛风逐邪；下肢瘫软无力为主者，加川牛膝、金狗脊等以补肾壮骨；若瘫痪日久，还应酌加全蝎、蜈蚣、水蛭、虻虫等以搜风剔邪，破瘀活血。

案 13　中风 5

张某，男，56 岁，工人。1988 年 5 月 2 日初诊。

主诉：右半身麻木、运动不能伴口眼㖞斜 3 日。

病史：患者患"脑动脉硬化"多年，形体肥胖。平素经常头晕耳鸣，于 3 天前头晕加重，口唇麻木如蚁走感，逐渐口眼㖞斜，舌强，言语不清，右侧半身不遂，血压 150/80mmHg。经某医院诊断为"脑血栓形成"。舌质红，苔薄白，脉虚弦。

西医诊断：脑血栓形成。

中医诊断：中风（急性期）。

辨证：肾元虚衰，虚风内动，痰浊上泛，闭阻窍络。

治法：滋阴壮阳，豁痰开窍。

处方：熟地黄 30 克，山茱萸 15 克，石斛 15 克，肉苁蓉 20 克，巴戟天 15 克，滁菊花 10 克，石菖蒲 15 克，钩藤（后下）10 克，炙远志 15 克，麦冬 20 克，五味子 10 克，泽泻 15 克，紫丹参 15 克。10 剂，水煎服，每日 1 剂。

二诊：1988 年 5 月 12 日。连用上方 10 剂，口唇麻木及口眼㖞斜明显好转，舌见软，语言较清；患侧上、下肢较前有力，尤以下肢好转明显，能下地扶杖行走几步，脉稍有力。遵前方续进。

三诊：1988 年 5 月 20 日。前方服后，唇麻眼斜及语言功能基本恢复，半身不遂明显好转，脉渐有力，继续用上方辨证治疗半年余，获全效。

按语　中风是临床上的常见病、多发病，因而被历代医家所重视。众所周知，中医治病，当知犯何逆，方能随证治之。因此，病因病机的探讨与完善在中风的诊治中尤为重要。概而述之，病因有虚实寒热之分，病机有阴阳气血之别。祥而论之，病因或为风（外风、内风）、或为火、或为热、或为寒、或为痰、或为湿，有气虚、有阴虚、有气郁、有血瘀。病机则总属阴阳失调、气血逆乱。

本案患者形体肥胖，有脑动脉硬化史多年，是中风发生的高危因素。平素多有头晕耳鸣，为痰犯清窍表现。发病时以口眼㖞斜、舌强语謇、半身不遂为主，参其舌脉之象，当属肾虚风动、痰浊阻窍之证，治疗予以补肾固本、豁痰开窍。药选熟地黄、山茱萸、肉苁蓉、巴戟天、石斛、麦冬补肾固本、滋阴温阳，石菖蒲、滁菊花、泽泻豁痰泻浊，钩藤、五味子、炙远志、紫丹参祛瘀通窍。服药 10 剂即有明显疗效，效不更方，前方续进，服药半年之久，终痊愈。

案 14　中风 6

李某，男，52 岁，工人。

主诉：右半身肢体不遂伴口眼㖞斜、语謇半月余。

病史：患者"高血压"病史多年，平时常头晕目眩，烦躁易怒。旬前因情志不遂，突发右侧眼目瞤动，口眼㖞斜，舌强语謇，继则右半肢体不遂，瘫软不用。曾一度神志昏迷，2 日后转醒。患者面红易躁，形体肥胖，喜食膏脂厚味。血压 170/100mmHg。舌质红，苔黄腻，脉弦滑。

西医诊断：脑梗死。

中医诊断：中风。

辨证：风阳挟痰火，上扰清空，走窜脑络。

治法：凉肝息风，涤痰开窍。

处方：钩藤（后下）15 克，明天麻 10 克，干地龙 15 克，滁菊花 10 克，川牛膝 10 克，杜仲 15 克，桑寄生 15 克，黄芩 10 克，甘草 10 克，益母草 30 克，白附子 10 克，白僵蚕 10 克，生石决明（先煎）30 克，龙胆草 9 克。5 剂，水煎服，每日 1 剂。

嘱其低脂低盐饮食。

二诊：服药 5 剂，稍有改善，续方 7 剂，颜面瞤动、口眼喎斜、舌强语謇，均大有好转，右肢不遂渐能活动，血压已降至 145/90mmHg。继以息风豁痰为主，加活血通络之剂，以冀肢体功能早日恢复。守上方去白僵蚕、白附子、滁菊花、龙胆草，加鸡血藤、活血藤各 20 克，赤芍 15 克，川芎 10 克，胆南星 10 克。续治半月，症状若失。右手已能握拳携物，并可弃杖慢步行走。唯有右侧肢体酸胀麻木感，继以上方略作增损，再服月余而愈。

按语　中风是指脑血管疾病的患者，因各种诱发因素引起脑内动脉狭窄，闭塞或破裂，而造成急性脑血液循环障碍，临床上表现为一次性或永久性脑功能障碍的症状和体征，主要分为出血性脑中风和缺血性脑中风。该患者为出血性脑中风，与血压猛然升高有关，因为在长期高血压情况下，脑部硬化的小动脉受到高压血流冲击，会出现许多微小的动脉瘤，该处血管壁十分薄弱，如突然血压升高（如用力使劲、情绪激动），容易破裂出血。因此治疗此病不仅需要药物，更要改良生活方式。

本案例患者平素脾气急躁易怒，易发头晕目眩，此为肝气不舒，气郁化火之征，久之则更扰清阳，肝风内动；又兼素体肥胖，嗜食肥甘厚腻，体内痰湿渐盛，并化痰火之相，病根已成；恰逢情志不舒，气郁更甚，化火之势骤强，火性炎上，随风夹痰上扰清窍，阻滞脉络，扰乱气机，发为偏瘫。方用天麻钩藤饮为底，清热平肝，潜阳息风；再加滁菊花、干地龙、龙胆草增强平肝清热之功效。由于痰热之势已成，清热而不化痰，病必不除；又脉络阻滞，肢体偏瘫不用，故再加白附子、白僵蚕通络化痰，可谓精妙。除口服中药之外，更嘱患者低盐低脂饮食，切不可随意动怒。二诊患者偏瘫症状大为好转，且血压下降明显，效不更方，守方续服。二诊予以去白附子、白僵蚕、滁菊花、龙胆草，以求中病即止，更防损伤正气；患者久病，机体不利，更兼痰浊阻滞气机脉络，病必夹瘀，予以加用鸡血藤、活血藤、赤芍、川芎，理气活血；然患者痰湿之体仍在，故加胆南星清火化痰以善后。纵观此病程，方药以平肝息风为主线，由疾病的不同阶段分别用药，初用清热通络化痰，中病即止；后期则加活血理气之品，以资恢复。此例辨证准确，方药精妙，审时度势，自当预后极佳。

案 15　中风 7

胡某，女，49 岁。

主诉：右半身肢体活动受限半年余。

病史：患者素来肢节酸痛，头晕乏力，恶风，动辄汗出，面白不华。半年来常感右侧肢体欠灵活，麻木不仁，虽多次发病，经治皆愈。近半月来右侧肢体痿弱酸痛，近于偏枯，知觉、运动均现障碍。口齿不清，语言謇涩，血压 130/85mmHg。舌质淡红，苔薄白，脉沉细弱。

西医诊断：脑血栓形成。

中医诊断：中风。

辨证：气血双亏，阳气不足，营卫失和。

治法：益气养血，温阳行痹，活血通络。

处方：生黄芪 30 克，川桂枝 10 克，当归 15 克，赤芍 15 克，白芍 15 克，川芎 10 克，鸡血藤、活血藤各 15 克，秦艽 10 克，白僵蚕 10 克，全蝎 6 克，甘草 10 克，与 3 片生姜、5 颗大枣同煎。7 剂，水煎服，每日 1 剂。

二诊：服药 7 剂，诸症减轻，右肢握力、动作均见好转，酸痛麻木减轻。续方再服 20 余剂，已基本恢复正常。再予补中益气丸，日服 2 次，每次 6 克；小活络丹，日服 2 次，每次 3 克，巩固 1 个月而治愈。

按语 血痹证由素本"骨弱肌肤盛"，劳而汗出，腠理开，受微风，邪遂客于血脉，致肌肤麻木不仁，状如风痹，但无痛，是与风痹之区别。《素问·痹论》说："营气虚，则不仁。"故以益气温经，和血通痹而立法。方中黄芪为君，甘温益气，补在表之卫气。桂枝散风寒而温经通痹，与黄芪配伍，益气温阳，和血通经。桂枝得黄芪，益气而振奋卫阳；黄芪得桂枝，固表而不致留邪。芍药养血和营而通血痹，与桂枝合用，调营卫而和表里，两药为臣。生姜辛温，疏散风邪，以助桂枝之力；大枣甘温，养血益气，以资黄芪、芍药之功；与生姜为伍，又能和营卫，调诸药，以为佐使。方药五味，配伍精当，共奏益气温经，和血通痹之效。《医宗金鉴》亦云："以黄者固卫；芍药养阴；桂枝调和营卫，托实表里，驱邪外出；佐以生姜宣胃；大枣益脾，为至当不易之治也。"又患者久病，络脉不通，血脉瘀滞，另加鸡血藤、活血藤、秦艽、白僵蚕、全蝎之品活血息风通络，鸡血藤、活血藤为李老常用药对，二者合用活血养血之力增强，正合久病通达血脉之理。此病为腠理开，受微风，邪客血脉所致，方用秦艽、全蝎、白僵蚕，一则通络，二则可祛风外出。故只月余，患者症状大减。再服补中益气丸、小活络丹益气升阳、通络祛风善后，自可痊愈。

第二节　心脑系疾病的证治经验

一、高血压证治经验

（一）从肝肾的生理性关联认识高血压

祖国医学认为五脏属阴、六腑属阳，阴阳之中又分阴阳。就肝肾而言，肝为阳，肾为阴。《黄帝内经》说："腹为阴，阴中之阴，肾也，腹为阴，阴中之阳，肝也""肝为牡脏，肾为牝脏"，牝、牡本指鸟兽的雌、雄，古人用以比喻肾肝，因肝以阳为主，肾以阴为主。故叶天士又称"肝为刚脏，肾为柔脏"，并按五行学说，肝属木，肾属水，水能生木的理论而论云："肝为风木之脏，因有相火内寄，体阴用阳，其性刚，主动主升，全赖肾水以涵之"。故临床常有"滋肾水以涵肝木"之说，被后人广泛应用。

在生理方面，肝藏血，肾藏精，精生血，血养精，肾精充足，肝血旺盛，肝脏功能才能正常，肝血充盛，使血化为精，肾精充满，肾脏功能也能正常。若肾精亏损，血乏精化，可导致肝血不足；肝血不足，无血化精，也可引起肾精亏损。可见二者是互相滋生、依赖和影响的。所以常有"精血同源""肝肾同源""乙癸同源"之说。

十二经脉分属于十二脏腑，在经络上肝肾也互相联属相通。《黄帝内经》云："肾足少阴之脉……其直者，从肾上贯肝膈。"而奇经八脉与肝肾的关系更为密切，冲、任、督脉皆起于"胞中"。督脉的循行与足太阳脉、足少阴脉相通而络属于肾；带脉则从督脉、足太阳脉分出，阳跷脉、阳维脉也与足太阳脉相通；任脉、冲脉、阴跷脉、阴维脉则与足少阴相通，这样八脉都与肾相联系。同时，督脉又与任脉相通，与肝经相会于头部。故叶天士说："奇经之脉，隶于肝肾为多"（《临证指南医案》）。后来吴鞠通也说："盖八脉隶于肝肾，如树木之有本也"，强调了肝肾关系及其在人体的重要作用。

肝藏血，主疏泄，体阴而用阳，在正常情况下调节着人体气机的升降出入。肾主藏精，内蕴人体之真阴真阳，为阴阳之根本。在正常生理条件下，肝之与肾，母子相生，乙癸同源。可以说，肝肾交融，阴阳升降有序，气血冲和，是维持正常血压的重要环节。

（二）从肝肾的病理性关联认识高血压

《黄帝内经》中有"阴虚而阳盛""肝气上从"的记载，《素问·至真要大论》曰："诸风掉眩，皆属于肝"。病理条件下，咸食、饮酒、肥胖、情志不遂、年老等因素可引起肝肾受损，如肝阴不足，阴不潜阳，或肾水亏损，水不涵木，致肝肾阴阳失调，气血运行不畅，就形成了以眩晕、头痛为主要表现的高血压。

李老指出，肝肾失调是高血压的发病基础。肝肾为全身阴阳气血调节中心，长期肝肾失调必导致全身阴阳气血调节紊乱，痰浊、瘀血、内风由此而生，于是发生本病的各种严重并发症。因此，肝肾是机体阴阳气血调节的中心环节，肝肾阴阳失调是高血压的发病基础。正如叶天士《临证指南医案》曰："水亏不能涵木。厥阳化风鼓动，烦恼阳升，病斯发矣。"

临床观察亦表明，高血压常常表现为肝肾之间的阴阳失调或肝血、肾精的亏损。如肾阴不足，不能涵养肝木，则引起肝阴不足，导致肝阳上亢，症状如眩晕目赤、急躁易怒等；肝阳妄动，又可下劫肾阴，形成肾阴不足，症状如头昏耳鸣、腰膝酸软、阳痿遗精。临床上肝阴虚和肾阴虚，肝阳上亢和肾火妄动，往往分别同时出现，故肝肾两脏之阴阳常常盛则同盛、衰则同衰。肝血虚和肾精虚亦是如此，并且互为因果。现代医学证实高血压之肝肾阴阳失衡与血管紧张素Ⅱ（AnsⅡ）、去甲肾上腺素（NE）、肾上腺素（E）、内皮素（ET）、血栓素B_2（TXB_2）等升高和一氧化氮（NO）、降钙素基因相关肽（CGRP）等降低相关。

（三）从肝肾相关辨治高血压

上述之肝肾关系的理论，用以指导临床，其价值是十分突出的。李老指出，高血压的治疗重点在于调整机体阴阳的平衡，在高血压的发生发展过程中，贯穿着肝肾阴阳消长的变化。即所谓"谨守病机，各司其属，疏其血气，令其条达，而致和平"。李老据调理肝肾阴阳之治则以治疗高血压，每有应验。

二、冠心病证治经验

（一）阐释病因病机，明析"本虚标实"

冠心病即冠状动脉粥样硬化性心脏病，是心脏冠状动脉因粥样硬化、粥样斑块等病变使管腔狭窄、闭塞导致血循环障碍，引起心肌缺血、缺氧的一种心脏病。多发生于40～50岁以后，男性多于女性。

冠心病属于中医学"胸痹""心痛""真心痛""厥心痛"范畴，其最早记载始见于《黄帝内经》。本病是由心脏气血不足，阴寒、痰浊、瘀血等邪气留踞胸中，郁阻脉络而导致胸闷，胸膺、背、肩胛间痛，两臂内痛，短气等为特征的一种常见的心胸病证。轻者仅膻中或胸部憋闷、疼痛，可伴有心悸，称为厥心痛；重者心痛彻背，背痛彻心，疼痛剧烈而持续不能缓解，四肢厥逆，面色苍白，冷汗淋漓，脉微欲绝，旦发夕死，夕发旦死，称为真心痛。

关于胸痹心痛之病因病机，《金匮要略·胸痹心痛短气病脉证治》曰："脉其极虚也。今阳虚知在上焦，所以胸痹、心痛者，以其阴弦故也。"两手脉关前为阳，关后为阴。阳微指寸脉搏动无力，左寸属心，右寸属肺，两寸脉鼓动不足，说明胸阳虚衰；尺脉属阴，阴弦说明下焦阴寒太盛，水饮内停，说明胸痹心痛是由上焦阳虚，阴邪上乘，正邪相搏，胸阳痹阻而成。唐宋以前众多医家一致认为气滞、痰浊、瘀血是胸痹心痛的病因病机，明朝王肯堂在前人理论的基础上，又做了补充，在《证治准绳·心痛胃脘痛》中说："有病久气血虚损，及素作羸之人患心痛者，皆虚痛也。"这一认识为后世医家辨证治疗胸痹心痛的虚实奠定了基础。

现代众多医家从传统的中医病因病机角度进行了多方探述。多数医家认为过食肥甘、嗜酒过度、情绪激动、劳逸失当是其主要发病之因，而脏腑功能失调，或肝郁脾虚痰湿内生，或肝郁气滞血行不畅，尤其是年高体衰、心肾阳虚、痰浊内生、血行不畅、心脉痹阻是其发病的主要病机。

李老指出，胸痹心痛病位在心及心之脉络，并涉及肝、脾、肾，其病性多数属本虚标实、虚实夹杂之证。本虚常为心、脾、肝、肾不足，气、血、阴、阳之内虚；标实常为寒凝、痰浊、瘀血、气滞等郁阻脉络。本病患者常为素体虚损，往往又复加饮食不节、情志失调、外邪侵袭等因素而诱发本病。

总之，胸痹属虚证，病因是心气不足，营运不周，病位在心脏。病机核心为本虚标实，虚多实少。本虚为心、脾、肝、肾虚，心脉失养；标实为寒凝、气滞、血瘀、痰阻，闭遏胸阳，阻滞心脉而为病。本虚以气阴两虚为最多见，标实以气滞血瘀为最多见。

（二）强调辨证论治，发微"补""通"二义

1. 气虚、阳虚型

根据李老及张舜华先生临床经验，因心失肾阳温煦所致的冠心病，为隐性冠心病，可发心绞痛。临床多见心悸心慌，心中惕惕而动，阵发性气喘，体乏无力，畏寒胸闷，气短自汗，舌淡或有瘀点、苔薄白，脉细弱或虚大无力。治当益气温阳，开痹通络。基本方加大黄芪用量，潞党参易为红参，阳虚征象明显者，则加肉桂、附子。

若阳虚甚重，或寒邪侵袭，则致气机痹阻，引发心肌梗死，并急性循环衰竭、急性左心功能不全。临床多见心前区或胸骨后卒然疼痛而剧烈，伴冷汗烦躁，面色苍白，胸闷气短，四肢逆冷，甚则昏厥，脉细数或弦滑或结代，舌暗紫、苔微黄。当先急服苏合香丸以温通开窍，再以基本方加失笑散、四逆汤化裁。

厥证之治稍有延迟，则厥甚汗出而心阳暴脱，即心源性休克。临床多见心前区持续剧烈疼痛，伴有喘闷气短，心悸冷汗，面色苍白，四肢厥冷，唇指青紫，恐惧不安，脉沉细或结代或脉微欲绝，舌质紫暗而干、苔少或无。治当速以固脱救逆，以四逆汤、独参汤应其急，病缓阳回则用基本方合四逆汤调治固本。

2. 气滞型

胸阳不振或被情志、寒邪等所伤均可引起气机郁滞。症见胸痛走窜或刺痛，胸胁满闷、气短，每因情绪波动而增减，纳食少、喜太息，舌暗，苔薄，脉多弦。当以开胸理气为治疗之法。药用归芎参芪麦味汤加金铃子散、广郁金、枳实调治。

3. 痰浊阻滞型

根据李老夫人张舜华经验，心脾亏虚、痰浊阻络则见胸中痞塞闷痛，心悸气少，虚里脉动应衣或动乱不定，喘咳频作，痰呈粉红泡沫状，呼吸急促，不得平卧，舌淡，苔厚腻，脉滑。治宜宣痹通阳，活血化痰。药用基本方合瓜蒌薤白汤加枳实调治。

4. 血虚、阴虚型

年高中气虚衰，或病程延久，气血双亏，心失肾阴润养则现阴虚之症，另肝阴失养，肝阳上亢亦可致病。症见眩晕，心悸而烦，惊惕不安，失眠怔忡，心中灼热似饥，肢麻，口干面赤，舌质绛、苔少或无，脉细数或结代。阴虚阳亢者，血压往往偏高。治以滋阴养肝，补肾安神。用基本方并早晚分服柏子养心丸。高血压者酌加何首乌、白芍、干地龙调治。

5. 血瘀型

李老经长期临床观察认为，气滞日久不愈或阳虚血行不利，均可致瘀血阻络为病。症见胸痛如针刺、痛有定处或牵引背、拒按、夜痛甚，心悸气短呈阵发性，舌质紫暗，脉沉涩。常见心绞痛，甚则心肌梗死。瘀血内结，可致血行失度而心脉瘀阻。当活血祛瘀，通络止痛，以基本方加失笑散及红花、甘松，若见结代脉则加苦参调治。

在中医学中，冠心病为本虚标实之证。虚者，心脏本身气血阴阳不足，或者是有肝、脾、肾脏等的亏虚，所以冠心病的中医治疗必须融通"补""通"二义。"补"者，视气血阴阳之不足，察脏腑功能之偏衰而施治；所谓"痛则不通，通则不痛"，治"痛"的关键在于"通"。"通"的内涵十分广泛，不仅单指活血、行气、化瘀，也指补虚、助阳、温里等方法。在具体运用时，还需根据症状的虚实缓急而灵活掌握。

基于上述，李老、张老创制了归芎参芪麦味方，"补""通"并举，在临床上将标本同治这一治疗理念诠释得淋漓尽致。

【经验方】归芎参芪麦味方

【组成】当归、潞党参、紫丹参各 15 克，川芎、五味子各 10 克，黄芪 20 克，麦冬 12 克。

【用法】水煎服，每日 1 剂。

【功用】补益心气，养血活血，和络通痹。

【主治】以此为基本方，随证加减而用于各种类型的冠心病。

【方义】方中当归专擅补血，又能行血，养血中实寓活血之力，与川芎配伍，益增活血祛瘀、养血和血之功，故推为主药。党参、黄芪益气补中，实为治本求源之施，辅主药以共同扶正。紫丹参长于治瘀治血，麦冬养阴益肾，润肺清心，于冠心病确有佳效。又取五味子益气生津，以改善血液循环。故临诊常以归芎参芪麦味汤为基本方，结合辨证，加减施治，每收良效。

三、中风病证治经验

中风（类中风），多因气血逆乱、脑脉痹阻或血溢于脑所致，是以突然昏仆、半身不遂、肢体麻木、舌謇不语、口舌㖞斜、偏身麻木等为主要表现的脑神经疾病。具有起病急、变化快，如风邪"善行数变"之特点。因其致残率高，受到人们普遍重视。

中医学在中风的治疗方面具有不可替代的作用，《黄帝内经》中有"偏枯""痱"等病名，发病内因多为气血亏虚、痰湿内盛和脏腑功能失调，外因多为忧思恼怒、五志过极、过食肥甘厚腻、外邪侵袭等；病机为气血运行受阻，脑脉闭塞而发病；病位在脑，与心、肝、脾、肾关系密切；病情以本虚标实，肝肾不足，气血亏虚为本，痰浊、邪热、瘀血为标。急性期常以标实为主，恢复期多为虚实夹杂或以虚为主。

（一）益气养阴，活血通络治中风

1. 脑梗死

脑梗死是指局部脑组织因缺血缺氧所致的坏死、软化，临床以偏瘫、失语、感觉障碍为主要表现的一种急性缺血性脑血管疾病。本病占急性脑血管疾病的50%～60%，多发生于50岁以上的老年人，男性多于女性，且约有半数的患者以往有过短暂性脑缺血发作。

现代医学认为，急性脑梗死主要发病机制是由于动脉粥样硬化、血液黏稠度增高、脑血栓形成、心脏病或骨折致栓子脱落，使血管腔变窄或闭塞，使局部脑组织缺血、缺氧、充血水肿、变性坏死，引起一系列临床表现。中医之缺血中风指因瘀痰入脉，阻塞脑络所致，以半身不遂、口眼㖞斜、偏盲、失语等为主要表现的脑神经疾病。

李老指出，急性脑梗死于祖国医学中属"中风"范畴，本病多见于年迈之人，年逾四旬之后，阴气自半，气血渐衰，偶因将息失宜，或情志所伤等诱因，犹如巍峨大厦，而基础不固，一遇大风，则颓然崩倒，一旦发病，大多难以治疗。其病机属本虚标实，本虚指气血衰少，肝肾不足；标实指风火相煽，气血郁阻，痰湿壅滞，临床上多为气虚血瘀，瘀阻脉络所致。因此治疗关键在于补气行血，通经活络，瘀血祛，新血生，脏腑、经络得以营养，肢体功能得以恢复。

2. 脑血栓形成

脑梗死以脑血栓形成和脑栓塞最为常见。脑血栓形成是指供应脑部的动脉血管内壁形成血栓，引起血管腔狭窄或闭塞，导致供血范围内的脑梗死坏死；脑栓塞是指进入血液循环的栓子将脑动脉阻塞，引起相应供血区的脑功能障碍。临床出现头痛、头晕、意识障碍、偏瘫、失语等症状，属中医学的"中风""偏枯"等范畴，也称"卒中"。针对此病，多认为是在气血阴阳亏虚的基础上，由风火痰瘀等因素共同作用于人体，导致脏腑功能失调，气血逆乱于脑而发病。对其治疗古今均采用益气活血化瘀法，且行之有效。

李老在治疗本病时，多以补阳还五汤为主方，屡试不爽。补阳还五汤出自清代王清任的《医林改错》一书，由黄芪、赤芍、川芎、当归尾、地龙、桃仁、红花七味药组成。方中重用黄芪补气，与活血化瘀药配伍，功在益气活血，主治气虚血瘀之中风。近代研究认为，中风患者血液处于"黏、浓、凝、聚"的倾向，运用本方后，能增加血小板内环磷酸腺苷（cAMP）的含量，抑制血小板聚集和释放反应，抑制和溶解血栓，以改善微循环，促进侧支循环。另有研究表明，补阳还五汤中药制剂静脉注射，有缓慢、持久的降压作用，作用于麻醉家兔能显著地增强其心肌收缩幅度，反映心肌耗氧量的心肌张力时间指数显著降低，心肌营养性血流量明显增加。

（二）培补真元，开窍豁痰治中风

培补真元以固本，开窍豁痰治其标。这一治法适用于卒中后遗症之肝肾阴亏，阴损及阳，虚风内动者，症由肾气不能上荣，痰浊循心、肾二经上泛，闭阻窍络所致。临床症见舌强不语，肢体麻木弛软，偏废不用，口眼㖞斜，舌淡脉虚。治宜补肝肾之阴为主，辅以助阳固本，豁痰治标，标本兼顾，以治本为主，使水升火降，内风自息。

（三）祛风化痰，养血通络治中风

五志过极，心火暴盛，也可使肝阳暴涨，或聚湿生痰，风痰阻络，蒙闭清窍，而致类中，偏枯。此类患者平素常头晕目眩，或头痛面赤，风阳亢上，气道血菀，易突发口眼㖞斜，舌强语謇，半身不遂，或肢体拘急，骨节酸痛，甚则神志昏迷等。常见舌质红，苔黄腻，脉弦滑，治以息风化痰，养血通络。

（四）调和营卫，补气生血治中风

《灵枢·刺节真邪》云："虚邪偏客于身半，其入深，内居营卫，营卫稍衰，则真气去，邪气独留，发为偏枯。"临床上由于营卫亏虚，气血不足，复受外感之邪，血行不畅，阳气痹阻而引起偏枯的病例亦不少见。此类证型，临床上往往以肢体或局部麻木不仁为特点，初属血痹，继而发为偏枯。常兼有眩晕、易汗、畏风、乏力、舌质淡红，苔薄，脉小细濡等气血两虚证候。治宜温阳行痹，益气护卫，方宗黄芪桂枝五物汤意，随证化裁治之。

黄芪桂枝五物汤（黄芪、芍药、桂枝、生姜、大枣）出自《金匮要略》，为治疗血痹之常用方剂。以四肢麻木，或身体不仁，微恶风寒，舌淡，脉无力为证治要点。本方不仅适用于血痹，亦可用于中风后半身不遂，或肢体不用，或半身汗出，肌肉消瘦，气短乏力，以及产后、经后身痛等。现代药理研究表明本方具有镇痛、镇静、扩血管、增强机体免疫力等作用。

临证加减用法：若兼身体不仁，筋肉酸痛，状如痹病，可加秦艽、羌活、防风以祛风通络；兼面色少华，爪甲苍白，舌淡露底，加干地黄、当归、女贞子、墨旱莲以养血和营；如见偏枯不遂，则加胆南星、干地龙、归尾、川芎等以活血、涤痰、通络；如肢体抽搐明显，可加天麻、钩藤、全蝎以镇肝息风；口眼㖞斜，舌强语謇者，加牵正散；颈项拘紧麻木者，加葛根、瓜蒌以祛痰解痉。

第七章 痹证、痿证医案及其证治经验

第一节 痹证、痿证医案

案1 痹证1

杨某，男，46岁，教师。1984年8月2日初诊。

主诉：全身关节疼痛5年余。

病史：患者全身关节酸痛，以肘膝关节为剧，延今5载。经某医院确诊为"风湿性关节炎"，屡服中西药罔效，病情逐渐加重。经他院建议转李老处诊治。时值炎热酷暑，患者竟身着棉衣，自觉恶风畏寒，四肢不温，肘膝关节肿胀酸痛，屈伸不利；精神倦怠，纳谷寡味，便稀溲清。查：体温38.8℃，WBC 12.2×10⁹L，N 0.72，L 0.28。ESR 60mm/h，ASO 1200U。舌质淡，苔白腻，脉象沉细。

西医诊断：风湿性关节炎。

中医诊断：痹证。

辨证：痛痹。

治法：散寒止痛，祛风除湿。

处方：自拟三仙汤合三妙丸加味进治。淫羊藿20克，仙茅、威灵仙、怀牛膝、鸡血藤、活血藤、干地龙各15克，制附块（先煎）、制川乌（先煎）、制草乌（先煎）、川桂枝各12克，苍术、黄柏各9克。另用小乌梢蛇1条，除去头部与外皮，酒制后，研成细末分吞。外用解痛布。

二诊：1984年8月17日。肘膝关节剧痛减轻，余恙如前。仍以原方增大温阳药量。制附块（先煎）、制川草乌（先煎）、川桂枝均加至20克再进。

三诊：1984年9月1日。药后四肢转温，不恶寒，肘膝关节活动自如，疼痛消失，精神亦振，纳谷明显增加。实验室各项有关检查均已在正常值范围。再拟前方去制附块、川草乌、黄柏，加秦艽、当归、丹参各15克，川芎12克。以白蜜为丸，每日服3次，每服15克。

四诊：1984年9月20日。临床症状消失，实验室检查仍在正常值范围。嘱停药追访5年，病情稳定，未有复发。

按语 《黄帝内经》曰："风寒湿三气杂至，合而为痹。"痹证是由风、寒、湿三邪相合所犯人体而致，但因三邪犯体有偏重，临床表现各异，故人们又分痹证为痛、行、着三类。本案痹证患者关节以痛为主，又有在暑热之季身着冬衣，肢冷畏寒，便稀溲清，脉象沉细，苔白舌淡之症，当属痛痹。痹证系风、寒、湿三气杂至而成，本案以寒为重，兼夹风、湿二邪。主次应当明辨，以便施治切中病机。患者关节肿胀，固定于肘膝，着而不移，活动不利，苔腻神困等均为湿邪为患之象。可见湿邪在本案痹证形成中的作用又大于风邪。据此，李老以祛寒渗湿，兼以祛风通络止痛为法，施以自拟"三仙汤"。该方由淫羊藿、仙茅、威灵仙三药组成，功效为温肾壮阳而祛寒，温通经络而止痛，增以附块、川草乌、川桂枝、鸡血藤以加强其温通经络止痛的作用，三妙丸方清燥利湿为辅，兼以干地龙、乌梢蛇祛风。全方既兼顾风、寒、湿三邪，又主以祛寒，辅以渗湿，佐以祛风，主次有别，侧重不同，终使病瘥。本例提示临床辨治痹证，要注意风、寒、湿三邪以何为主，分清主次，方能提高疗效。

值得一提的是：淫羊藿、仙茅、威灵仙三药配合应用，系李老治痹证常用之经验方——三仙汤。方中淫羊藿补肾阳，强筋骨，祛风湿。《名医别录》说它"坚筋骨"；《日华子本草》谓其"治一切冷风劳气，补腰膝"，又治"筋骨挛急，四肢不任"。仙茅温肾阳，壮筋骨。《日华子本草》说它"治一切风气，补五劳七伤"；《开宝本草》言其治"腰脚风冷挛痹不能行，丈夫虚劳"。威灵仙祛风湿，通络止痛，且辛散宣导，走而不守，"宣通十二经络"（《药品化义》）。此方温肾壮阳而祛寒，温通经络而止痛，诚为治痹证之良方。

案2　痹证2

宗某，男，74岁。2011年6月23日初诊。

主诉：四肢关节麻木、疼痛7月余。

病史：患者7个月前出现四肢关节麻木、疼痛，持物乏力，下肢远端水肿，晨轻暮重。刻下：双手近指关节、掌指关节肿大，以右手为甚，右手伸展欠佳，夜尿2～3次，饮食、睡眠基本正常。舌淡红，苔薄白，脉弦滑。

西医诊断：风湿性关节炎。

中医诊断：痹证。

辨证：痛痹。

治法：除湿止痛，通经活络。

处方：羌活、独活各10克，秦艽15克，鸡血藤、活血藤各20克，雷公藤（先煎）10克，川黄柏10克，川萆薢12克，青风藤10克，苦参12克，蒲公英25克，忍冬藤30克，生薏苡仁、炒薏苡仁各25克，制川乌（先煎）、制草乌（先煎）各12克，淡全蝎8克。15剂，水煎服，每日1剂。

二诊：2011年7月7日。上药服后诸症缓解，唯右肘、肩关节仍觉疼痛。舌质淡红，苔薄白稍腻，脉弦滑。守原方加片姜黄20克，制延胡索30克，川桂枝10克。15剂，水煎服，每日1剂。

三诊：2011年7月21日。服上药后患者左手肘部伸直时有轻度疼痛，双手紧握时略感疼痛，双足轻度浮肿伴麻木。舌淡红，苔偏黄，脉弦滑。用药守原方加制乳香、制没药各12克，以舒筋膜，通血脉，活血通络，消肿止痛。继进15剂。

四诊：2011年8月11日。服上药后，患者四肢关节麻木疼痛明显缓解，现仍有右肘部轻度麻木、疼痛，无双下肢浮肿，纳可，二便调，夜寐安。药效彰显，效不更张，原方去生薏苡仁、炒薏苡仁、忍冬藤，加炮山甲（先煎）6克，搜剔余邪，以冀续效。

按语　本例痹证患者发病时间较短，以感受寒邪为主，兼有水湿之邪阻滞，影响下肢水液运行而水肿，故治疗以温经散寒、除湿止痛为主。遣方用药时，作用相近的药物协同使用可提高临床疗效。如治疗痹证时附子、川乌、草乌是不可缺的。但此三味药峻猛，且有毒性，犹如奇才怪癖，一般人不敢轻易动用，这是很遗憾的事情。附子辛温大热有毒，走而不守，性烈力雄，有补火回阳、通经散结之功。善治一切沉寒痼冷之证，为祛散阴寒的首选药物。附子还有"坚肌壮骨""好颜色"的美誉。如在该证中，使用川乌、草乌的作用基本相同，均具有明显镇痛和局麻作用。临床上以疼痛为主的痹证，不论其属寒、属热均可在基本方上加用制延胡索、制乳香、制没药以止痛。

李老认为痹证诊治之法可从病因入手，首先需明其纲要，再究条目。李老习惯先分寒热（因痹有寒、热两大类），而后再据此分为寒痹偏风型、偏湿型及单纯寒型，热痹偏风型、偏湿型及单纯热型等。本案患者年高 74 岁，发病时间短，感受寒邪，与湿互结，此证为寒痹偏湿型，自拟"温经羌独汤"加减，具有散寒止痛、通经活络之功，获效较佳。方中羌活、独活为祛风湿、止痹痛的首选药物。虽有"羌活治上，独活治下"之说，但二药同时应用相得益彰，则疗效更著，故为此方主药。制川乌、制草乌有祛寒逐湿、温经止痛之功，且具有明显镇痛和局麻作用。李老体会，凡是以疼痛为主的痹证，只要辨证属于寒邪者，均可在基本方的基础上加用乌头，皆因此药止痛作用强大而迅速。李老还重视应用苦参一药，常与黄柏、川草薢、青风藤、雷公藤、忍冬藤等配伍，其功擅祛风除湿、舒筋活血、通络止痛。鸡血藤、活血藤养血活血、祛瘀舒筋止痛，鸡血藤养血之功优于活血藤，而活血藤更适于活血，李老喜二味并用，以冀补血而不滋腻，活血而不伤气；淡全蝎祛风止痉、攻毒散结，其攻专力雄；薏苡仁生用则利湿舒筋，炒用则健脾利水（李老常生薏苡仁、炒薏苡仁同用，一般用量为各 15 克，据病情可用至各 25～50 克，久服无不良反应）；秦艽祛风湿，舒经络而利关节；土茯苓泄浊解毒；蒲公英利湿解毒。李老还十分重视引经药的应用，此对痹证获效起着很大作用。如上肢疼痛，常用片姜黄、桂枝；肌肉疼痛可加雷公藤、苦参等。

案 3 痹证 3

刘某，男，38 岁，农民。1988 年 10 月 2 日初诊。

主诉： 周身关节疼痛 5 年余。

病史： 病缘于 5 年前劳累过度，伤及营血，周身关节疼痛反复发作。近 3 个月来关节疼痛增剧，伴神疲乏力，形体消瘦，面色无华，纳差。1988 年 9 月查 ESR 77mm/h；ASO 625U。舌质淡红，苔薄白，脉沉细。

西医诊断： 风湿性关节炎。

中医诊断： 痹证。

辨证： 风寒湿痹。

治法： 益气养血，散寒祛湿，活血通络。

处方： 生黄芪 30 克，赤芍 15 克，当归 15 克，淫羊藿 15 克，桂枝 10 克，鸡血藤、活血藤各 15 克，鹿衔草 30 克，制川乌（先煎）、制草乌（先煎）各 10 克，炒苍术、炒白术各 15 克，炙全蝎 6 克，焦三仙各 15 克，青风藤 10 克。10 剂，水煎服，每日 1 剂。

二诊： 1988 年 10 月 12 日。药后疼痛减轻，食欲渐增，舌脉同前。方已奏效，原方加威灵仙 15 克，续服。

三诊: 1988 年 10 月 22 日。周身关节疼痛明显减轻,精神渐加。复查 ESR18mm/h,ASO＜500U。病情逐渐缓解,正气渐复,痹闭已获流通。原方益损,以善其后。上方加秦艽 15 克,继服 30 剂,而获痊愈。

按语 风湿性关节炎是一种常见的急性或慢性结缔组织炎症。通常所说的风湿性关节炎是风湿热的主要表现之一,临床以关节和肌肉游走性酸楚、红肿、疼痛为特征。与 A 组乙型溶血性链球菌感染有关,寒冷、潮湿等因素可诱发本病。下肢大关节如膝关节、踝关节最常受累。

《黄帝内经》认为痹证是人体感受风、寒、湿邪而致的身痛或身重、关节疼痛,屈伸不利。本案中,患者正气亏虚,因受凉外感寒邪,与风邪、湿邪相兼,刻下周身多处关节疼痛,久病失治,日久不愈。由于寒湿不去,气血凝滞,瘀阻脉络,见筋骨、肌肉不通则痛,伴神疲乏力,形体消瘦,面色无华,纳差。证属气滞血瘀,寒湿阻络。方中黄芪、当归合用既能补气生血,又能养血健脾,活血通络;鸡血藤专通络中之血,又擅养血,活血藤祛风活络,又可散瘀消关节之肿胀,合用则活血养血止痛;取温热性质的桂枝、淫羊藿、鹿衔草以补肝肾,强筋骨,祛风湿,温通经络,更加辛热之制川乌、制草乌,旨在热能散寒;痹证日久当选用虫类药物,搜风剔络,用少量炙全蝎作为引经药,可预防久痹成血瘀顽痹;焦三仙即焦麦芽、焦山楂、焦神曲,三者同用有良好的消积化滞作用,与炒苍术、炒白术相须为用增强健脾燥湿之功。金元时代著名医家李东垣在其《脾胃论》中指出:"内伤脾胃,百病由生"。二诊患者疼痛减轻,又加威灵仙,取其性猛急,走而不守,以宣通十二经络。三诊患者病情平稳,加润而不燥之秦艽,无论寒湿、湿热、痹证新久,皆可应用。本案以温热药为主,随证加以益气、养血活血之药。治疗痹证用药精当,首从寒热入手,辨证论治,痹证乃除。

案 4 痹证 4

方某,女,42 岁,农民。1987 年 11 月 12 日初诊。

主诉: 肢体关节疼痛 4～5 年。

病史: 患者肢体关节疼痛难忍,昼缓夜剧,遇寒痛甚,虽经多方医治,病情未能控制。曾查 ASO 1250U,ESR 35mm/h。时值冬令,病情加重。经诊视,其肘、膝关节呈针刺样痛,痛处固定,活动受限;面色㿠白,畏寒蜷卧,胃纳不佳,夜寐不宁,二便尚调。舌质淡,苔薄白,脉弦。

西医诊断: 风湿性关节炎。

中医诊断: 痹证。

辨证: 痛痹。

治法: 温经散寒,活络止痛。

处方: 羌活、独活各 15 克,炙麻黄 6 克,宣木瓜 15 克,伸筋草 12 克,五加皮 15 克,制川乌(先煎)、制草乌(先煎)各 9 克,桂枝 10 克,秦艽 10 克,寻骨风 15 克,鸡血藤、活血藤各 15 克。水煎服,每日 1 剂。

二诊: 药后痛已大减,夜寐酣畅,胃纳亦增,唯头昏神倦依然。久病之体,一时难复,宗前法加黄芪 30 克,当归 12 克以增补气活血之功。

三诊: 叠进温通、益气、补血之剂调治 3 月余,病告痊愈。复查 ASO、ESR 皆已正常。

上方再进 10 剂，以固疗效。

按语 此系痛痹，由风、寒、湿邪侵袭经络所致。盖络隧空虚，寒湿蕴阻，深入肌骨间，气血不得宣通，筋无所养，不能束骨，故肢体关节疼痛难忍，行走不便，自拟"温经羌独汤"具祛风散寒、通络止痛之功，正对其因，故获佳效。

温经羌独汤方由羌活、独活、炙麻黄、宣木瓜、伸筋草、五加皮、制川乌、制草乌、桂枝、秦艽、寻骨风组成。方中羌活、独活为祛风湿、止痹痛的首选药物。虽有"羌活治上，独活治下"之说，但二药同时应用相得益彰，疗效更著，故为此方主药；川乌、草乌、桂枝性温，功专温经散寒，通络止痛，能辅主药以增加温经止痛之力；宣木瓜、五加皮、伸筋草舒筋活络，尤宜于关节屈伸不利，拘挛麻木等症，此处用之能佐主药以活络通经；秦艽、寻骨风则祛风湿、通经络，亦有较强的止痛作用。诸药共用，达到温经散寒、活络止痛的目的。

案 5 痹证 5

向某，女，34 岁。2010 年 12 月 2 日初诊。

主诉： 周身关节疼痛 2 年余。

病史： 患者周身关节疼痛，恶寒，延今两载。曾在外院确诊为"类风湿关节炎"，屡服中西药罔效。此时值冬令，病情加重，求诊于李老。纳可，二便尚调，夜寐一般。查类风湿因子（RF）187kU/L，C-反应蛋白（CRP）9.32mg/L。舌质淡红，苔薄白，脉细弦。

西医诊断： 类风湿关节炎。

中医诊断： 痹证。

辨证： 痛痹。

治法： 散寒祛风，利湿通络止痛。

处方： "温经羌独汤"加减。左秦艽 15 克，羌活、独活各 15 克，八楞麻 12 克，制川乌（先煎）、制草乌（先煎）各 12 克，雷公藤（先煎）12 克，黄芪 60 克，苦参 15 克，炒黄柏 12 克，粉萆薢 15 克，青风藤 15 克，忍冬藤 20 克，鸡血藤、活血藤各 12 克，淡全蝎 8 克，制乳香、制没药各 12 克，土茯苓 30 克，焦三仙各 20 克，炙蜈蚣 2 条。20 剂，水煎服，每日 1 剂。

二诊： 2011 年 3 月 24 日。服上方 20 剂，药后周身关节疼痛稍缓解，诉胃胀不适，纳可，二便调，寐可。舌质淡红，苔薄白，脉细。2011 年 2 月 15 日复查 RF 91kU/L。药合病机，病久邪深，久病必虚，当徐图缓进。守原方去苦参，加八楞麻 15 克，鹿衔草、豨莶草各 20 克，以加强补虚益肾、祛风除湿之功。

三诊： 2011 年 4 月 21 日。药进 15 剂后周身关节疼痛较前明显缓解，无胃胀，无明显恶寒，纳可，二便调，夜寐可。疗效显见，仍守上方去焦三仙，加路路通 15 克，乌梢蛇 9 克等祛风通经活络之品，以冀续效。

四诊： 2011 年 6 月 2 日。药后诸症明显好转，周身关节疼痛减轻，余无明显不适。舌质淡红，苔薄白，脉细弦。守上方豨莶草加至 30 克，加老鹳草 30 克。

五诊： 2011 年 7 月 7 日。药后周身关节疼痛继续缓解，但大便溏，日 2～3 次，余无不适。舌淡红，苔薄白，脉细弦。上方去制乳香、制没药，加片姜黄、怀山药、伸筋草各 20 克。因患者便溏故加怀山药健脾渗湿。

六诊：2011 年 7 月 28 日。服药后诸症稳定，睡眠、饮食、二便正常，实属临床治愈。为防复发，杜后患，拟原方去雷公藤，乌梢蛇加至 12 克，续进 20 剂，以巩固疗效。

按语 本案痹证，以全身关节疼痛为主，又肢冷畏寒，舌质淡红，苔薄白，脉细弦，可谓"痛痹"。系因络脉感受外邪，寒湿蕴阻，气血不得宣通，筋无所养，不能束骨所致，以寒为重，兼夹风、湿二邪。拟"温经羌独汤"散寒除湿，祛风通络止痛。其中羌活药力雄厚，比较峻猛，能直上巅顶、横行手臂，故善祛上部风湿；独活药力稍缓，能通行胸腹、下达腰膝，善祛下部风湿，两药相合，能散一身上下之风湿，通利关节而止痹痛。以疼痛为主的痹证，不论其属寒、属热，均可在基本方的基础上加用乌头，止痛作用强大而迅速。以苦参治疗痹证，与《圣济总录》中治疗肌痹之"苦参丸"属意相近。同时，配用雷公藤祛风除湿、消肿止痛、通经活络，对疼痛以关节周围组织，尤其是肌肉疼痛，疗效较好。

李老认为痹证难在短时间内完全治愈，故治疗时应以某方为主，治疗方针基本不变，辅药随证加减，以体现变中不变、不变中有变的规律。李老指出：一旦辨证明确，立法用药成竹在胸，那么，守法守方就相当重要，切不可主方、方略变动不休，他针对痹证的每一证型，均确定了方略、主方。治疗上除针对寒热分治外，多兼以祛瘀、化痰、通络、扶正。且李老一再强调辨病一定要与辨证相结合，才能发挥中医特色。

本案以温经羌独汤为基本方，辅药随证加减。本方羌活、独活皆为辛苦温燥之品，其辛散祛风，味苦燥湿，性温散寒，故皆可祛风除湿、通利关节。制川乌、制草乌有温经散寒、通络止痛之功，且具有明显镇痛和局麻作用。李老还重视应用苦参一药，认为苦参有清热燥湿、祛风解毒之良效，并以之配伍黄柏、粉草薢、青风藤组成清络饮。黄柏味苦性寒而清热燥湿、泻火解毒，主要成分小檗碱等已发现具有免疫抑制等作用。草薢味苦、甘，性平，主要含多种皂苷及皂苷元，功善清热、利湿、泻浊，性能疏通脉络而利筋骨，质轻气清，色味皆淡，其效多入气分，少入血分。《本草正义》谓："草薢……惟湿热痹著，最为合宜，若曰风寒，必非此苦泄淡渗者，所能幸效"。青风藤，味苦，性平，《浙江天目山药植志》谓之"苦，辛，寒"，其祛风除湿，舒筋活血，通络止痛，青风藤碱的提纯物具有抗炎、镇痛、解痉等作用。清络饮中诸药合伍，均以清热除湿、通络开痹为目的。八楞麻又名接骨草，有良好的舒经活络之效；鸡血藤、活血藤养血活血、祛瘀舒筋止痛，鸡血藤养血之功优于活血藤，而活血藤更适于活血，李老喜二味并用，以冀补血而不滋腻，活血而不伤气；淡全蝎、蜈蚣祛风止痉、攻毒散结，其攻专力雄，为治久痹、顽痹之要药；为防其耗血散血，配伍黄芪补气养血；秦艽祛风湿，舒经络而利关节；土茯苓泄浊解毒；用鹿衔草、豨莶草加强祛风湿、强筋骨利关节；青风藤、草薢、忍冬藤等功擅祛风除湿、舒筋活血、通络止痛；为减轻祛风湿药对胃肠道的刺激，加用焦三仙消食和胃。

案 6 痹证 6

张某，女，67 岁。2010 年 6 月 25 日初诊。

主诉：周身关节游走性疼痛 6 年余。

病史：患者患"类风湿关节炎"6 年余，近来周身关节游走性疼痛、重着，局部热感，伴纳差，口黏，口臭，小便黄，大便稀不成形，夜寐梦扰。化验检查：ALT 58U/L，谷草转氨酶（AST）77 U/L，γ 谷氨酰转肽酶 99U/L，RF 259kU/L。舌质红，苔黄腻，脉弦。

西医诊断：类风湿关节炎。

中医诊断：痹证。

辨证：行痹。

治法：祛风除湿，清热通络。

处方：黄芪 45 克，土茯苓 12 克，鸡血藤、活血藤各 20 克，秦艽 15 克，蒲公英 25 克，川萆薢 20 克，川黄柏 10 克，苦参 12 克，生薏苡仁、炒薏苡仁各 20 克，焦三仙各 15 克，制川乌（先煎）、制草乌（先煎）各 9 克，川蜈蚣一条，乌梢蛇 9 克，甘草 20 克，川芎 15 克。水煎服，每日 1 剂。

二诊：2010 年 7 月 29 日。周身关节疼痛缓解不明显，口黏、口臭、纳差较前好转，大便稀不成形。舌质红，苔白腻，脉弦。守 2010 年 6 月 25 日方，土茯苓加至 20 克，加青风藤 15 克，威灵仙 15 克，制乳香、制没药各 12 克以加强祛风除湿、活血通络功效，7 剂。

三诊：2010 年 8 月 6 日。周身关节仍时有疼痛，纳食一般，夜寐梦扰有所改善。舌质淡红，苔薄黄，脉弦。仍守 2010 年 6 月 25 日方，土茯苓改 30 克，加雷公藤（先煎）10 克，广木香（先煎）15 克，藿香、佩兰（后下）各 15 克，7 剂。

四诊：2010 年 8 月 19 日。病史同前，周身关节疼痛较前明显好转，食纳尚可，小便色黄，夜寐安。舌质淡红，苔薄黄，脉弦。拟以 2010 年 6 月 25 日方去川芎、甘草，加雷公藤（先煎）10 克，片姜黄 25 克，土茯苓改 25 克，继进 14 剂，以冀续效。

按语 李老临证辨析认为，患者以周身关节游走性疼痛、重着为主，且有局部热感，可谓行痹。乃是以风邪为主兼夹湿热之邪侵袭机体，痹阻于经络、关节，气血瘀滞不通，发为风湿热痹。李老指出，治疗痹证时不仅应重视痹证成因中的"杂气合至"特点，还应注重从人体内脏功能、气血功能入手，综合施治，以助祛除邪气。故本案治疗兼顾祛风除湿、清热通络、益气健脾、消食和胃等治法。根据李老经验，治疗风胜，川芎一药不可或缺，其有祛风行血之"行因行用"之妙。土茯苓能入络，不仅利湿而且通络，搜剔湿热之蕴毒。另久病必伤其正，用大剂黄芪益气固表为其扶正护本，补而不滞。此皆显李老治行痹之用药特色。

李老还指出，痹证的治疗，首先应胸有方略，他很欣赏张石顽所论："行痹者，痹处行而不定，走注历节痛之类，当散风为主，御寒利气仍不可废，更须参以补血之剂，盖治风先治血，血行风自灭也；痛痹者，寒气凝结，阳气不行，故痛有定处，俗称痛风是也，当散寒为主，疏风燥湿仍不可缺，更须参以补火之剂，非大辛大温不以释其凝寒之者也；着痹者肢体重着不移，疼痛麻木是也，盖气虚则麻，血虚则木，治当利湿为主，祛风散寒亦不可缺，更须参以理脾补气之剂。"李老指出痹证偏风者，川芎一药不可缺，因该药为血中之气药，可行血而风灭，又有祛风作用，疗效较好。中医治法中有通因通用、塞因塞用、寒因寒用、热因热用之反治法。李老认为，还应有如川芎祛风行血之"行因行用"法，痹证偏风则疼痛游走不定，可谓"行"因；川芎作用行而不守，可谓"行"用。川芎"行因行用"有利风邪的祛除。李老精辟之论，实乃发前人之所未发，开后人之师承！川乌、草乌有祛寒逐湿散风、温经止痛之功，且具有明显镇痛和局麻作用。李老体会以疼痛为主的痹证，不论其属寒属热，均可在基本方的基础上加用乌头，止痛作用强大而迅速。李老还重视应用苦参一药，常与黄柏、萆薢、青风藤配伍清热除湿、通络开痹。久病必伤其正，李老喜用大剂量黄芪益气固表为其扶正护本，补而不滞，治疗痹证尤为适宜。蜈蚣祛风止痉、攻毒散结，攻专力雄，为治久痹、顽痹之要药。患者脾虚胃热，加之祛风湿药往往易伤及脾胃，予薏苡仁、焦三仙之类健脾消食和胃。李老还十分重视引经药的应用，此对痹证获效起着很大作用。如上肢疼痛，常用片姜黄、桂枝；下肢疼痛，常用独活、怀牛膝、宣木瓜、五加皮；腰背疼痛可加川断、杜仲、狗脊、功劳叶；骨节疼痛可加威灵仙、补骨脂；肌肉疼痛可加雷公藤、苦参等。

案7 痹证7

黄某，女，62岁。2010年7月15日初诊。

主诉：周身关节疼痛4年，加重10日。

病史：患者周身关节呈游走性疼痛4年余，近来双手指间关节疼痛，肿胀加重，服用泼尼松后缓解。刻下：双手指间关节肿胀、疼痛，晨起僵硬，双手不能握起，乏力，纳差，便秘。舌红，苔腻，脉弦。

西医诊断：类风湿关节炎。

中医诊断：痹证（行痹）。

辨证：风湿阻络，脉络不和。

治法：祛风胜湿，活血通络。

处方：羌活、独活各15克，左秦艽15克，苦参15克，炒黄柏12克，粉萆薢15克，青风藤12克，海风藤15克，忍冬藤15克，络石藤15克，鸡血藤、活血藤各15克，淡全蝎8克，土茯苓30克，片姜黄10克，川桂枝10克，炙蜈蚣2条，黄芪60克，火麻仁（打）30克。14剂，水煎服，每日1剂。

二诊：2010年8月5日。服上方14剂，药后诸症稳定，双手指关节疼痛明显减轻。时觉周身关节游走性疼痛，晨僵，余无不适。舌质淡红，苔薄白，脉沉细。查：ESR 65mm/h，RF 777.5kU/L，ASO、CRP均正常。守原方去火麻仁，加雷公藤（先煎）10克，蒲公英30克，14剂。

三诊：2010年8月19日。药后诸症好转，唯晨僵明显，纳差，余无明显不适。舌质淡红，苔薄白，脉细弦。上方加藿香、佩兰（后下）各15克，延胡索15克，焦三仙各20克，14剂。

四诊：2010年9月2日。近日四肢关节疼痛，晨僵明显，纳可。舌质淡红，苔薄白，脉细弦。此风夹湿邪，黏滞难去，况久病必瘀，不可急切求成，当徐图缓进。守上方，雷公藤（先煎）加至12克，更入乌梢蛇15克，八楞麻12克以增强其活血、散瘀、止痛，祛风通络之效。

五诊：2010年9月16日。上方继进14剂，诸症好转，晨僵减轻，纳可。舌质淡红，苔薄白，脉细弦。守上方，片姜黄改25克，加制川乌（先煎）、制草乌（先煎）各12克，乌梢蛇改12克，14剂。

六诊：2010年9月30日。诸症稳定，余无异常。守原方加减，继服14剂以巩固疗效。

按语 李老认为，本案患者以肢体关节游走性疼痛为其特点，可谓行痹。行痹者，痛处行而不定。当散风为主，御寒利气仍不可废，更须参以补血之剂，盖治风先治血，血行风自灭也。但是治痹不能只注重辨病而忽视辨证，要结合起来发挥中医特色。患者痹证日久，久则易使痰瘀阻络，伤及其筋，以引药力达病所，可起到药半功倍的作用。

痹证的形成非单一之因，其临床表现为多个部位多个症状的综合。李老在把握诊断关键的同时，亦对其成因及部位的错综之态有所倚重。本例患者，李老以其游走性疼痛为特点，用藤类药物以达其肢。青风藤、海风藤作为常用药对，二者均可以祛风湿、通经络，治疗风湿痹痛，但二者又有差异，前者镇痛之功著，后者善治络中之风、游走性疼痛。配伍忍冬藤以通络中之热毒；络石藤通络祛风以通络中之滞；鸡血藤通络舒筋，活血补血，专通络中之血；活血藤祛风活络，散瘀消痛，以除关节之肿胀。羌活、独活又一常用药对，皆可祛风除湿、通利关节。其中羌活药力雄厚，比较峻猛，能直上巅顶、横行手臂，故善祛上部风湿；独活药力稍缓，能通行胸腹、下达腰膝，善祛下部风湿，两药相合，能散一身上下之风湿，通利关节而止痹痛。李老又倚重其上肢关节疼痛较显的症状，故用片姜黄、川桂枝作为引经药引诸药达病所。久病必伤其正，李老喜用大剂量黄芪益气固表为其扶正护本，补而不滞，治疗痹证尤为适宜。初始，有弟子往往不解李老用土茯苓及苦参治痹之用意，而李老依其数十年的用药体会则循理以导之：土茯苓亦能入络，不仅利湿而且通络，搜剔湿热之蕴毒，依证型而定其用量，有时可达200克，亦无不良反应；苦参有清热燥湿、祛风解毒之功，疗肌痹堪取良效。李老之所以用蜈蚣2条，是因为患者僵硬明显，蜈蚣对于僵宁肿痛功效颇佳。患者日久不愈，病情反复，李老又加雷公藤、制川乌、制草乌等药以止痛，加乌梢蛇取其走窜之性，引诸药至病所，自脏腑而达皮毛。祛风湿药往往易伤及脾胃，李老对于患者的饮食、二便、睡眠情况丝毫不怠慢，常用广木香、陈皮、砂仁等药以理气健脾。李老每于暑湿之际根据患者情况酌加藿香、佩兰等药以清热化湿解暑、和胃醒脾，对于后学者亦颇多启迪。

案8 痹证8

鲍某，女，55岁。2010年11月25日初诊。

主诉： 周身关节疼痛4年，加重半个月。

病史： 患者4年前因劳累后出现下肢及足底疼痛，未予重视。自2010年初开始出现双手晨僵明显，指间关节疼痛、肿胀变形，间断服药（具体用药不详），疗效不佳。半个月前出现双手腕、手指及双膝关节对称性疼痛、肿胀、活动受限，局部有热感，时伴头晕、乏力，自汗，口干欲饮，纳谷欠馨，二便尚调，夜寐安。2010年11月25日检查结果：ESR 125mm/h，RF 207.04kU/L，CRP 47.60mg/L。舌质红，苔薄黄，脉弦数。

西医诊断： 类风湿关节炎。

中医诊断： 痹证。

辨证： 热痹。

治法： 清热利湿，通络止痛。

处方： "益气清络饮"加味。生黄芪30克，川草薢15克，川黄柏9克，苦参9克，青风藤10克，蒲公英30克，当归15克，鸡血藤15克，活血藤15克，雷公藤（先煎）10克，细生地25克，土茯苓25克，淡全蝎6克。15剂，每日1剂，水煎服。

二诊： 2010年12月15日。服药后各关节肿胀减轻，局部热感好转，仍有晨僵，关节疼痛，活动受限，口干欲饮，食欲渐增。舌质红，苔薄黄，脉弦数。守2010年11月25日方，加制延胡索20克，川蜈蚣1条，15剂，每日1剂，水煎服。

三诊： 2011年1月16日。药后关节肿痛明显好转，尚存轻度晨僵，二便自调。舌质红，苔薄黄，脉弦。复查：ESR 38 mm/h，RF 131kU/L，CRP 28.08 mg/L，病情逐渐缓解，正气渐复，痹闭已获宣通。守 2010 年 12 月 15 日方去淡全蝎，加威灵仙 15 克。继续服药，半年后随访病情稳定。

按语 李老指出，痹证可生于内，亦可发于外。邪气的侵入只是疾病发生发展的外部条件，正气虚弱才是本病发生演化的根本原因。本案痹证，证属正气不足，湿热痹阻范畴。治疗痹证，天人合一、整体施治方为上策。

痹证，也称风湿病，是人体正气不足或脏腑功能失调，导致风、寒、湿、热、燥等邪为患，痰浊、瘀血留滞，引起经脉气血不通不荣，出现以肢体关节疼痛、重着、麻木、肿胀、屈伸不利等症，甚则关节变形、肢体痿废或累及脏腑为特征的一类疾病的总称。本病因始见于《黄帝内经》，在《素问·痹论》中提出："风寒湿三气杂至，合而为痹也"，其强调了外邪致病的重要性。李老根据多年的临床观察认为，痹证除以上致病因素外，其发病机制与脾虚外湿易侵、血虚外风易感、阳虚外寒易入、阴虚外热易犯、正虚外邪易干有关，亦即邪气的侵入只是疾病发生发展的外部条件，正气虚弱才是本病发生演化的根本原因。《素问·刺法论》说："正气存内，邪不可干。"所谓"正气"是指人体的抗病、防御、调节、适应、修复能力，也即中医的免疫系统，这些能力以人的精、气、血、津液等物质及脏腑经络组织的功能活动为基础。如《素问·上古天真论》说："精神内守，病安从来。"李老认为若机体正气不足，包括先天禀赋不足、后天失养、久病体虚、劳逸过度、年老体弱、饮食失调、房劳过度等，导致人体精、气、血、津液等物质不足及脏腑、经络、组织功能失调，则机体气血亏虚，营卫不和，脏腑虚衰，阴阳失调，风、寒、湿、热等邪乘虚为患，致经脉气血不通，而发为痹证。既病之后，又无力祛邪外出，以致外邪流连不去，病程缠绵，日久不愈，则正虚痰瘀，相互为患，交缠难解。《灵枢·百病始生》曰："风雨寒热不得虚，邪不能独伤人。猝然逢疾风暴雨而不病者，盖无虚，故邪不能独伤人。此必因虚邪之风，与其身形，两虚相得，乃克其形。"正气不足是疾病发生的内在因素，邪气是疾病发生的外在原因，外因通过内因起作用，若正气不足则外邪易干。从本案患者的发病过程、临床表现、治疗经过、舌象及脉象等综合判断，系因禀赋不足，劳逸失度，正气不足而致湿热之邪内侵，阻于经脉，阻遏气机，流注骨节。故以清热利湿通络、益气活血止痛为法。方中予"清络饮"清热除湿，通络开痹，并重用黄芪甘温以补无形之气、有形之血，气为血之帅，气足则引血滋润骨节；土茯苓入络，不仅利湿而且通络，并且善搜剔湿热之蕴毒；雷公藤祛风除湿、消肿止痛、通经活络，对以关节周围组织的疼痛，尤其是肌肉疼痛，疗效较好；蜈蚣性善走窜，通达内外，功能息风止痉，攻毒散结，通络止痛常用于风湿顽痹；加当归、鸡血藤、活血藤以加强养血活血、祛风通络之功。全方共奏清热利湿通络，益气活血止痛之效，正合该案病机，疗效满意。

案9 痹证9

余某，男，68 岁。2010 年 6 月 21 日初诊。

主诉：双腕及双膝关节酸胀疼痛 2 年，加重 1 个月。

病史：患者 1 年前因劳累后出现双手腕、手指及双膝关节对称性疼痛、肿胀、麻木、活动受限，伴严重晨僵。曾到当地医院诊治，诊断为"类风湿关节炎"，服中西药间断治疗，疗效不显。近来因连绵阴雨致周身关节肿胀疼痛加重，遂来就诊。刻下：症见患者双手腕及双膝关节疼痛肿胀伴痛处发热，触之皮温略高；双手掌指关节及近端指间关节疼痛伴屈伸不利、晨僵大于 1 小时。2010 年 6 月 18 日辅助检查结果：RF 420.80kU/L，ESR 1255mm/h，CRP 26mg/L，抗环瓜氨酸肽（CCP）抗体 479RU/ml。舌质红，苔薄黄，脉细弦。

西医诊断：类风湿关节炎。

中医诊断：痹证。

辨证：热痹。

治法：清热利湿，通络止痛。

处方：黄芪 35 克，当归 15 克，青风藤 10 克，川黄柏 9 克，苦参 9 克，川草薢 9 克，鸡血藤、活血藤各 15 克，蒲公英 30 克，白花蛇舌草 30 克，忍冬藤 25 克，川蜈蚣 2 条，乌梢蛇 15 克，雷公藤（先煎）10 克，秦艽 15 克，制川乌（先煎）、制草乌（先煎）各 10 克，甘草 10 克。15 剂，每日 1 剂，水煎服。

二诊：2010 年 7 月 5 日。服上方半月，患者周身关节疼痛较前减轻，唯双膝关节肿胀仍较明显，伴双腿乏力，行走不利。舌质红，苔薄黄，脉弦。药合病机，守 2010 年 6 月 21 日方去秦艽，加土茯苓 25 克，淡全蝎 6 克，以增强祛湿通络之功。

三诊：2010 年 7 月 26 日。自述本周因饮食不慎致胃脘不适，故停服以上中药一周。此次复诊，症见双膝关节、双踝关节肿痛明显，双手难以握拳，行走需扶持。纳可，二便调，夜寐安。7 月 15 日于当地医院做 B 超检查示胆囊炎、胆石症。舌质淡红，苔黄腻，脉弦数。据上辨证，仍属湿热痹阻，当依 2010 年 7 月 5 日方加金钱草 30 克，虎杖 25 克，以清利湿热，排石治标。

四诊：2010 年 8 月 27 日。上药服后，诸症明显好转，双手指关节疼痛减轻，右手肿胀明显好转，唯颈部及双膝关节时隐痛，足底步履时疼痛，纳差。舌质淡红，苔白腻，脉沉细。2010 年 8 月 25 日复查血生化：ESR 91mm/h，ASO 72IU/ml，RF 355.50kU/L，CRP 15.10mg/L。宗 2010 年 7 月 26 日方加广木香 12 克，陈皮 12 克以健脾和胃，另土茯苓加至 30 克。

按语 热痹首先在《素问·四时刺逆从论》中出现，之后王肯堂对其证候表现、治法有了全面的论述，对其病理演变过程，叶天士的论述在临床指导用药时有极其重要的意义。李老认为，热痹大多起病急骤，病情发展迅速，病性为实证、热证，或虚实夹杂，其病机始终以热邪的病理变化为核心，但由于风寒湿邪入侵可转化为热痹，因此热痹也可出现寒热错杂、阴阳交混的复杂临床表现。故临床治疗上，不能只顾清热而延误病情。

李老虽已耄耋之年，对于古代医家经典却能熟诵如流，临证时常告诫弟子：中医的学习，经典必须细读，并且要牢记于心。根据李老对热痹的理论研究，明确指出热痹之名首见于《素问·四时刺逆从论》"厥阴有余病阴痹，不足病生热痹"。王肯堂在《证治准绳·痹》中指出热痹乃"脏腑移热，复遇外邪，客抟经络，留而不行"。清代尤怡有言："热痹者，闭热于内也……所谓阳遭阴者，脏腑经络，先有蓄热，而复遇风寒湿气客之，热为寒郁，气不得通，久之寒亦化热，则痛痹，熻然而闷也。"叶天士在其《临证指南医案》中指出热痹的病理演变过程："初病湿热在经，久则瘀热入络"；并明确指出寒湿与湿热的不同："从来痹证，每以风寒湿之气杂感主治。召恙之不同，由于暑暍外加之湿热，水谷内蕴之湿热。外来之邪，著于经络，内受之邪，著于腑络"。

李老认为，从历代医家的论述中可看到，热毒、风热、暑湿之邪入侵，湿热蕴结，风寒湿郁化热及瘀热阻络等，均可致痹；而血虚、血热、阳多阴少、湿热内蕴等又为热痹发病的内在因素。热痹的治疗，历代虽有清热解毒、清热疏风、清热散寒、清热利湿及清热凉血等治法，但总不离清热这一基本治则。

本方李老首选清热解毒、利湿通痹之青风藤、川黄柏、苦参、川草薢、蒲公英、白花蛇舌草、忍冬藤等，意在针对热痹的病因治疗。另此案病史2年余，且因季节因素而加重，病情反复，此乃寒邪伏里，故李老加用制川乌、制草乌以温里散寒；久痹多虚和瘀，故药用当归、鸡血藤、活血藤以补血通经，化瘀通络；川蜈蚣，搜剔走窜，可升可降，与全蝎相须使用，治疗顽痹，可增祛风通络舒筋之功。温热药与寒凉药用量之比，则因人因证制宜，权衡寒热多寡而益损。治热痹以寒凉为主，少佐温热之品。恰当掌握寒热之间的比例，巧用活用，其效乃彰，不及则无力助阳行效，过之则会喧宾夺主，犹抱薪救火，酿成燎原之灾，不可不慎。

案10 痹证10

陶某，女，5岁。1999年5月4日初诊。

主诉：四肢小关节红肿热痛2年。

病史：患儿病起于1997年6月6日，因注射未冷藏的百白破疫苗后引起发热，体温39.5℃，伴全身皮疹。遂至儿科门诊就诊。检血常规：WBC 14.4×10^9/L，N 0.3，L 0.7。予青霉素、氯苯那敏后仍高热不退，高热时皮疹明显，不咳，不吐，于1997年6月11日收入小儿科病房。入院后体检：体温39.8℃，全身散在性红色斑丘疹，高出皮面，以双上肢、胸部为甚，咽部充血，双侧扁桃体Ⅱ°肿大，双肺呼吸音粗糙。入院后检血常规：RBC 2.5×10^{12}/L，WBC 14.0×10^9/L，ASO 625U，RF（-），ESR 22mm/h。予先锋霉素Ⅵ抗炎后，改为头孢塞肟钠1.0克注射，仍发热，以夜间为甚，建议外院治疗。遂转上海交通大学医学院附属新华医院，入院时主要症状及体征仍为反复发热伴皮疹，查体：体温39.3℃，心率120次/分，呼吸30次/分，血压135/105mmHg，患儿神志清醒，头面部及四肢散在陈旧性皮疹，部分为红色斑丘疹，双侧颈部及腹股沟可触及数枚绿豆大小淋巴结，心肺（-），腹平软，肝右肋缘下2厘米，质软，肝未触及，四肢关节无畸形。入院后检血常规最异常时为 WBC 30.0×10^9/L，N 0.95，L 0.03，单核细胞（M）0.02，Hb 70g/L，PLT 521×10^9/L，ESR 64mm/h，黏蛋白6.7g/dL，CRP 169.3mg/L；骨髓象（BM）检查：骨髓呈感染改变，培养（-），肥达反应阴性，补体 C_3 1.48g/L。入院后予抗组胺药（异丙嗪、苯海拉明）及巴米尔水杨酸制剂口服、抗感染药高热不退。9月26日开始用氢化可的松治疗后热峰有所减退，改口服泼尼松1.5mg/（kg·d），后热渐退，但细胞数、黏蛋白仍高，皮疹时有反复。从10月21日开始加用免疫抑制剂硫唑嘌呤25mg/d口服，体温才趋正常，皮疹消失，实验室指标正常，随后出院，出院诊断为"幼年型类风湿关节炎"。嗣后一直用泼尼松、免疫抑制剂及抗炎药维持治疗，症情仍有反复，呈阶段性发热，伴皮疹，全身关节酸痛。患儿于1999年5月4日来就诊，症见发热，体温最高达40.9℃，头面、四肢见红色丘疹，手足小关节红肿灼痛，关节屈伸不利，口干不欲饮；检查血常规：WBC 21.3×10^9/L，L 0.65，M 0.16，ESR 68mm/h。舌质红，苔薄黄，脉细数。

西医诊断：幼年型类风湿关节炎。

中医诊断：痹证。

辨证：热痹。

治法：清热利湿，宣痹通络。

处方：细生地 15 克，干地龙 10 克，蝉蜕 6 克，金银花 15 克，净连翘 12 克，蒲公英 15 克，板蓝根 15 克，忍冬藤 15 克，秦艽 15 克，青风藤 9 克，海风藤 10 克，炒黄柏 6 克，蛇床子 8 克，地肤子 8 克。水煎服，每日 1 剂。

二诊：1999 年 5 月 15 日。药后诸症好转，手足小关节灼痛减轻，红色斑疹渐退，仍痛痒不止，体温在 37.5～38℃，食饮尚可，颈项两侧可触及肿大淋巴结，质软无压痛，唇角仍有破烂，小便呈黄色，大便正常，脉细数。复查血常规：WBC $14.7 \times 10^9/L$，L 0.4，M 0.08，ESR 20mm/h。用药守上方去连翘、板蓝根，加凤丹皮 12 克，地骨皮 10 克，威灵仙 10 克，鲜鸭跖草 20 克，芦根 15 克，以增凉血退热之功。

三诊：1999 年 5 月 22 日。病情好转，四肢小关节疼痛明显减轻，活动自如，双手及足部皮肤斑疹均退，皮屑脱落，瘙痒减轻，体温在 37.5℃ 以下，余无明显不适。舌质淡红，苔薄白，脉滑。复查血常规、ESR 均在正常范围。效不更张，守上方去蛇床子、地肤子，加青蒿 15 克，白薇 15 克，鸡血藤、活血藤各 10 克，增其清热凉血、活血通络之功，以冀续效。

四诊：1999 年 6 月 1 日。皮疹全消，瘙痒作罢，四肢小关节偶酸痛，局部不红肿，昨日晨起体温 37.4℃，今晨体温 36.5℃。舌质红，苔薄白，脉细，为病久耗气伤阴，此病情缓解期，宜扶正固本。改用益气养阴，强筋健骨之剂以固其根本。

处方：生黄芪 20 克，南沙参、北沙参各 10 克，凤丹皮 10 克，地骨皮 10 克，苍术 9 克，银柴胡 8 克，制鳖甲（先煎）15 克，紫丹参 10 克，秦艽 10 克，川牛膝 10 克，骨碎补 10 克，金狗脊 10 克。水煎服，每日 1 剂。

上方辨治 2 月余，症情稳定。

五诊：1999 年 8 月 17 日。近因天气暑热难熬，地气熏蒸，外邪引动内火致发热体温 39℃，周身又现皮疹，四肢关节时疼痛，局部不红肿，小便黄，大便偏干。舌质红，苔薄黄，脉数。治以清暑退热，益气养阴。

处方：青蒿 15 克，香白薇 10 克，石膏（先煎）25 克，芦根 20 克，鲜鸭跖草 20 克，黄芪 15 克，肥玉竹 10 克，肥知母 10 克，凤丹皮 10 克，地骨皮 10 克，藿香、佩兰（后下）各 10 克，甘草 8 克。水煎服，每日 1 剂。

六诊：1999 年 8 月 21 日。药后体温逐渐下降，精神饮食尚佳，再拟上方化裁。守上方去石膏，加金银花 12 克，银柴胡 10 克，服 7 剂后热除。

嗣后，宗滋阴清热，活血凉血，宣痹通络意，继续辨治 1 年余，诸症悉除。2002 年 1 月，赴上海交通大学医学院附属新华医院复查，结果一切正常。

按语　幼年特发性关节炎（JIA），是 16 岁以下儿童常见的结缔组织病，以慢性关节炎为主要特征，典型的关节炎表现是疼痛、肿胀和活动受限。除关节炎症和畸形外，常有皮疹、肝脾及淋巴结肿大、胸膜炎和心包炎等全身症状和内脏损害。多数预后良好，少数可导致关节永久损害和慢性虹膜睫状体炎，是小儿致残的主要原因。该病的发病原因至今尚不明确，但目前认为可能与遗传和免疫功能紊乱有一定的关系，感染可能是诱发或加重该病的主要原因之一。

本病临床症状复杂、命名繁多，如幼年类风湿关节炎（JRA）、Still's 病、幼年慢性关节炎（JCA）、幼年型关节炎（JA）等。为了便于对这类疾病的遗传学、流行病学、转归和治疗方案实施等方面进行研究，2001 年国际风湿病联盟儿科委员会专家组经过多次讨论，将"儿童时期（16 岁以下）不明原因关节肿胀，持续 6 周以上者"，命名为幼年特发性关节炎（JIA）。针对本病的治疗，西医目前尚无很好的办法，主要以控制病变的活动度，减轻或消除关节疼痛和肿胀；预防感染和关节炎症的加重；预防关节功能不全和残废；恢复关节功能及生活与劳动能力为目的的。

中医古籍中无此病名，其状似与痹证、风湿、热证、热痹及白虎历节风等病证相近。李老认为本病主要由于气血两虚，营卫失和，腠理不固或素体蕴热，外感风、寒、湿邪，阻滞经络，气血运行不畅，筋骨失养或痰湿瘀阻致关节肿痛、活动受限，据其临床表现属中医"痹证""发热"范畴。日久内及肝肾可致关节挛缩、僵直，兼以患者多有先天禀赋不足，气血为邪所阻，深入骨骱，胶着不去，痰瘀交阻，凝涩不通，邪正混淆，如油入面，肿痛发热时作，治颇棘手，不易速成，当属"顽痹"的范畴。李老对此病的辨治独具特色，每每获得良效。

本案患儿首诊以发热，时而体温高达 40.9℃，伴皮疹，全身关节酸痛为主症，实属热痹。然口干不欲饮，当是湿热内蕴，遏郁脾阳所致。据舌脉及诸见证，断为湿热入侵，流注经络，脉络不和之证，治以清热利湿，宣痹通络。方中细生地清热凉血，《普济方》谓："生地通经脉，补虚弱，强脚膝，润肌肤"，治热痹有标本兼治之功；以金银花、连翘、蒲公英、板蓝根、蝉蜕等疏风清热，平热邪以消斑疹，再配秦艽祛风湿、清湿热、止痹痛，治阴伤之虚热，"以平为期"，遏热势鸱张实乃首务；炒黄柏、蛇床子、地肤子等清热燥湿；干地龙、忍冬藤、青风藤、海风藤等清热通络。诸药合参，旬日即获显效。嗣后宗滋阴清热，活血凉血，宣痹通络意，继续辨治 1 年余，诸症悉除，实乃佳案。

李老治痹证喜用藤类药，本案用忍冬藤、青风藤、海风藤等意在清热祛风通络。其中，青风藤、海风藤性辛散、苦燥，既可祛风止痒燥湿，又可通行经络气血，故于幼年风湿病案中用之最宜。李老认为，藤类药如络脉纵横交错，无所不至，取象比类，多具通络之功。诚如《本草便读》所云："凡藤蔓之属，皆可通经入络"。李老说，藤类药既能驱除络脉病邪，又能走行通利，引诸药直达病所，此类药物在痹证治疗上具有广泛的临床应用，但其基本功效均与祛风通痹有关。因此，《本草纲目》亦谓："风邪深入骨骱，如油入面，非用蔓藤之品搜剔不克为功。"

案 11　痹证 11

柏某，男，60 岁。2016 年 6 月 16 日初诊。

主诉：多关节疼痛 1 年余。

病史：患者 2014 年 8 月因左侧腹股沟可复性包块，诊断为"左侧腹股沟斜疝"，于肝胆外科行左斜疝无张力修补术+左侧腹股沟淋巴结切除术，术后病理确诊为"左侧腹股沟非霍奇金淋巴瘤"。继后于 2015 年 6 月至长海医院行化疗 6 次，化疗后 1 个月患者自觉腰酸，累及双膝关节、踝关节、肘关节，呈对称性。后于芜湖市中医院行针灸治疗，口服中药，症状未见明显好转。2016 年 2 月于风湿科住院治疗，经治症状未见明显好转。患者自觉双膝关节、踝关节、肩肘关节灼热疼痛加重，于 2016 年 4 月 7 日转入我科住院治疗，症状好转出院。刻下：患者双足肿胀疼痛，膝关节、肘关节及颈椎酸胀不适。为求进一步诊治，患者至我科门诊，病程中患者伴有咳嗽无痰、四肢无力、纳差等症状。舌胖嫩，苔白腻，脉细。

西医诊断： 风湿性关节炎；非霍奇金淋巴瘤。

中医诊断： 痹证；石疽恶核。

辨证： 正气亏虚，湿热痹阻。

治法： 益气消癥，清热蠲痹。

处方： 黄芪 35 克，炒白术 25 克，炒苍术 15 克，佩兰（后下）9 克，当归 15 克，粉葛根 25 克，青风藤 9 克，蒲公英 25 克，土鳖虫 10 克，白豆蔻（后下）9 克，鸡血藤 25 克，活血藤 25 克，白花蛇舌草 20 克，鸡内金 30 克，砂仁（后下）6 克，生薏苡仁 30 克，炒薏苡仁 30 克，金钱草 15 克，竹茹 9 克，藿香（后下）9 克，蜈蚣 1 条。7 剂，水煎服，每日 1 剂。

嘱患者适度运动，注意休息，饮食忌辛辣刺激及发物，调畅情志。

二诊： 2016 年 6 月 23 日。患者药后自觉关节疼痛好转，胃口渐佳，近因进食辛辣，踝关节疼痛有所反复，肿胀明显，伴口干。舌胖嫩，苔白腻燥黄，脉细滑。宗上方，去藿香、佩兰、竹茹、砂仁、粉葛根，加土茯苓 30 克，炒黄柏 10 克，川牛膝 10 克，延胡索 30 克，以增清利湿热、通络止痛之效。10 剂，水煎服，每日 1 剂。

三诊： 2016 年 7 月 5 日，患者服药后踝关节肿胀消退，疼痛好转，活动可，肩、膝关节偶有酸胀，口不干，食纳佳，夜寐安，二便正常。舌胖嫩有齿痕，苔腻微黄，脉细。湿热之势渐消，前方续服，继观病情变化，嘱清淡饮食，避免过度步行及劳累。10 剂，水煎服，每日 1 剂，煎药后药渣保留，用开水浸泡浴足。

按语 患者罹石疽恶核（非霍奇金淋巴瘤），曾经手术及多次化疗而致正气亏虚，气阴两伤，热毒之邪内伏，复与外邪相搏，发为热痹。初诊时以多关节灼热疼痛，伴双足肿胀疼痛为主，伴腹胀；舌胖嫩，苔白腻，脉细，脉症相参，为虚实夹杂之证。正气亏虚，痰湿化热，流注经络，故见关节酸胀、灼热、腹胀等症。治宜益气消癥，清热蠲痹。药用黄芪、当归大补气血，扶正祛邪；炒白术、生薏苡仁、炒薏苡仁补气健脾，脾健则湿运；藿香、佩兰芳香化湿；白豆蔻、砂仁醒脾化湿；炒苍术燥湿化痰；当归、粉葛根养血舒筋；青风藤、鸡血藤、活血藤养血活血舒筋，且取藤类走肢节之意；蒲公英、白花蛇舌草清热利湿解毒，现代药理研究表明，薏苡仁、蒲公英、白花蛇舌草均有抗癌作用；土鳖虫、蜈蚣为血肉有情之品，搜剔入络，蠲痹止痛，化瘀消癥；鸡内金、竹茹和胃，防止大堆攻逐药物损伤胃气。

二诊患者自诉服药后关节疼痛减轻，胃纳已开，说明药已中的。但患者因未遵医嘱贸然进食辛辣，导致热势上炎，踝关节肿胀疼痛，伴口干，舌苔白腻燥黄，考虑湿热下注，于前方去藿香、佩兰、竹茹、砂仁、粉葛根，加土茯苓、炒黄柏、川牛膝、延胡索，将三妙散化裁以增清利湿热、通络止痛之效。三诊患者服药期间严格遵照医嘱忌口，故关节肿胀很快消退，疼痛缓解，口干亦见好转，诸症均有减轻，故守方治疗。

本案体现了中医"标本缓急"的治则，《金匮要略》曰："夫病痼疾加以卒病，当先治其卒病，后乃治其痼疾也。"中医治疗疾病时应分析主要矛盾，急则治其标，缓则治其本。本病患者肿瘤为本，痹证为标，当下最痛苦之症即为痹痛，治疗时应先缓其痹痛，后治其本,正如张子和在《儒门事亲》中所述,"良工之治病,先治其实,后治其虚"。李老指出,所谓标本,并非相互孤立而是有机联系的,如此案,患者痹痛为标,肿瘤为本,实则正气亏虚、湿热痹阻,为患者的根本性体质,针对体质内因调理,患者的标本情况都会得到相应的治疗。

案 12　痹证 12

童某,女,55 岁。2010 年 6 月 22 日初诊。

主诉: 反复发作性全身多关节疼痛 8 年,加重 1 个月。

病史: 患者 2002 年 9 月无明显诱因下出现右手拇指关节疼痛,未予重视。渐出现双手晨僵,双手指关节、腕关节、肘关节、双膝关节疼痛,于 2004 年 1 月在风湿免疫科确诊为"类风湿关节炎",曾多处医治,疗效欠佳。近 1 个月双手晨僵明显,周身关节疼痛加重,时有刺痛,夜间尤甚,双手变形,左手中指关节、腕关节肿胀,双上肢上举、背屈受限,时有胸闷、心烦,头昏,口干不欲饮,纳差,便秘,夜寐尚可。2010 年 6 月 22 日检查 ESR 55mm/h,RF 207.5kU/L,CRP 33.5mg/L。舌质暗红,有散在瘀点,苔白腻,脉细涩。

西医诊断: 类风湿关节炎。

中医诊断: 痹证。

辨证: 痰瘀痹阻。

治法: 益肾清络,化瘀止痛。

处方: "益肾清络活血方"加减。炙黄芪 30 克,炒当归 15 克,活血藤 15 克,鸡血藤 15 克,青风藤 9 克,半夏 9 克,雷公藤(先煎)10 克,苦参 9 克,萆薢 12 克,黄柏 9 克,蒲公英 25 克,火麻仁(打)30 克,川蜈蚣 1 条,乌梢蛇 10 克。30 剂,每日 1 剂,水煎服。

二诊: 2010 年 7 月 27 日。药后各关节疼痛减轻,左手中指关节、腕关节仍有轻度肿胀,晨僵好转,无明显胸闷、头昏,纳可,二便自调,夜寐安。舌质红,有散在瘀点,苔薄白,脉细涩。效不更张,守 2010 年 6 月 22 日方,去火麻仁,加生地黄 20 克,八楞麻 15 克,豨莶草 20 克。

三诊: 2010 年 9 月 3 日。服药后自觉关节疼痛明显减轻,无关节肿胀,轻度晨僵,双上肢上举、背伸受限较前好转,纳可,二便调。舌质红,苔黄,脉细。复查:ESR 25mm/h,RF 165.7kU/L,CRP 13.0mg/L。病情日趋好转,守二诊方去半夏继进,以冀续效。

嗣后守上方随症加减,调治月余,诸症消失,检验结果恢复正常。

按语　痹证不离湿、虚、瘀、痰四个方面。本案患者病史较长,寒湿、贼风、痰浊、瘀血,互为交结,凝聚不散,经络痹阻,气血不通,久而成瘀,故治疗宜从虚、从瘀、从痰辨治。

痹证缠绵难愈,渐可累及脏腑,兼夹痰、瘀为患。致痹的各种病因,无论是风、寒、湿、热等邪毒侵犯,或是正气虚弱,均可导致血瘀痰凝;瘀、痰又是痹病加重、缠绵甚至恶化的重要因素之一。《临证指南医案》指出:"痹者,闭而不通之谓也,正气为邪所阻,脏腑经络不能畅达,皆由气血亏损,腠理疏豁,风寒湿三气得以乘虚外袭,留滞于内以致湿痰、浊血流注凝涩而得之。"因此,着眼于痹证所引起的机体气血失调等内部病变,从虚、从瘀、从痰辨治非常重要。由于痹证的病因多样，病机复杂，在其发生发展过程中，因为虚、邪、痰、瘀互致，"不通"与"不荣"并见，出现络脉瘀滞，痹阻不通。本案患者病程较长，寒湿、贼风、痰浊、瘀血，互为交结，凝聚不散，经络痹阻，气血不通，久而成痹，反复发作。病久正气不足是导致本病发生的根本原因，痰浊、瘀血是其基本病理特征。治以益肾清络活血，祛痰化瘀止痛。李老熔经方、时方、新安医方于一炉，精心化裁，把苦参应用于痹证治疗当中，配伍黄柏、青风藤、萆薢组成清络饮，功擅清热除湿，通络开痹；以此加蒲公英清热解毒、祛风除湿止痛；土茯苓泄浊解毒；忍冬藤功擅祛风除湿、舒筋活血、通络止痛；乌梢蛇、蜈蚣祛风止痉、攻毒散结，其攻专力雄，为治久痹、顽痹之要药，又乌梢蛇用其走窜之性，引诸药至病所，自脏腑而达皮毛；炙黄芪补气养血；八楞麻、豨莶草祛风除湿、通经络、利关节。均以益肾、清络、活血，祛痰、化瘀、止痛为目的。用药精当，病患自除。

案 13 痹证 13

何某，女，49岁。2010年11月4日初诊。

主诉：全身关节疼痛20年，加重3个月。

病史：患者20年前无明显诱因下出现双手掌指关节疼痛、肿胀伴晨僵，至当地医院诊治，确诊为"类风湿关节炎"，给予激素及非甾体消炎药治疗，因患者不能按时服药，病累及双腕、双膝等关节。近3个月来，患者常觉四肢关节刺痛，伴双手指麻木，双腿疲软，故来我处就诊。刻下：双手掌指关节、近端指间关节压痛、变形，握拳受限，双腕、双膝关节压痛，屈伸不利，纳差。舌质暗，苔薄黄腻，脉细弦。

西医诊断：类风湿关节炎。

中医诊断：顽痹（痰瘀痹阻证）。

治法：祛痰化瘀，通络止痛。

处方：黄芪50克，青风藤10克，川黄柏9克，苦参12克，川萆薢9克，鸡血藤、活血藤各30克，制川乌（先煎）、草乌（先煎）各12克，片姜黄30克，川桂枝10克，秦艽15克，丹参15克，雷公藤（先煎）10克，乌梢蛇9克，土茯苓30克，川蜈蚣2条。14剂，每日1剂，水煎服。

二诊：2010年11月25日。药后周身关节疼痛减轻，但仍觉双下肢麻木不适。舌质暗，苔薄白，脉细。守2010年11月4日方，黄芪加至80克，加当归12克，川芎12克，田三七8克，以疗其痰瘀胶结。

三诊：2010年12月23日。家人代诉，药后病情稳定，双下肢麻木好转，大便偏干，余无不适。守2010年11月25日方去丹参，当归加至15克，加制乳香、制没药各12克，扦扦活15克，增强祛风除湿、活血止痛之功。

按语 本例患者病程较长，关节已变形，麻木较显著，故治疗有别于其他痹证，尤其要重视痰瘀胶结既是本病的病因，更是本病后期的最终结果。认识这一点对深入研究痹证的病理实质，提高临床疗效有着重要的意义。

西医对于类风湿关节炎的机制研究和药物治疗方面多从炎症和免疫方面入手，由于人体免疫机制仍未完全明确，而且各种免疫细胞和细胞因子之间相互作用，错综复杂，使类风湿关节炎发病的免疫机制难以明了。因此，李老指出辨证论治是中医的精华所在，只有通过精确辨证，才能了解疾病的病因、病理性质、病位及邪正关系。痹证在临床上有渐进性和反复发作性的特点，其病机变化复杂多端，主要是气血痹阻不通，筋脉、关节失于濡养所致。

在痹证的病因中，湿、热、痰浊、血瘀等邪既是病理产物，同时也是致病因素，在痹证的发生发展中起着重要的作用，并且影响疾病的转归和预后。林珮琴在《类证治裁·痹证论治》中指出痹久不愈"必有湿痰败血瘀滞经络"，董西园在《医级·杂病》中论述痹之病因时，亦明确指出"痹非三气，患在痰瘀"。痰瘀稽留肌肉、关节，痹阻脉络，故肌肉关节疼痛、痛处不移。痰瘀留于肌肤则见硬结，深入骨骼，故关节肿大、强直畸形，难以屈伸。

本案中重用黄芪以补气，并鼓舞气血运行，促进血行以治全身麻木症状；鸡血藤、活血藤配伍既可活血行血，又可补血养血，舒筋活络，为李老治疗经脉不畅、络脉不和的常用药对，对于血虚不养筋而兼血瘀的痹病患者，二药相得益彰，以期补血而不滋腻，活血而不伤气；患者双手关节畸形，不能握拳，双膝关节疼痛，屈伸不利，用片姜黄、川桂枝引经以通上肢痹阻。此方气血并行，畅通上下，全身兼顾，配伍缜密。李老认为，雷公藤具有免疫调节、改善微循环、抗炎镇痛等作用，虽其毒副作用让诸多医者望而止步，但是在治疗时针对患者情况，以及正确的煎煮方法，对于顽痹的治疗作用显著；更入土茯苓、苦参泄浊解毒；痹证痰瘀阻滞型久病邪深，宜尽早配合虫类搜剔痰瘀之品，故用温阳祛风通络之乌梢蛇、川蜈蚣以搜风通络、破瘀逐痰；青风藤等藤枝类药物，善走经络，引药直达病所，通络止痛，增强药效。

对于顽痹，临床治疗最终目的是控制和预防关节破坏、功能丧失、减轻症状、提高生活质量，李老在治疗上除针对寒热外，兼以祛瘀、化痰、通络、扶正之法进行深入研究，进而总结出有效的治疗方法。临证圆机活法，疗效卓尔不凡。

案14　痹证14

刘某，女，40岁，农民。1992年6月22日初诊。

主诉：全身关节疼痛7～8年。

病史：痹证羁延多年，久而不愈，刻下：全身关节酸痛，尤以肘、膝关节为甚，局部隐约显红色，痛而拒按，抬手举足皆感困难，时而发热，口渴不欲饮，纳谷寡味，大便时结。舌质红，苔黄腻，脉细数。化验检查：ASO 1250U，ESR 40mm/h，RF（＋）。

西医诊断：类风湿关节炎。

中医诊断：痹证。

辨证：体虚郁热。

治法：清热化湿，蠲痹通络。

处方：生石膏（先煎）60克，知母15克，苍术15克，威灵仙15克，秦艽15克，鸡血藤、活血藤各15克，忍冬藤30克，络石藤20克，海桐皮12克，宣木瓜15克，赤芍、白芍各15克。7剂，水煎服，每日1剂。

二诊：药进7剂，疼痛顿减，关节局部皮色正常，复查ESR已降至18mm/h，ASO 625U，纳谷仍觉乏味，此湿遏脾阳，胃气待苏也，当增健脾化湿之力。上方加白术15克，带皮苓15克，生薏苡仁、炒薏苡仁各25克续服。

三诊：疼痛除，食欲振，前方续进，以奏全功。

按语 类风湿关节炎是一种难治性自身免疫疾病，可导致关节疼痛、肿胀、僵硬、功能丧失及关节畸形等。在类风湿关节炎中，免疫系统会不明原因地攻击关节囊内的自体细胞，并导致急、慢性滑膜炎及血管翳等病变。红、肿、热、痛是急性炎症期的典型症状。在炎症过程中，滑膜细胞异常增生和分裂，使得正常情况下很薄的滑膜变厚，导致关节肿胀，摸上去有浮肿感。此例类风湿关节炎患者证属热痹。患者素体亏虚，又值暑季，湿邪当令，湿热交阻，注于经络，阻碍气机，血行不畅，则见关节疼痛红肿；湿困热炽中焦，则纳呆、舌红，苔黄腻。方中重用生石膏、知母，既解暑热，又清内热，一举双效；另选用威灵仙、忍冬藤、络石藤、海桐皮、苍术、白术、宣木瓜，都为清热、利湿、通络之良药，用药恰当，见效亦速。

案 15 痹证 15

袁某，男，57 岁。1999 年 5 月 17 日初诊。

主诉：周身关节疼痛多年，加重 1 个月。

病史：患者长年水上作业，罹"风湿性关节炎"多年。平素每届冬春季节，症情易作。近因气候连日阴雨，致宿恙复萌。症见周身关节疼痛，双手握拳功能下降，头昏沉，步履欠稳，纳呆，小便正常，大便时稀。5 月 12 日辅助检查：ASO 825U，ESR 25mm/h，RF（－），血液流变学示高黏滞血症Ⅲ级。舌质淡红，苔白腻，脉弦滑。

西医诊断：风湿性关节炎。

中医诊断：痹证。

辨证：风湿阻络，脉络不和。

治法：祛风胜湿，活血通络。

处方：羌活、独活各 15 克，制川乌（先煎）、制草乌（先煎）各 9 克，生薏苡仁、炒薏苡仁各 15 克，防风、防己各 10 克，赤芍 15 克，生黄芪 25 克，宣木瓜 15 克，川牛膝 15 克，川桂枝 10 克，片姜黄 15 克。水煎服，每日 1 剂。

二诊：1999 年 5 月 20 日。药后周身关节疼痛减轻，但右手握拳功能欠佳，步态欠稳。药合病机，效不更方，守上方加伸筋草 15 克，制乳香、制没药各 9 克，土鳖虫 9 克。

三诊：1999 年 5 月 29 日。服上方后，全身关节疼痛明显减轻，右手握拳功能接近正常，步履稳健，舌质淡红，苔薄白，脉弦滑。方已奏效，无须更张，上方续进 1 周。

1999 年 6 月 10 日随访，诸症悉除，复查 ASO＜500U，ESR 18mm/h，血液流变学检查无异常。

按语 "筋痹"之病名，源出《素问·痹论》。指以筋的症状为主的痹证。临床表现为筋脉拘急，关节疼痛而难以伸张。因筋聚于关节，风寒湿邪气侵于筋所致。《素问·四时刺逆从论》曰："少阳有余，病筋痹，胁满。"《素问·长刺节论》曰："病在筋，筋挛节痛，不可以行，名曰筋痹。"《圣济总录》曰："《黄帝内经》曰：风寒湿三气杂至，合而为痹。又曰：以春遇此者为筋痹。其状拘急，屈而不伸是也。"

本案患者缘于长年潮湿作业，风寒湿邪客入筋脉，发为筋痹。本案方中用羌活、独活为君，配生薏苡仁、防己等祛风除湿；制川乌、制草乌、川桂枝、防风、片姜黄等温经散寒；木瓜、伸筋草舒经活络。以羌活、川桂枝、片姜黄温通经络治其上，独活、宣木瓜、川牛膝引经通痹治其下，上下贯通而筋经皆治。再者，筋痹之病理产物为痰与瘀，故以生黄芪健脾益气，配生薏苡仁、炒薏苡仁利湿祛湿而断生痰之源；配制乳香、制没药、赤芍、土鳖虫益气活血，化瘀通络而痹阻宣通。经利湿化痰祛瘀之剂治疗后，痰除瘀消，则筋痹自愈。西医检查血液黏滞度高，亦属中医"痰瘀"范畴，故痰瘀消则高黏滞症亦除。

案 16　痹证 16

郑某，男，45 岁。1996 年 9 月 9 日初诊。

主诉： 左足踝关节及双膝关节红肿疼痛 6 年，加重 1 个月。

病史： 患者双膝关节及踝关节、足大趾关节反复发作性红肿、疼痛 6 年余，曾多次检查，血尿酸高达 810μmol/L。诊断为"痛风"。即服用嘌呤醇、布洛芬等药物，症情好转，但易发作。自诉每次发作间隔时间为 1 个月左右。此次病作缘于饮酒过量，嗜食厚味。刻下：双膝关节及左足踝关节红肿，疼痛较甚，夜间加剧，步履困难。1 年前左足大趾关节僵肿处曾破溃，流出白色脂膏时伴恶寒发热，食饮及二便正常。患者常年在啤酒厂工作，有潮湿环境接触史。检查：形体丰腴，双膝关节及左足踝关节红肿灼手，血尿酸 725μmol/L，ASO 625U，ESR 41mm/h，血尿素氮 12.5mmol/L，RF（－），左耳翼摸到 2 枚痛风石结节。1996 年 9 月 8 日在门诊检查血常规：WBC 80×10⁹/L，Hb 110g/L，N 0.72，L 0.27。ASO 625U，ESR 41mm/h，RF（－），尿素氮 12.5mmol/L，血尿酸 725μmol/L。刻下：关节红肿热痛，伴恶寒发热，步履障碍。舌质红，苔薄黄，脉弦滑。

西医诊断： 痛风。

中医诊断： 痹证。

辨证： 瘀浊阻络。

治法： 泻热化浊，通络止痛。

处方： 土茯苓 20 克，川草薢 20 克，忍冬藤 15 克，连翘 15 克，赤芍、白芍各 15 克，秦艽 15 克，徐长卿 20 克，威灵仙 15 克，干地龙 15 克，白芥子 15 克，白僵蚕 10 克，虎杖 15 克。水煎服，每日 1 剂。

二诊： 1996 年 9 月 13 日。症有反复，昨日起左足大趾开始红肿疼痛，伴恶寒发热，体温 38.8℃。舌质红，苔黄，脉弦滑。宗原方土茯苓改为 30 克，忍冬藤改为 25 克，加生地黄 20 克，寒水石 20 克，肥知母 15 克，水牛角（先煎）25 克，以增清热泄浊通络之功。

三诊： 1996 年 9 月 20 日。上药服后自觉关节疼痛明显减轻，足大趾局部红肿基本消退，步履略艰，上方奏效，继服。复查：ESR 21mm/h，ASO＜500U，尿素氮 8.5mmol/L，血尿酸 516μmol/L。

四诊： 1996 年 9 月 27 日。病情继续好转，疼痛基本消失，局部皮色不红，关节处略肿胀。上方加炮山甲 15 克，露蜂房 10 克，以增破结开瘀，软坚消肿之功。

五诊： 1996 年 10 月 5 日。诸症悉除，复查各项指标降至正常范围，继服上方以巩固疗效。

按语　此乃西医学之"痛风"，古医籍多称之为"历节病"，属中医"浊瘀痹"范畴，湿浊瘀滞内阻乃为主要病机。患者长年在啤酒厂工作，嗜好烟酒，喜食厚味，致脏腑功能失调，升清降浊无权，痰湿滞阻于血脉之中，难以泄化；滞留于经脉，则骨节肿痛，关节畸形。李老治疗痛风喜用土茯苓、川草薢、威灵仙、泽泻、秦艽，并重用土茯苓以泄浊解毒，配用地鳖虫、赤芍、鸡血藤、活血藤等活血祛瘀之品，可促进湿浊的泄化，推陈致新，增加疗效，降低血尿酸。本案病症属急性发作期，偏于热证，故用生地黄、寒水石、肥知母、水牛角以除热通络，用药恰当，病患自除。

李老指出，"痛风"之名，始于李东垣、朱丹溪，但中医之"痛风"是广义的历节病，而西医学之"痛风"，则系嘌呤代谢紊乱引起的高尿酸血症的"痛风性关节炎"及其继发症，所以病名虽同，概念则异。从临床观察，有其特征，如多以中老年人为主，其形体丰腴，或有饮酒史，喜进膏粱肥甘之人为多；关节疼痛以夜半为甚，且有结节，或溃流脂液。从病因来看，受寒、受湿虽是诱因之一，但不是主因，湿浊瘀滞内阻，才是其主要病机。且此湿浊之邪，非受之于外，而是生之于内，因之痰湿滞阻于血脉之中，难以泄化。与血相结而为浊瘀，闭留于经脉，则骨节肿痛，结节畸形；甚则溃破，渗溢脂膏；或郁闭化热，取而成毒；损及脾肾，初则腰痛、尿血，久则壅塞三焦，而呈"关格"危候，即"痛风性肾炎"而致肾衰竭。凡此悉皆浊瘀内阻使然，实非风邪作祟，故而称之为"浊瘀痹"，似较契合病机。

李老临床治痛风，常用土茯苓、草薢、薏苡仁、威灵仙等泄浊解毒之品，配伍赤芍、地鳖虫、桃仁、地龙等活血化瘀之品，促进湿浊泄化，溶解瘀结，推陈致新，增强疗效。至于加减配伍，瘀浊蕴遏化热者，多加清泄利络之虎杖、三妙丸等，尤以虎杖应用最多。李老认为，虎杖既能调整胃肠，通过大小便排出潜留于关节间的代谢废物，又有清热活血、通络止痛之功。《本草拾遗》谓其"主风在骨节间及血瘀"，《滇南本草》谓其"攻诸肿毒……利小便、走经络"，故应将其视为痛风性关节病不可或缺之品。对于痛风痛甚者，治疗方药中多配全蝎、蜈蚣、延胡索、五灵脂以开瘀定痛；漫肿甚者，加僵蚕、白芥子、陈胆星等化痰药，加速消肿缓痛；关节僵肿、结节坚硬者，加炮山甲、蜣螂虫、蜂房等可破结开瘀，既可软坚消肿，亦有利于降低血尿酸指标。如在急性发作期，宜加重土茯苓、草薢之用量，以加速尿酸排泄；证候偏热者，配用生地黄、寒水石、知母、水牛角等以清热通络；证候偏寒者，加制川乌、草乌、川桂枝、细辛、淫羊藿、鹿角霜等以温经散寒；体虚者，选用熟地黄、补骨脂、骨碎补、生黄芪等以补肾壮骨。

案17 痹证17

戴某，女，58岁。2011年12月1日初诊。

主诉：口干、眼干、多关节疼痛反复发作10余年，加重3年。

病史：患者诉约10年前开始出现口干、眼干、关节疼痛，未予重视。近3年症状加重，伴有明显皮肤干燥瘙痒及多处皮疹，步履困难。曾分别在安徽省中医院及安徽省立医院就诊，诊断为"干燥综合征"。相关化验检查：抗核抗体全套滴度示抗核抗体滴度（+++++）（1：32 000），抗SSA阳性，抗SSB阳性，ESR 49mm/h，血常规：WBC $4.76×10^9$/L，RBC $3.61×10^{12}$/L，Hb 110g/L，PLT $320×10^9$/L，CRP 3.78mg/L，ASO 79.1IU/ml，RF 11.4kU/L。经中西药治疗后步履好转，医嘱停泼尼松 20mg，后自行减激素量并停药，以致诸恙复萌且症状加重。刻下：双手关节疼痛明显，入水加重，双手皮肤干燥并见多处裂口。纳可，夜寐欠安，二便尚调。舌淡红，有多处裂纹，苔白，脉细。

西医诊断：干燥综合征。

中医诊断：燥痹。

辨证：阴津损耗，筋脉失养。

治法：养阴生津，活血通络。

处方：细生地 25 克，粉丹皮 15 克，南沙参、北沙参各 15 克，石斛 15 克，秦艽 15 克，鸡血藤、活血藤各 25 克，肥知母 10 克，赤芍、白芍各 15 克，雷公藤（先煎）10 克，川牛膝、怀牛膝各 15 克，乌玄参 15 克，绞股蓝 15 克，山石榴根 20 克。15 剂，水煎服，每日 1 剂。

二诊：2011 年 12 月 22 日。诉服药期间关节疼痛较前缓解，但眼部干涩仍较明显；口干，耳背后及全身多处红色皮疹。饮食正常，夜寐一般，大小便正常。舌淡，苔白腻，多处裂纹，脉细弱。守 2011 年 12 月 1 日方，去绞股蓝、牛膝，细生地改为 30 克，加陈皮 15 克，天冬、麦冬各 15 克，乌梅 15 克。续方 15 剂。

三诊：2012 年 1 月 20 日。病史同前，上药服后，眼干略有好转，睡眠易醒，每晚寐 5～6 小时；大便干燥难解，一二日一行；左踝关节及其足跟部发凉感，双手近掌指关节遇冷水即痛；手足不温，但心中烦热，急躁易怒，口渴饮多，夜尿 2～3 次。舌红而干，有裂纹苔薄白，脉细弱。仍守 2011 年 12 月 1 日方加减：去绞股蓝、川牛膝、怀牛膝、山石榴根，加龙胆草 8 克，黄芩 9 克，肥玉竹 10 克，天冬、麦冬各 15 克，当归 15 克。

续服 20 剂后，诸症好转，病情稳定。

按语　干燥综合征（SS）是一种累及唾液腺和泪腺等外分泌腺为主的慢性系统性自身免疫性疾病，常以明显的口眼干燥为特征。该病最常见的临床表现为进行性口干、眼干，同时可累及肾、肺、甲状腺和肝等多种器官，出现间质性肺炎、肾小管酸中毒、胆汁性肝硬化、外周及中枢神经损伤等。

本病分为原发性和继发性两类。不合并其他自身免疫性疾病者称为原发性干燥综合征；继发于类风湿关节炎、系统性红斑狼疮等疾病者为继发性干燥综合征。干燥综合征女性多发，发病年龄集中于 30～55 岁。

在历代古籍中，并无"干燥综合征"之病名的记载，但与本病相关的论述，可散见于各家医著中。现代多数医家认为宜将其归属于"燥证"范畴，也有"燥毒"或"虚劳"之称。国医大师路志正在 1989 年全国痹证专业委员会所著《痹病论治学》中称本病为"燥痹"。

早在《黄帝内经》中即有"燥胜则干""燥者濡之"的论述。东汉张仲景在《金匮要略》论及"口舌干燥、此肠间有水气""口燥，但欲漱水不欲咽者，此为瘀血"。金元时期刘完素在《素问玄机原病式》中补充了"诸涩枯涸，干劲皴揭，皆属于燥"的病机。清代名医张千里在临证中又认识到"上燥在气，下燥在血，气竭则肝伤，血竭则胃涸"。李老归纳前贤医家诸论认为，该病与燥邪、阴虚、血燥、湿困和瘀血有关，其主要病机为阴虚津亏和津液输布障碍，直接病因为阴虚、燥毒、气虚及血瘀。

李老指出，干燥综合征病因多为燥邪，以内燥为主，当兼见关节疼痛者，实属"燥痹"。主要是由燥邪损伤气血津液而致阴津损耗，气血亏虚，使肢体筋脉失养，瘀血痹阻，脉络不通，而致肢体、关节疼痛。对于辨治，李老则强调指出，临证时，须明确阴虚津亏为燥证发病之根本病因，本虚标实为其特点，治疗当标本兼顾，治本为主。养阴生津润燥作为"燥痹"治疗基本原则需贯穿治疗始终，并辅以祛风活血、通络止痛之药。故在临证辨治中不可只重辨病，而忽视辨证。

本案患者雁口干、眼干伴四肢关节疼痛症状 10 余年，西医诊断为"干燥综合征"，虽口服激素治疗，关节疼痛未见好转，且停药后关节疼痛症状进一步加重。按中医辨证，该患者痹病日久，风、寒、湿三邪夹杂血瘀。李老用药首诊以雷公藤、秦艽祛风除湿、消肿止痛，雷公藤被公认为治疗痹病的有效药物，可降低 RF 及 ESR 水平，对活动期患者疗效尤佳。而《名医别录》记载秦艽能"疗风，无问新久，通身挛急"，特别擅长治疗急性期关节红肿疼痛，对镇痛、消肿、关节功能恢复有显著作用，长于除下肢风湿。并以鸡血藤、活血藤及川牛膝、怀牛膝养血活血、补肾通络止痛，鸡血藤长于养血，活血藤善于活血通络，两者共用补血而不滋腻，活血而不伤正，相得益彰；怀牛膝补益肝肾，强筋健骨，川牛膝活血化瘀，通络止痛，两者并用，通补兼顾。且牛膝入肝、肾二经，能引药下行，可兼作引经之药。患者 ESR、RF 及 CRP 水平明显增高，处于炎症反应期，故加赤芍、白芍、粉丹皮清热凉血。"燥痹"多因燥邪诱发，《类证治裁》说："燥有外因，有内因，因外乎者，天气肃而燥胜，或风热致气分，则津液不腾。"临床兼见口干、眼干、皮肤干燥皲裂等阴虚之症，用药辅以生地黄、肥知母、南沙参、北沙参、石斛等养阴生津之品，以养阴生津，润燥祛风。全方标本并治，故可获取佳效。二诊、三诊，患者关节疼痛明显缓解，但阴虚症状仍较明显，故增以天冬、麦冬及玉竹加强养阴、生津润燥之功效。但痹病日久，不可轻易改变其治疗原则，应以一方为主，随证加减。李老在对该患者进行治疗的过程中体现了守方守法的原则，体现了变中有不变，不变中有变的特点。

李老认为干燥综合征固然以阴津亏虚、燥热内生为主，用药多甘寒凉润，但是，在临证时仍需遵"善补阴者，必于阳中求阴"之理，取"阳生阴长"之妙。治宜益肾培本，燮理阴阳。常用生地黄、熟地黄、麦冬、女贞子、墨旱莲、仙茅、淫羊藿、甘杞子、鸡血藤等。再者，由于久病多虚多瘀，病久邪气入络，由气及血，气虚致血脉运行不畅而致血瘀；燥热伤阴，炼液为痰，津血暗耗，血行涩滞不畅而致痰瘀，其中脉络瘀阻是燥痹的重要病机。故干燥综合征患者多伴有关节疼痛症状，治宜养阴润燥、祛瘀化痰、蠲痹通络。常用当归、赤芍、鸡血藤、活血藤、麦冬、天花粉、桃仁、红花、生水蛭、炮山甲、地鳖虫、威灵仙等养阴润燥、活血通络止痛之品。

案 18　痹证 18

贺某，女，63 岁。2011 年 10 月 20 日初诊。

主诉：腰及两侧髋部僵硬疼痛 2 年，加重半年。

病史：患者自述从 2009 年开始出现背痛，后至安徽省立医院及安徽省中医医院等拟诊为"强直性脊柱炎"，曾服中西药治疗诸症稍缓。近来诸症复萌，症见腰及两侧髋部疼痛，晨起僵硬明显，夜间疼痛妨寐；夜尿 3 次，大便日行 2～3 次；饮食如常。双"4"字征（++），双直腿抬高试验（+）。舌淡，苔薄，脉细。1991 年因甲亢曾在当地医院行甲状腺切除术，10 年前患抑郁症。2011 年 9 月 26 日至安徽省立医院就诊，实验室检查：CRP 13.5mg/L，ASO 222IU/ml，ESR 61mm/h，HLA-B 27（+）。

西医诊断：强直性脊柱炎。

中医诊断：肾痹。

辨证：肝肾亏虚，痰瘀阻络。

治法：补益肝肾，通经活络。

处方：黄芪 35 克，当归 15 克，细生地 20 克，川断 20 克，桑寄生 20 克，金狗脊 20 克，肥知母 15 克，忍冬藤 20 克，威灵仙 15 克，鸡血藤、活血藤各 25 克，制乳香、制没药各 15 克，制延胡索 25 克，青风藤 10 克，蒲公英 25 克，广木香（后下）15 克，川芎 12 克，淡全蝎 6 克。15 剂，水煎服，每日 1 剂。

二诊：2011 年 11 月 15 日。病史同前，来人代诉，服药后诸症好转，晨僵约 15 分钟，但久坐、久卧后腰部仍僵硬，约 15 分钟缓解，两髋关节及左大腿时疼痛不适；夜寐差，每晚需服用氯硝西泮助眠；夜尿频，饮食正常，大便每日 3～4 次，不成形。效不更方，守 2011 年 10 月 20 日方，去肥知母、细生地黄，加怀山药 30 克，八楞麻 15 克。续进 20 剂。

三诊：2011 年 11 月 17 日。服药后诸症稳定，晨僵仍约持续 15 分钟，坐下或躺下后再站起时困难，睡眠、二便无明显改善。效不更方，守 2011 年 10 月 20 日方，去细生地黄、肥知母，加赤芍 15 克，淡附片（先煎）15 克，川蜈蚣 1 条，山石榴根 20 克，威灵仙改 30 克，继服 15 剂。

四诊：2011 年 12 月 22 日。上药服后，诸症皆有明显改善，故守法继续辨治。

按语 强直性脊柱炎（AS）属风湿病范畴，为脊柱各关节，包括骶髂关节、关节突关节、肋椎关节及关节周围组织的侵袭性炎症。至晚期，各关节发生骨性融合，韧带骨化，脊柱呈强直状态。本病是血清阴性脊柱关节病的一种。由于本病也可侵犯外周关节，并在临床、放射线和病理表现方面与类风湿关节炎（RA）相似，故长时间以来一直被看成是类风湿关节炎的一种变异型，称为类风湿性脊柱炎。鉴于强直性脊柱炎患者不具有 IgM RF（血清阴性），以及它在临床和病理表现方面与 RA 明显不同，1963 年美国风湿病学会（ARA）终于决定将两病分开，以"强直性脊柱炎"代替"类风湿脊柱炎"。

本病病因尚不明确，但研究表明与 HLA-B27 呈强关联；某些微生物（如克雷白杆菌）与易感者自身组织具有共同抗原，可引发异常免疫应答，而致四肢大关节，以及椎间盘纤维环及其附近结缔组织纤维化和骨化，以关节强直为病变特点的慢性炎性疾病。临床病变特点多从骶髂关节开始，逐渐向上侵犯腰椎、胸椎及颈椎。

本病属中医"痹证"范畴，古人称之为"龟背风""竹节风""骨痹""肾痹"，著名风湿病泰斗焦树德先生称之为"大偻"，已得到中医界的普遍认同。"大偻"之名，首见于《黄帝内经》。《素问·生气通天论》中说："阳气者……开阖不得，寒气从之，乃大偻。"大偻，王冰注曰："身体俯曲，不能直立。偻，背脊弯曲。"所以说，大偻即是指"身体俯曲，不能直立""腰不能直，身不能仰"的一种病症。《素问·痹论》有"肾痹者，善胀，尻以代踵，脊以代头"的记载，比较形象地描述了强直性脊柱炎的脊柱、髋关节的畸形改变。按历代医家及前贤所述，"大偻"病的症状和发病规律与现代医学所述的强直性脊柱炎的症状极为相似。

李老认为，强直性脊柱炎属自身免疫性疾病，具有病变多由骶髂关节开始，逐渐向上侵犯腰椎、胸椎及颈椎的临床特征。病因病机为肝肾亏虚、血气虚损、外邪内侵、痰浊瘀血，病属本虚标实。强直性脊柱炎治疗宜分期治疗，一般分为急性期及缓解期，活动期可见腰痛甚，晨僵明显，ESR 及 CRP 指标明显增高，治疗中需加用金银花、蒲公英、连翘等性寒清热解毒之药，而缓解期则偏向以补益肝肾为主。痹病治疗中需强调"引经药物"

的使用，上肢疼痛，需加用片姜黄、桂枝；下肢疼痛可加用独活、怀牛膝、宣木瓜、五加皮；腰痹、肾痹则需加用川断、杜仲、狗脊、功劳叶；骨关节疼痛则需加入威灵仙、补骨脂；肢体肌肉疼痛则可加用雷公藤。如此应用，可引药达病经，迅速改善局部症状，增强药力，提高疗效。故强直性脊柱炎治疗中需以"补益肝肾"为治疗总原则，而且要贯穿于疾病治疗始终，无论急性期或缓解期。

李老强调指出，治疗本病宜以标本兼治，切不可只治其标，而忘治其本。临床用药需注重"因时、因地、因人制宜"，患者首诊在秋季，而第三诊节气已到冬至，天气转凉，风寒湿三邪偏重，故三诊在原方的基础上加用淡附片，附片辛温大热，有补火回阳、通经散结之效，冬季使用可以增加祛风散寒除湿之功效，此乃体现因时制宜的通理。

案 19　痹证 19

徐某，女，31 岁，教师。2001 年 4 月 10 日初诊。

主诉： 面部红斑、周身关节肿痛近 2 年。

病史： 患者病缘于 1999 年 8 月，出现发热（体温 38～39℃），面颊部红斑，周身关节肿痛为对称性，大、中、小关节受累，有雷诺现象，心慌胸闷。遂赴上海交通大学医学院附属仁济医院就诊。体检：双手指皮肤血管炎，红斑明显，双足趾皮肤有出血点及栓塞，红斑，双上眼睑少量点状红斑，心率 102 次/分，心前区可闻及奔马律。免疫学检查：LE细胞阳性。抗 N-DNA 抗体阳性，CRP 9.69mg/L，免疫球蛋白 G（IgG）17.80g/L，免疫球蛋白 M（IgM）2.31g/L，ESR 94mm/h，RF 36.10mg/L；心脏彩超示少量心包积液。经抗感染、激素及免疫抑制剂治疗后，病情好转出院。2001 年 3 月 18 日又因关节肿痛，发热半个月，体温 39℃，再次住院治疗。双眼睑及眼角外侧、手指末端可见红色小丘疹及冻疮样皮损，无脱皮及鳞屑。免疫全套：抗双链 DNA，抗 KNP，CIC 均阳性；全胸片示肺部感染，心脏 B 超无异常。入院后经抗感染、昆明山海棠、泼尼松等对症治疗后，症情稳定即出院。今日就诊系因前日感冒后引动宿恙，见其极度疲乏，严重病貌，由家属搀扶就诊。刻下：胸闷，胸痛，心悸怔忡，动则气促，倦怠乏力。午后低热，口渴欲饮，烦热不安，满月脸，面部潮红而有暗紫斑片，手中瘀点累累。舌质暗红，苔黄腻，脉滑数，偶有结代。

西医诊断： 系统性红斑狼疮。

中医诊断： 痹证。

辨证： 瘀热痹阻，气阴两伤。

治法： 凉血散瘀，益气养阴。

处方： 细生地 20 克，玄参 15 克，麦冬 15 克，五味子 15 克，黄芩 10 克，知母 10 克，红藤 20 克，紫丹参 15 克，黄芪 30 克，白术 15 克，绞股蓝 15 克，甘草 10 克，白花蛇舌草 20 克，半枝莲 20 克。7 剂，水煎服，每日 1 剂。

二诊： 2001 年 4 月 18 日。药进 7 剂，诸症平稳，胸闷减轻，仍感乏力，气促，口干欲饮，舌质暗红，腻苔略退，脉滑数。方已奏效，无须更张。上方加南沙参、北沙参各 15克，潞党参 15 克，增养阴益气之功，进 10 剂。西药激素减量。

三诊： 2001 年 4 月 29 日。药后胸闷、心慌明显好转，体力渐增，自行就诊，低热除，口渴减轻。上方去知母，加赤芍 10 克增活血之功。服 10 剂，西药激素再次减量，轻度满月脸，复查：ESR 17mm/h，RF 阴性。

四诊： 2001 年 5 月 10 日。诸症继续好转，面部红斑渐淡，胸闷、心慌基本消除。舌质转红，苔薄黄，脉滑略数。嘱原方继服 10～20 剂。

五诊： 2002 年 10 月 20 日。上方辨证治疗半年余，临床症状完全消失，无满月脸，皮疹阴性，指掌关节（－），心律整齐，90 次/分，下肢不浮肿，激素用维持量。复查免疫全套阴性，血常规正常。

按语 系统性红斑狼疮（SLE）病因不明，症状表现纷繁芜杂，历代医家往往各陈己见，或以肢体命名，或以脏腑论治，为本病的诊疗带来了很大困扰。李老指出，万病者，总不离阴阳两纲、表里寒热虚实之目，纲目既明，病之辨证亦明。

李老认为，以阴阳为纲可以辨析 SLE 的疾病本质。初病在表，四肢脉络痹阻，先表后里，由表入里，由四肢脉络入内而损及脏腑、脉络。初病在表为阳，久病涉脏为阴；病在内，先在上焦，由上而下，渐至中焦，再及下焦；由轻渐重，由浅渐深。在表、在上较为轻浅为阳，在里、在下较为深重为阴。证分虚实寒热，因先天禀赋不足，肝肾阴亏，精血不足者，病属阴；六淫侵袭，阳光曝晒，瘀血阻络，疾病暴发者属阳；热毒甚者为阳，热势不甚为阴。论预后，阴病总属难治，阳证尚有转机。总之，本病的基本病机是素体虚弱，真阴不足，热毒内盛，痹阻脉络，内伤脏腑。

本案患者发病后屡用西药激素及免疫抑制剂治疗，症易反复，并出现了满月脸、水牛背等不良反应。而使用中药后病情逐渐稳定，基本治愈，体现出中药治疗 SLE 在控制病情、改善症状、防止复发和长期维持疗效方面优于西药，表明中西医结合治疗 SLE，亦为一条有效途径。

案 20　痹证 20

胡某，女，32 岁。1997 年 11 月 10 日入院。

主诉： 心慌、胸闷伴下肢凹陷性浮肿 2 年，加重 10 日。

病史： 患者素来体虚，易感外邪。缘于 2 年前感冒后调摄不当，继续劳作，遂出现心慌、胸闷，伴下肢浮肿。曾在当地县医院住院治疗，诊为"风湿性心脏病，二尖瓣狭窄"。服吲哚美辛、肠溶阿司匹林和利尿剂后，病情稳定。今年 8 月又罹外感致宿恙复萌，症见心慌，胸闷，活动后加重，伴双下肢高度浮肿，按之凹陷不起，腹膨，口唇青紫，面部紫绀，肌肤少华，神疲乏力。纳差，小便量少，大便日行 1 次，咽喉疼痛，鼻塞，流清涕。1997 年 10 月 9 日在门诊做心电图：①异位心律；②心房快速颤动；③中度逆钟向转位，电轴右偏，提示双室肥大可能；心功能：①异位心律——心房颤动、期前收缩；②左室收缩功能中度异常；心脏 B 超：①风湿性心脏病，二尖瓣关闭不全；②后心包少量积液（19mm）。ESR 45mm/h，ASO＞800U。体检：两颧紫红，呼吸较促，活动后加剧，腹部膨隆。叩诊呈移动性浊音，双下肢凹陷性水肿；心尖搏动向左下移位，心尖部可闻及Ⅲ级收缩期杂音，向左腋下及背部传导。舌质暗红，苔薄白，脉促。

西医诊断： 风湿性心脏病，二尖瓣关闭不全。

中医诊断： 痹证。

辨证： 心痹。

治法： 健脾养心，温阳利水，佐以化瘀通络。

处方：生黄芪 30 克，炒白术 15 克，潞党参 20 克，桂枝 10 克，炙甘草 10 克，紫丹参 15 克，当归 15 克，猪苓、茯苓各 20 克，葶苈子 15 克，泽泻 20 克，威灵仙 15 克，金银花 15 克，连翘 10 克。水煎服，每日 1 剂。

二诊：1997 年 11 月 15 日。药后浮肿大消，胸闷减轻，咽痛愈，外邪基本消除。舌质暗红，苔薄白，脉略促。方已奏效，守上方增全瓜蒌 12 克，干薤白 15 克，以增理气宽胸之效。

三诊：1997 年 11 月 20 日。药后胸闷较舒，双下肢浮肿基本消失，面部紫绀色淡，食欲增，精神渐振，舌质紫暗见化，促脉已缓，此佳象也。效不更方，继进之，上方去金银花、连翘，续用 7 剂。

四诊：1997 年 11 月 27 日。诸象续有好转，唯口微干，苔薄，质偏紫，脉细。阳虚渐复，阴血略耗，治宜兼顾之。上方去桂枝，加麦冬 15 克，五味子 10 克，肥玉竹 10 克，连服 7 剂。

五诊：1997 年 12 月 5 日。口干已润，胸闷除，精神大振，浮肿全消，舌质紫暗稍淡，脉细。病情已见稳定，复查 ESR、ASO 正常。心脏 B 超：①二尖瓣狭窄伴轻度关闭不全；②心包少量积液（8ml）。患者要求出院，准予出院治疗。

1998 年 5 月随访：近半年来，患者颇感畅适，能坚持正常工作。

按语 风湿性心脏病是指风湿热后遗留的以心瓣膜为主的心脏病，属中医"心痹""水肿"等范畴。究其因，乃风、寒、湿邪三气杂至，入营及血，使营卫气血运行失常，气虚血瘀，脉络痹阻，发为心痹。

本案患者素体虚弱，抗病力差，稍事劳累，则外邪乘虚而入，卫虚邪郁，流注筋脉关节，往往不易速愈，羁延反复，则由浅入深，内含于心，导致心痹。治疗宜标本兼顾，而以补虚治本为主。同时重视阳气对心脏病患者的重要性，凡水饮泛滥，瘀血停留，皆因阳气不足之故，故方用生黄芪、潞党参益气固表，强心利尿；少佐桂枝，取其补少火以生气；因浮肿较甚，故用猪苓、茯苓、葶苈子、泽泻利水消肿治其标；紫丹参、当归活血生血；威灵仙走四肢，通脉络；加金银花、连翘解表。诸药合参，切中病机，病情日趋好转。至病程中后期加全瓜蒌、干薤白、麦冬、五味子、肥玉竹等，宽胸宣痹，养阴益气，调畅心脉，如此标本兼顾，补泄并施，庶可奏蠲除胸痹之功。

案 21 痿证 1

秦某，男，46 岁。2016 年 8 月 3 日初诊。

主诉：四肢活动障碍伴轻度萎缩 10 年。

病史：患者 10 年前因双下肢烫伤后导致"蜂窝织炎"，渐至出现右下肢皮肤颜色变深。四五年前始出现四肢活动障碍，双手持物无力，欠灵活，触觉、痛觉、温度觉下降，当地医院考虑为"周围神经炎""浅感觉障碍"。病程中，患者下肢轻度萎缩，行走无力，站立不稳，未予确诊。为求进一步诊治，患者至我科门诊，门诊拟"痿证"收治入院。患者乏力，食纳尚可，眠安，小便基本正常，大便干，1～2 日一行。舌暗红，苔黄腻，脉沉细滑。近 1 年体重无明显减轻。

西医诊断：周围神经炎伴浅感觉障碍。

中医诊断：痿证。

　　辨证：气虚血瘀，湿热蕴结。

　　治法：益气活血，祛湿除热。

　　处方：黄芪50克，当归15克，川芎15克，伸筋草12克，土鳖虫12克，蜈蚣2条，补骨脂15克，鸡血藤、活血藤各25克，路路通10克，千年健15克，肉苁蓉20克，川牛膝、怀牛膝各15克，威灵仙25克，细生地25克，陈皮15克，络石藤15克，生薏苡仁、炒薏苡仁各20克。7剂，每日1剂，水煎服。联合针刺治疗，每日1次。

　　嘱其进行力所能及的锻炼，清淡饮食，忌食辛辣刺激，调畅情志。

　　二诊：2016年8月10日，患者服上方7剂，自觉周身乏力感略减，余症同前，无特殊不适，纳寐、二便正常。舌暗红，苔黄腻，脉细滑。患者为久病痼疾，难以速效，守2016年8月3日方，改黄芪为60克。7剂，水煎服，每日1剂。联合针刺治疗，每日1次。

　　三诊：2016年8月17日，患者服上方7剂，自觉下肢末端浅感觉障碍稍有好转，周身乏力感减轻，余症同前，纳寐、二便正常。舌质暗红，苔黄腻，脉细滑。气旺则血行，守2016年8月10日方，改黄芪80克，加木瓜15克。10剂，水煎服，每日1剂。联合针刺治疗，每日1次。嘱适当活动。

　　四诊：2016年8月27日，患者服上方10剂，自觉下肢气力略增，下肢末端浅感觉较入院略有改善，偶有乏力，纳寐、二便正常。舌质暗红，苔黄腻，脉细滑。效不更方，守2016年8月17日方续服。10剂，水煎服，每日1剂。联合针刺治疗，每日1次。

　　嘱增加力所能及的锻炼，忌食辛辣刺激等发物，调畅情志。

　　按语　患者因"四肢活动障碍伴轻度萎缩10年"入院，症见周身乏力，四肢无力，难以活动，下肢皮肤颜色深重，浅感觉障碍，病属"痿证""麻木"范畴。患者系10年前因烫伤后，肢体阴血耗伤，余热稽留经络，血行瘀滞，久之气血两伤。因病程日久，疾病特点以虚为主，实属疑难痼疾，治疗颇为棘手。

　　对本案患者的治疗，既考虑到气阴两虚夹瘀，又虑其"舌苔黄腻"而有湿热久稽之虞，所以在益气养阴、活血通络的基础上，兼顾清利黏滞之湿热久恋不去之邪。药用黄芪、当归、川芎、细生地益气阴、养血活血和络；伸筋草、路路通、千年健、川牛膝、怀牛膝、威灵仙通行经络；土鳖虫、蜈蚣搜剔入络，以增通行经络之力；补骨脂、肉苁蓉补肾益精；鸡血藤、活血藤、络石藤养血活血通络；生薏苡仁清热化湿，炒薏苡仁、陈皮健脾祛湿，既顾护胃气，又取"治痿独取阳明"之意。二诊时患者自诉周身乏力略减，难病取效不易，说明药已中的，应守方治疗，故黄芪加至60克，气旺则血行。三诊患者自诉下肢浅感觉障碍稍有好转，参补阳还五汤之意，黄芪加至80克，更入木瓜和胃化湿、舒筋通络。四诊时，症状已取得明显改善，下肢气力增加，下肢浅感觉稍增，应积极守方治疗。

　　李老分析本案证治时指出，本症出现肢体麻木、周身乏力、肌肉萎缩、四肢浅感觉障碍等症状，属中医"痿证"范畴。痿证之成，以气血阴精亏损为本，兼湿瘀。脾气衰，气血生化无源，病久伤及肝肾，肝血不足，则筋无所主；手得血能握，足得血能步，精气衰少则筋骨失养，筋脉弛缓则为痿。故始终重用黄芪益生化之源；辅以地黄、补骨脂、肉苁蓉等滋补肝肾，能增加体力，促进机体免疫功能；伸筋草、千年健、木瓜及诸藤类药柔筋脉，通经络；更兼当归、川芎、土鳖虫、蜈蚣等活血通经，搜剔入络；川牛膝、怀牛膝引药达病所，气血通则筋脉得养，诸证缓解消失。

本案"痿证"属于医学难题之一，治疗难度大，李老能在四诊之内取得良效，全赖于辨证精准、剂大力专，这也是"张一帖"内科的治疗特色。三诊之内黄芪剂量增至80克，患者取效而无任何不适，体现了李老辨证之精准，用药之稳狠。对于痿证的治疗，李老认为用药轻描淡写难以取效，重剂方能起沉疴，用药注意通补兼施，补而不滞，通而无虞，并配合针灸治疗，方可谓全面治疗。

案22　痿证2（痹痿同病）

吴某，女，57岁。2011年10月20日初诊。

主诉：四肢萎软乏力、麻木3年。

病史：患者3年前突发四肢不能活动，下肢不能行走，在华中科技大学同济医学院附属同济医院诊断为"急性神经炎"，给予抗生素、维生素、激素治疗后四肢活动能力恢复，但遗留四肢麻木不仁感，膝关节以下伴酸胀明显，遇冷痛甚，肌肉拘挛，双上肢麻木伴精细动作不利，遇冷、麻木疼痛症状加重，伴全身乏力，易汗，饮食、睡眠及二便正常。检查：双臀部及大腿部肌肉瘦削，双上肢臂部细瘦；双上肢及下肢肌力均为Ⅲ级。舌暗，苔白腻，脉细弦。

西医诊断：急性神经炎。

中医诊断：痿证。

辨证：气虚血瘀，寒湿内侵。

治法：益气健脾，活血化瘀，除湿止痛。

处方：黄芪35克，鸡血藤、活血藤、生薏苡仁、炒薏苡仁、威灵仙各20克，炒白术、千年健、五加皮、金狗脊、抒抒活各15克，伸筋草、八楞麻、穿山龙、土鳖虫、路路通各10克，淡全蝎6克。20剂，水煎服，每日1剂。

二诊：2011年11月10日。病史同前，患者诉服药后双上肢麻木，酸胀感较前改善，双下肢萎软症状无明显缓解，伴腰部酸软，动后易出汗，饮食、睡眠及小便正常，大便稀溏。舌淡红，苔薄白，脉弦。守2011年10月20日方去抒抒活，加怀山药25克，葛根20克，炙蜈蚣2条。20剂。

三诊：2011年12月8日。服上方后肢体麻木萎软较前明显好转，然仍有腰部酸痛，动辄汗出，纳尚可，二便调，夜寐安。检查：双臀部及大腿部、双上肢臂部肌肉均较初诊时增粗；双上肢及下肢肌力均为Ⅳ⁻级。舌淡红，苔白，脉细弦。守2011年10月20日方去抒抒活、白术，加怀山药30克，粉葛根20克，炙蜈蚣2条，细辛6克。30剂。

按语　本病初为急性神经炎，后经"三素"（抗生素、维生素、激素）并用，控制了病情的进一步发展，但遗留下四肢麻木不仁，膝关节以下酸胀明显，遇冷痛甚，肌肉拘挛，双上肢麻木伴精细动作不利，久之出现臀部及上下肢肌肉瘦削、痿弱不用。根据其主诉，可以诊断为痿证，辨证为气虚血瘀；然据其兼症又可诊断为痹证，辨证为寒湿痹。对于本病，中西医在认识上基本一致，但又有区别。

西医认为，类似于本例中的肢体瘦削乃由于肢体瘫痪（包括上运动神经元性和下运动神经元性瘫痪）或肢体关节病变限制肢体运动，致使肢体长期失用而致的肢体运动肌肉失用性萎缩。这正好符合法国博物学家拉马克所提出的"用进废退"机制，亦即是由于长期不运动，局部组织的血液供应和物质代谢降低所致。结合其检查示双臀部及大腿部肌肉瘦削，双上肢臂部细瘦；双上肢及下肢肌力均为Ⅲ级，似为进行性肌营养不良综合征。而四肢麻木不仁感明显，膝关节以下伴酸胀明显，遇冷痛甚，肌肉拘挛，双上肢麻木伴精细动作不利，遇冷、麻木疼痛症状加重等临床表现，似属风湿性关节炎（因本例患者未做相关检查）。而风湿性关节炎是一种常见的急性或慢性结缔组织炎症。可反复发作并累及心脏。临床以关节和肌肉游走性酸楚、重着、疼痛为特征，属变态反应性疾病。

鉴于此，可以认为本例患者属于李老在其专著中所描述的痹痿同病。治疗采用益气健脾，活血化瘀，除湿止痛。由于李老辨证准确，选药精当，量大效速，彰显了李老数十年的功力，亦给侍诊弟子们上了一堂生动的临床案例课，令吾侪大开眼界，印象深刻。方中取大剂量黄芪补气生血；鸡血藤、活血藤能养血活血；威灵仙、千年健、五加皮、扦扦活、伸筋草、生薏苡仁、炒薏苡仁、炒白术等健脾除湿；金狗脊既能祛风湿，又能补肝肾；八楞麻能清热解毒，祛风除湿；穿山龙、土鳖虫、路路通、淡全蝎等活血化瘀而止痛。全方贯穿了痹痿同治的思想，取得疗效后，能守法守方，获得了显著的疗效，实属难能可贵！

该病例获得如此疗效，其中与运用大剂量黄芪密切相关。黄芪始载于《神农本草经》，古代写作"黄耆"。李时珍在《本草纲目》中释其名曰："耆，长也。黄耆色黄，为补药之长，故名。"张景岳说："（黄芪）因其味轻，故专于气分而达表，所以能补元阳，充腠理，治劳伤，长肌肉。"张秉成说："（黄芪）之补，善达表益卫，温分肉，肥腠理，使阳气和利，充满流行，自然生津生血，故为外科家圣药，以营卫气血太和，自无瘀滞耳"（《本草便读》）。李东垣更赞之曰："黄耆既补三焦，实卫气，与桂同功，特比桂甘平，不辛热为异耳。但桂则通血脉，能破血而实卫气，耆则益气也。又黄芪与人参、甘草三味，为除燥热、肌热之圣药。脾胃一虚，肺气先绝，必用黄芪温分肉、益皮毛、实腠理，不令汗出，以益元气而补三焦"（《本草纲目》）。从众医家对黄芪的评述中可以看出，黄芪具有补气固表、利水退肿、托毒排脓、生肌的作用。

现代药理研究表明，黄芪含皂苷、蔗糖、多糖、多种氨基酸、叶酸及硒、锌、铜等多种微量元素，有增强机体免疫功能、保肝、利尿、抗衰老、抗应激、降压和较广泛的抗菌作用。该项药理作用，或为治疗痹痿同病的重要药物之一。李老深谙此道，彰显其善于吸收当代科研成果而集大成的大家风范。

李老指出，治痿不拘泥于独取阳明，更何况该患者属于痹痿同病。关于痿病，各代医家均有论述，首载于《黄帝内经》，《素问·痿论》曰："五脏因肺热叶焦，发为痿。"《素问·生气通天论》曰："湿热不攘，大筋软短，小筋弛长，软短为拘，弛长为痿。"《素问·藏气法时论》又曰："脾病者，身重善肌肉痿，足不收行。"其认为痿证主要是由肺热、湿热、脾虚所致，而在治疗上仅提出"独取阳明"。后世医家在此基础上，不断发展。李中梓把痿分为湿热痿、湿痰痿、血虚痿、阴虚痿、血瘀痿、食积痿等型。在治疗上专重于肝肾，因肾主骨而藏精，肝主筋而藏血，故肝肾虚则精血竭，致内火消灼筋骨为痿，治当补养肝肾。张景岳也说："元气败伤，则精虚不能灌溉，血虚不能营养。"朱震亨指出："痿之不足，阴血也。"清代林珮琴"参而酌之"将痿证之因概括为湿热蕴阻、阳明脉虚、肝胃阴虚、肝肾阴虚、肾督阳虚、瘀血留著六类，辨证而各立治法方药，甚为全面。

"治痿独取阳明"，但在临床上更应着重辨证论治。如本例患者的临床表现在任何教科书中均无所见，患者既有痿证的临床表现，亦有痹证的临床表现，但只要抓住"证"这个主线，结合患者的个体差异，进行处方用药，仍然可取得预期的疗效，这就是我们常说的"师古而不泥古"。虽则此类疾病可能在短时间内未见显著疗效，但只要辨证正确，就需要坚持"守法守方"。

案 23　痿证 3

王某，男，7 岁。2011 年 7 月 7 日初诊。

主诉：患儿上下楼梯困难半年。

病史：患儿家长于今年 2 月份发现其上下楼梯困难，双侧小腿肌肉发硬，遂至西安市儿童医院就诊，给予维生素、激素等治疗，效果不显。2011 年 6 月 6 日在当地医院化验结果：ALT 364U/L，AST 164U/L，肌酸激酶（CK）5898U/L，肌酸激酶同工酶（CK-MB）203U/L，乳酸脱氢酶（LDH）1045U/L，乳酸脱氢酶同工酶（LDH-1）223U/L，α-羟丁酸脱氢酶（HBDH）826U/L。又于同年 6 月份到北京大学第一医院就诊。6 月 22 日查：左肱二头肌肌肉病理示肌营养不良，假肥大型肌营养不良；DMD 基因分析示外周 DMD 基因1-9 外显子缺失突变；肌电图（EMG）示肌源性受损改变。确诊为"进行性肌营养不良"，住院治疗无好转，辗转而来我处就诊。刻下：患儿上下楼梯困难，须有人扶持，下蹲后不易起立，双侧小腿腓肠肌发硬，乏力；盗汗明显，手足心发热；纳可，二便调，睡眠尚可。舌质淡红，苔薄黄，脉细数。

西医诊断：进行性肌营养不良。

中医诊断：痿证。

辨证：肝肾阴虚。

治法：滋补肝肾，舒筋活络。

处方：千年健 12 克，细生地 15 克，粉丹皮 15 克，金狗脊 10 克，虎杖 15 克，垂盆草 15 克，淡全蝎 4 克，五爪金龙 10 克，穿山龙 10 克，五味子（打）15 克，炮山甲（先煎）8 克，巴戟天 10 克，肉苁蓉 10 克，苍术、白术各 10 克，生薏苡仁、炒薏苡仁各 15克。30 剂，水煎服，每日 1 剂。

二诊：2011 年 8 月 4 日。服上药后乏力、手足心发热较前好转，仍有盗汗。纳可，二便调，睡眠可。舌红，苔白，脉细数。效不更方，仍宗滋补肝肾、舒筋活络法，更入虫类搜剔之品，以冀通利经隧血脉、骨骱关节。

处方：肥玉竹 10 克，肉苁蓉 8 克，金狗脊 12 克，补骨脂 10 克，炮山甲（先煎）8 克，怀牛膝 8 克，宣木瓜 12 克，千年健 12 克，五味子（打）20 克，垂盆草 20 克，龙胆草 10克，败酱草 10 克，穿山龙 12，五爪金龙 12 克，炙水蛭 4 克，土鳖虫 6 克，淡全蝎 4 克，五加皮 12 克。30 剂，水煎服，每日 1 剂。

三诊：2011 年 9 月 4 日。服上方 30 剂，药后小腿肌肉发硬较前好转，乏力、盗汗也明显好转。患者曾于 8 月 22 日在西安市儿童医院查：AST 111U/L，CK 4553U/L，CK-MB158U/L，LDH 647U/L，LDH-1 158U/L，HBDH 515U/L。药显良效，毋庸更张。守 2011年 7 月 7 日方，去生薏苡仁、炒薏苡仁，加秦艽 10 克，地骨皮 15 克，知母 10 克，千年健加至 15 克，细生地加至 20 克。30 剂，水煎服，每日 1 剂。继续巩固治疗。

案 24　痿证 4

詹某，男，7 岁。2011 年 7 月 16 日初诊。

主诉：双下肢无力 5 年余。

病史：5 年前患儿家长发现其儿上下楼梯困难，下蹲后起立颇为艰难，行动较同龄儿童缓慢，走路左右摇摆。以上症状疲劳后加重，遂至中国人民解放军第三〇九医院就诊，体格检查：双上肢肌力 V 级，双下肢肌力 IV 级，生理反射正常存在，病理反射未引出。2010 年 4 月 16 日实验室检查：AST 14U/L，CK 139U/L，CK-MB 24U/L，HBDH 197U/L，LDH 244U/L，骨碱性磷酸酶（NBAD）250U/L。肌电图：考虑肌源性受损。拟诊为"进行性肌营养不良"。西医给予对症治疗，鲜效，遂来就诊。患儿既往无家族遗传病史。刻下：双下肢无力，走路摇摆，呈鸭步态，易疲劳，动则汗出，盗汗，纳可，二便调，睡眠多梦。

西医诊断：进行性肌营养不良。

中医诊断：痿证。

辨证：肝肾不足。

治法：补益肝肾，舒筋活络。

处方：黄芪 50 克，绞股蓝 15 克，炮山甲（先煎）8 克，穿山龙 15 克，五爪金龙 15 克，路路通 12 克，五加皮 12 克，千年健 12 克，怀牛膝 12 克，宣木瓜 12 克，金狗脊 10 克，淡全蝎 4 克，土鳖虫 6 克，炙水蛭 3 克，鸡血藤、活血藤各 12 克。40 剂，水煎服，每日 1 剂。

二诊：2011 年 8 月 30 日。家长代诉，患儿双下肢无力感较前好转，余症同前。守上方加糯稻根 15 克，垂盆草 15 克，30 剂。

三诊：2011 年 10 月 3 日。患儿服药后诸证皆有改善，行走渐有力，步履渐轻松，方既奏效，无须更张，继以上方辨治。

按语　进行性肌营养不良症是一组病因不明的进行性肌肉萎缩性疾病。临床上以进行性加重的肌肉萎缩和无力为其主要特征，属中医"痿证"的范畴。中医认为，本病的主要病因是先天不足，后天失养。父母精血的虚亏是导致本病的根本原因。先天禀赋不足，肾气不充，可以引起诸虚而致痿。脾胃虚弱，气血亏虚，后天失养则是先天禀赋不足的一种结果，同时，后天失养本身也是一种重要的病因，可以使疾病加重、恶化。本病是一种遗传性疾病，先天禀赋不足是发病的关键所在，先天不足，肾精亏虚是导致诸虚的基础。肾主骨生髓，肾精不足，不能养骨，则骨枯髓减；元阳不足，无以温脾，易致脾胃虚弱；脾胃既虚，则化源枯竭，气血生化无源，肌肉失养，故见足不任身，肌肉萎缩。此外，还有因湿而致本病的。正如《素问·生气通天论》中所言："因于湿，首如裹，湿热不攘，大筋软短，小筋弛长，软短为拘，弛长为痿"。

李老对于本病辨治有着独到见解且临床疗效卓著。李老认为，肝主筋脉，肾主骨生髓，为作强之官；肝肾阴精亏损则筋脉失养，骨软髓枯，作强不能，故见双下肢痿软无力；肝肾阴虚，水不涵木，内迫营阴，则五心烦热，盗汗。治以滋补肝肾之阴，清解阴虚内热，更佐理气健脾、利湿通络必获良效。李老指出，本病若治疗及时，药合病机，冀望达到腰膝强、筋骨壮、肝肾足之态，则不足为虑也！

"案23"患儿上下楼梯困难，双侧小腿腓肠肌发硬，盗汗，手足心热，舌红，苔偏黄，脉细数，为典型的儿童虚痿。本病最常见的病因为先天禀赋不足和后天调养不当。小儿为蓬勃向上之躯，却又属稚阴稚阳之体，若喂养不当则易造成患儿营养失衡或匮乏，后天之精不足，则脏腑阴阳气血津液皆易损亏，而不能以奉生身，渐则肢体不能正常运动而成痿疾。患儿外周DMD基因1-9外显子缺失突变，常为先天禀赋不足之象，故需滋补肝肾以养先天，理气健脾以强后天，舒筋活络以通痿弱之筋。

方中细生地专补肾水之真阴，且善填骨髓，长肌肉，患儿虚而有热者宜用其养阴生津；金狗脊为平补肝肾之品，通条百脉，强腰膝，坚脊骨，利关节，而驱痹著，起痿废，强督任，且温而不燥，走而不泄，尤为有利而无弊之效；对于肝肾阴精不足所引起的腰膝酸软无力、行走不便等症，李老喜予山茱萸、地黄、怀牛膝、千年健等配伍应用，常收佳效；巴戟天甘温能补，辛温能散，善强筋骨，安五脏，补中增志益气，使脾、肾二经得以所养，而诸虚自愈，筋壮骨健；肉苁蓉入肾经，滋腻柔润，补而不峻，温而不热，暖而不燥，滑而不泄，故有"苁蓉"之名，且补益力佳，善养命门，滋肾气，既补肾阳，又益精血，久则肥健而轻身；怀牛膝补益肝肾，曲而能达，无微不至，逐邪者固倚为君，养正者亦赖以辅佐，所以痿弱痹著，骨痛痉挛诸证，皆不可一日无此也；千年健虽其补肾益精作用不强，但配伍以上诸药应用，可以加强其生精益髓之功，同时可促进渐充之肾精向患肢血脉的运行，从而使痿弱肢体的肌力得以恢复；苍术统治三部之湿，燥湿驱邪，以疗足膝痿软，白术健脾补虚，以兼顾健脾利湿；用垂盆草、五味子降酶功效显著；双侧小腿腓肠肌发硬，予五爪金龙、穿山龙改善其代偿期的假性肥大堪称良效。

"案24"的辨治贵在"双重"：一是注重补肝肾；二是重用黄芪以鼓舞正气。对于进行性肌营养不良症，以往诸家认为系遗传所得，李老认为本病大多是基因缺失或突变，而与遗传关系不大。诸多医家大都从脾胃论治，李老则重补益肝肾以养先天，又兼顾护脾胃，通经活络，并加用大剂益气养血药。气为血之帅，方中重用黄芪，其甘温善入脾胃，为补中益气要药，若脾气虚弱，倦怠乏力，李老常配伍党参、白术应用，取本品补气之效，以达生血生津、行血通络之功；绞股蓝味甘入脾，能益气健脾，亦有清热解毒作用，药理研究证明其具有显著的抗疲劳及保肝作用，并且能增加非特异性免疫、细胞免疫、体液免疫、免疫调节的功能；加用"大能通十二经穴"的路路通祛风湿、舒筋络、通经脉，入肝、肾经，李老用药时常与伸筋草、络石藤、秦艽等同用；牛膝，《神农本草经》谓之曰："牛膝，主寒湿痿痹，四肢拘挛，膝痛不可屈伸"，其原为补益之品，而善引气血下注，是以用药欲其下行者，恒以之为引经，故善治肾虚腰疼腿疼，或膝痛不能屈伸，或腿疼不能任地等症；对于双下肢痿软无力者，李老常用牛膝配伍桑寄生、续断、黄芪、当归、川芎等驱邪而使之流通，滋养而助其营运；宣木瓜作用部位亦偏于下肢，专入肝益筋走血，功能祛湿舒筋活络，主要用于腰膝无力及筋痹、骨痹之关节拘挛、筋脉拘急者，尤以两膝疼痛不利、麻木为佳；李老认为痹痿病尤骨痹、筋痹以下肢为主者无论虚实均可酌用木瓜；五加皮功能祛风湿、补肝肾、强筋骨，与木瓜配伍，一偏于利湿行水，一偏于舒筋活络，两药合用有协同作用。

案25 痿证5

王某，男，15岁。

主诉：四肢肌肉萎缩 5 年余。

病史：患者 10 岁时感觉步履欠稳，不时跌跤，经长期服用激素、维生素等西药和苦寒滋阴等中药无效。13 岁以后病情逐渐加重，举步困难。至中国人民解放军第二军医大学进行多方面检查，确诊为"进行性肌营养不良症"，但未给予治疗。患者家人从《中医杂志》看到治愈本病的验案报道，不远千里，前来就诊。刻下：形瘦神疲，步履艰辛，呈鸭行步态，翼状肩胛，胸骨微突，两大腿和两臂肌肉萎缩，腓肠肌反而肥大，蹲卧难起，手足痿废不用。舌苔白腻，脉来微弦，左手脉弱，左弱右强。

西医诊断：进行性肌营养不良症。

中医诊断：痿证。

辨证：肝肾两虚。

治法：补肾益肝，舒筋活络。

处方：熟地黄 20 克，甘枸杞 15 克，炒杜仲 15 克，制黄精 20 克，肉苁蓉 15 克，锁阳 12 克，淫羊藿 20 克，仙茅 9 克，鸡血藤 15 克，红藤 15 克，宣木瓜 12 克，五加皮 15 克，威灵仙 12 克。20 剂，水煎服，每日 1 剂。

二诊：上方连续服用 20 剂，二次来诊，自述四肢较前有力，平路行走鸭步不显。仍宗上方加金狗脊 15 克，以增温肾强筋之力。又服 20 剂，患者神振形丰，两手运动自如，两大腿肌肉已显丰满，小腿腓肠肌由硬粗变软细，翼状肩、鸭态步大有好转，药既对证，效不更方。原方再进 20 剂，同时加服桂附地黄丸。

患者来信称：由于按时服药，坚持锻炼，病情大有好转，臂力增，腿力强，将近如常人。拟上方去锁阳、威灵仙，加巴戟天 15 克，补骨脂 15 克，仍服 20 剂，以资巩固。另晨起服芡实、薏苡仁、胡桃仁，以使火土相生，脾健肉丰，肾坚骨强，肝健筋舒，早日恢复健康。

按语 本病诊断要点是手足软而无力，精神疲乏，肌肉瘦削，鸭步形态，甚则肢体痿废以致瘫痪，症状典型者，诊断并不困难。其中虽有湿热为患，但至痿弱症状出现时，则外邪多已不显，主要矛盾当是精血不足，筋脉失濡，脾虚不主四肢肌肉所致。所以治疗当以大剂填补肝肾精血为要，兼顾健脾利湿，活血舒筋。

《黄帝内经》曰："二八而肾气盛。"少年之际，生机旺盛，须有充足精血以供骨脉筋肉生长之需要。今病者步履艰辛，乃骨软筋弱之象。故先用熟地黄、甘枸杞、黄精填精补血。然"善补阴者，必于阴中求阳"，且肾之阳气能促进阴精的化生。补阴而不温阳，则独阴不生，是以投炒杜仲、肉苁蓉、淫羊藿、仙茅、锁阳等温肾阳之品。此诸味虽温肾而不刚燥，无动阴之弊，且有强筋骨、利机关之功。"足受血而能步，手受血而能握"，手足不用，血不濡也。所以不但要补益肝肾之精血，还应活血通络以舒筋。鸡血藤活血且养血，乃为理想之药物，用量宜大。加宣木瓜、五加皮、威灵仙，以增强舒筋活络之功，更可防湿邪阻滞经络。综全方之义，重在"补运"二字。虽以补益肝肾为主，也不忽略活血舒筋之辅佐。20 剂后，竟初见成效，故当守方继进。复诊时先后加用金狗脊、巴戟天、补骨脂，增服桂附地黄丸，均为加强肾气所施。治疗后期，考虑到经过补益，肝肾精血渐生，臂、腿力增，但萎缩之肌肉仍恢复较慢，即嘱服芡实、薏苡仁、胡桃仁等健脾益气养阴之平和之味，意在缓收全功。

案 26 痿证 6

季某，男，17 岁，中学生。1978 年 7 月 3 日初诊。

主诉： 双下肢进行性痿软无力 40 日，不能步履 1 个月。

病史： 患者于 1978 年 5 月底出现鼻塞流涕，伴下肢酸痛。三四日后鼻塞流涕自然消失，两下肢疼痛加重，遂用草药外敷，10 余日后疼痛好转，但四肢渐觉麻木乏力。1 个多月后，肢体麻木虽失，而下肢乏力却渐加重，并双大腿肌肉萎缩，双小腿肌肉肥大，步履困难，动辄跌倒，食欲下降，余无异常，住神经科治疗。检查：消瘦，血压 110/70mmHg，脊柱生理性弯曲存在，全身肌肉萎缩，双下肢大腿肌肉萎缩最为明显，翼状肩，行走似鸭步。查：两上肢肌力、肌张力对称减弱，两下肢肌力 Ⅱ～Ⅲ 级，肌张力减退。两上肢桡骨膜反射，肱二头肌、肱三头肌反射存在，但减弱；两下肢膝反射，跟腱反射消失，腹壁反射消失，余正常。实验室检查：Hb 145g/L，WBC 14×10^9/L，N 0.78，L 0.22，ESR 6mm/h，血清钾 7.0mmol/L，血肌酐 176μmol/L，肌酸 45μmol/L。脑脊液：透明无色，潘氏试验（－），糖 1.6～2.2mmol/L，氯化物 123.12mmol/L，蛋白质 0.38g/L。病理检查：镜下可见肌间质小血管充血，部分肌纤维束变细，肌肉普遍呈颗粒变性，横纹不清楚，并有部分肌浆溶解。病理诊断：符合肌营养不良性改变。治疗经过：患者入院后经激素、胰岛素和多种维生素（包括维生素 E）治疗半个月，肌肉萎缩无好转，仍行步不稳欲仆。患者及家长焦虑不安，要求中医药治疗。于 7 月 18 日会诊，察其面色苍晦，形体消瘦，两腿肌肉萎缩，步履蹒跚，姿似鸭步；问之，时感麻木疼痛，足跟疼痛，纳呆食少，耳鸣作响，夜尿增多，大便如常。舌淡，苔薄，脉沉濡。

西医诊断： 进行性肌营养不良症。

中医诊断： 痿证。

辨证： 肝肾不足。

治法： 补益肝肾，壮健筋骨，舒活关节。

处方： 千年健 15 克，桑寄生 15 克，补骨脂 15 克，熟地黄 15 克，当归 15 克，木瓜 15 克，枸杞子 15 克，怀牛膝 15 克，鸡血藤 15 克，伸筋草 15 克。5 剂，水煎服，每日 1 剂。

二诊： 1978 年 7 月 23 日。药后身体舒适，感觉良好，肌力似增。脉舌同前，再拟壮筋骨，益肾和营之品。前方加肉苁蓉、五加皮各 15 克。又服药 10 剂，能自行在庭院短时间散步，鸭态步明显改善，脉象较前有力，效不更方。

又服 5 剂，病情好转并稳定出院。

出院后通过信函处方，1978 年 8 月 11 日患者来信：两下肢较前更有力，能步行 1 千米，肌力略有增长，但食欲不振。斟酌病情，患者素有食欲减退，乃为脾虚之征，故在原方基础上，加入健脾益气之品。

处方： 苍术、白术、桂枝各 10 克，太子参、木瓜、怀牛膝、五加皮、千年健、肉苁蓉、枸杞、鸡血藤、伸筋草各 15 克，嘱服 20 剂。

同年 9 月 13 日来信称：现已步行上学读书，每天走 7.5 千米，能参加一般体育活动，食欲恢复正常，耳鸣消失。但走路时间过长，足跟偶有疼痛感。仍继以补肾健脾、舒筋活络之品长服，以达愈病之目的。

处方：炒杜仲、炒续断、伸筋草、鸡血藤、怀牛膝、木瓜、五加皮、金狗脊、巴戟天、枸杞子、制黄精各15克，苍术、白术、桂枝各10克，生薏苡仁、炒薏苡仁各20克。

间服上方30剂，身体完全恢复健康。

按语　进行性肌营养不良症是由遗传因素引起的肌肉进行性消瘦无力的一种肌肉疾患。中医学虽病名有异，但症状相同，当属"痿证"范畴。痿同萎，指肌肉萎缩无力，四肢枯废不用。《素问·痿论》专论痿病，根据五脏五合的理论，将痿病分为痿躄、脉痿、筋痿、肉痿、骨痿五种，认为因五脏有热所致，主要为肺热叶焦。故张景岳说："痿证之义，《黄帝内经》言之详矣。观所列五脏之证，皆言为热，而五脏之证，又总于肺热叶焦，以致金燥水亏乃成痿病……又曰：悲哀太甚则胞络绝，传为脉痿；思想无穷，所愿不得，发为筋痿；有渐于湿，以水为事，发为肉痿之类，则又非尽为火证，此其有余不尽之意，犹有可知。故因此而生火者有之，因此而败伤元气者亦有之，元气败伤则精虚不能灌溉，血虚不能营养者，亦不少矣。若概从火论，则恐其真阳亏败及土衰水涸者，无不能堪。故当酌寒热之浅深，审虚实之缓急，以施治疗，庶得治痿之全矣。"

因此，对于痿证的治疗，不能拘泥于《黄帝内经》"治痿独取阳明"之法，须辨证论治，有其证必有其法。当然，五脏六腑皆禀气于胃，胃司纳谷而化生精微，胃的功能健旺，则肺津充足，脏腑气血旺盛，肌肉、筋脉、骨髓得以濡养，痿证自有恢复之机。此例患者面色晦暗、足跟疼痛、耳鸣多尿、肌肉萎缩、脉沉舌淡，乃元气败伤，肾虚精亏，肝血不足所致。盖肾藏精，主骨，为作强之官；肝藏血，主筋，为罢极之本。精血充盛则筋骨坚强，肌肉健壮，活动正常；肝肾亏损，精血虚弱则面色无华而晦暗；肾亏则足跟痛而耳鸣多尿，不能濡养肌肉则四肢痿软。

又患者罹病以来，食欲减退，为脾胃虚弱所致。故在治法上恒以补肾为主，佐以健脾益气，方用右归饮合三妙丸化裁。枸杞子、补骨脂、桑寄生、肉苁蓉、杜仲、续断、狗脊、巴戟天以补肾填精；千年健、木瓜、五加皮、伸筋草、鸡血藤以益肝肾、壮筋骨、舒筋活络；熟地黄、当归以滋肾养血；苍术、白术、太子参、制黄精以健脾益气，濡养肌肉；怀牛膝既补益肝肾，又引药下行，运药力直达病所。诸药合用，守方守法，故取得满意效果。

李老以此法共治20余例此种患者，均获得良效。

案27　痿证7

徐某，男，53岁，农民。2017年4月18日初诊。

主诉：下肢行走不利5年余。

病史：患者于5年前无明显诱因下自觉右下肢外侧寒冷彻骨，覆衣被不能缓解，后逐渐出现右下肢寒冷、麻木、行走不利，冬季症状加重。近2年出现右手无力，手指活动不灵活，拿物抓取等精细动作难以完成。2015年10月于复旦大学附属华山医院确诊为"运动神经元病"，肌电图示神经源性损害肌电改变，累及下肢肌及腹直肌，斜方肌和胸锁乳突肌上肢部分肌肉也有轻度累及。脊髓前角细胞损害可首先考虑。血生化示 CK 590.96U/L，CK-MB 40.6U/L。后口服"利鲁唑"至今，症状无明显改善。双下肢无浮肿，双下肢肌力 Ⅳ级，NS（－）。舌暗红，苔白腻，脉细。

西医诊断：运动神经元病。

中医诊断：痿证。

辨证：肝肾亏虚。

治法：益气养血，滋补肝肾。

处方：黄芪35克，当归15克，川芎15克，粉葛根20克，桂枝10克，白芍15克，虎杖15克，陈皮15克，威灵仙25克，杜仲25克，肉桂10克，蜈蚣2条，川牛膝15克，怀牛膝15克，狗脊30克，千年健10克，生薏苡仁25克，炒薏苡仁25克，全蝎6克。水煎服，每日1剂。

二诊：2017年4月24日。患者诉行走后乏力感减轻，下肢沉重感略减，余同前，纳寐、二便正常，舌脉同前。守2017年4月18日方，改黄芪50克，加伸筋草15克。

三诊：2017年5月12日。服用中药以来，下肢逐渐有力，已无明显不适，活动较前敏捷，纳寐、二便基本正常。舌淡红，苔薄白，脉细。守2017年4月18日方，加土元10克。

按语 运动神经元病是以损害脊髓前角、桥延脑颅神经运动核和锥体束为主的一组慢性进行性变性疾病。临床以上和（或）下运动神经元损害引起的瘫痪为主要表现，其中以上、下运动神经元合并受损者为最常见。

本案中患者以肝肾两亏为病之本，又夹有寒湿，精血受损，肌肉筋脉失养，以致肢体筋脉弛缓，软弱无力。方中用黄芪、当归、白芍益气滋阴补血；肉桂温肾助阳以助血生；杜仲、千年健、川牛膝、怀牛膝补肝肾，壮健筋骨，活血通络；粉葛根舒筋止痛，威灵仙性猛急，走而不守，宣通十二经络，与粉葛根合用可通络止痛，对治疗上肢痿软无力效果佳；虎杖祛风利湿，散瘀定痛；陈皮燥湿化痰，理气和胃，作为引经药可防诸药伤脾胃；生薏苡仁功偏利湿舒筋，炒薏苡仁则健脾益胃；蜈蚣、全蝎相须为用，开瘀破结，搜风定痛，为治疗痿病日久之要药，为防其耗血散血，故大队药中加补气养血之黄芪、当归、白芍等。

案28 痿证8

王某，男，15岁。1985年1月31日初诊。

主诉：进行性双下肢无力2年余。

病史：患者于1982年5月上楼时忽觉双腿乏力，之后渐感上下楼梯及下蹲后起立较困难，疲劳后症状加重，步履时足跟不易着地，症状逐渐加重，且两侧小腿发硬，易疲乏，走路左右摇摆。于1984年10月分别在泰兴市人民医院和长海医院就诊，诊断为"进行性肌营养不良"。既往无家族遗传病史。刻下：四肢无力，尤以双下肢明显，走路摇摆，易疲劳，伴自汗、盗汗，纳可，夜寐梦扰，二便调。查体：神清，精神疲乏，两臀部及两大腿部肌肉萎缩明显，双侧腓肠肌假性肥大，双上肢肌力Ⅴ级，双下肢肌力Ⅳ级。膝反射、跟腱反射减弱，病理反射未引出，无感觉障碍。舌淡红，苔薄白，脉细弦。

西医诊断：进行性肌营养不良症。

中医诊断：痿证。

辨证：肝肾不足。

治法：补益肝肾，舒筋活络。

处方：肥玉竹15克，金狗脊12克，生地黄15克，熟地黄15克，山茱萸15克，肉苁蓉12克，千年健15克，鸡血藤12克，活血藤12克，补骨脂12克，炒杜仲15克，生薏苡仁、炒薏苡仁各 15 克，仙茅 9 克，淫羊藿 12 克。40 剂，水煎服，每日 1 剂。

二诊：1985 年 3 月 18 日。患者服药后精神状态较前稍好转，肌肉萎缩及腓肠肌假性肥大等症同前，纳欠佳，二便调，寐安。舌淡红，苔白，脉濡。药证既合，毋庸更张。守 1985 年 1 月 31 方，去生薏苡仁、炒薏苡仁、炒杜仲，加苍术、白术各 9 克。10 剂，水煎服，每日 1 剂。

三诊：1985 年 3 月 28 日。药后病情日趋向好，疲乏、自汗、走路足跟不着地症状较前好转，然仍有盗汗，四肢肌力同前。舌淡红，苔薄白，脉细濡。

处方：肥玉竹 15 克，甘枸杞 15 克，肉苁蓉 12 克，巴戟天 9 克，鸡血藤 12 克，活血藤 12 克，补骨脂 12 克，苍术 9 克，白术 9 克，生薏苡仁、炒薏苡仁各 15 克，五加皮 9 克，怀牛膝 12 克。10 剂，水煎服，每日 1 剂。

四诊：1985 年 5 月 15 日。患者双下肢无力、双侧腓肠肌假性肥大较前好转，两臀部及两大腿部肌肉萎缩得到控制，余无不适。纳可，寐安，二便调。舌淡红，苔薄白，脉细濡。仍以补益肝肾、舒筋活络为法。

处方：生地黄 15 克，熟地黄 15 克，甘枸杞 15 克，桑寄生 12 克，怀牛膝 12 克，鸡血藤 12 克，活血藤 12 克，伸筋草 10 克，路路通 12 克，桂枝 9 克，宣木瓜 12 克，五加皮 10 克，千年健 15 克，当归 15 克，炒续断 12 克，金狗脊 12 克。20 剂，水煎服，每日 1 剂。

五诊：1985 年 8 月 7 日。患者服药已半年，自觉身体较前舒适许多，无自汗、盗汗，四肢较前稍有力、两臀部及两大腿部肌肉萎缩未进一步发展，走路摇摆较前好转，双上肢肌力 V 级，双下肢肌力 IV⁺ 级。舌淡红，苔薄白，脉细。

处方：生地黄 15 克，熟地黄 15 克，甘枸杞黄 15 克，桑寄生 12 克，怀牛膝 12 克，鸡血藤 12 克，活血藤 12 克，伸筋草 10 克，路路通 12 克，桂枝 9 克，宣木瓜 12 克，五加皮 10 克，千年健 15 克，当归 15 克，炒续断 12 克，金狗脊 12 克。10 剂，水煎服，每日 1 剂。

六诊：1985 年 10 月 10 日。患者自己扶栏杆已能上下楼，双下肢无力、两侧小腿发硬较前好转，双上肢肌力 V 级，双下肢肌力 IV⁺ 级。食欲渐增，舌脉如常。守法守方，稍事增减，以冀续效。

处方：生地黄 15 克，熟地黄 15 克，怀山药 15 克，山茱萸 15 克，怀牛膝 12 克，宣木瓜 12 克，五加皮 15 克，千年健 15 克，金狗脊 15 克，鸡血藤 15 克，活血藤 15 克，肉苁蓉 12 克，苍术 9 克，白术 9 克，甘枸杞 15 克。20 剂，水煎服，每日 1 剂。

按语 李老指出，人体乃禀受先天之精气而生，赖后天水谷精气以养。其人若素体禀赋薄弱，肝肾精血先天不足则筋骨不得壮养，一旦受邪则致脏腑、阴阳、气血、津液皆损而生痿疾。本病起病隐袭，发展缓慢，很多患者开始时仅表现为某一肢体或四肢软弱无力，经过数周、数月甚至数年以后才逐渐发展至丧失运动功能，但也有少数患者病势发展较快，这与患者体质、内伤虚损程度及环境等诸多因素有关。李老特别强调，作为医者，临证时须牢记"五心"：细心问诊、悉心辨证、精心论治、耐心锻炼、静心调养，方能取得较好的临床疗效。

患者于 1985 年 1 月至 1998 年 12 月，一直就诊并间断服药。因路途遥远，要求信函交流，李老告知其在来信时需要写明情况（身体最主要、最明显的不适和感受，以及气候、环境、情绪、起居饮食等情况；复查化验结果等），并悉心指导其家人安排好患者的生活、饮食（嘱其用薏米、红枣、芡实、胡桃肉熬粥多食），多次写信鼓励患者加强锻炼身体、增强治疗信心。患者恢复良好，未耽误学习，身体健康，现婚后已育一女。

展阅医案，颇多心悟。当我们看着厚厚的一沓病历里兼夹着这温馨的话语时，耳边油然响起李老教导我们的"医家十要""一存仁心，乃是良箴，博施济众，惠泽斯深；二通儒道，儒医世宝，道理贵明，群书当考……十勿重利，当存仁义，贫富虽殊，药施无二"。李老对古训精要总能熟诵如流，并且以身作则，告诫弟子仁心仁德仁术"一仁也不能缺"。这看似简单，但坚持长期前行却并非易事，而李老做到了，就像启明灯一样照亮着我们的医路。

分析李老对此患者的用药，正是体现了守法守方，变中不变、不变中有变的规律。方中用六味地黄丸中的"三补"——熟地黄、怀山药、山茱萸，肝、脾、肾三阴并补，以补肾为主。肝为藏血之脏，腰为肾之府，膝为筋之府，肾主骨生髓，精血互可转化，脾为气血生化之源，气机升降之枢，三脏并调，以补亏虚之躯。

方中又用壮阳药与滋阴泻火药同用的二仙汤加减，仙茅、淫羊藿、巴戟天、当归等，以适应阴阳俱虚于下，而又有虚火上炎的复杂证候。

五加皮辛能散风，苦能燥湿，温能祛寒，且兼补益之功，为强壮性祛风湿药，其温补之效，能补肝肾、强筋骨，常用于肝肾不足，筋骨痿软者，治小儿行迟，李老常与牛膝、宣木瓜、杜仲等同用；牛膝主寒湿痿痹，四肢拘挛，膝痛不可屈伸，其原为补益之品，而善引气血下注，是以用药欲其下行者，恒以之为引经；宣木瓜作用部位亦偏于下肢，专入肝益筋走血，祛湿舒筋活络，主要用于腰膝无力及筋痹、骨痹之关节拘挛、筋脉拘急者，尤以两膝疼痛不利、麻木为佳。李老认为痹痿证尤骨痹、筋痹以下肢为主者，无论虚实均可酌用木瓜。五加皮功能祛风湿、补肝肾、强筋骨，与木瓜配伍，既能利湿行水，又能舒筋活络，两药合用有协同作用。对于双下肢痿软无力者，此配伍又是李老用药特点之一。

金狗脊能温养肝肾，通调百脉，强腰膝，坚脊骨，利关节，起痿废，且温中而不燥，走而不泄；辛散苦燥温通之千年健，宣通经络，祛风逐痹，入肝肾强筋骨。两者配伍补阳药补骨脂，暖水脏，阴中生阳，壮火益土，颇有应验。并且李老嘱其多食胡桃仁，辅以补气养血，润燥化痰，对于腰膝酸痛，两足痿弱者，经常食之，尤为适宜。

鸡血藤、活血藤养血活血、祛瘀舒筋止痛，鸡血藤养血之功优于活血藤，而活血藤更适于活血，李老喜二味并用，以冀补血而不滋腻，活血而不伤气。苍术、白术均有健脾燥湿之功效，然白术为补气健脾第一要药，以兼顾健脾利湿；苍术统治三部之湿，燥湿驱邪，以疗足膝痿软。薏苡仁为阳明药，健脾益胃，清利湿热，无论何种痿证都存在湿邪留滞和脾虚湿困两种病理状态，而薏苡仁具有健脾利湿、舒利经筋之双重功效，为痿证不可缺少的药物之一。

总结此患者十余年的用药，以补肝肾为主，兼顾健脾利湿，活血通络，随证辅用滋阴、补气养血等药，各司其职，面面俱到，启发我们用药时要辨病与辨证相结合。

案29　痿证9

吴某，男，31岁。2011年6月23日初诊。

主诉：四肢远端肌肉萎缩 20 年，加重 7 年。

病史：患者患"四肢远端肌肉萎缩"，逐渐加重，早期下肢远端易抽搐，随之双足抬起略困难，步履艰辛，后腓肠肌假性肥大，渐发展为"远端肌肉萎缩"。睡眠、饮食、二便基本如常。双手静止性震颤，痛觉减退。于 2011 年 4 月在广州中医药大学第一附属医院诊治，用药不详，疗效不佳。舌淡红，苔薄白，脉细弦。

中医诊断：痿证。

辨证：肝肾两虚。

治法：补益肝肾，舒筋活络。

处方：黄芪 40 克，炒白术 15 克，鸡血藤 20 克，活血藤 20 克，五爪金龙 15 克，当归 15 克，土鳖虫 10 克，淡全蝎 6 克，威灵仙 15 克，巴戟天 12 克，山茱萸 12 克，肉苁蓉 12 克，炮山甲（先煎）10 克，扦扦活 15 克，生薏苡仁 20 克，炒薏苡仁 20 克，穿山龙 15 克，金狗脊 15 克。20 剂，水煎服，每日 1 剂。

二诊：2011 年 7 月 5 日。来人代诉，身体较前舒适，肌力增加。药合病机，疗效显见，毋庸更张。继予 2011 年 6 月 23 日方，加五加皮、补骨脂各 15 克。20 剂，水煎服，每日 1 剂。以冀续效，可保无虞。

按语 患者因长期不能随意运动则肌肉萎缩松弛，筋脉失养则知觉迟钝无痛感。李老指出：治疗痿证决不能拘泥于"独取阳明"，应辨明病因，分清脏腑虚实，一方一法，辨证施治。

痿征的病因除"肺热叶焦""因于湿……弛长为痿"，以及邹滋九所谓的"痿乃肝、肾、肺、胃四经之病"外，脾虚也是导致痿证的原因之一。治疗痿证时，若在各证型方剂的基础上配伍强筋骨、通经络药物，有助于增强肌力的恢复，提高疗效。亦不能只补阴而忘扶阳，不仅要温肾阳，还要扶脾阳。若单纯应用养阴之剂，而无阳性流动之品，则药物之效难达病所。此即阴中求阳、阳中求阴之理也。

男子"八岁肾气实……二八肾气盛"。男儿年少之际，肾气充实则生机旺盛，其前提是必须有充足精血以供骨脉筋肉生长之需要。该患者先天禀赋不足，后天脾胃失调，10 岁起即抬腿困难，步履艰辛，乃骨软筋弱之象。故用黄芪、白术、当归、鸡血藤、活血藤，益气健脾，活血补血，养血通络。然"善补阴者，必于阳中求阴"，且肾之阳气能促进阴精的化生。故投以肉苁蓉、山茱萸、金狗脊等温阳之品，诸药温肾而不刚燥，又无耗却阴分之弊，且有强筋骨、利机关之功。以上诸药配伍乃"阴精得阳助而益充，得血养而益盛"之意。

巴戟天、金狗脊入肝、肾经，既能强筋骨又能祛除风湿，尤为风寒湿痹久着肢体造成肌肉日渐萎缩、肌力减弱的痹痿病所用；用土鳖虫破血逐瘀，续筋接骨；又用淡全蝎息风止痉，引各种风药直达病所，对于此病患之肌肉震颤、抽搐具有较好疗效。为防湿邪久滞不去，阻滞经络，又以威灵仙、五加皮、扦扦活、穿山龙等清热祛风湿并增强舒筋活络之功。全方配伍补运得调，患者自觉肌力增强，身体舒适，短期内即显见疗效。李老指出，本案虽经补益，肝肾精血渐生，然恢复萎缩之肌肉尚需时日，所以还应守方守法坚持治疗，以资巩固疗效。

案 30　痿证 10

史某，男，19 岁。2011 年 7 月 7 日初诊。

主诉： 进行性肌营养不良 12 年。

病史： 患者 7 岁时于上海市儿童医院诊断为此病。1999 年 6 月 2 日于上海市儿童医院检查示 ALT 195U/L，AST 170U/L，LDH 1041U/L，肌酸磷酸激酶（CPK）8060U/L。2011 年 2 月 14 日无锡市第二人民医院检查示 ALT 57.2U/L，UA 464μmol/L。刻下：精神疲乏，肌肉瘦削，下肢无力，无法站立，腓肠肌假性肥大显著，两足内翻，双下肢肌张力增高，肌力 I 级，双上肢张力基本如常，肌力 III 级，脊柱变形，畏寒。舌淡红胖大，脉滑数。

西医诊断： 进行性肌营养不良症。

中医诊断： 痿证。

辨证： 肝肾不足。

治法： 补益肝肾，强筋健骨，活络关节。

处方： 千年健 15 克，五爪金龙 15 克，伸筋草 15 克，淡全蝎 5 克，垂盆草 20 克，五味子 25 克，当归 15 克，炮山甲（先煎）10 克，净连翘 15 克，金狗脊 15 克，巴戟天 12 克，肉苁蓉 10 克，穿山龙 12 克，补骨脂 10 克，生薏苡仁、炒薏苡仁各 15 克。20 剂，水煎服，每日 1 剂。

二诊： 2011 年 7 月 28 日。来人代诉，服药后乏力好转，精神提振。原方去生薏苡仁、炒薏苡仁，加牛角鳃 10 克，苍术、白术各 10 克，20 剂。

三诊： 2011 年 8 月 18 日。来人代诉，服药后精神状态好转，腓肠肌较前变软，下肢较前有力，然小腿依然畏寒。仍守 2011 年 7 月 7 日方，去伸筋草、生薏苡仁、炒薏苡仁，加苍术、白术各 12 克，牛角鳃 12 克，十大功劳叶 12 克，炒杜仲 12 克，20 剂。

按语 李老指出：痿证的治疗不能拘泥于"治痿独取阳明"之法，须辨证论治，有其证必有其法。本病诊断要点是精神疲乏、肌肉瘦削、无法站立，症状典型，不难诊断。其中虽有湿热为患，但至痿弱症状出现时，则外邪多不显见，主要矛盾当是精血不足、筋脉失濡、脾虚不主四肢肌肉使然。所以治疗当以大剂填补肝肾精血为要，兼顾健脾利湿、活血舒筋。

进行性肌营养不良症从临床表现看，属于中医"痿证"范畴。李老认为早期治疗有望痊愈，晚期治疗控制症状。在治疗痿病时，李老用千年健、五爪金龙、伸筋草直入肝、肾两经，入肝尤善通经络，疗肢体麻木、屈伸不利。尤千年健主用于日久不愈，邪入筋骨，正气偏衰，气血运行不畅，脉络痹阻，肢体瘦削痿废失用之痹痿证；而五爪金龙、穿山龙在肌肉初始麻硬状态时使用能使肌肉变软转好；因痿证多有转氨酶、肌酸磷酸激酶等增高的现象，所以选用具有显著降酶功效的垂盆草、净连翘，且净连翘宣透散邪，总治三焦诸经之火，心肺居上，脾居中州，肝胆居下，一切血结气聚，无不条达而通畅也；淡全蝎息风镇痉，攻毒散结，通络止痛；盖五味子五味俱全，能滋肝肾之阴，升脾胃之津，收肺肾耗散之气，入肾有固精养髓之功；当归、炮山甲活血补血，散瘀通络；金狗脊、巴戟天、肉苁蓉、补骨脂等补肝肾，强筋骨；薏苡仁，健脾益胃，清利湿热，无论何种痿证都存在湿邪留滞和脾虚湿困两种病理状态，而本药具有健脾利湿，舒利经筋的双重功效，为痿证不可缺少的药物之一。服 20 剂之后患者腓肠肌已由僵硬转软，李老说这是好转的迹象。复诊加十大功劳叶清热除蒸，疗腰腿酸软；炒杜仲益精气、健筋骨、补肝肾之精血；苍术通治三部之湿，疗足膝痿软，以燥湿驱邪；白术健脾补虚，以兼顾健脾利湿。继续服药，疗效可期。

第二节　痹证、痿证证治经验

一、痹 证 概 要

（一）痹证释义及其研究范畴

李老数十年致力于痹证的理论探索与临床研究，建树颇丰，是中华中医药学会风湿病分会"五老"（朱良春、焦树德、路志正、李济仁、陈之才）之一。早在 1987 年，李老就以《黄帝内经》为主要理论依据，结合自己长期临床实践经验，编著了《痹证通论》这一影响深远的学术专著。李老发皇古义，融会新知，以《黄帝内经》及古代诸名家痹证论治的理论为指导，全面系统地介绍了痹证与五体痹的概念、病因病理、辨证论治、经验效方和名家精方，诊查疾病强调中医辨证与西医辨病相结合，治疗痹证既有较多的自拟经验方，又有古代治痹效验精方，还列有当代名家治痹的专病专方，内容宏富，有论有据，实用性强，在业界产生了积极的反响。国医大师朱良春先生作序并评价该书"对痹证之含义，剖析入微；痹证之分类，至为全面；痹证之病机，阐述透彻，对其治疗，从病变为'瘀'，着眼于'通'，可谓深得个中三昧……全书广搜博采、条理清晰、说理透达、证治完备。而辨证与辨病相结合、理论与实践相结合，中医体系与现代医学相结合，贯穿于全书始终，尤为可贵。"

李老指出，早在公元前 5 世纪《黄帝内经》中即有风、寒、湿三气杂至合而为痹的论述。"痹"字在祖国医学文献中出现很早。马王堆汉墓出土的我国目前发现最早的古医书《足臂十一脉灸经》中就有"疾畀（痹）"之称；帛书《导引图》有"引畀（痹）病"的导引疗法；《史记·扁鹊仓公列传》也记载："扁鹊名闻天下……过洛阳，闻周人爱老人，即为耳目痹医。"这都说明至少在战国时代，"痹"字已作为医学的名词了。

痹的含义较为丰富，在不同词语中，含义不尽相同，既可以表示病名、症状，也可以表示病机。概括起来，"痹"字在古医籍中的含义主要有四：

一是指病名。凡具有经脉气血不通或脏腑气机闭塞这一病理特征者皆可曰痹，如风痹、寒痹、湿痹、五体痹、五脏痹、六腑痹等。如《说文解字》曰："痹，湿病也"；《全生指迷方》曰："若始觉，肌肉不仁，久而变生他证，病名曰痹"，此处"痹"，均以病名言。

二是指体质。如《素问·逆调论》曰："人身非衣寒也，中非有寒气也，寒从中生者何？岐伯曰：是人多痹气也，阳气少，阴气多，故身寒如从水中出。"所谓多痹气，就是指阳气少、阴气多的寒盛体质，这种体质的人具有易于罹患痹证的潜在倾向性。

三是指症状或感觉。如喉痹表示发不出声音，耳痹表示听不到声音，目痹表示看不见物体。《灵枢·经脉》曰:"喉痹,卒瘖",指喉不能发声;明代《普济方》曰:"夫脚气痹弱者,荣卫俱虚也",指麻木的症状;清代程钟龄《医学心悟·喉痹》曰:"痹者,痛也",指疼痛的症状,这里的"痹"均言其症状。再如《金匮要略》"白术附子汤"方后云:"分温二服,一服觉身痹,半日许再服。"《诸病源候论》"寒食散服法"云:"药力行者,当小痹。"这里的"身痹""小痹"均指服药后药力串通的麻苏感。

四是指病因病机。《素问·痹论》曰:"风寒湿三气杂至,合而为痹也。"这里指的是病因。又云:"痹在于骨则重,在于脉则血凝而不流,在于筋则屈不伸,在于肉则不仁,在于皮则寒。"又如《景岳全书·杂证谟·风痹》说:"盖痹者,闭也,以血气为邪所闭,不得通行而病也。"《中藏经》说:"五脏六腑感于邪气,乱于真气,闭而不仁,故曰痹。"这里的"痹"均作病机解。

"痹"作为病名,自《黄帝内经》以来,历代医家是根据各自的经验和体会命名的,由于其内涵和外延不明确,命名也带有一定的随意性,如食痹、水瘕痹、仲春痹、木痹、留痹、深痹、厥痹、挛痹、远痹等,虽然冠以痹之名,而有的与"痹证"无涉,有的无临床实用价值,有的则在临床诊疗很少启用,随着医学的发展也就自然被淘汰。

痹证原作"痹症",是中医内科学中的一个传统病名。如清代林珮琴的《类证治裁·痹症》曰:"诸痹,风寒湿三气杂合,而犯其经络之阴也";《玉机微义·痹症门》曰:"痹,感风寒湿之气则阴受之,为病多重痛沉重,患者易得难去也"。近代为区别症状之"症"与证候之"证"的不同,认为以病证名之,应该用"证"字,"痹证"之说,目前仍比较通用。

痹病作为病名,首见于宋代窦材《扁鹊心书·痹病》。书云:"风寒湿气合而为痹,走注疼痛,或臂腰足膝拘挛……痹者,气血凝闭而不行,留滞于五脏之内,合而为病。""痹病"之称自宋代以后的医书中很少见到,而渐被"痹证"所替代,盖因在中医学术发展上,极重辨证,从而使"痹证"的病名一直沿袭至今。

通常所说的痹证,是指人体营卫气血失调,肌表经络遭受风、寒、湿热之邪侵袭,气血经络为病邪阻闭而引起的经脉、肌肤、关节、筋、骨疼痛麻木,重者影响脏腑等的一类疾病。本病发病率高、致残率高,给患者带来病痛的折磨。

痹证涉及现代医学 120 多种疾病,其范围甚广,包括:①与自身免疫密切相关的结缔组织病,如类风湿关节炎、红斑狼疮、皮肌炎、硬皮病、干燥综合征、结节性多动脉炎等;②与代谢有关的疾病,如痛风、假性痛风、软骨病等;③与感染有关的疾病,如各种化脓性、病毒性、真菌性关节炎;④退行性关节病变,如增生性骨关节炎;⑤某些神经肌肉疾病,如多发性硬化、重症肌无力等;⑥遗传性结缔组织病和各种以关节炎为表现的其他周身性疾病,如肿瘤后的骨肌肉病、内分泌疾病中的关节病等。此类疾病近数十年来发病率有日益升高之趋势,特别是类风湿关节炎,给患者造成极大的痛苦,给家庭和社会带来沉重的负担,中华医学会风湿病学分会主任委员张乃峥教授称其为"不宣判病人死刑,但宣判了终身监禁"的病。本病的发病率国际上一般在 1% 左右(低者 0.5%,高者达 3%),我国据初步调查,患者约有 940 万。由于病因不明,目前尚没有特效药和根治方法,故施治不易,很多患者最后身残不能行动,甚至死亡。

治疗痹证,西医较多应用的是糖皮质激素、甾体类药物和抗风湿药如青霉胺等,它们对免疫的作用有不同的影响,因而降低了疾病的活动性,减慢了病情的进展,防止或减轻相关组织的破坏，能改善病情，但不是根治药，更不是特效药，然产生诸多的不良反应却是一个共性。譬如类风湿关节炎，据北京、上海两所大医院统计，那里的类风湿关节炎患者，一半以上用了激素，有的用了几年、几十年，不管服用多长的时间，都不能阻止疾病的进展，而且产生了不少不良反应。因此李老认为，无论是在痹证辨证论治的特色，还是中医药的独特疗效方面，毒性最低、不良反应最少的要属中医中药。

（二）痹证的诊断与分类

痹证的临床诊断，在组织部位及临床表现上具有较明显的特征，一般医生均能识别无误。然而中医诊断痹证，并不是停留在某一患者所患系"痹证"，还必须弄清其"痹证"之原因如何？性质如何？厘清此点，与辨证用药关系甚为密切。因此明确痹证的分类诊断相当重要。

《素问·痹论》关于痹证的分类主要有三：按病因分类，有因风、寒、湿三邪所致之行、痛、着三痹；按五体病位分类，有皮、肌、脉、筋、骨五体痹；按五脏病位分类，有心、肝、脾、肺、肾五脏痹。三种分类互相联系，密不可分。

以病因分为三痹而言，每一病因所致痹均将在一定部位体现，如行痹，其痹在皮抑或骨，在肌抑或肉等。以病位五体痹而言，其痹又有属行痹抑或属痛痹，而与病因相关等。因此，《黄帝内经》所谓三痹、五痹之说，其旨在阐明诊断痹证，须从病因、病位及脏腑诸方面加以考虑。目前，临床上多注意从病因去诊断痹证，虽有一定意义，但不够全面，易使医生习惯地从祛风、胜湿、除寒等方面选方用药，对部位常欠考虑。李老认为病因诊断固属重要，病位诊断也不可忽视，因药物作用的部位有其一定的特点，只有明确痹证的病因病位，方能恰到好处地组方用药，即在针对病因用药的同时，结合对某局部疼痛有特异作用的引经药物。如上肢用片姜黄、桂枝；下肢用独活、怀牛膝等。处方中还可酌加止痛、消胀、活络等药。另外，在诊断痹病时，还应与痿证相鉴别。痿证以肢体痿软不用，肌肤消瘦为特点，关节一般不痛，这是鉴别的要点。

由于痹证的形成非单一之因，故其症状也表现为多个部位症状的综合，这给临床诊断为何种痹证带来了困难，那么怎样把握诊断关键？虽痹证的成因及部位有错综之态，但总有其倚重之处。如病因就有偏风、偏湿的不同，病位则有以骨或以皮肤等为主之异，症状则有酸痛、胀痛、刺痛、红肿热痛、关节肿大、畸形等不同。临床需抓住主症，参考辅症，方可做到明确诊断方向。

痹证的治疗从病因入手，首先需明其纲要，再究其条目。李老主张应先分寒热（因痹有寒、热两大类），而后再据此分为寒痹偏风型、偏湿型、单纯寒型及热痹偏风型、偏湿型、单纯热型等。

热痹的主症为关节肌肉红肿热痛，其痛及皮及骨，轻按重按，均不可耐，存在运动障碍，得冷则舒，舌质红，苔黄厚干，脉数。偏风者则骨节间似风走窜，有许多关节的病变，恶风，汗出，舌质红，苔薄黄，脉浮数；偏湿者则关节肿大较多见，按之痛剧，下肢为甚，活动障碍明显，舌质嫩红，苔黄厚腻，口渴而饮水不多，口黏口淡；单纯热型则无偏风、偏湿的症状，而出现一派纯热症状。

寒痹的主症为关节皮肤触之冰冷，疼痛部位较深，喜按打叩击，存在关节活动障碍。

其特点是体位变换之初均不利，畏寒，关节疼痛，得热则舒，纳少便溏，舌质淡白，苔薄白，脉沉弦缓。偏风者则恶风，遇风刺痛，疼痛走窜不仅限于骨节间，还在关节周围皮肌部，舌质淡白，苔薄白而干，脉缓；偏湿者见骨节皮肤酸胀疼痛，疼痛部位似以肌肉为主，舌质淡白，苔薄白而腻；单纯寒型则无偏风、偏湿的症状，而出现一派纯寒症状。

以上主要从五体局部及舌脉言及寒、热痹及其各偏风或偏湿等不同类型的主要症状，除此之外，临床还当结合全身情况以辅助诊断。例如，治疗关节痹证还需要对各病型作进一步分析论证，如同一病型有时贯彻始终，但有轻重及时间长短，关节有无畸形，涉及皮肉筋骨脉情况如何，是否牵涉内脏，出现五脏病变等。总之，诊断既可相对固定，又须不断变化。既需从总的、大的方面区别归类，又应对局部症状条分缕析，以应不变中之变与变中之不变等多种情况。为适应复杂多变的病情变化，施治既要有相对固定的主方主药，又要善于针对局部症状之异而加减变化。如仅将治痹证药物罗列堆砌，往往难以取得预期的效果。近几年对治痹药的研究较多，诸如雷公藤、川乌、草乌、乌梢蛇、白花蛇等。有的医者则每人必用，每方必用，但因未能辨明证属何痹及何阶段，如此虽有可能治愈一二例患者，但若欲提高诊治水平，则难上难矣。

李老曾治一位 65 岁的男性，系退休工人，西医诊断为类风湿关节炎。初用泼尼松等激素，病情尚可控制，久之则药效不济，病情加重，关节冷痛，呈游走性，累及皮肤，喜叩打，面黄黝黑微浮，蹲下则难立起，站立则难坐落。该患者曾服用一年轻中医之中药 70 余剂，自诉病情未有任何改变。细观所服之方，皆系雷公藤、川乌、草乌、二蛇及温肾活血化瘀之品等。李老经细察，该患者舌质偏暗，苔薄白而干，脉弦缓，证属寒痹偏风重型，故以阳和汤合蠲痹汤加减，虽未用雷公藤、川乌、草乌、二蛇等，却 3 剂痛减，5 剂病除。

后询年轻中医组方之由，其曰：温肾药有类激素样作用，用之可增强患者所服泼尼松之作用，而雷公藤等药药理证实可祛风湿，抑制变态反应，故组方亦用之。然而，该医生仅注重辨病用药而忽视辨证用药，故疗效不佳。可见治痹证时诊断要细，要深入，不能仅仅诊知病情属痹即可。辨病一定要与辨证相结合，发挥中医特色。著名中医学家施今墨很重视痹证的诊断，曾治一蒙古族妇女，患者关节疼痛发热，曾屡进羌活胜湿汤、独活寄生汤之类，疼痛非但未减，反而愈甚。日夜叫号，痛苦万分，而发热迄不少退。施氏视其唇舌焦裂，脉象洪数。参以症象，诊为"热痹"。遂予紫雪丹顿服，每日 2 次，每次 3 克。药后疼痛少止，号叫渐歇，热亦见退。连服紫雪丹 60 克之多，发热、头痛均愈。后予理气活血药调理。此例说明，初治者不知热痹之理，循例屡进辛燥祛风之药，火势日燔，血气沸腾，致症有增，临证当注意之。

（三）痹证的病因病机

痹证的病因不外乎内因和外因。内因责之于与五体相合的脏腑、经络气血虚弱，这是发生痹证的先决条件。《素问·四时刺逆从论》说："厥阴有余病阴痹……少阴有余病皮痹隐轸（隐轸：轸，音 zhěn，古通"疹"，这里是指隐显于皮肤上的一种小疙瘩）……太阴有余病肉痹，寒中……阳明有余病脉痹身时热……太阳有余病骨痹身重……少阳有余病筋痹胁满。"这里的"有余"是指经脉中邪气有余而气血不足，"血气皆少则无毛……善痿厥足痹"。这种体质的人，肌肉疏松，腠理不密，易为邪气所中。临床所见，某一类型体质的人，患痹时具有向某一证型发展的倾向性。如素体阴盛之人患痹多为寒型，素体阳盛之人患痹多为热型。《素问·痹论》曰："其寒者，阳气少，阴气多，与病相益，故寒也；其热者，阳气多，阴气少，病气胜，阳遭阴，故为痹热。"意思是说，表现为寒象的，是由于机体阳气不足，阴气偏盛，阴气助长寒邪之势，所以表现为寒象。表现为热象的，是由于机体阳气偏盛，阴气不足，病气偏胜，人体亢盛的阳气遭遇寒湿阴，使之从阳化热，所以为热痹。还有，素体肥胖之人患痹多为痰湿型，素体晦滞之人患痹多为血瘀型等，这些都说明体质因素是决定痹证证型的内在条件之一。

痹证的外因主要是遭受风、寒、湿、热等邪气的侵袭。邪气乘经脉之虚客入五体，壅滞气血，阻闭经脉。闭于皮则发为皮痹，闭于肌则发为肌痹，闭于脉则发为脉痹，闭于筋则发为筋痹，闭于骨则发为骨痹。"所谓痹者，各以其时重感于风寒湿之气也。"这里特别强调了"各以其时"的问题。《黄帝内经》认为每一体痹都有其好发季节，这是因为人体气血的流行分布，常随四时季节的更替、气温的变化而发生相应的变动。"春气在经脉，夏气在孙络，长夏气在肌肉，秋气在皮肤，冬气在骨髓中"，而"邪气者，常随四时之气血而入客也"。当气血趋向于表时，感受邪气则易发皮痹、肌痹、脉痹，当气血趋向于里时，感受邪气则易发筋痹、骨痹。故《素问·痹论》说："以冬遇此者为骨痹，以春遇此者为筋痹，以夏遇此者为脉痹，以至阴遇此者为肌痹，以秋遇此者为皮痹。"这启示我们要重视季节因素在五体痹发病中的作用，并为我们研究皮、肌、脉、筋、骨痹各自的好发季节提供了线索。此外，外伤瘀血也是患痹的一个潜在因素，"若有所堕坠，恶血在内而不去。卒然喜怒不节，饮食不适，寒温不时，腠理闭而不通。其开而遇风寒，则血气凝结，与故邪相袭，则为寒痹。"

总之，痹证的形成与正气不足、体质因素、外邪侵袭、季节气候变化、气血分布状态、外伤瘀血等诸多因素有关，是内因、外因和不内外因相互作用的复杂病理过程。

二、痹证治则治法

治则是治疗疾病时所必须遵循的法则，又称"治之大则"。治则是参考阴阳五行、藏象经络、病因病机、辨证诊断等基础理论，在整体观念和辨证论治思想指导下确立的，对临床立法、处方、用药等具有普遍指导意义。

痹证治疗重在"以平为期"，强调抓住疾病本质，针对主要矛盾进行治疗，即"治病必求于本"，以恢复机体阴阳协调平衡和内环境相对稳定为目的。

治法与治则不同，治法是在治则指导下确立的具体措施和方法。治则在先，抽象程度高，注重整体，是指导治法的总则；治法在后，针对性强，注重具体，治则的正确与否需在治法的实施过程中不断考证并完善。

（一）痹证的治疗原则

痹证的治疗原则，是根据四诊所收集的客观的临床表现，以中医的整体观念为指导，运用辨证论治的方法，在对痹证综合分析和判断的基础上提出来的临证治疗法则。治则的建立是临证制方遣药的依据，其内容颇为丰富，千百年来一直在防治疾病上发挥着积极的指导作用。它包括了病证结合、标本缓急、扶正祛邪、正治反治、三因制宜等内容。

1. 辨证与辨病论治相结合

李老指出，辨证论治与辨病论治相结合，是中医辨治思想的主要特点，正确处理好二者之间的关系，是决定临床疗效的关键。辨证论治是中医学的临床特色，但如果仅凭辨证，不考虑辨病，在治疗中也仅仅是针对寒热、虚实、气血、表里、阴阳用药，没有针对病的用药，其结果是可能有效，也可能疗效不甚显著。辨证论治与辨病论治相结合，主要是强调参考现代医学的认识，即所谓"融会新知"，也就是将中医的辨证论治和现代医学对有关疾病的认识相结合，在辨证论治的同时，还要选择有针对性的方药，以提高疗效。这里说的有针对性的方药，一方面，需要在临床中细心观察总结；另一方面，则需要学习现代中药药理研究的成果，把它们用到临床中去。

随着医学模式和疾病谱的变化，传统的辨证和辨病模式面临新的挑战。辨证论治与辨病论治相结合、宏观辨证与微观辨证相结合、西医辨病与中医辨病相结合，在实践中受到越来越多的重视。以痹证为例，其涵盖的范畴包括了现代医学几十种疾病。从辨证来说，实证无非风、寒、湿、热、顽痰、瘀血，虚证无非脏腑、气血、阴阳亏虚，这在很大程度上反映了不同疾病的共性，虚补实泻，也确是提纲挈领的施治大法，但不同疾病还存在特定的个性，也就是其自身的病理特点，即使辨证为同一证型，其临床特征也不尽相同，治疗用药应当有所差异。如类风湿关节炎（RA）属自身免疫性疾病，李老常用淫羊藿（仙灵脾）、露蜂房调节机体免疫功能。对 ESR、CRP、RF、抗 CCP 抗体增高而呈风寒湿痹表现者，多选用川乌、桂枝；对湿热痹表现者，多选用苦参、青风藤、黄柏、萆薢。验之临床，不仅可改善临床症状，亦可降低这四项指标。对热痹的组方，李济仁先生重视应用苦参一药，认为苦参有清热燥湿、祛风解毒之良效。以苦参治疗痹证，与《圣济总录》中治疗肌痹之"苦参丸"相类。而现代药理研究则证实苦参有调节机体免疫的作用。

再者，从病理变化来说，滑膜炎是 RA 的主要病变，滑膜细胞显著增生，淋巴细胞和浆细胞聚集，滑膜内血管增多，肉芽组织形成，血管内皮肿胀，呈血管炎表现，相似于瘀血阻络的病机。实验证明：采用活血化瘀药，能够抑制滑膜的增生和血管翳的形成，阻止 RA 滑膜炎症的进展和骨质侵袭，病理实验和临床实际是颇为吻合的。在辨证时参用当归、赤芍、丹参、水蛭、地鳖虫、红花等活血化瘀药，确能提高疗效。化瘀药还有改善软骨细胞功能，促进新骨生成及修补的作用。还有，先贤有"久必及肾""肾主骨"之说，RA 病程缠绵且表现肾虚见证者，加用补肾药如熟地黄、骨碎补、鹿角胶、桑寄生等，而此类药物在药理研究中均证实对 RA 的骨质破坏、骨质疏松不仅有修复作用，且能巩固疗效，防止复发。

临床上，痛风性关节炎属代谢障碍性疾病（尿酸生成过多，排泄减少），常用大剂量土茯苓、萆薢、牛膝等清热利湿化浊药以降低血尿酸指标。现代药理学研究则表明，土茯苓有明显利尿、镇痛作用，能降低高尿酸血症模型小鼠尿酸水平和血清黄嘌呤氧化酶（XOD）活性，减轻由于高尿酸血症引发的其他代谢异常。萆薢总皂苷能降低高尿酸血症小鼠血清尿酸水平。牛膝能减少脂质吸收，阻止类脂质在血清滞留或渗透到动脉内膜，从而改变了脂质及嘌呤的代谢，最终达到降脂、降血尿酸、消除尿蛋白的目的。揭示了土茯苓、萆薢、牛膝等中药，主要通过抑制尿酸生成或促进尿酸排泄，从而实现降低血尿酸疗效的药理过程。

李老认为，辨证论治是中医临床的特色，也是中医诊治疾病的主要方法。然医学总是在不断向前发展的，我们应当不断丰富和发展辨证论治的内涵。虽然中医在宏观、定性、动态方面的研究有其独到之处，但在微观、定量、静态方面的研究则似有不足。所以，我们要在辨证论治的前提下，将辨证论治与辨病论治密切结合，这对于研究疾病与证候的关系，探索临证诊治规律，拓宽治疗思路，提高临床疗效，都是很有意义的。

2. "治病求本"与标本缓急

《素问·阴阳应象大论》指出："治病必求于本。"《素问·标本病传论》说："知标本者，万举万当，不知标本，是谓妄行。"所谓"本"是相对"标"而言。任何疾病的发生、发展过程都存在着主要矛盾和次要矛盾。"本"即是病变的主要矛盾和矛盾的主要方面，起着主导的决定作用；"标"是病变的次要矛盾和矛盾的次要方面，处于次要的从属地位。因此，标本是一个相对的概念，可用以说明多种矛盾间及矛盾双方的主次关系。

审察标本缓急，是辨证的重要原则与内容。例如，从邪正关系来说，正气为本，邪气为标；从病因与症状来说，病因是本，症状是标；从病变部位来说，内脏病证是本，体表病证是标；从疾病发生的先后来说，旧病是本，新病是标，原发病是本，继发病是标；等等。由于标本所指不同，因此在临床上，用分清标本的方法，来决定治疗方法，针对病证的先后缓急，就有了"治病求本"和"急则治其标，缓则治其本"等治疗原则。

"治病求本"，就是指首先要了解导致疾病的根本所在而求之。病之"本"能除，"标"也就迎刃而解了。如痹病肢体关节红肿热痛，得凉则舒，屈伸不利，或见壮热烦渴，舌红苔黄，脉滑数者，证属热痹。病因病机是热毒之邪侵袭肢体关节，为其"本"，而关节红肿热痛的症状则为"标"，治疗只能用清热解毒、凉血通络以治其本，而其症状之"标"也可随之缓解。又如，关节肌肉酸痛，在实证中可因风邪、寒邪、湿邪、热邪等阻滞经络所致；在虚证中可由气血阴阳不足等引起。治疗时，就必须找到其病因病机所在，对实证分别用祛风、散寒、逐湿及消热解毒等治法，对虚证分别用调补气血、滋肾养肝、温阳益气等治法。这种针对病因病机的治疗，就是"治病求本"。正如清代李用粹的《证治汇补·痹证》云："治当辨其所感，注于何部，分其表里，须从偏胜者为主，风宜疏散，寒宜温经，湿宜清燥，审虚实标本治之。"拔其本，则诸证尽除矣。

"急则治标，缓则治本"，指在标象很急的情况下，如不先予以治标，可能会危及生命，或影响该病的预后，或加重病理的改变，或影响该病的治疗，必须首先治其标。一般情况下，痹证病势缓而不急者，皆从本论治。但如病之时日已久，气血已虚，或正气不足，复感外邪而出现急性发作期症状，可根据"急则治标"的原则，先以祛邪通痹之法逐其表邪，待其发作期症状缓解后，再予补气养血等扶正法以治其本。可见，"急则治标"多为权宜之计，待危象或无法忍受的痛苦消除，还应缓图其本，以祛除病根。

标本同治之法也是痹证常用的一个治疗法则。例如，产后感受外邪而见肌肤、肢体麻木，酸楚疼痛，或见筋脉挛急不舒，面色淡白无华，唇甲色淡，舌淡，脉细，这时治疗可用补血之药如熟地黄、当归、白芍等治其本，同时用舒筋活络之品如鸡血藤、豨莶草、片姜黄、海桐皮、威灵仙等以治其标，就是标本同治之法。这种标本同治，有助于提高疗效，缩短病程，故为临床所常用。

3. 扶正祛邪与攻补兼施

疾病的过程，是正气和邪气矛盾双方斗争的过程。因此，在治疗原则上，其治疗方略离不开"祛邪"与"扶正"。

扶正，就是运用补益正气的药物或其他方法以扶助正气、增强体质、提高机体的抗病能力，达到祛除病邪、恢复健康的目的。如痹证见气虚、血虚、阴虚、阳虚、脾胃虚弱、肝肾不足等表现者，可相应地运用补气、补血、滋阴、助阳、补脾益胃、补益肝肾等法。

扶正法适用于以正虚为主的病证。痹证之形成，与正气亏虚密切相关，正如张景岳云："痹证大抵因虚者多，因寒者多，唯气不足，故风寒得以入之；唯阴邪留滞，故筋脉为之不利，此痹之大端也。"因此，即使病情初起，祛邪之中也需时时注意充分固护正气。

祛邪法适用于以邪盛为主的病证。祛邪，就是运用宣散攻逐邪气的药物或其他治疗方法（如针灸、推拿、药熨等），以祛除病邪，从而达到邪去正安的目的。根据邪气性质不同及其所侵犯人体部位的不同，选用相应的方法。如痹证属风邪胜，以祛风为主；寒邪胜，以散寒为主；热邪胜，以清热为主；湿邪胜，以祛湿为主；痰浊者，以化浊涤痰为主；瘀血者，以活血化瘀为主；等等。

扶正与祛邪，相互为用，相辅相成。因此，正确处理好扶正与祛邪的关系，是治疗疾病的关键所在。临床应根据正邪双方消长盛衰情况，区别主次、缓急，正确运用扶正祛邪法。李老认为，临证必须把握好扶正与祛邪的关系。就痹证而言，祛风、散寒、除湿、清热、舒经通络是治疗痹证的基本原则，后期还常配伍益气养血，滋补肝肾，以扶助正气。有痰浊瘀血阻滞者，需结合豁痰祛瘀。痹证总由于感受风、寒、湿、热等邪而引起，故初期的治疗，主要是根据风、寒、湿、热的偏胜，而分别着重采用祛风、散寒、除湿、清热等治法，并结合舒经通络，以达到祛邪通络，气血畅通的目的。痹证日久不愈，反复发作，则易致气血亏虚，脏腑损伤，故常需扶正祛邪，在祛邪的同时，结合补益气血，滋养肝肾，方能提高疗效。即通常所说的"攻补兼施"之法。正如《类证治裁·痹症》曰："治法总以补助真元，宣通脉络，使气血流畅，则痹自已。"结合不同的病变部位而选用方药，以及注意采用适当的虫类药，在痹证的治疗中具有一定意义，应予重视。

除上述基本治则外，对行痹还可以配合养血，痛痹配合温阳，着痹配合补脾。诚如清代新安学派著名医家程钟龄《医学心悟·痹》云："治行痹者，散风为主，而以除湿祛寒佐之，大抵参以补血之剂，所谓风先治血，血行风自灭也。治痛痹者，散寒为主，而以疏风燥湿佐之，大抵参以补火之剂，所谓热则流通，寒则凝塞，通则不痛，痛则不通也。治着痹者，燥湿为主，而以祛风散寒佐之，大抵参以补脾之剂，盖土旺则能胜湿，而气足自无顽麻也。"这些宝贵的经验，至今仍对临床具有指导意义。

总之，痹证诊治应该通盘考虑，总以攻不伤正，补不碍邪为基本指导思想。大体上说，在发作期以祛邪为主，静止期以扶正为主。同时应注意：祛邪不可过缓，扶正不可峻补。

4. 正治反治与"通痹散结"

疾病的变化是错综复杂的，在一般情况下，疾病的本质和反映出来的现象是一致的，但有时也会出现本质和现象不一致的情况。所谓正治与反治，是指所用药物性质的寒热、补泻，与疾病本质和现象之间的从逆关系而言。《素问·至真要大论》提出了

"逆者正治，从者反治"两种治疗法则。就其本质而言，仍然是治病求本这一根本法则的具体运用。

所谓"正治"，就是通过分析临床症状和体征，辨明其病变本质的寒热虚实，然后分别采用"寒者热之""热者寒之""虚则补之""实则泻之"等不同的方法来解决。因其属于逆证候而治的一种正常的治疗方法，所以"正治"也称为"逆治"。由于临床上大多数疾病的征象与疾病的性质相符，如寒病见寒象、热病见热象、虚病见虚象、实病见实象，所以正治法是临床上最常用的一种治疗方法。通过正治，用药物的温清补泻之偏，达到补偏救弊，阴阳调和的目的。如寒者温之，寒痹用散寒温阳法；热者清之，热痹用清热法；虚者补之，气血不足、肝肾亏虚者用补气养血、滋补肝肾法；留者去之，湿痹用祛湿通痹法，痰瘀阻滞者，用化痰祛瘀法等。

再如，"通闭散结"是痹证治疗的一个重要治则，属正治法。痹者闭也，其初起经脉即为风寒湿热之邪阻遏，症见关节疼痛、肿胀、重着、屈伸不利，所以视其症象，寒者热之，热者寒之，是为正治，此间还需突出一个"通"字，即流通经络气血之谓。风寒湿痹，要想祛风、散寒、逐湿，必先温而通之，即治疗正虚之证，选如地黄、当归等具流通之性的药物，当归为血中气药，而地黄具"逐血痹"之效（《神农本草经》），非同一般呆补之品。热痹虽以"热者寒之"为基本原则，但痹病的病理特点是"闭"，虽为热邪入侵，同样是因气血痹阻而发病，如仅用寒凉清热之法，则不能流通气血，要想开其痹闭，亦当反佐温通气血之品。

至于散结法，则是指中晚期痹证，既见正虚，又见邪实，既有寒象，又见热象，即所谓虚实寒热错杂。尤其可虑的是，因为正虚，所以诸邪才得以侵入，留伏于关节，隐匿于经髓，以致关节僵肿变形，疼痛剧烈难已。李老常用桃仁、红花、白芥子等祛痰化瘀，再用巴戟天、骨碎补、蜂房、淫羊藿、补骨脂、紫河车、当归补肾壮督，其间虫蚁搜剔窜透之品，尤为开闭解结之良药，盖湿痰瘀浊胶固，非寻常草木药所可为功也。至其使用，一方面根据各药的性味、功能特点，充分发挥其特长；另一方面根据辨证论治的原则，与其他药物密切配合，协同增效。

"反治"是用于疾病的本质与临床表现不相一致的病证，属顺从疾病征象（假象）而治的一种法则，也称为"从治"。究其实质，仍然是治病求本。一般来说，疾病的本质与现象是一致的，但如果病势严重，也可以出现本质与现象不相一致的情况。有些个别情况，虽然病势并非严重，但由于病机变化，阴阳之气出现逆乱，如"寒包火"或"阳气闭郁"，也能出现病证不一致的现象。"反治"的具体临床应用有"寒因寒用""热因热用""通因通用""塞因塞用"等。举热痹为例，热痹其本质是热，但在阳热亢盛时，或因内热闭郁、阳气不得外达时，有时出现恶寒战栗、四肢逆冷的假寒现象。如果辨明了这是真内热、假外寒，而以寒凉之药清热宣痹，这就是"寒因寒用"。

正治与反治相同之处，都是针对疾病的本质而治，属于治病求本的范畴。不同之处在于，正治适用于病变本质与其外在表现相一致的病证，而反治则适用于病变本质与临床征象不完全一致的病证。因此，临床上要知常达变，灵活运用正治法与反治法。

5. 三因制宜与"杂合以治"

三因制宜即因时、因地、因人制宜。疾病的发生、发展与转归受多方面因素的影响，如时令气候、地理环境、体质强弱、年龄大小等。因而在治疗上须依据疾病与气候、地理、患者三者之间的关系，制订相适宜的治疗方法，才能取得预期的治疗效果，这是中医学的整体观念和辨证论治在治疗上的体现。痹证的治疗同样要遵循这一原则。

（1）因时制宜：四时气候的变化，对人体的生理功能、病理变化均产生一定的影响，根据不同季节的时令特点来考虑治疗用药的原则称为"因时制宜"。如春夏季节，气候由温渐热，阳气升发，人体腠理疏松开泄，易多汗出，这时虽患风寒湿痹，但在应用辛散温热之药时，药量不宜过大，以防阳气耗散或汗多伤阴；秋冬季节，气候由凉转寒，阴盛阳衰，人体腠理致密，阳气敛藏于内，这时可根据病情，适当加大温热、宣通之品用量，以增强祛风、散寒、利湿、通络的作用，此时要慎用寒凉之药，即使治疗热痹，在大堆清热、通络药味中，也应少佐辛散宣通之品，以增强药物透发的作用。

（2）因地制宜：根据不同地区的地理环境特点，来考虑治疗用药的原则，即是"因地制宜"。不同地区，由于地势高低、气候条件及生活习惯等的不同，人的生理活动和病变的特点也不尽相同，所以治疗用药也应有所变化。如我国西北地区，地势高而气候寒冷，人体腠理往往开少而闭多；南方地区，地势低而气候温热潮湿，人体腠理开多而闭少。西北地区罹患风寒痹者较多，治疗时慎用寒凉药；南方地区罹患湿热痹者较多，治疗时慎用温热药。正如《素问·六元正纪大论》所云："用热远热，用凉远凉，用温远温，用寒远寒。"

（3）因人制宜：根据患者的年龄、性别、体质、生活习惯等不同特点，来考虑治疗用药的原则，称"因人制宜"。在同一季节、同一地理环境，虽感受同一种邪气，但其发病情况往往因人而异。年龄不同、生理状况不同、气血盈亏不同，治疗用药应有所区别。如小儿生机旺盛，但气血未充，脏腑娇嫩，易寒易热，易虚易实，病情变化较快，因此，治疗中忌用峻剂，少用补剂，而且用药量宜轻，对川乌、草乌、附子、蜈蚣等有毒峻烈类药物，尽量少用或不用；老年人气血亏虚，生理功能减退，故患病多虚或正虚邪实，治疗宜固其正气为本，虚则宜补，邪实须攻时宜慎重，而且用祛邪药物的剂量要较青壮年为轻，以免损伤正气。《温疫论·老少异治论》曰："凡年高之人，最忌剥削。误投承气，以一当十；误投参术，十不抵一。盖老年荣卫枯涩，几微之元气易耗而难复也，不比少年气血生机其捷，其气勃然，但得邪气一除，正气随复。所以老年慎泻，少年慎补，何况误用也。亦有年高禀厚年少赋薄者，又当从权，勿以常论。"总之，一般用药剂量，亦须根据患者的年龄加以区别，药量太小则不足以祛病，药量太大则反伤正气，不得不注意。

男女性别不同，生理特点有异。妇女有经、带、胎产的情况，治疗用药应加以考虑。适逢月经期、妊娠期、产褥期，对于峻下、活血化瘀、辛热攻伐、泄利走窜之品，应当禁用或慎用。

由于每个人的先天禀赋和后天调养不同，个人素质不但有强弱，而且还有偏寒偏热的差异。一般来说，阳盛或阴虚之体，慎用温热之剂；阳虚或阴盛之体，慎用寒凉之剂。所以，体质不同的人患风湿病，治疗用药应有所区别。

另外，患者的职业、工作条件、性情及精神状态等因素，对风湿病的发生、发展都有一定影响，诊治时亦应有所注意。

（4）杂合以治：就是采用不同的治疗方法，进行综合治疗。这种治疗原则是中医痹证治则之一，受到广大临床医生和患者的欢迎。

《素问·异法方宜论》曰："圣人杂合以治，各得其所宜……得病之情，知治之大体也。"又《类经·论治论》曰："杂合五方之治，而随机应变，则各得其宜矣。"尽管《黄帝内经》中载方不多，但明确记载了"针刺与药熨杂合"的治法，后世医家也多提倡内服药、外用药、膏摩、针灸等相结合的治疗方法。由于中医风湿病的范畴广，致病因素多样，病变部位深浅不一，病理属性复杂，采用"杂合以治"的原则，即针对疾病多因素、多属性的特点，综合应用不同的治疗方法进行治疗。在诊疗疾病的过程中，应全面系统地观察疾病的变化，站在全局的高度对疾病进行全面论治，运用恰当的治疗手段，以提高疗效。

例如，熏蒸疗法在新安医学的外治法中具有重要地位，也是李老在诊治类风湿关节炎患者时最为常用的外治疗法。熏蒸疗法又称蒸汽疗法、汽浴疗法、中药雾化透皮治疗法，是以中医理论为指导，利用药物煎煮后所产生的蒸汽，通过熏蒸患者身体达到治疗目的的一种中医外治法。早在《黄帝内经》中就有"摩之浴之"之说，清代外治大师吴尚先（师机）的《理瀹骈文》曾指出"外治之理，即内治之理；外治之药，即内治之药，所异者法耳"。熏蒸疗法可以借助药物的气味和热气，驱除湿邪，促进气血运行，达到治疗疾病的目的。如果患者时间允许，尽量要辅以外治。熏蒸疗法所用药物应根据病情而定。根据李老的经验，若为风寒湿痹，症见关节疼痛、拘急、恶风怕冷者，可选用羌活、独活、防风、川乌、草乌、川芎、当归、桂枝、细辛等组方熏蒸，每日1次，2~4周为1个疗程。熏蒸时病变部位要微微汗出，熏蒸后要注意保暖。若兼见热象，可用忍冬藤、赤芍、牡丹皮、薄荷、桑枝等组方煎煮熏蒸，每日1~2次，3~4周为1个疗程。使用得当，将取得良好的辅助治疗作用。

李老指出，中医药治疗风湿病具有用药安全、疗效稳定等优点，但其起效较慢。在风湿病急性期治疗中，炎症的控制需要西药的治疗，帮助患者缓解痛苦，防止关节的破坏。待中药作用显现，即可慢慢减少西药剂量（如递减激素剂量）乃至停用西药。不要固执中医一家之见而简单地排斥西医，综合运用中西医结合疗法亦佳。

（二）临证治痹十法

治法是治疗原则的具体化，即依据治疗原则针对某一具体病证或某一类型的病证所采用的具体治疗方法。任何具体的治疗方法，总是从属于一定的治疗原则的。例如，各种病证的本质都是正邪相争，从而表现为阴阳消长盛衰的变化。因此，扶正祛邪是总的治疗原则，而在此总的治疗原则指导下所采取的益气、养血、滋阴、补阳等治法，就是扶正的具体方法；而祛风、散寒、除湿、清热等治法，就是祛邪的具体方法。可见，治疗原则与治法既有严格的区分，又有着密切的内在联系。

李老认为，痹证外在因素通常是因风、寒、湿、热之邪引起，所以祛风、散寒、除湿、清热等是风湿病常用的祛邪方法。由于正气虚弱是引起本病的内在因素，因此，理阴阳、和营卫、健脾胃、养气血、补肝肾等是本病的常用扶正之法。罹病日久，气血周流不畅，而致血停为瘀、湿凝为痰、痰瘀互结，阻痹经络，深入骨骱，胶结难愈，因而化痰软坚、活血化瘀也是常用之法。总之，由于邪气有偏盛，部位有深浅，体质有强弱，阴阳有盛衰，以及邪入人体后其从化各异，故临床见证，有表里俱病、营卫失和、寒热错杂、虚实并见、痰瘀相兼等不同情况，形成多种证候，临床上就需抓主证分别治之。

李老指出，痹证的基本病变是"瘀"，基本病机是"闭"，因此，"通"是治疗痹证的基本法则。但瘀各不相同，有实瘀、虚瘀、寒瘀、热瘀、湿瘀、痰瘀，治疗上就要有针对性。热瘀者，要清而通之；寒瘀者，要温而通之；湿瘀者，要渗利而通之；虚瘀者，要补而通之；痰瘀者，要化而通之。在具体治疗上除掌握病因、病性外，还要结合部位、兼证等情况综合分析。

国医大师朱良春先生曾评：李老对痹证治疗"从病变为'瘀'，着眼于'通'，可谓深得个中三昧，而先获吾心者，余深为钦佩！"朱老亦认为，痹者闭也，其初起经脉即为风寒湿热之邪阻遏，症见关节疼痛、肿胀、重着、屈伸不利，所以视其征象，寒者热之，热者寒之，是为正治，此间还需突出一个"通"字，即流通经络气血之谓。

李老根据数十年实践经验，归纳出治痹临证十法。兹分述如下：

1. 温通经络法

本法适用于素体阳虚之人，若其感受寒邪，则寒滞经络，导致气血瘀阻。症见肢体冷痛，畏寒蜷缩，得热则缓，舌淡苔白，脉沉弦或沉紧。常用药物有制川乌、制草乌、炙麻黄、川桂枝、北细辛、制附片、上肉桂、鹿角胶、巴戟天、淫羊藿、川芎、鸡血藤、活血藤、当归、鹿衔草、透骨草、片姜黄、羌活、独活等。

2. 清热解毒法

本法适用于感受湿热或热毒之邪的患者，肌肉、脉络或骨节被湿热或热毒浸淫。症见肌肤或关节红肿热痛，痛苦攻心，得冷则舒；或伴高热，面赤气粗，口渴心烦，溲黄便结。舌红，苔黄燥或黄腻，脉洪数有力。常用药物有苦参、青风藤、黄柏、萆薢、土茯苓、犀角（现以水牛角代）、生地黄、牡丹皮、忍冬藤、金银花、土牛膝、薏苡仁、黄柏、肥知母、蒲公英、紫花地丁、干地龙等。

3. 祛湿疏经法

本法适用于寒湿或湿热之邪浸淫筋脉之证，症见筋脉拘急，屈伸不利，沿某一经脉出现疼痛、酸胀、麻木，关节僵硬不舒。舌胖大，边有齿痕，舌苔白腻或黄腻，脉沉细或濡数。常用药物有宣木瓜、薏苡仁、五加皮、伸筋草、路路通、土茯苓、桑枝、丝瓜络、秦艽、羌活、独活、海风藤、络石藤、威灵仙等。

4. 益气通脉法

本法适用于邪客血脉，气虚血滞，脉道闭阻之证。症见肢体疼痛、麻木、抬举无力，脉搏减弱或消失，兼有心悸、心慌、气短、乏力，面色㿠白或萎黄，舌淡苔白。常用药物有党参、当归、丹参、赤芍、黄芪、川桂枝、鸡血藤、活血藤、干地龙、水蛭、桃仁、红花、五味子、川芎、炮甲珠等。

张介宾说："痹证大抵因虚者多，因寒者多，唯气不足，故风寒得以入之；唯阴邪留滞，故筋脉为之不利，此痹之大端也。"痹证之形成，与正气亏虚密切相关，即使初起，也要充分顾护正气。根据"虚则补之"的原则，对痹证日久、气虚血滞，或肾阳虚弱者，更应重视扶正。

5. 养血祛风法

本法是指用养血与祛风的方药配合，治疗因血虚受风所致的肌肤手足麻木、肢体拘急、恶风等症。代表方有大秦艽汤、当归饮子等。常用药物如秦艽、当归、熟地黄、白芍、赤芍、川芎、丹参、鸡血藤、活血藤、夜交藤、威灵仙、防风等。养血祛风以通络蠲痹，治行痹如关节疼痛、屈伸不利、关节游走疼痛等，亦当为常用之法，此乃"治风先治血"之意也。

6. 温肾健骨法

本法适用于骨痹日久，累及于肾，肾阳虚弱之证。症见骨节冷痛，行步无力，甚至骨节变形僵直，难以屈伸，伴畏寒肢冷、腰脊疼痛，舌淡苔白，脉沉细无力或沉迟。常用药物有淡附片、上肉桂、巴戟天、川断、杜仲、金狗脊、补骨脂、鹿衔草、怀牛膝、桑寄生、千年健、露蜂房、熟地黄、乌梢蛇、全蝎、地鳖虫等。

7. 疏肌解表法

本法适用于风寒湿侵袭肌表，致腠理闭塞，玄府不通、卫气不宣之证。症见肌肉酸胀、疼痛，项背强急不舒，四肢沉重，抬举无力；或肌肉麻木不仁、四肢冷痛。舌淡苍白或白腻，脉浮紧或浮缓。常用药物有葛根、炙麻黄、川桂枝、防风、桑枝、威灵仙、秦艽、赤芍、萆薢、苍术、汉防己等。

8. 消痰逐瘀法

本法适用于痰饮流注四肢或外邪阻闭经脉，致关节壅滞、痰瘀互结之证。症见四肢游走性窜痛或疼痛固定不移、头身困倦、手足重坠，舌质紫暗或有瘀斑，苔厚腻，脉沉滑或弦滑。常用药物有生姜汁、法半夏、芥子、云苓、炙胆南星、白僵蚕、化橘红、丝瓜络、川芎、乳香、没药、桃仁、红花、干地龙、炮甲珠等。

9. 镇静止痛法

本法适用于患者疼痛剧烈、烦躁不安的情况，标症为急为重，当以止痛为先。常用药物有鲜闹洋花侧根、川乌、草乌、杭白芍、炙甘草、制马钱子、雷公藤、天仙子、乳香、没药、全蝎、蜈蚣等。

10. 虫类搜剔法

本法通用于久痹邪深、久痛入络证。症见关节变形、疼痛僵硬、难以屈伸，步履维艰，甚则卧床不起、肌肉消瘦、身体尪羸。宜在扶正基础上加用虫类药，以搜风剔络。常用药物有干地龙、全蝎、蜈蚣、地鳖虫、白花蛇、露蜂房、水蛭、穿山甲、虻虫、乌梢蛇等。

用虫类药疏风剔络，即前人所谓"非常之病，必有非常之药"。虫类药中也分寒、热、攻、补，因此，宜在辨证的基础上运用，攻补兼施，相得益彰。

以上各法在应用中要注意掌握适应证。可一法单独使用，也可两法或数法合用。要结合症情的缓急、寒热的微甚、瘀闭的轻重、脏腑的虚实，正确运用之，方不至胶柱鼓瑟。

（三）辨治顽痹四法

"痹"者，痹阻不通之意。痹病乃为风、寒、湿三气杂至而成。"顽痹"是指患者因痹病屡发不愈，形成肢体关节变形，难以屈伸，步履艰难，甚则卧床不起，骨肉瘦削，身体弱羸之称。李老用四法辨治取效颇佳，现概而论之。

1. 顽痹从虚辨治

俗称"久病必虚"。久痹邪深，致使相应内脏受累。顽痹的病程演变复杂，其外因有风、寒、湿、热等外邪侵袭；内因则责之于五体相合的脏腑、经络、肢体功能障碍。顽痹的形成，与正气不足、禀赋体质及脏腑气血之分布亦关系密切。气血虚弱，阴阳失调，是顽痹发生的先决条件。

李老辨治顽痹，首察其虚而分治之。凡阳虚体质者当从脾肾论治，常用药如黄芪、潞党参、仙茅、淫羊藿、补骨脂、杜仲等；阴虚体质者则肝肾同治，用药如桑寄生、川断、枸杞子、细生地黄、地骨皮、紫丹参等；气血虚弱者应气血双补，用黄芪、当归、党参、鸡血藤、活血藤、生地黄、熟地黄、赤芍、白芍等。对于体虚患痹或久痹虚羸之人，随证化裁，如气虚加黄芪、党参；血虚加当归、鸡血藤、活血藤等；阴虚加桑寄生、枸杞子；阳虚加仙茅、补骨脂等，尤为适宜。辨患者阴阳、气血、禀赋体质的偏颇，是从虚辨治的关键。

2. 顽痹从瘀辨治

顽痹发病，始因外邪侵袭，邪阻经络，久则气血瘀滞不通，不能荣养肢体，是发病的重要因素。正所谓"元气既虚，必不能达于血管，血管无气，必停留而瘀"。因此，李老以"通"为辨治顽痹基本法则之一。但瘀各不相同，有实瘀、虚瘀、寒瘀、热瘀、湿瘀、痰瘀之别，治疗上当结合证情之缓急、寒热之微甚、瘀闭之轻重、脏腑之虚实，有所针对，方不致胶柱鼓瑟。热瘀者，当清而通之；寒瘀者，当温而通之；湿瘀者，要渗利而通之；虚瘀者，要补而通之；实瘀者，要泻而通之；痰瘀者，要化而通之。李老以为，临证时顽痹之瘀，每以虚瘀为常见，投以益气活血之品，方如当归补血汤加味，药用黄芪、当归、紫丹参、鸡血藤、活血藤、川芎、补骨脂、威灵仙等，以使脉道得充，血流得助，常可获效。

3. 顽痹从痰辨治

古人常有"顽痰怪症"之说。顽痹亦多有痰浊内蕴。此痰，一是因气血瘀阻日久，生理津液转化成病理之痰浊；二为久痹，脏腑受累，功能失调，痰从内生。李老治痰，首治生痰之脏，以健脾祛湿、化痰通络为法，用方如黄芪汤合桂枝附子汤，药如黄芪、带皮茯苓、桂枝、附子、苍术、白术、怀山药等。脾为生痰之源，脾健则湿祛、痰化、瘀通。

4. 痹痿同病从肝肾辨治

痹证、痿证名殊但多类同。古今医籍对痹、痿合论撰文颇多，临床上痹、痿同病的情况亦很常见。凡痹痿同病，多有阴虚体质的内在倾向性。顽痹转痿当有肌肉瘦削、痿弱不用的临床表现。无论是痹痿同病或由痹转痿者，素体阴虚乃为其潜在的发病根源。其治法又当以培补肝肾为主。肝肾同源、精血同源、乙癸同源等都是在说明肝肾二脏的关系密切，其相互滋生、依赖和影响。

李老在治疗顽痹与痿证合病的患者时，着重调治肝肾。方用生肌养荣汤（经验方）：熟地黄、何首乌、怀山药、山茱萸、淡附片、肉桂、巴戟天、潞党参、全当归、鸡血藤、活血藤。在此基础上，再予识别肌萎的部位、程度、演变、局部形色、运行障碍等，综合分析，择法治疗而取效颇捷。如病在上肢，症见上肢疼痛或麻木不仁、抬举无力、肢凉者，用阳和复脉汤（经验方）：炙麻黄、桂枝、鹿角胶、制川乌、制草乌、当归、川芎、白芥子、巴戟天、干地龙、炮山甲；若上肢热胀疼痛者，方选四妙通脉汤（经验方）：金银花、当归、玄参、蒲公英、土茯苓、野菊花、肥知母、凤丹皮、生地黄、肥玉竹、干地龙、丝瓜络；病在腰背下肢，症见腰背僵急、俯仰受限、步履艰难，甚者下肢无力、肌萎，足不任地者，治以温经散寒、祛湿舒筋之法，方用独活散加减：羌活、独活、川乌、草乌、生薏苡仁、炒薏苡仁、炙麻黄、宣木瓜、伸筋草、五加皮等。如患肢拘挛不伸加赤芍；痛甚加制乳香、制没药、土鳖虫。李老调理肝肾治愈多例痹痿同病，进一步说明了痹痿同病与阴虚体质的内在发病关系。

三、治痹方药纵横

（一）痹证的内治方药

近代医家张锡纯言："用药如用兵，善用兵者必深知将士之能力，而后可以制敌；善用药者亦必深知药性之能力，而后用之可以治病。"李老认为，治痹功在审证求因，妙在配伍应证，辨证明、用药专，则疗效如汤沃雪，若久痹顽证者，较难治。正如徐灵胎所言："以草木之偏性，攻脏腑之偏性，必能知彼知己，多方以治之，而后无丧身殒命之忧矣。"

李老指出，痹证的治疗，首先应胸有大法。李老很欣赏清初医家张石顽所论："行痹者，痹处行而不定，走注历节痛之类，当散风为主，御寒利气仍不可废，更须参以补血之剂，盖治风先治血，血行风自灭也；痛痹者，寒气凝结，阳气不行，故痛有定处，俗称痛风是也，当散寒为主，疏风燥湿仍不可缺，更须参以补火之剂，非大辛大温不以释其凝寒之者也；着痹者肢体重着不移，疼痛麻木是也，盖气虚则麻，血虚则木，治当利湿为主，祛风散寒亦不可缺，更须参以理脾补气之剂。"张石顽的论述，提示了治痹时不仅应重视痹证成因中的"杂气合至"特点，还应注重从人体内脏功能、气血功能入手，综合施治，以助祛除邪气。但这只指一般情况。遇特殊情况，在一定的时间内可攻其一邪为主。

李老发现，痹证很难在短期内完全病愈，故治疗时应以某方为主，治疗方针基本不变，辅药随证加减，以体现变中不变、不变中有变的特性，守方守法是相当重要的，切不可主方、治则变动不休。李老常针对痹证的每一证型，确定治疗主方。

热痹，以白虎汤、清络饮为主。偏热者多用白虎桂枝汤加黄柏、苦参、丹参；偏风者多用桂枝芍药知母汤加羌活、独活、豨莶草、威灵仙、当归、川芎；偏湿者多用苍术白虎汤加黄柏、防己、木瓜、白术、茯苓等。

寒痹，以桂枝附子汤为主。偏寒者加巴戟天、补骨脂、淫羊藿、片姜黄等；偏风者，以桂枝附子汤合蠲痹汤加减，其中必用川芎、当归、丹参；偏湿者则用桂枝附子汤合防己黄芪汤加细辛、苍术、白术、山药等。

对于痹证的组方，李老认为附子、川乌、草乌是不可缺的。但此三味药峻猛，且有毒性，犹如奇才怪癖，一般人不敢轻易动用，这是很遗憾的事情。附子辛温大热有毒，走而不守，性烈力雄，有补火回阳、通经散结之功。善治一切沉寒痼冷之证，为祛散阴寒的首选药物。李老用附子一般用 15 克以上，认为附子用量必须视病情用足，量小则疗效不显。此外，附子还有"坚肌壮骨""好颜色"的美誉。川乌、草乌的作用与附子基本相同，均具有明显镇痛和局麻作用。临床上以疼痛为主的痹证，李老认为不论其属寒、属热均可在基本方中加用制附子、制川乌、制草乌。此三味药，川乌、草乌善于止痛，附子优于散寒，要注意的是，服药期间不要饮酒，因乙醇能促乌头碱的吸收，从而加强附子的毒性，导致中毒；亦不可与麻黄同用，以免产生不良反应，可伍以秦艽，以增强镇痛之功。

鸡血藤、活血藤均有强筋壮骨、调经活络、祛瘀止痛之功，鸡血藤养血之功优于活血藤，而活血藤更适于活血，故李老喜二味并用，于血虚而兼瘀者的痹证，二药相得益彰，以冀补血而不滋腻，活血而不伤气。

对痹证偏风者，川芎一药不可缺。因该药为血中之气药，可行血而风灭，又有祛风作用，疗效较好。中医治法中有通因通用、塞因塞用、寒因寒用、热因热用之反治法。李老认为还应有如川芎祛风行血之"行因行用"法，痹证偏风则疼痛游走不定，可谓行因；川芎作用行而不守，可谓行用。川芎"行因行用"有利于风邪的祛除。

近年来对于雷公藤治疗痹证的报道很多，有效率为 87.7%～98.4%，已被公认为是治疗痹证的有效药物。雷公藤有清热解毒、祛风除湿、消肿止痛的作用，对疼痛以关节周围组织，尤其是肌肉酸痛不止，疗效较好。李老对该药的体会是对肌肉筋脉疼痛的缓解作用优于骨节间者。对于顽痹或伴有关节挛缩变形者，祛风之品当灵活加用，李老常加全蝎一味，或用乌梢蛇 1 条，除去头部与外皮，酒制后，研成粉末分吞，疗效颇佳。

此外，针对部位应用引经药，往往对痹证获效起着很大的作用。如上肢疼痛，李老常用片姜黄、桂枝；下肢疼痛常用独活、怀牛膝、宣木瓜、五加皮；腰背疼痛可加川断、杜仲、狗脊、功劳叶；骨节疼痛可加威灵仙、补骨脂；肌肉疼痛可加雷公藤等。

临床中患者最感痛苦的，是病灶局部的痛酸等感觉异常。因此在祛除痹证病因的同时，适当加入止痛、行气药物，不仅可解除患者痛苦，还可增强患者愈病信心，主动配合治疗。在组方时，如气虚李老常加黄芪、党参；血虚常用当归、鸡血藤、活血藤；阴虚加桑寄生、枸杞子；阳虚加仙茅、补骨脂等，可适当加香附、没药、泽兰等。

若辛热散寒、除风燥湿之品用之过多，疼痛非但不止反而会加重，这时应重视患者的全身情况，视其气血阴阳的盛衰，而适当加用补气养血、滋阴和阳的药物，以减轻疼痛。

若患者出现皮肤瘀斑、关节周围结节等症时，往往说明存在瘀血症状，应适当增以活血之品，亦可另服活血方剂，可与治痹方药交替使用。

痹证后期，常见筋脉失荣，或骨节僵硬拘急，或骨节肿大畸形。一方面可能因邪伤日久，而久服辛温燥烈之品，伤阴耗气致使筋脉骨节失荣；另一方面可能因邪痹日久，气血瘀滞，络道受阻，病损筋骨，失去气血濡养。此时应注意养阴柔筋，尤其宜从滋补肝肾之阴着手，以六味地黄汤、一贯煎等方药加减调治，亦宜择用活血祛瘀、软坚散结之品以舒筋活络、祛瘀通络。

对于痹证的服药时间最好是在早晨与夜睡前各服1次，因痹证患者活动障碍以晨起为甚，其疼痛以夜间加剧，早晚分服中药，意在病作前及时截治，有利于药效的发挥，控制病情发展。同时宜注意环境的冷暖，防止外邪侵袭，而且还应长期进行功能锻炼，以防止关节挛缩、变形，加快功能的恢复。

（二）痹证的外治方药

针对痹证外治法有被忽视的倾向，李老指出，痹证的治疗，应采取内治与外治相结合的办法；认为在内治的同时辅以适当外治，对疾病的缓解、痊愈很有裨益。

痹证的外治，外用药物可直接对病灶发挥作用，且多可舒筋活血止痛，其性味辛温香窜，可使局部气血活动加强，此又有助于内服药物作用的发挥。临床上，李老常在内治的基础上辅以外治，常用的有巴豆贴敷法、止痛擦剂、熏洗法、解痛布、外用火通药等，此外还有按摩、针灸等。痹证多发于四肢关节、筋脉，外治药物可直接对病灶发挥舒筋活血止痛的作用，往往能够取得良好疗效。

1. 巴豆贴外敷法

取巴豆（干品）10～15克，捣烂成泥，加入适量热大米饭混匀，置塑料布或芭蕉叶上敷于患处（以不烫伤皮肤为宜），用纱布绷带或其他布条固定即妥（注意：时间不超过8～10小时；过敏性皮疹可服抗过敏药，以睡前服为好；洗净配药食具及工具以免中毒。据李老经验，塑料布与中药易起化学反应，造成皮肤损伤，且药力不易透过，当以纱布、芭蕉叶之类为好）。

2. 止痛擦剂

生半夏、生南星、生川乌（先煎）、生草乌（先煎）各30克，用50%乙醇500毫升浸泡1周后，以脱脂棉擦肿痛处，每日2～3次，功用：止痛、消肿（不可内服）。

3. 熏洗法

水蓼50克，透骨草20克，川芎25克，炙麻黄20克，桂枝15克，羌活、独活各30克，冰片3克，香白芷9克，葱白40克，生姜10片，将前七味加水3升，待煮沸后15分钟加入后四味。再待5分钟连药带汤一并倒入大口茶缸中，将茶缸四周用棉絮包裹保温，缸口对准疼痛部位熏蒸（用毛巾将缸口四周封好，勿使所漏，以耐受为宜），约半小时，每日1次。本方可开毛窍、发腠理、逐风湿、通经活络。

4. 解痛布

肉桂、附子（先煎）、川乌（先煎）、大黄、当归各12克，半夏、白芷各9克，地龙、僵蚕、白芍、乳香、没药、木香、川芎、独活、秦艽各6克，细辛3克，共研细末，用高粱酒调如薄糊状，加生姜汁，用脱脂棉浸透，晒干或烘干。将浸透晒干的药棉，外包纱布一层，左右两边用松紧带套在关节上或其他痛处。对四肢关节疼痛效果最佳。

5. 外用熥药

当归、穿山甲、皂刺各 15 克，透骨草 30 克，桂枝、桃仁、红花、三棱、莪术各 20 克，川乌、草乌各 10 克。上药共研粗末，装入纱布口袋，加水蒸 1 小时，取出后稍放片刻，用干毛巾垫于痛处，将蒸药布包放于毛巾上，置半小时左右，每晚 1 次，每剂药可用 4～6 次。

还有外灸、发泡等方法，临床可选择使用。此外，加强体质锻炼，注意环境冷暖，防止外邪侵袭，对预防痹证的发生有重要作用。

（三）常用治痹药物的应用经验

1. 独活——祛风湿，散寒止痛，治风痹痿软不可少

独活又名独摇草，为伞形科植物重齿毛当归等的干燥根。性温，味辛、苦。功能祛风渗湿、散寒止痛。

《药品化义》说："独活，能宣通气道，自顶至膝，以散肾经伏风，凡颈项难舒，臀腿疼痛，两足痿痹，不能动移，非此莫能效也。"《本草正义》说："独活气味雄烈，芳香四溢，故能宣通百脉，调和经络，通筋骨而利机关，凡寒湿邪之痹于肌肉、着于关节者，非利用此气雄味烈之味，不能直达于经脉骨节之间，故为风痹痿软诸大证必不可少之药。"以独活为主组成的治痹方剂，有《备急千金要方》的独活寄生汤、独活酒等。

现代药理学研究证明，独活具有明显的镇痛、镇静、抗炎作用。独活寄生汤灌服对大鼠甲醛性脚肿有一定抑制作用，能使炎症减轻，肿胀消退加快。有报道用绵毛独活制备之挥发油注射液肌内注射治疗各类软组织损伤 112 例，显效率为 76.5%，能使疼痛明显减轻、肿胀消退、功能恢复。

独活辛散苦燥，气香温通，功善祛风湿、止痹痛，为治风湿痹痛主药，凡风、寒、湿邪所致之痹证，无论新久，均可应用；因其主入肾经，性善下行，尤以腰膝、腿足关节疼痛等属下部寒湿者为宜。

2. 羌活——散风寒，畅行血脉，能通利关节是良药

羌活，为伞形科植物羌活、宽叶羌活或川羌活的根及根茎，与独活功用相似而有异。羌活药用历史悠久，始见于《神农本草经》，列于独活项下。直至唐代的《药性本草》始将独活与羌活分列，《本草纲目》曰："独活、羌活一类二种，西羌此为羌活，羌活需用紫色有蚕头鞭节者。"按上述记载，羌活主产于甘肃、青海、四川等地，与现今的分布基本一致。羌活味苦、辛，性温，具有散表寒、祛风湿、利关节之功效。治外感风寒、头痛无汗、风寒湿痹、项强筋急、骨节酸痛、风水浮肿、痈肿疮毒等。

羌活善走窜、走表，为祛风寒、化湿，通利关节之良药，尤善治疗上肢及头面诸病。张元素对羌活论述尤其周详，他在《医学启源·主治秘要》中言其五大作用："手足太阳引经，一也；风湿相兼，二也；去肢节痛，三也；除痈疽败血，四也；治风湿头痛，五也。"李老在临床上擅用羌活治风湿痹证，多取《内外伤辨惑论》之羌活胜湿汤、《景岳全书》之活络饮意化裁。现代药理研究证实，羌活既具有显著的解热作用，又有显著的镇痛作用。

动物实验表明，2%羌活注射液10毫升/千克腹腔注射后40分钟，小鼠痛阈显著提高。

羌活药力雄厚，比较峻猛，能直上巅顶、横行手臂，善治游风；独活药力稍缓，能通行胸腹、下达腰膝，善理伏风。《唐本草》载："疗风宜用独活，兼水宜用羌活。"一般认为，治上肢痹证宜用羌活，治下肢痹证宜用独活。

根据李老临床经验，痹在上宜羌活，配桂枝、姜黄；痹在下宜独活，配牛膝、木瓜；上下俱病，羌独同用。痹初邪浅多用羌活，取其发散解表之力宏；痹久邪深多用独活，取其祛风除湿之力缓。血虚之痹不用或少用羌活，以防其发散太多耗伤气血，或伍以当归、地黄、鸡血藤等养血之品。还有一点值得注意，因羌活辛苦而温，凡阴虚、血虚、表虚之人，均应慎用。剂量亦应掌握，一般用6～10克，超过15克易引起恶心呕吐，不可轻忽。

3. 麻黄——通九窍，开达腠理，为治痹证要药

本品为麻黄科植物草麻黄、木贼麻黄或中麻黄的草质茎，味辛、苦，性温，具发表散寒、平喘利水功能，主用于寒湿型痹证。

《药性论》有载，麻黄"治身上毒风顽痹，皮肉不仁"。《日华子本草》说麻黄"通九窍，调血脉"。麻黄为治痹证要药，以麻黄为主组成的治痹方剂甚多。仲景乌头汤、桂枝芍药知母汤、麻黄加术汤等治痹名方都用麻黄。还有《金匮要略》的麻黄杏仁薏苡甘草汤、《三因极一病证方论》的麻黄左经汤等。

《黄帝内经》说：风寒湿三气杂至，合而成痹。风寒湿相合，性质偏寒，盖风为寒风，寒、湿皆为阴邪也。众医家临证治风寒湿痹，多以麻黄附子细辛汤为主方，张璐说：麻黄得附子则"发中有补"，诚是。即便湿热痹、久痹、顽痹，也有用麻黄之时，取其开达腠理，温阳散寒，通畅经络。

现代药理研究证实，麻黄具有抗炎镇痛作用，对大鼠佐剂性关节炎有抑制作用；麻黄不同提取物对细胞免疫有抑制作用。

痹证初起，寒湿阻络，可冀麻黄一汗而解；但久痹、尪痹，气血亏耗则不宜大剂量应用麻黄，以防耗血散血。李老对痹证疼痛甚者，常嘱患者用汤剂冲服九分散（乳香、没药、麻黄、马钱子），消肿、止痛效果明显。

4. 桂枝——通经络，温通痹涩，尤宜治上肢痹证

本品为樟科植物肉桂的嫩枝，味辛、甘，性温。功能发汗解肌、温经通脉。主治上肢痹证，尤以风寒、寒湿型为切当。

《长沙药解》曰："桂枝，入肝家而行血分，走经络而达荣郁。善解风邪，最调木气……舒筋脉之急挛，利关节之壅阻。入肝胆而散遏抑，极止痛楚，通经络而开痹涩，甚去湿寒。"《药品化义》称桂枝"专行上部肩臂，能领药至痛处，以除肢节间痰凝血滞"。

现代药理学研究证实，桂枝有降温、解热作用。此作用系通过中枢及末梢神经，而使皮肤血管扩张，调整血液循环，使血液流向体表，有利于散热与发汗，并能加强其他活血化瘀药的功效。

桂枝配刺猬皮、五加皮、地骨皮、炙山甲等可软皮行皮、活络化瘀以治皮痹；配葛根、麻黄、马钱子、制乳香、制没药等能发表解肌、行瘀止痛以治肌痹；配川芎、地龙、水蛭、归身等可活血逐瘀、通脉解结以治脉痹；配伸筋草、牛膝、木瓜、五加皮等舒筋活络以平

筋痹；配透骨草、寻骨风、川乌、草乌、威灵仙、独活等逐寒祛湿以治骨痹。因其横行手臂，故为上肢痹证之引经药，常与片姜黄并用。

肉桂与桂枝：来源均是樟科植物肉桂，嫩树枝为桂枝，干燥皮为肉桂，但功效各有所长，一偏于发汗解肌，一偏于温阳逐寒；一偏于表，一偏于里。肉桂香气浓烈醇厚，用熏洗治疗痹证，欲其透达力专，肉桂较桂枝为上。

5. 防风——祛风邪，胜湿通络，风药润剂善解痉

本品为伞形科植物防风的根。味辛、甘，性温。功能发表祛风，胜湿止痛。

元代医家李杲云："防风，治一身尽痛，随所引而至，乃风药中润剂也。"《本草汇言》谓："防风，散风寒湿痹之药也，故主诸风周身不遂，骨节酸痛，四肢挛急，痿躄痫痉等证。"《长沙药解》称其能"行经络，逐湿淫，通关节，止疼痛，舒筋脉，伸急挛，治肢节，起瘫痪……"《药类法象》统括之"治风通用"。《太平圣惠方》之"孩风散"治疗白虎风，走转疼痛，两膝热肿；《宣明论方》用"防风汤"治行痹，行走不定；《杂病源流犀烛》用"防风天麻丸"治白虎历节风，均是以防风为主的治痹方剂。

现代药理学研究证实，防风具有解热、消炎、镇痛、抗病原微生物等多种作用。

痹证初起、风气胜者，关节游走性疼痛，常以防风配羌活、威灵仙、桂枝、天麻、川芎、葛根、麻黄等；用于风寒湿痹，肢节疼痛、筋脉挛急者，常配合羌活、桂枝、姜黄。一般用量为6～9克。久痹血虚气弱不宜用。

6. 细辛——祛风湿，散寒通窍，最能医百节挛痛

细辛为马兜铃科植物辽细辛、细辛及汉城细辛的带根全草。又名细参、烟袋锅花。属马兜铃科，多年生草本植物。《神农本草经》将其列为"上品"。苏颂的《图经本草》曰："华州真细辛，根细而味极辛，故名之曰细辛。"

细辛有祛风、散寒、行水、开窍等功效，治风冷头痛、鼻渊、齿痛、痰饮咳逆、风湿痹痛。《神农本草经》言其能治"百节拘挛，风湿痹痛"。《本草经疏》说："细辛，风药也。风性升，升则上行，辛则横走，温则发散，故主咳逆，头痛脑动，百节拘挛，风湿痹痛，死肌。盖痹及死肌，皆是感地之湿气，或兼风寒所成，风能除湿，温能散寒，辛能开窍，故疗如上诸风寒湿疾也。"细辛既散少阴肾经在里之寒邪以通阳散结，又搜筋骨间的风湿而蠲痹止痛，故常配伍独活、桑寄生、防风等以治风寒湿痹，腰膝冷痛，如"独活寄生汤"。对于风湿痹痛，以属于寒湿者为宜，可与羌活、川乌、草乌等配合应用。据现代研究，本品对神经系统有镇静、催眠、抗惊厥、解热镇痛、麻醉的作用；具有明显的抗炎作用；具有强心作用。药理作用：细辛油对细胞免疫及体液免疫都有明显的抑制和抗排异作用；有局部麻醉作用，50%细辛煎剂麻醉效价与1%普鲁卡因接近。

细辛有小毒，故临床用量不宜过大，细辛作单味或散末内服不可过钱（3克），如入汤剂便可不拘泥于此。细辛在煎煮30分钟后，其毒性成分黄樟醚的含量大大下降，不足以引起中毒。此外，细辛对肾脏有一定毒性，肾功能不全者应慎用。

7. 薏苡仁——舒筋骨，清热利湿，治湿热痹实属要药

本品为禾术科植物薏苡的种仁。性凉，味甘、淡。功能清热利湿舒筋，为治疗湿热型

痹证之要药。

《神农本草经》曰，薏苡仁"主筋急拘挛、不可屈伸，风湿痹，下气"。《本草新编》曰："薏仁最善利水，不至损耗真阴之气。凡湿盛在下身者，最宜用之，视病之轻重，准用药之多寡，则阴阳不伤，而湿病易去。故凡遇水湿之症，用薏苡仁一二两（30～60克）为君，而佐之健脾去湿之味，未有不速于奏效者也。倘薄其气味之平和而轻用之，无益也。"以薏苡仁为君组成的治痹方剂，有《普济本事方》的薏苡仁散、《类证活人书》的薏苡仁酒、《张氏医通》的薏苡仁汤等。《本草纲目》载有薏苡仁粥：薏苡仁研为粗末，与粳米等分，加水煮成稀粥，每日1～2次，连服数日。功能补脾除湿，用于风湿痹痛、四肢拘挛，或脾虚水肿等。

据现代研究，薏苡素能抑制骨骼肌的收缩：薏仁可抑制骨骼肌收缩，能减少肌肉之挛缩，缩短其疲劳曲线；能抑制横纹肌之收缩。薏苡仁还具有镇静、镇痛及解热作用，对风湿痹痛患者有良效。

薏苡仁生用利湿舒筋，炒用健脾利水。治疗风湿痹证，李老常将生薏苡仁、炒薏苡仁同用，一般用量为各15克，据病情可用至各25～50克，久服无不良反应。湿热盛者常配土茯苓、土牛膝、五加皮等，寒湿盛者常配川乌、麻黄、桂枝、细辛等，取其利湿之用而祛其寒凉之性。

8. 五加皮——祛风湿，强筋壮骨，疗痹化瘀能逐恶血

本品为五加科植物五加或无梗五加、刺五加、糙叶五加、轮伞五加等的根皮。性温，味辛，功能祛风除湿、利水消肿、强筋壮骨。

《本草纲目》认为，五加皮能"治风湿痿痹，壮筋骨"。古人还认为五加皮有逐恶血（祛瘀）的功效。《药性论》载，五加皮"能破逐恶风血……主多年瘀血在皮肌，治痹湿内不足"。《药性类明》曰："两脚疼痹，风湿也。五加皮苦泄辛散，能治风湿。《药性论》言其破逐恶风血。破逐恶风血，即治痹之义也。丹溪治风湿脚痛加减法云：痛甚加五加皮。可见其逐恶血之功大也。"《本草经疏》曰："五加皮，观《本经》所主诸证，皆因风寒湿邪伤于（足少阴、厥阴）二经之故，而湿气尤为最也……此药辛能散风，温能除寒，苦能燥湿，二脏得其气而诸证悉瘳矣。"以五加皮为主组成的治痹方剂，有《奇效良方》治筋痹的五加皮酒等。

现代药理学研究表明：无梗五加具有抗炎及镇痛、解热作用；刺五加能增强机体抵抗力，调节病理过程，使其趋于正常化。

李老体会，五加皮与木瓜，一偏于利湿行水，一偏于舒筋活络，两药合用，有协同作用。特别是关节肿胀、屈伸不利者，在方剂中用五加皮15克，宣木瓜20克，消肿作用理想。此外，五加皮"主多年瘀血在皮肌"，皮痹可用其以皮行皮，常与地骨皮、海桐皮、刺猬皮等同作。

9. 木瓜——祛湿痹，舒筋活络，尤可治筋脉拘挛

本品为蔷薇科植物贴梗海棠的果实。性温，味酸，入肝、脾二经。功能祛湿舒筋活络。主用于筋痹、骨痹之类关节拘挛、筋脉拘急者。

木瓜有较好的舒筋活络作用，且能化湿，为治风湿痹痛所常用，筋脉拘挛者尤为要药。

《本草正》说："木瓜，用此者用其酸敛，酸能走筋，敛能固脱，得木味之正，战尤专入肝益筋走血。疗腰膝无力、脚气。引经所不可缺，气滞能和，气脱能固。"木瓜随其配伍之不同可益肝补肾，亦可祛湿舒筋。以木瓜为主组成的治痹方剂，有《张氏医通》之木瓜散，《杨氏家藏方》有"治风湿客搏，手足腰膝不能举动"之木香丸，以及《御药院方》"治腰痛，补益壮筋骨"之"木瓜丸"等。

现代药理学研究证实，木瓜煎剂对小鼠蛋清性关节炎有消肿作用。木瓜还能抗痉挛，所含有的番木瓜碱具有缓解痉挛疼痛的作用，对腓肠肌痉挛有明显的治疗作用。筋痹、骨痹以下肢为主者无论其虚实均可用木瓜。湿盛邪实者常配以五加皮、薏苡仁、伸筋草、威灵仙、海风藤等；肝肾亏虚者常配以炒杜仲、怀牛膝、熟地黄、续断、桑寄生等。木瓜入肝、肾二经，可作为筋痹、骨痹的引经药，一般用量为9～15克。

10. 豨莶草——利关节，追风祛湿，活血通痹有殊功

豨莶草又名豨莶、火莶、猪膏草、风湿草，为菊科植物腺梗豨莶或毛梗豨莶的地上部分。味苦、辛，性寒，有小毒。功能祛风湿、通经络、利关节、清热解毒。主治风湿痹痛、筋骨无力、腰膝酸软、四肢麻痹、半身不遂、风疹湿疮。

《本草图经》载，豨莶草"治肝肾风气，四肢麻痹，骨间疼，腰膝无力者。亦能行大肠气""服之补虚，安五脏，生毛发。兼主风湿疮，肌肉顽痹"。《滇南本草》说它"治诸风、风湿症，内无六经形症，外见半身不遂，口眼歪斜，痰气壅盛，手足麻木，痿痹不仁，筋骨疼痛，湿气流痰，瘫痪痿软，风湿痰火，赤白癜风，须眉脱落等症"。《履巉岩本草》谓："医软瘫风疾，筋脉缓弱。为末，酒调服。"《本草蒙筌》说它"治久渗湿痹，腰脚酸痛者殊功"。《本草纲目》载："治肝肾风气，四肢麻痹，骨痛膝弱，风湿诸疮。"《本草经疏》誉其为"祛风湿，兼活血之要药"，可见古人早认识其有活血作用。用于风湿痹证，骨节疼痛，肢体麻木，脚弱无力，不能步履，或两手牵绊，不能仰举者，可单用，方如《活人方汇编》之豨莶散；亦常与臭梧桐合用，方如《济世养生经验集》之豨桐丸。治风湿性关节炎、腰腿疼痛等症，可用豨莶草、老鹳草各12克，鸡血藤15克，水煎服。

豨莶草味苦，性寒，又有化湿热作用，故痹痛偏于湿热的病症尤为适宜。现代研究证实，豨莶草对细胞免疫和体液免疫都有抑制作用，对非特异性免疫亦有一定的抑制作用；豨莶草有效成分有抗炎作用；对血栓形成有明显抑制作用，能抗血栓形成；有血管扩张作用，以及对肠系膜微循环障碍后血流恢复有显著促进作用。本品内服：煎汤，9～12克。李老临床上多用至15～30克，未见明显不良反应。不过，对于无风湿者应慎服本品，阴血不足者当忌服。

11. 徐长卿——驱寒散瘀通经络，擅治风湿骨痛

徐长卿又名鬼督邮、石下长卿、一枝香、天竹香，为萝藦科植物徐长卿的根及根茎或带根全草。味辛，性温，归肝、胃经。功能祛风化湿、止痛止痒。《名医别录》谓之能"益气"，说明其有扶正祛邪之功。

诸家本草对徐长卿的药用功效记载颇多。《生草药性备要》载，"浸酒，除风湿"。《简易草药》说它"治跌打损伤，筋骨疼痛"。广州部队后勤部卫生部编《常用中草药手册》说它"祛风止痛，解毒消肿，温经通络""治风湿骨痛"。临床常用于风湿痹痛、腰痛、跌

打损伤疼痛、脘腹痛、牙痛等各种痛证。徐长卿有较好的祛风止痛作用，广泛用于风湿、寒凝、气滞、血瘀所致的各种痛证。如治风寒湿痹，关节疼痛，筋脉拘挛，常配木瓜、威灵仙同用；若肝肾素虚，寒湿痹阻，腰膝酸痛，常配续断、杜仲、独活等同用。

《福建民间草药》载有民间治疗风湿痛验方：徐长卿根八钱至一两（24～30克），猪精肉四两（120克），老酒二两（100克），酌加水煎成半碗，饭前服，每日2次。疗效颇佳，可资试用。

现代研究证实，徐长卿具有镇痛、镇静、抗炎、抗惊厥和抗变态反应等作用。徐长卿的镇痛作用尤为显著，动物实验中用本品提取液给小鼠腹腔注射，10分钟即出现镇痛作用，60分钟后仍未消失；临床研究还表明，将徐长卿提取物牡丹皮酚溶于花生油中制成注射液，治疗各种疼痛20余例，有效率为83%，其中以风湿性关节痛效果良好。其所含牡丹酚能显著抑制实验性动物或人血小板聚集，对抗血栓的形成。近年来也用于手术后疼痛及癌肿疼痛，有一定的止痛作用。内服：煎汤，6～12克，不宜久煎；或研末服，1.5～3克。体弱者慎服。

12. 土茯苓——解毒除湿利关节，可疗浊瘀痛风

本品为百合科植物土茯苓的根茎。具有解毒除湿、通利关节之功。主用于湿热及热毒型痹证。

《本草纲目》称土茯苓能"健脾胃，强筋骨，去风湿，利关节，止泄泻。治拘挛骨痛，恶疮痈肿"。《浙江民间常用草药》载："用土茯苓一斤，去皮，和猪肉炖烂，分数次连滓服"，治风湿骨痛；《万氏家抄方》用土茯苓酒治风气痛，方为"土茯苓（不犯铁器）八两，石臼内捣为细末，糯米一斗，蒸熟，白酒酿造成醇酒用，酒与糟粕俱食"。

临床报道，土茯苓可治疗膝关节积液：以身痛逐瘀汤为基础方，加大土茯苓用量，轻则30克，重则达120～240克。一般病情轻者20剂即可见效，重者100剂收功（《江苏中医杂志》1986年第9期）。

李老认为，土茯苓对于治疗痛风有很好的效果。土茯苓，味甘、淡，性平，归肝、胃经，能清血毒、剔毒邪、除痈肿，且能祛风胜湿。可以起到解毒、除湿、消浊瘀、利关节的效果，是治疗痛风的良药。故《本草纲目》谓："土茯苓能健脾胃，去风湿，脾胃健则营卫从，风湿去则筋骨利。"《本草正义》也曰："土茯苓，利湿去热，能入络，搜剔湿热之蕴毒。"临床观察表明，单味土茯苓30～50克，水煎服，用于痛风发作期和缓解期，能够增加尿酸排泄，降低血尿酸。

李老在临床上用土茯苓治疗湿热和热毒型痹证疗效满意，但强调用量要大，一般为50克，多用可达200克，无不良反应。

13. 地黄——填精益髓逐血痹，治风湿久痹称佳

本品为玄参科地黄属植物地黄和怀庆地黄的根茎。鲜地黄经不同的加工炮制，就成了生地黄、干地黄、熟地黄、地黄炭。生地黄和干地黄均有清热养阴、除痹止痛之功效，但生地黄较干地黄性寒。

《神农本草经》曰，地黄"主折跌绝筋，伤中，逐血痹，填骨髓，长肌肉，作汤除寒热积聚，除痹，生者尤良"。《本草从新》载，地黄"滋肾水，封填骨髓，利血脉""治劳

伤风痹""胫股酸痛"。《本草纲目》用生地黄治老人风湿久痹，筋挛骨痛，方为"牛蒡根一升切，生地黄一升切，大豆二升炒，以绢袋盛，浸一斗酒中，五六日，任性空心温服二三盏，日二服"。今人有用干地黄一味治疗风湿性、类风湿关节炎。方法是干地黄 90 克切碎，加水 600～800 毫升，煮沸约 1 小时，滤出药液约 300 毫升，为 1 日量，1 次或 2 次服完。儿童用成人量的 1/3～1/2。除个别病例连日服药外，均采取间歇服药法，即 6 日内连续服药 3 日，间歇 3 日，经 1 个月后，每隔 7～10 日连续服药 3 日。治疗 12 例风湿性关节炎及 11 例类风湿关节炎，多数患者疗效显著，关节疼痛减轻、肿胀消退，肢体活动障碍好转，ESR 也有所降低。

还有人运用自拟"地黄当归金甲汤"治疗各类痹证 300 多例，疗效显著。处方：干地黄 95 克，当归 3 克，白金条（即丫角枫）须根、刺三甲（又名五加皮，见《滇南本草》）各 5 克。

用法：将上药切成薄片，加水 800～1000 毫升，煮约 1 小时，分 2 次温服，隔日 1 剂。

现代药理学研究证实，地黄具有良好的消炎作用，以地黄水煎剂和醇浸剂 10g/（kg·d）灌服，连续 5 日，对大鼠实验性甲醛性脚肿有显著消肿作用。在地黄、穿山甲、草乌、白花蛇、苍术与透骨草的酒浸剂对甲醛性关节炎的治疗作用观察中，发现地黄的作用最强。现代名老中医姜春华教授用生地黄治疗顽痹常投以大剂量，最多可达 150 克。他认为生地黄具有免疫双向调节作用，具有保护肾上腺皮质功能的作用。大剂量生地黄加入温经通络复方中，温痹清营、扶正祛邪、刚柔相济，疗效较西药激素加抗风湿药为胜，而且无不良反应。

李老经验，新病邪实、热毒炽盛者可在清热解毒药中加生地黄 50～100 克；久痹虚羸、精血亏损者可用熟地黄 15～20 克，为防止其久服腻膈可用砂仁拌炒。生地性寒滑肠，脾虚及寒湿型痹证不宜应用。

14. 秦艽——舒筋通络祛风湿，疗皮痹筋痹皆良

本品为龙胆科龙胆属植物秦艽、麻花秦艽等的根。味辛、苦，性微寒。功能祛风除湿、舒筋通络、清热止痛。

《神农本草经》曰，秦艽"主寒热邪气，寒湿风痹，肢节痛，下水，利小便"。《名医别录》称"秦艽能疗风，无问久新，通身挛急"。据《神农本草经》《名医别录》记载，其功在舒筋通络，流利骨节，唯治痹痛挛急之证，盖与防风、羌、独同类之品。《本草经疏》谓："秦艽，苦能泄，辛能散，微温能通利，故主寒热邪气，寒湿风痹，肢节痛，下水，利小便。性能祛风除湿……除阳明风湿，及手足不遂……养血荣筋……咸以其除湿散结，清肠胃之功也。"以秦艽为主组成的治痹方剂，有治疗皮痹的秦艽地黄汤（《类证治裁》）、治疗血虚筋痹的大秦艽汤（《医学发明》）等。

现代药理学研究，秦艽具有抗炎作用，是通过神经系统以兴奋垂体-肾上腺皮质功能而实现的；并具有镇痛作用，若与天仙子、延胡索、草乌等伍用可使镇痛作用增强、作用时间延长。据报道，用秦艽注射液肌内注射治疗风湿性、类风湿关节炎，对镇痛、消肿、关节功能的恢复和退热都有显著作用。

李老认为，秦艽乃风家润药，性润而不燥，祛风除湿，和血舒筋，无论寒湿痹、湿热痹、新久痹证，皆可应用，常与防风、羌活、独活、桑枝等配伍同用。秦艽还长于除下肢

风湿，可与独活、木瓜、牛膝、伸筋草等伍用。此外，本品还常与祛风解表药同用，治疗表证肢体酸楚疼痛之症。常用量为9～15克。

15. 防己——泄血中湿热，通经络滞塞，乃"行经之仙药"

本品为防己科植物粉防己、木防己及马兜铃科植物广防己、异叶马兜铃的根。粉防己又名汉防己。性寒，味苦，功能利湿祛风、通络止痛。

李杲谓："《本草》十剂云，通可去滞，通草、防己之属是也。夫防己大苦寒，能泄血中湿热，通其滞塞……至于十二经有湿热壅塞不通及下注脚气，除膀胱积热，而庇其基本，非此药不可，真行经之仙药，无可代者。"历来将防己分为汉防己、木防己，认为二者功用各有所长，如《本草拾遗》说："汉防己主水气，木防己主风气，宣通。"《长沙药解》云："汉防己泄经络之湿淫，木防己泄脏腑之水邪，凡痰饮内停，湿邪外郁，皮肤黄黑，膀胱热涩，手足挛急，关节肿痛之症，悉宜防己。"

现代药理学研究，汉防己具有较强的镇痛、消炎及抗过敏作用，木防己有降温作用。粉防己碱、乙素及汉防己流浸膏或煎剂均有镇痛作用，甲素的作用强于乙素；木防己碱有镇静、镇痛和降温等中枢抑制作用。木防己碱及异木防己碱皆可抑制实验动物加其他药物引起的关节炎，且有类似保泰松的效果。

一般来说，汉防己偏于除湿利水，木防己偏于祛风止痛。关节肿胀可用汉防己、宣木瓜、五加皮、薏苡仁、泽泻等。一般用量为6～15克。

16. 寻骨风——祛风活血，消肿止痛，疗风痹去骨节痛

本品为马兜铃科植物缩毛马兜铃的根茎或全草，别名猴耳草、清骨草、猫耳朵等。性平，味苦，归肝经。功能祛风活血、消肿止痛。

《饮片新参》言寻骨风"散风痹，通络，治骨节痛"。有用寻骨风制成流浸膏、浸膏片、注射液等多种剂型治疗风湿性、类风湿关节炎，观察306例，总有效率为75%。还有人用寻骨风汤剂治疗类风湿关节炎：寻骨风30克（鲜草60克），红糖60克，米酒60克，为1日量。先将寻骨风用文火浓煎后，置入红糖与米酒，待药液沸腾后，即可离火。将煎好的药液滤出，以不烫嘴为度，分成2份，在上、下午热服。

现代药理学研究证实，寻骨风水煎醇沉液可抑制大白鼠蛋清性关节炎和棉球肉芽肿的形成，对甲醛性关节炎有一定的治疗消肿作用，对小白鼠腹腔注射乙酸所致疼痛扭体反应有显著抑制作用。

李老常用寻骨风治疗关节肿痛之骨痹，汤剂用量为10～30克，洗剂、熨剂用量可酌情考虑。需要注意的是，阴虚内热者不宜服，且不宜大量或长期服用，肾病患者忌用。

17. 乌头——祛风寒湿，温经止痛，为痹证要药

乌头为毛茛科乌头属植物的块根，附子是其多年生宿根的子根。乌头由四川栽培者名"川乌"，而各地野生的称为草乌。乌头具有祛寒逐湿散风、温经止痛之功，为治疗痹证的要药。

乌头与附子最早记载于《神农本草经》。张仲景的《伤寒论》《金匮要略》中计有乌头、附子及其加减方54个，李时珍的《本草纲目》附方中应用乌头、附子者已达177个。足

见历代医家运用附子、乌头有着丰富的经验。云南、四川等地尚有以之作冬令温补剂食用者。以乌头为主组成的治痹方剂颇多，有《本事方》的川乌粥、《丹溪心法》的龙虎丹、《太平圣惠方》的川乌贴剂等。

现代药理学研究证实，草乌与川乌作用基本相同，前者生物碱含量达 0.425%，后者为 0.599%，均具有明显的镇痛和局麻作用。有报道用草乌注射液作肌内注射，成人每次 2 毫升（含总生物碱 2 毫克），每日 1 次，治疗风湿性关节炎、腰痛、神经痛，总有效率为 95% 以上，大多于治疗 6～10 日后疼痛即见减轻，对重症风湿性关节炎，止痛效果尤为明显。乌头与秦艽配伍，其镇痛效力可互相增强。据李老临床体会，对以疼痛为主的痹证，不论属寒属热，均可在基本方基础上加用乌头，止痛作用强大而迅速。常用剂量为 3～9 克。即使热毒型痹证在大堆清热解毒方中配以乌头，去其性而存其用，亦无助热之弊。

乌头具有较强毒性。因体质差异，其中毒剂量相差悬殊，并与药物的炮制和配伍关系很大。已故老中医祝味菊素有"祝附子"之称，善用附子，最多用过 90～120 克。也有报道将附片 9 克，水煮 3 小时后，连渣服下而中毒者，这说明个体中毒量差异很大。敏感者小剂量即可中毒，耐受性强者使用大剂量亦无妨。据研究，乌头的总生物碱含量与其毒性强度无平行关系，而与药物配伍有关。

日本花村训充报道附子与麻黄合用中毒。国内何永田亦有类似报道，在 6 例因附子与麻黄相配伍而发生的中毒者之中，他选择了 4 例，并将所配伍的麻黄去掉，继续让他们服用原剂量的附子，服后并未发生中毒；同是此 4 例，再服用原剂量麻黄而去掉配伍的附子，服后亦不发生中毒。报道者认为，产生中毒的原因是附子与麻黄的配伍。其机制有待探究。何氏还选择了 5 例因服附子兼以饮酒（用 10～25 毫升白酒作药引）发生中毒者，让他们停止饮酒后继续服用原剂量附子，则不发生中毒。由此推论，酒能增强附子的毒性而导致中毒。盖由乌头碱在乙醇中的溶解度较大，乙醇能促进乌头碱吸收的缘故。

药理实验证明，草乌经甘草、黑豆法炮制后，毒性降低而不影响其镇痛效力。甘草、蜂蜜对草乌有解毒作用，甘草、干姜与附子同煎也可减低附子的毒性。因此，如法炮制、合理配伍可以有效地防止乌头中毒。

古医籍记载乌头的煎法有二：其一，单用者先以水久煎，再加蜜煎。如乌头煎方，"乌头大者五枚，以水三升，煮取一升，去滓，内蜜三升，煎令水气尽……"；其二，复方使用者，先以蜜另煎乌头，再将蜜煎与他药水煎取汁同煎，如乌头汤（麻黄、芍药、黄芪、炙甘草、川乌），先将川乌"以蜜二升，煎取一升，即出乌头"，再将川乌蜜煎与其他四味药（麻黄、芍药、黄芪、甘草）水煎取汁合煎。上述两种煎法，旨在消除乌头之毒性，并充分发挥其药效。

18. 苍术——祛风化浊，燥湿健脾，痹痿湿盛服之瘥

苍术为菊科植物南苍术或北苍术等的根茎。其味辛、苦，性温，能芳香化浊、祛风辟秽、燥湿健脾，常用于痹证之湿盛者。凡表证夹湿，头身重痛，肢节酸痛重着，或湿性浊滞蕴结，脚气痿躄，足膝肿痛、痿软无力，风湿痹痛，皆为可施之良药。治湿热下注、脚膝肿痛、痿软无力，可配黄柏、牛膝、薏苡仁等同用；用于风湿痹痛、肢体关节疼痛，常与羌活、独活等同用。以苍术为主组成的著名治痹方剂，有《丹溪心法》的二妙散（即《世医得效方》之苍术散）、《医学正传》的三妙散及《丹溪治法心要》的上中下痛风方等。治

筋骨疼痛因湿热者：黄柏（炒）、苍术（米泔浸炒），上二味为末，沸汤入姜汁调服。二物皆有雄壮之气，表实气实者，加酒少许佐之。

注意：阴虚内热，气虚多汗者忌服。《本草经疏》曰："凡病属阴虚血少、精不足，内热骨蒸、口干唇燥、咳嗽吐痰、吐血、鼻衄、咽塞、便秘滞下者，法咸忌之。肝肾有动气者勿服。"

《神农本草经》只有术，而不分苍术、白术。苍术、白术之分始于仲景。《医学启源》说："苍术，主治与白术同，若除上湿发汗，功最大，若补中焦除湿，力少。"《玉楸药解》曰："白术守而不走，苍术走而不守，故白术善补，苍术善行。"现代药理研究亦证明，二者所含成分和药理作用确有不同，一般说来，苍术味苦，偏于燥湿，以治外湿为长；白术味甘，偏于健脾，以治内湿为善；内外湿邪并盛则苍术、白术同用。常用量为6～9克。

19. 威灵仙——祛风除湿，通络止痛，最能走窜消克

本品为毛茛科植物威灵仙、棉团铁线莲（山蓼）或东北铁线莲（黑薇）的干燥根及根茎。又名铁脚威灵仙、黑脚威灵仙、灵仙、黑骨头。味辛、咸，性温。功能祛风除湿、通络止痛、消痰散积。其性走窜，无处不到。主用于风湿、痰湿型痹证。现代研究证实，威灵仙煎剂能轻度提高痛阈，具有一定的镇痛作用。

《药品化义》说："灵仙，性猛急，盖走而不守，宣通十二经络。主治风、湿、痰壅滞经络中，致成痛风走注，骨节疼痛，或肿，或麻木。风胜者，患在上，湿胜者，患在下，二者郁遏之久，化为血热，血热为本，而痰则为标矣，以此疏通经络，则血滞痰阻，无不立豁。"古已有用威灵仙一味治疗痹证，如《太平圣惠方》的威灵仙散。今人有用威灵仙注射液，治疗肥大性脊椎炎和腰肌劳损，穴位注射取肥大椎体旁的华佗夹脊穴，一般取2～4穴，每穴注射1毫升，每日或隔日1次。治疗脊柱肥大100余例，有效率为83%～93.81%；治疗腰肌劳损32例，显效14例，有效18例。还有用天南星0.25克，白芷、威灵仙各1克，制成浓度为62.5%的2毫升新方威灵仙注射液，肌内注射每日或隔日1次，每次4毫升，治疗类风湿关节炎。有报道用威灵仙叶作"冷灸"发泡法治疗鹤膝风。因此法和艾叶直接灸相似，但不用火燃，故定名为冷灸。方法是采取威灵仙叶（以嫩为佳）捣成泥状，再加入少量的红糖，捣融。如冬日无嫩叶，可在深秋时采来备用。或是将干黑的威灵仙叶用水泡透再捣烂，即可。以患侧的内外膝眼为冷灸点。当局部有风行蚁动感后，在5分钟内必须除去"灸料"。

风湿盛者，威灵仙常配羌活、防风、苍术、秦艽；痰湿盛者，常配芥子、制南星、云茯苓、晚蚕沙、节菖蒲等。威灵仙善走窜消克，故久痹虚羸、气血衰弱者用时宜慎。常用量为6～12克。

20. 鸡血藤——养血活血，舒筋止痛，擅治血痹皮痹

鸡血藤又名血风藤，为豆科植物密花豆、白花油麻藤等的藤茎。味苦、甘，性温。具有养血活血、祛瘀舒筋止痛之功。临床常用于血虚、血瘀之痹证。

本药始载于《本草纲目拾遗》，称鸡血藤"每岁端阳日携带釜甑入山斫取，熬烁成膏，泡酒饮之，大补气血……鸡血藤胶治风痛湿痹，性活血舒筋"。后世据此制成鸡血藤膏，主治血不养筋而致的筋骨酸痛、手足麻木。《饮片新参》载，鸡血藤能"祛瘀血，生新血，

流利经脉，治暑痧、风血痹症"。现代药理研究认为，鸡血藤酊剂给大鼠灌胃（40%，0.5毫升/100 克）对甲醛性关节炎有显著疗效。

鸡血藤既能活血通络，又能滋养经络血脉，能蠲痹止痛，是治痹证必备之药。对风湿病，肢体麻木痹着，筋骨疼痛，关节屈伸不利者，可重用鸡血藤 30～60 克，加入炒赤芍、炒白芍、地鳖虫、露蜂房、炙全蝎、炙蜈蚣等；寒湿盛者，可加入川桂枝、制川乌、独活；关节红肿热痛，湿热盛者加用忍冬藤、寒水石、老鹳草。临床治疗硬皮病、肩周炎、骨关节退行性变、血管痉挛性头痛、面神经麻痹等症，若以鸡血藤为主药，亦多有良效。

附 活血藤

活血藤亦称血藤、血通，为大血藤科植物大血藤的藤茎。能活血祛风，强筋壮骨，清热解毒。论养血，鸡血藤优于活血藤；论活血，活血藤胜于鸡血藤。对血虚而兼瘀者，二药并用，相得益彰，补血而不滋腻，活血而不伤气。《简易草药》曰："治筋骨疼痛，追风，健腰膝，壮阳事。"《中药志》和《湖南药物志》均载其治"风湿痹痛""筋骨疼痛"。用于风湿痹痛，常与鸡血藤、威灵仙、牛膝等配用。

21. 狗脊——补肾壮腰，祛风除湿，疗周痹寒湿膝痛

狗脊为蚌壳蕨科植物金毛狗脊的根茎，又名金毛狗脊、金狗脊、黄狗头、老猴毛。本品状如狗之脊骨，故名狗脊。《本草纲目》载："（苏）恭曰，此药苗似贯众，根长多歧，状如狗之脊骨，而肉作青绿色，故以名之。时珍曰，强膂、扶筋，以功名也。《名医别录》又名扶盖，乃扶筋之误。"本品有两种：一种有毛，一种有金毛，入药以金毛狗脊为佳。

狗脊味苦、甘，性温。功能补肾壮腰、祛风除湿。主用于肝肾不足、年老体虚之筋痹、骨痹。用于风湿痛，尤以风湿性腰脊痛疗效更佳。《神农本草经》言狗脊"主腰背强，机关缓急，周痹寒湿，膝痛。颇利老人"。《本草经疏》称："狗脊，苦能燥湿，甘能益血，温能养气，是补而能走之药也。"《本草纲目》谓其"强肝肾，健骨，治风虚"。《太平圣惠方》用"狗脊丸"治五种腰痛，利脚膝。

李老对日久不愈、骨节变形之骨痹，常在应用虫类药搜风剔络的同时，配川狗脊、熟地黄、川断、杜仲、鹿角胶、龟甲胶等益精养血、强腰补肾。尤其是对年老体弱之人，祛邪时要不忘扶正。

22. 桑枝——祛风湿，利关节，善走上肢

本品为桑科植物桑的干燥嫩枝。味甘、辛，性平，功能祛风湿、利关节、行水气。主用于治疗四肢拘挛之筋痹、骨痹。用于风湿痹痛，常与防己、威灵仙、羌活、独活等配合应用；本品善走上肢，尤以治肩背酸痛，经络不利为常用，可单味熬膏服或与祛风湿药配伍使用。

《本事方》载："治臂痛，桑枝一小升。细切，炒香，以水三大升，煎取二升，一日服尽，无时。"研究表明，桑枝有较强抗炎活性，可提高人体淋巴细胞转化率，具有增强免疫功能的作用。

桑枝与桂枝、片姜黄合用能横行手臂，疗上肢痹痛；与牛膝、木瓜、五加皮同用，解下肢拘挛；与竹沥、姜汁、芥子同用能化痰开结；与赤芍、桃仁、乳香、没药、红花同用

能活血行瘀。

李老常以桑枝 30 克，干草薢根 15 克，杜仲 15 克，鹿衔草 30 克，猪脊骨 250 克，合炖，每日 1 剂，治疗腰脊强痛、寒湿痹于腰府之骨痹。

23. 路路通——通经络，消肿胀，走十二经

本品为金缕梅香植物枫香树的果实，又名枫实、枫香果、枫果、狼目。味苦，性平，功能祛风通络、利水消肿。

《本草纲目拾遗》称："其性大能通十二经穴，故《救生苦海》治水肿胀用之，以其能搜逐伏水也"；并记载了用路路通烟熏治疗痹证的方法："周身痹痛，手脚及腰痛，焚之嗅其烟气，皆愈。"

将本品用于风湿痛，尤以风湿性腰脊痛疗效更佳。水湿下注，关节肿胀，可以路路通配泽泻、茯苓、汉防己消肿利水；络脉瘀闭，屈伸不利，可以路路通配丝瓜络、桑枝、橘络、木瓜、红花等舒筋活络。动物实验表明，路路通可抑制大鼠蛋清性关节炎肿胀的产生。一般用量为 9～15 克。孕妇慎服。

24. 钻地风——祛风除湿，活血止痛

本品为虎耳草科植物钻地风的根皮。味淡，性凉，功能祛风除湿、活血止痛。主用于痹证初起，风气盛者。

民间有用钻地风为主治疗四肢关节酸痛：钻地风根或藤 750 克，八角枫、五加皮、丹参各 250 克，白牛膝 180 克，麻黄 15 克，切细，入黄酒 6000 克，红糖、红枣各 500 克，装入小坛内密封，再隔水缓火炖 4 小时。每天早晚空腹饮酒 120 克左右。头汁服完后，可再加黄酒 5000 克，如上法烧炖，服用。

临床常与防风、穿山龙、羌活、海风藤、威灵仙、秦艽等配伍使用。煎汤一般用 9～15 克，也可用至 30 克，或浸酒内服。

附 钻石风

钻石风为虎耳草科植物亨利茶藨子的根，与钻地风作用大致相同。但钻石风性温，适于寒湿盛者，偏治筋骨；钻地风性凉，适于风湿、湿热盛者，偏治皮肉。

25. 穿山龙——舒筋活血，蠲痹良药

穿山龙为薯蓣科植物穿龙薯蓣的根茎，别名甚多，如过山龙、串山龙、穿地龙、穿龙骨、穿山骨、金刚骨、紫黄姜等。但卫矛科植物过山枫的根及卫矛科大芽南蛇藤的根，也称穿山龙，不可混淆。

本品味苦，性平，入肺、肝、脾经。含薯蓣皂苷、纤细薯蓣皂苷、穗菝葜甾苷等成分，其主要有效成分是甾体皂苷，乃生产甾体类抗炎药的原料。因此它不仅有舒筋活血、镇咳、祛痰、平喘、消食利水和改善冠脉流量、降低血胆固醇、脂蛋白水平的作用，还对细胞免疫和体液免疫均有调节作用，所以是治疗风湿类疾病的主要药物。

本品是近 40 年来从民间搜集而逐步广泛应用的，首先见于《全国中草药汇编》（1976），以后各地陆续报道，东北、西北诸省应用较多。《药学通报》[方一苇, 等. 1982,

17（5）：388]报道，用穿山龙注射液治疗风湿性关节炎和类风湿关节炎，有效率达 89%。《中华本草》载其主要功能为祛风除湿，活血通络，止咳定喘，主治风湿痹痛，肢体麻木，胸痹心痛，劳损，慢性支气管炎，跌打损伤，痈肿等。说明其扶正气、祛风湿、通血脉、蠲痿痹的功效是显著的，民间早已应用，可能是在《本草纲目拾遗》之后始发现而在民间流传的，但有文献记载则是近 40 年的事。

穿山龙刚性纯厚，力专功捷，是一味吸收了大自然灵气和精华的祛风湿良药。穿山龙用于治顽痹（类风湿关节炎、强直性脊柱炎等）辨证的各型中，往往能改善症状，提高疗效。临床实践也证明了穿山龙在人体内有类似甾体激素样的作用，但无激素的不良反应。实验证实，用大剂量能控制介质释放，有抗组胺作用，从而缓解结缔组织疾病的进展，病情得以控制，乃至逐步缓解和稳定。本品药性微寒，热痹为宜，但经巧妙配伍，寒痹、虚痹皆可用之。

穿山龙的用量，《中华本草》谓其干品用量是 6～9 克，《中草药手册》多用 15 克，少数达 30 克，东北地区常用量也为 15～20 克。临床实践表明，要取得较好的疗效，其用量需 40～50 克，30 克以下收效不著。对类风湿关节炎、强直性脊柱炎、红斑狼疮、干燥综合征、皮肌炎等顽症痼疾，用至 50 克以上为主药，确有调节免疫功能、缓解病情的作用。因其性平，所以不论寒热虚实，均可应用，是一味对风湿类疾病标本同治的妙药，值得推广。

26. 当归——补虚祛瘀，通补兼备，治痹乃"血中圣药"

本品为伞形科植物当归的根。味甘、辛，性温。功能补血活血、温经通络、散瘀消肿。五体痹凡属血瘀、血虚者均宜用之。

《名医别录》称当归能"温中止痛，除客血内塞，中风痉、流汗不出，湿痹，中恶客气、虚冷，补五藏，生肌肉"。《本草正》曰："当归，其味甘而重，故专能补血，其气轻而辛，故又能行血，补中有动，行中有补，诚血中之气药，亦血中之圣药也……大约佐之以补则补，故能养营养血，补气生精，安五脏，强形体，益神志，凡有形虚损之病，无所不宜；佐之以攻则通，故能祛痛通便，利筋骨，治拘挛、瘫痪、燥涩等证"，说明当归既能补又能通，关键在配伍。以当归为主组成的治痹方剂，有《太平圣惠方》的当归散、《医学发明》的当归拈痛汤、《医学衷中参西录》的活络效灵丹等。

研究表明，当归及其阿魏酸钠有明显的抗血小板聚集和抗血栓作用，还有镇静、镇痛、抗炎等多方面的作用。当归总酸既有提高机体免疫力作用，又有促进体液免疫作用。

据报道，用当归制成 5%～25%当归注射液于穴位、棘突、棘间韧带、关节腔、神经干、交感神经干、动脉或静脉注射治疗骨关节、肌肉、神经、血管及其他软组织病等 20 多种病 1 万多例，均取得不同程度的疗效。沈阳军区总医院内二科用复方当归注射液静脉滴注治疗缩窄性大动脉炎（脉痹）15 例，治疗后自觉症状改善，血管搏动能扪到或增强，血压能明显测到，脉压增加，肢体血流图有不同程度改善。用当归及毛冬青注射液治疗皮病（皮痹），也取得了较好效果。临床以当归四逆汤加味治疗风湿性关节炎、类风湿关节炎、强直性脊柱炎及痛风性关节炎等痹证，同样取得了较理想的效果。

痹必兼瘀，久瘀必有虚，当归既养血又活血，通补兼备，实为补虚祛瘀的理想之药。特别是虫类破瘀之药，易伤气破血，尤应注意配伍当归、地黄、芍药等。一般说来，"归身主守，补固有功，归尾主通，逐瘀自验"，补血用归身，活血用归尾，攻补并施可用全当归。常用量为 6～12 克。当归滑肠，用量不宜过大，脾虚者尤应慎用。

27. 芍药——镇痛镇静，养血柔筋，"除血痹"治肿痛拘挛

芍药分白芍、赤芍。白芍为毛茛科植物芍药（栽培种）的根，赤芍为毛茛科植物芍药（野生种）或草芍药、川赤芍等的根。二者来源有别，功效亦异。白芍养血柔肝、缓急止痛，偏重于补；赤芍行瘀消肿、凉血止痛，偏重于通。

《本草求真》说："赤芍与白芍主治略同但白则有敛阴益营之力，赤则只有散邪行血之意，白则能于土中泻木，赤则能于血中活滞。故凡腹痛坚积，血瘕疝痹，经闭目赤，因于积热而成者，用此则能凉血逐瘀，与白芍主补无泻，大相远耳。"以芍药为主组成的治痹方剂，有《儒门事亲》的愈风丹，治诸痹寒热交作；《本草纲目》曰："芍药二分，虎骨一两，炙为末，夹绢袋盛酒三升，渍五日，每服三合，日三服，治风毒骨痛"。日本学者将芍药的药理作用归纳为 9 个方面，即镇痛、镇静、抗痉挛和解痉作、血管扩张、抗炎、对子宫的特异作用、驱瘀血、利尿、解热。国内研究，芍药苷对角叉菜胶引起的大鼠足部肿胀发生有显著的抗炎作用，故可用于痹证之肿痛、拘挛。

据《中国药理学通报》1994 年第 3 期报道，用白芍总苷治疗类风湿关节炎 29 例，对患者进行了开放性临床试验，大剂量服用白芍总苷，每日 12～18 克，连续服用 8 周。结果：对类风湿关节炎患者有明显疗效，不仅能够减轻临床症状，而且能改善实验室指标。

白芍用于肝肾亏虚、关节拘挛疼痛之筋痹、骨痹，配甘草名芍药甘草汤，有良好的缓急止痛效果。李老对关节疼甚者常用大剂量，白芍用量 30～50 克。赤芍"除血痹"（《神农本草经》），用于脉痹、筋痹、骨痹以血瘀为主者，一般用量为 9～15 克。

28. 川芎——祛风止痛，通脉行血，治脉痹实为要药

本品为伞形科藁本属植物川芎的根茎，又名芎劳。因四川所产质量最优，故名川芎。味辛，性温。功能活血行气、祛风止痛，为血中之气，走而不守。

《本草正》云："芎归俱属血药，而芎之散动尤甚于归，故能散风寒，治头痛，破瘀蓄，通血脉，解结气，逐疼痛，排脓消肿，逐血通经。"《普济本事方》以川芎为主组成的方剂"芎附散"主治五种痹。

现代药理学研究证实，川芎及川芎红花注射液等能扩张外周血管，使脑动脉、股动脉及下肢血流量增加。川芎有明显的镇静作用。

川芎性温，其通脉行血之力强，为脉痹之要药，常与地龙、鸡血藤、大血藤、归尾、桂枝、水蛭等相配伍。若治风寒痹阻，可配羌活、桂枝、独活、细辛、桑寄生等药。但川芎性善走窜，易耗伤气血，故用量不宜过大，一般为 3～9 克，也不宜久服。《品汇精要》曾指出，"久服则走散真气"。

29. 络石藤——祛风止痛消肿，专于舒筋活络

本品为夹竹桃科植物络石带叶的茎藤。味苦，性凉。功能祛风通络、止痛消肿。适用于筋脉拘急、关节肿胀、腰膝酸痛之筋痹、骨痹。

本品始载于《神农本草经》。唐代的《新修本草》载："此物生阴湿处，冬夏常青，实黑而圆，其茎蔓延绕树石侧，若在石间者，叶细厚而圆短，绕树生者，叶大而薄，人家亦种之，俗名耐冬，山南人谓之石血……《名医别录》谓之石龙藤"。

《要药分剂》云："络石之功，专于舒筋活络。凡病人筋脉拘挛，不易伸屈者，服之无不获效，不可忽之也。"《本草正义》云："此物善走经脉，通达肢节。"《本草纲目》云："络石，气味平和，其功主筋骨关节风热痛肿……服之当浸酒耳。"

关节红肿热痛，可用络石藤20～30克，配以石膏、知母、土茯苓、地龙等；筋屈不伸可与其他藤类药并用，如鸡血藤、青风藤、天仙藤、忍冬藤、海风藤、宽根藤、丁公藤等。

络石藤与丁公藤均能利湿舒筋，但丁公藤性温有毒，偏治寒湿，用量为3～6克（煎汤）；络石藤性凉平和，偏治湿热，汤剂可用至30～60克。

30. 丝瓜络——活血祛风通络，治风湿关节痛

本品为葫芦科植物丝瓜老熟果实的网状纤维管束或粤丝瓜的枯老果实。丝瓜络始载于《本草纲目》，列入菜部、瓜菜类。李时珍说："此瓜老则筋丝罗织，故有丝络之名。"又说："丝瓜老者，筋络贯串，房隔联属，故能通入脉络脏腑，而去风毒，消肿化痰，祛痛杀虫及治诸血病也。"

丝瓜络味甘，性平。功能清热化痰，通络，活血，祛风。主用于筋痹，骨痹，痹痛拘挛。《本草便读》云："丝瓜络，入经络，解邪热。热除则风去，络中津液不致结合而为痰，变成肿毒诸症，故云解毒耳。"

用于痰凝阻络之筋骨痹，常配以淡竹沥、生姜汁、姜半夏、橘络、路路通、露蜂房、芥子等。常用量为6～12克。

常用民间验方：治风湿性关节痛，可用丝瓜络15克，忍冬藤24克，威灵仙12克，鸡血藤15克，水煎服（《山东中草药手册》）。治手臂痛：丝瓜络10克，秦艽6克，羌活3克，红花4.5克，水煎服（中医研究院《常见病验方选编》）。治关节痛：丝瓜络150克，白酒500毫升，浸泡7日，去渣饮酒，每次1盅，每日2次。治慢性腰痛：丝瓜络切碎，焙成焦黄，研末，每日1个，分2次服，加黄酒少许冲服。

还有一种橘络，也常与丝瓜络并用。橘络为芸香科植物福橘或朱橘等多种橘类的果皮内层的筋络，能理气疏筋、通经活络，驱皮里膜外积痰。

31. 牛膝——补肝肾、止痛，痹在下半身者通用

本品为苋科植物牛膝的根。味甘、苦、酸，性平。生用活血祛瘀，通经止痛；熟用补益肝肾，强筋壮骨。

牛膝入肝、肾二经，能引药至下半身，故常作为引经药，凡痹在下半身均可酌用。《神农本草经》云，牛膝"主寒湿痿痹，四肢拘挛，膝痛不可屈……"朱震亨曰："牛膝能引诸药下行，筋骨痛风在下者，宜加用之。"《本草经疏》曰："盖补肝则舒筋，下行则理膝，行血则痛止。"《太平圣惠方》用牛膝叶一斤切，以米三合，于豉汁中煮粥，和盐酱空腹食之，治风湿痹痛、腰膝痛。

现代药理学研究表明，牛膝具有抗炎及镇痛作用。对于大鼠的甲醛性脚肿，牛膝酒剂

有明显的治疗作用。腹腔化学刺激实验表明，牛膝煎剂腹腔注射对酒石酸锑钾或醋酸所致"扭体反应"有抑制作用，表明牛膝具有镇痛作用。

川牛膝偏于活血祛瘀、通经止痛；怀牛膝偏于补益肝肾、强筋壮骨。取其活血通痹，常用川牛膝配以当归、川芎、活血藤、桃红、乳香、没药、丹参等；取其补肾强筋，常用怀牛膝配以杜仲、虎胫骨（现代可用狗骨代替）、鹿角胶、肉苁蓉、熟地黄、白芍、木瓜等。

附 土牛膝

土牛膝又名野牛膝，为野生牛膝的干燥根茎及根。能活血散瘀、祛湿利尿、清热解毒。民间有用鲜土牛膝 18～30 克（干品 12～18 克）和猪脚 1 个（七寸），红酒和水各半煎服，治疗风湿性关节炎。李老治疗湿热型和热毒型之痹证，常在方剂中加土牛膝 15～30 克，土茯苓 50～100 克，清热利湿解毒，效果理想。

32. 片姜黄——活血行气通经，痹在肩背上肢必备

本品为姜科植物姜黄或郁金的根茎。又名姜黄、温郁金、片子姜黄。味辛、苦，性温。功能活血行气、通经止痛。主治痹在上肢和肩背。

《国家药典中药实用手册》还载有一种称为姜黄的药物，为姜科植物姜黄的根茎。又名宝鼎香、黄姜。片姜黄与姜黄功效基本相同，在浙江地区片姜黄即作姜黄使用。

清代汪绂的《医林纂要探源》云姜黄"治四肢之风寒湿痹"。明代医家戴原礼的《证治要诀》曰："片子姜黄能入手臂治痛，其兼理血中之气可知。"明代新安医学大家孙一奎擅用姜黄散治臂背痛，所著《赤水玄珠》有载："姜黄、甘草、羌活各一两，白术二两。每服一两，水煎。腰以下痛，加海桐皮、当归、芍药"。可见，片姜黄为治疗上肢痹痛之要药，若配伍得当也是治腰以下痹痛之良药。《本草求真》引陈藏器语云："此药辛少苦多，性气过于郁金，破血立通，下气最速，凡一切结气积气，癥瘕瘀血痛疽，并皆有效，以其气血皆理也。"是以严用和的《济生方》之蠲痹汤、孙一奎治臂背痛方皆用之。饶有兴味的是，严氏蠲痹汤中有黄芪、当归益气养血；孙氏治臂背痛方中有白术补脾扶正，是皆宣痹不忘扶正之意。

总之，姜黄横行肢节，行气活血，蠲痹通络，是治疗肩臂痹痛之要药。现代药理学研究，姜黄素对角叉菜胶引起的大鼠和小鼠脚肿有明显的抗炎作用。

临床治疗上肢痹痛常将片子姜黄与桂枝同用，引药旁达上肢。李老常以自拟肩宁散治疗肩关节周围炎。处方：片姜黄 15 克，川桂枝 9 克，羌活 9 克，归尾 12 克，炙山甲 6 克，白花蛇 15 克，干地龙 15 克，红花 9 克，威灵仙 12 克，川芎 9 克，生地黄 25 克，芥子 12 克，共为细末，每服 6 克，黄酒送下，每日 2 次。

33. 鹿衔草——补虚益肾，强筋壮骨，治骨痹最为适宜

本品为鹿蹄草科植物鹿蹄草或圆叶鹿蹄草等的全草。又名鹿蹄草、鹿含草、破血丹、鹿安茶。味甘、苦，性温。功能补虚益肾、祛风除湿、强筋壮骨。对肝肾不足、骨节变形之骨痹最为适宜。

鹿衔草有免疫促进作用，其 50% 水煎液能提高活性 E-玫瑰花结形成，且对人淋巴细胞

转化率有明显促进作用；可明显抑制大鼠角叉菜胶性关节炎。本品常用于治疗风湿痹痛，日久肝肾不足者，多配独活、老鹳草等药；如肾虚腰痛，筋骨痿痹，可配杜仲、牛膝、菟丝子等。配鸡血藤、活血藤、熟地黄、肉苁蓉、骨碎补、莱菔子、鹿茸、千年健等治疗骨质增生，如刘柏龄的骨质增生丸。民间有以鹿衔草为主治疗风湿关节炎、类风湿关节炎。处方：鹿衔草、白术各 12 克，泽泻 9 克，水煎服。

一般用量：煎汤内服 15～30 克，或入丸、散剂。

34. 胡桃肉——补肾强腰，温阳养血，疗久痹腰腿疼痛

胡桃肉即核桃仁，为胡桃科植物胡桃的种仁。亦即通常所指的核桃仁。性温，味甘。功能补肾强腰、温阳养血。用于久痹肾虚。

《医学衷中参西录》曰："胡桃，为滋补肝肾、强健筋骨之要药，故善治腰腿疼痛，一切筋骨疼痛。"《太平惠民和剂局方》用青娥丸治"肾气虚弱，腰痛如折，或腰间似有物重坠，起坐艰辛：胡桃肉二十个（去皮膜），破故纸（即补骨脂，酒浸，炒）八两，蒜四两（熬膏），杜仲（去皮，姜汁浸，炒）十六两。上为细末，蒜膏为丸。每次三丸，空心温酒下，妇人淡醋汤下"。

青娥丸现代制法：杜仲（盐炒）480 克，补骨脂（盐炒）240 克，核桃仁（炒）150 克，大蒜 120 克。以上四味，将大蒜蒸熟，干燥，与杜仲、补骨脂粉碎成细粉，过筛；再将核桃仁捣烂，与上述粉末掺研，过筛，混匀。每 100 克粉末加炼蜜 20～30 克，用蜜加适量的水泛丸，干燥，制成水蜜丸；或加炼蜜 50～70 克，制成大蜜丸，即得。服法：每次 6～9 克，每日 2 次。功能补肾强腰，主治肾虚腰痛、起坐不利、膝软乏力。清代名医张锡纯在《医学衷中参西录》中曰："此方不但治肾虚腰痛，以治虚寒腿疼亦极效验。"

《续传信方》用之"治湿伤于内外，阳气衰绝，虚寒喘嗽，腰脚疼痛：胡桃肉二十两（约 600 克，捣烂），补骨脂十两（约 300g，酒蒸），研末，蜜调如饴服"。

肾虚骨痹，若腰脊冷痛、四末不温可用胡桃肉配以巴戟天、淡附片、上肉桂、炒杜仲、菟丝子、鹿茸等，若发枯齿槁、腰脊空痛、身体尪羸，可用胡桃肉配以熟地黄、怀山药、鹿角胶、龟甲胶、当归、枸杞子、狗骨等。常用量为 10～15 克。

35. 海桐皮——祛风利湿，通经活络，可治顽痹腰脚不遂

本品为豆科植物刺桐的干皮。广西除用干皮外，其根皮亦同等入药。在江苏、浙江、安徽、四川等地，尚有以五加科植物刺楸的树皮作海桐皮使用。刺楸，五加科刺楸属植物，以根、根皮或树皮入药。

海桐皮，味辛，性平，有小毒。功能祛风利湿、解肌行皮、通经活络、活血止痛。用于风湿腰膝酸痛，肾炎水肿，跌打损伤，内痔便血。

《海药本草》云，海桐皮"主腰脚不遂，顽痹腰膝疼痛"。《日华子本草》说它"治血脉麻痹疼痛"。《贵州草药》载，海桐皮"解热祛瘀，解毒生肌"。以海桐皮为主的治痹方剂很多，如治风湿痹不仁，肢体疼痛的海桐皮汤；治腰膝痛不可忍，似肾脏风毒攻刺的海桐皮酒；治风湿两腿肿满疼重，百节拘挛疼痛的海桐皮散等。取其以皮行皮之意，与五加皮、刺猬皮、露蜂房、地骨皮、炙山甲等配合治疗皮痹；与桑枝、牛膝、木瓜、五加皮、伸筋草等配合治疗筋痹。一般用量为 9～15 克，也可于熏洗剂中随症加入。

36. 透骨草——透骨舒筋，活络止痛，擅疗风湿疼痛挛缩

本品为大戟科植物地构叶或凤仙花科植物凤仙的全草。味甘、辛，性温。功能祛风除湿、透骨舒筋、活络止痛。

《本草纲目》云，透骨草"治筋骨一切风湿疼痛挛缩，寒湿脚气"。透骨草味辛，性温，辛能行散，温胜寒湿。若因风寒湿邪侵袭肢体经络而导致肢体疼痛、麻木，屈伸不利，选用透骨草祛风散寒胜湿，病邪去，则诸症自愈。透骨草还能舒筋活络，该品辛散温通，入肝经，而肝主筋，故该品具有舒筋活络之功效。对于外感风寒之邪，经气失宣，症见肢体筋脉收缩抽急，不能舒转自如者，可选用透骨草，祛风散寒，舒筋活络治之。

古今治痹证用透骨草之经验方颇多。《本草纲目拾遗》载：透骨草二两（60克），穿山甲二两（60克），防风二两（60克），当归三两（90克），白蒺藜四两（120克），白芍三两（90克），豨莶草四两（120克，去茎用叶，九蒸九晒），海风藤二两（60克），生地黄四两（120克），广陈皮一两（30克），甘草一两（30克），以上为末，用猪板油一斤炼蜜为丸，梧子大，早晚各五钱（15克），酒下，治风气疼痛，不拘远年近日。《陕甘宁青中草药选》用透骨草配制川乌、制草乌、伸筋草等，水煎服，治风湿性关节炎，筋骨拘挛；《经验方》用本品配伸筋草、羌活、独活、附子、千年健、海桐皮、红花等，水煎内服，治风湿疼痛，筋骨拘挛，肢体麻木；《经验方》用本品配川乌、伸筋草、骨碎补、全蝎、鸡血藤等水煎服，治顽固风湿疼痛。

透骨草透达之力颇强，内服可透筋骨之伏邪外达，外洗可引诸药直达筋骨。李老常用六草汤治疗筋骨痹。处方：透骨草、伸筋草、鹿衔草、老鹳草、豨莶草各30克，苍耳草25克，煎汤熏洗痛处，每日1次，每次半小时，每剂药可连用4次。现代研究证明，透骨草水煎剂的镇痛抗风湿作用与水杨酸类药物相似，服药后2～3小时发挥作用，其干燥全草每次剂量15～30克/日，分2～3次口服。

37. 伸筋草——祛风散寒，除湿消肿，入肝经能活血舒筋

伸筋草为石松科植物石松的带根全草。味苦、辛，性温。功能祛风散寒、除湿消肿、舒筋活血。

本品辛散、苦燥、温通，能祛风湿，入肝尤善通经络，治痹尤为常用之品。凡筋脉拘急、关节肿痛、僵硬不舒、屈伸不利之筋痹、骨痹，无论何型，均可酌情用之。湿热型常配土茯苓、薏苡仁、土牛膝、川萆薢、汉防己、忍冬藤等；肝肾不足型常配熟地黄、山茱萸、鹿角胶、龟甲胶、当归、白芍等；痰瘀互结可配芥子、淡竹沥、鲜姜汁、法半夏、炙南星、橘络、干地龙、桃红、乳香、没药等。一般用量为15～25克，也可用至50克。

38. 天仙藤——行气止痛，活血化瘀，走经络治痰注臂痛

天仙藤又名马兜铃藤、青木香藤，为马兜铃科植物马兜铃的茎叶。功能行气止痛、活血化瘀。

《本草汇言》曰："天仙藤，流气活血，治一切诸痛之药也。"《本草求真》曰："即其所治之理，亦不过因味苦主于疏泄，性温得以通活，故能活血通道，而使水无不利，风无不除，血无不活，痛与肿均无不治也。"《本草再新》说它"去风利湿，走经络，兼治腰

腿肿疼"。《仁斋直指方》创制"天仙散"治痰注臂痛。处方：为天仙藤、羌活、白术、白芷各三钱（9克），片姜黄六钱（18克），制半夏半两（15克）。上锉，每服三钱（9克），姜五片，加水煎服。同时内服千金五苓丸。

李老对筋痹、骨痹痰湿重、疼痛甚者常加用天仙藤15克，有良好的镇痛效果，可与其他藤类药如络石藤、忍冬藤、海风藤、鸡血藤、活血藤等配伍应用。

注意：天仙藤体虚者慎服。《本草汇言》曰："诸病属虚损者勿用。"《得配本草》曰："气血虚者禁用。"

附 天仙子

天仙子为茄科植物莨菪的种子，与天仙藤名近实异。其主要成分为莨菪碱、阿托品及东莨菪碱，具有较强的镇静止痛作用。《圣济总录》云其治风痹厥痛。处方：炒天仙子三钱（9克），草乌头、甘草各半两（15克），五灵脂一两（30克），为末，糊丸，梧子大，每服10丸，男子菖蒲酒下，女子芫花汤下。

天仙子止痛作用迅速、强大，肌痹、筋痹、骨痹以痛为主者均可酌情使用。用法：天仙子0.9克，闹羊花0.6克研末，用汤剂送服，痛减即停药。

因本品有毒，不可过剂，内服宜慎。青光眼、心脏病患者及孕妇禁服。

39. 天南星——治顽痹，止骨痛，有透骨走络之功

本品又名南星，为天南星科植物天南星、异叶天南星的块茎。味苦、辛，性、温燥烈，专走经络，为开结闭、散风痰之良药。临床每用以治湿痰、寒痰、风痰、咳嗽、中风、癫痫、痰涎壅盛和破伤风抽搐、口噤、风痰眩晕。若配川乌、草乌、地龙、乳香、没药，即《太平惠民和剂局方》小活络丹，为痹证常用成药之一，专治痰瘀阻于经络，肢体关节疼痛、麻木。

天南星功能燥湿化痰，祛风定惊，消肿散结，尤善止骨痛，对包括类风湿关节炎在内的各种骨痛均具有良效。盖久痛多瘀，亦多痰，凡顽痹久治乏效，关节肿痛，活动受限，多是病邪与痰瘀凝聚经隧，胶结难解，故常规用药恒难奏效，必须采用透骨走络、涤痰化瘀之品，如蜈蚣、全蝎、水蛭、僵蚕、白芥子、露蜂房、天南星之属，始能搜剔深入经隧骨骱之痰瘀，痰去瘀消，则肿痛可止。动物实验表明，天南星有镇静和镇痛作用。天南星煎剂腹腔注射能使兔和大鼠活动减少、安静、翻正反射迟钝；并能明显延长小鼠的戊巴妥钠睡眠时间；小鼠热板法表明本品有明显的镇痛作用。故证之现代药理研究足以证明，天南星确有明显的镇痛、镇静和抗惊厥作用。

天南星有毒，内服必须经过炮制方可使用。一种方法是用生姜、明矾浸泡至透，再晒干，是为"制南星"；另一种是用牛胆汁拌和制成，名"胆南星"或"陈胆星"。凡风痰、湿痰、骨痛，均用制南星；如为惊痰、搐搦、热郁生痰，宜用"胆南星"。汤剂用量20～30克，疗效不著，逐步增加至50～60克，止痛、消肿甚佳。

40. 鬼箭羽——破瘀结，定痹痛，治贼风历节诸痹

鬼箭羽又名卫矛，为卫矛科植物卫矛的具翅状物的枝条或翅状附属物。《神农本草经》即有载录，味苦，性寒，善入血分，破血通络，解毒消肿，蠲痹止痛。一般临床较少应用，

事实上本品行散入血，既能破瘀散结，又擅活血消肿，祛痹定痛，凡是瘀血阻滞之证，均可参用。

《神经本草经》称其"除邪，杀鬼蛊疰"，就是指它能治疗瘀血阻络而导致的诸多疑难杂症。《本草逢原》载其"治贼风历节诸痹"。现代药理研究证明，它有调节免疫作用，所以对自身免疫性结缔组织病如类风湿关节炎、红斑狼疮、干燥综合征、硬皮病、白塞综合征等疾病，均可应用。上述诸病均有不同程度的关节肌肉疼痛，并常伴有不规则的发热，以及皮肤、黏膜损害，症情反复缠绵，有"四久"之特征："久痛多瘀、久痛入络、久痛多虚、久必及肾"。临床常以之配穿山龙为主药，结合辨证论治，时获佳效。但气血亏虚，或有出血倾向，以及妇女月经过多、孕期，则不宜应用。一般用量为 15 克左右，体实者可用至 30 克。《浙江民间常用草药》治风湿病方，用卫矛 60～90 克，水煎服用，是没有毒副作用的，只是有虚寒证者宜慎用之。

此外，由于本品擅解阴分之燥热，对糖尿病之阴虚燥热型者颇合，不仅能降糖，而且并发心脑血管和肾脏、眼底及神经系统等病变，有改善血液循环、增加机体代谢功能的作用，既能治疗，又能预防。据药理分析证实，其所含草酰乙酸钠能刺激胰岛细胞，调节不正常的代谢功能，加强胰岛素的分泌，对中虚气弱者，可配合人参、黄芪、白术等同用。但孕妇慎用。

41. 肿节风——祛风通络，活血散结除痹

肿节风为金粟兰科植物金粟兰全株。又名观音茶、九节风、九节茶、接骨木。味辛、苦，性平。归肝、大肠经。有祛风除湿、活血散瘀、清热解毒之效。常用于肺炎咳嗽、口腔炎症、细菌性痢疾、肠炎等。现有成药"肿节风片""肿节风注射液"以肿瘤辅助治疗为其适应证，有抑制肿瘤、抗癌增效的作用。

长期临证观察发现，肿节风因其剂量的不同，功效也有区别。小剂量（15 克以下）有扶正的作用，大剂量（30 克以上）则以清热解毒、散结化瘀为其所长，而多用于免疫性疾病活动期，如系统性红斑狼疮、皮肌炎、类风湿关节炎、混合性结缔组织病等。肿节风的用量为 30～60 克，配伍忍冬藤、鬼箭羽、生地黄、水牛角等，起到免疫抑制作用。

42. 雷公藤——痹证良药，擅治筋痹骨痹

雷公藤又名黄藤根、菜虫药、蝗虫药、水莽草，为卫矛科植物雷公藤的根、叶及花。味苦、辛，性凉，有大毒。功能祛风除湿、消肿止痛、通经活络。主用于筋痹、骨痹。

《本草纲目拾遗》记载：雷公藤用于清热解毒、祛瘀接骨。既往医籍认为，雷公藤不可内服，大多外敷，敷药时间不可超过半小时，否则起疱。但据三明市第二医院报道，用雷公藤根去皮后的木质部分久煮后内服治疗类风湿关节炎，有一定疗效。近代对雷公藤的研究不断深入，大大拓展了其内治范围。

近年来，各地将雷公藤试用于治疗类风湿关节炎、慢性胃炎、系统性红斑狼疮、白塞病和麻风病等收到明显效果，有效率均在 90% 左右。有人用雷公藤（取木质部，法同上）15～25 克，加水 400 毫升，文火煎 2 小时（不加盖），得药液 150 毫升，残渣再加水煎取 100 毫升，混合后早晚 2 次分服，7～10 日为 1 个疗程，疗程间停药 2～3 日，治疗类风湿关节炎 50 例，用药 1～20 个疗程不等，多数为 5～6 个疗程。其中 44 例有不同程度的好

转或缓解，服药后关节疼痛、肿胀、功能障碍等有不同程度的好转或减轻，ESR 下降，部分患者测定 RF 或乳胶凝集试验阴转，对活动期患者疗效尤佳。目前应用雷公藤主要有以下剂型：

片剂：雷公藤多苷片。功效：祛风解毒、解湿消肿、舒经通络。有抗炎及抑制细胞和体液免疫等作用。用于风湿热瘀、毒邪阻滞所致的类风湿关节炎、肾病综合征、白塞三联症、麻风反应、自身免疫性肝炎等。口服：1～1.5mg/（kg·d），分 3 次饭后服。一般首次应给足量，控制症状后减量。宜在医师指导下服用。

浸膏剂：将本品干浸膏或干浸膏的乙醇提取物，制成 25% 药液，每次口服 20～40 毫升，每日 3 次。用于类风湿关节炎。

合剂：雷公藤 250 克，生川乌、草乌各 60 克，当归、红花、桂皮、川牛膝、羌活、杜仲、地骨皮各 18 克，加水煎至 1000 毫升，滤渣后加入红糖 250 克溶化，冷后，加入白酒 1000 克。内服，成人每次 30～50 毫升，每日 3 次，老年、儿童酌减。用于类风湿关节炎。

酒剂：雷公藤 60 克，浸入白酒 500 克中 7～10 日，成人每次 10～15 毫升，每日 3 次。用于类风湿关节炎。

雷公藤毒性较大，内服宜慎。本品是一种剧毒药物，尤其皮部毒性极大，使用时最好是剥净皮部，包括二重皮及树缝中的皮分。内服：煎剂，去皮根木质部分 15～25 克，带皮根 10～12 克，均需文火煎 1～2 小时。外用：适量（多用 10%～50% 乙醇溶液）。

43. 苍耳子——走督脉，温和疏达，治风湿周痹

苍耳子为菊科苍耳属植物苍耳的果实。味辛、苦，性温。有毒。功能散风止痛、除湿蠲痹。

《神农本草经》曰，苍耳子"主风，头寒痛，风湿周痹，四肢拘挛痛，恶肉死肌"。盖风湿去而气血流畅，瘀去新生。《得配本草》称苍耳子能"走督脉"，项背挛急乃督脉主病，用之既有引经作用，又有祛邪之功。《本草正义》称："苍耳子，温和疏达，流利关节，宣通脉络，遍及孔窍肌肤而不偏于燥烈，乃主治风寒湿三气痹阻之最有力而驯良者。"取其镇痛消肿之功，《杂病源流犀烛》以苍耳子为君组成"定痛散"。治疗风湿痹痛、四肢拘挛，可用本品，或与川芎、威灵仙、淫羊藿等配伍应用，方如"仙灵脾散"。

著名中医学家、国医大师朱良春认为，苍耳子可通督升阳，以解项背挛急。此症多系素禀不足，风、寒、湿之邪袭于背俞，筋脉痹阻而致。若缠绵不解，病邪深入经隧骨骱，每每胶着难愈，朱老治此症，常以苍耳子与葛根相伍，邪在筋脉则配当归、威灵仙、蚕沙之类，邪已深入骨骱则佐熟地黄、鹿衔草、淫羊藿、乌梢蛇、露蜂房之类，疗效历历可稽。中国人民解放军第一五九中心医院用自制的苍耳子注射液治疗 163 例慢性腰腿疼患者，有效率为 89%，认为对扭伤和风湿痛疗效较好，对坐骨神经痛和肥大性腰椎炎的疗效较差。

苍耳子对关节肿胀疼痛之骨痹和肌肉酸胀疼痛之肌痹均有较好的治疗效果，一般汤剂用 6～9 克。本品有毒，宜炒用。不宜久服或过量，年老体弱之人勿服。

44. 马钱子——通经隧，止痛消肿，起沉疴顽痹

马钱子又名番木鳖，为马钱科植物马钱的成熟种子。味苦，性寒。有毒。功能通经络、

止疼痛、散血热、消肿毒、祛风湿、强筋骨。常用于以疼痛、肿胀为主的肌痹、筋痹、骨痹。

国医大师朱良春先生曾结合多年临证经验指出，马钱子善通经络而止痹痛，常用于慢性腰腿痛、风湿性肌炎、慢性肌肉劳损、坐骨神经痛、陈旧性外伤性关节炎、风湿关节炎、类风湿关节炎等病症。以上病症，皆可归属于中医学"痹证"的范畴，临床上大致可分为风寒湿痹（性质偏寒）、风热湿痹（性质偏热，包括风寒湿痹郁久化热者）、顽痹、虚痹四个大类，前两大类以祛邪为主，顽痹往往需正邪兼顾；虚人久痹，治疗以扶正为主。马钱子原则上可用于其中任何一类痹证，因其有宣通经隧、止痛消肿之长，而其用量又极小，不致损伤正气。类风湿关节炎晚期，活动严重受限者，即张子和所谓"即遇智者，亦难善图"，如能在补益气血、补肾壮督、活血通络、虫蚁搜剔的基础上加马钱子，往往可收到意想不到的效果。

马钱子一药向为医家所畏用，因其有剧毒（含番木鳖碱，即土的宁），如因误用，或服用过量，或炮制不得法，可引起呼吸麻痹而致死。然马钱子之药效卓著，用之得当，可以起重病，疗沉疴，非他药所能替代。朱良春先生曾云，马钱子是中药里的两个"异数"：其味极苦，却大能开胃进食；其性至寒，却大能宣通经脉，振颓起废。

以马钱子为主药组成的治痹方剂有很多，如《救生苦海》的马钱散：番木鳖（入砂锅内，黄土拌炒焦黄为度，石臼中捣磨，筛去皮毛，拣净末）、山芝麻（去壳，酒炒）、乳香末（箬竹叶烘出汗）各五钱（15 克），穿山甲（黄土炒脆）一两（30 克），共研末。每服一钱，酒下，不可多服。服后避风，否则令人发战栗不止。如人虚弱，每服五分。还有黄伟康用马钱子 300 克，牛膝、甘草、苍术、麻黄、僵蚕、乳香、没药、全蝎各 35 克，配制成粉，每次 1 克，用白酒冲服，每晚服 1 次，20 日左右为 1 个疗程，治疗肥大性腰椎炎患者 20 例，显效 18 例。

李老于肌痹、筋痹、骨痹寒凝血瘀疼痛者常嘱患者用汤剂冲服九分散 1～2 克，若肌肉松弛、缓弱无力可用汤剂冲服马钱子粉 0.6～0.9 克。

马钱子毒性较大，应严格如法炮制并掌握剂量。

附 马钱子炮制法

（1）张锡纯法：将马钱子先去净毛，水煮两三沸而捞出，用刀将外皮皆刮净，浸热汤中，日、暮各换汤 1 次，浸足 3 昼夜取出，再用香油煎至纯黑色，擘开视其中心微有黄意，火候即到。将马钱子捞出，用温水洗数次，以油气尽净为度（《医学衷中参西录》）。

（2）赵心波法：马钱子先用砂锅煮，内放一把绿豆，至开花时，剥去马钱子外衣，用刀切成薄片，晒两三天后，再用砂土炒成至黄色，研末备用（《赵心波儿科临床经验选》）。

（3）朱良春法：马钱子水浸去毛，晒干，置麻油中炸。火小则中心呈白色，服后易引起呕吐等中毒反应；火大则发黑而炭化，以致失效。在炮制过程中，可取一枚用刀切开，以里面呈紫红色最为合度（《朱良春精方验案实录》）。

马钱子的炮制，至关重要。诚如张锡纯所说："制之有法，则有毒者，可至无毒。"临证用药，不可不慎！

45. 芥子——搜剔痰结，治顽痹不仁，骨节疼痛

芥子为十字花科植物白芥或芥的干燥成熟种子，前者习称"白芥子"，后者习称"黄芥子"。味辛，性温。功能温肺豁痰利气，散结通络止痛。常用于寒痰喘咳，胸胁胀痛，痰滞经络，关节麻木、疼痛，痰湿流注，阴疽肿毒。

芥子辛温，味厚气锐，内而逐寒痰水饮，宽利胸膈，用于咳嗽气喘，痰多不利，胸胁咳唾引痛；外而走经络，消痰结，止痹痛，除麻木。《开宝本草》谓芥子主"湿痹不仁……骨节疼痛"，《本草纲目》亦谓芥子可治"痹木脚气，筋骨腰节诸痛"。久痹疼痛，未有不因停痰留瘀阻于经隧者，因此所谓治"骨节疼痛""不仁"云云，皆指其辛散温通，入经络，搜剔痰结之功。故常在痹证方中加用芥子一药。如与姜黄、制南星、桂枝、露蜂房、赤芍、海桐皮、淫羊藿、鹿角、制附片、当归相伍，治疗肩关节周围炎；与生地黄、熟地黄、淫羊藿、鹿角、麻黄、桂枝、制川乌、制草乌、乌梢蛇、炮山甲、骨碎补、续断、威灵仙、木瓜等相伍，配吞益肾蠲痹丸，治疗类风湿关节炎、骨质增生、慢性腰腿痛，疗效均较为满意。

药理研究表明，芥子苷酶解后所得挥发油名芥子油，含有异氰酸多种酯，应用于皮肤有温热的感觉，并使之发红，甚至引起水疱、脓疱。通常将芥子粉除去脂肪油后做成芥子硬膏使用，用作抗刺激剂，治疗神经痛、风湿痛。

芥子可治结节病（皮痹）。结节病是一种原因不明、可累及全身多个器官的非干酪性上皮样慢性肉芽病变，可发生在淋巴结、肺、肝、脾、眼、皮肤等处。此当属中医学中的"皮痹""痰核""痰注"范畴，如朱震亨说："人身中有结核，不痛不红，不作脓，痰注也。"故其治疗，当以化痰软坚散结为主，常用芥子、生半夏、紫背天葵、僵蚕、薏苡仁、海藻、昆布、夏枯草、生牡蛎、老鹳草等；夹瘀者加赤芍、炮山甲、当归、地鳖虫、露蜂房；夹气滞者加青皮、陈皮、姜黄；阴虚者加麦冬、天冬、百合、功劳叶；肾阳虚者加鹿角、淫羊藿、熟地黄、巴戟天。结节病病程较长，非短时期内所能见功，故医者、患者，均须识"坚持"两字。

本品用量：一般为3～9克（汤剂），最大量10～15克。注意：内服过量可致呕吐。阴虚火旺及肺虚咳嗽者禁服。

46. 鹿角胶——补血益精，温通督脉，治久痹骨弱虚羸

鹿角胶，又名白胶，为鹿科动物梅花鹿或马鹿的角煎熬而成的胶块。味甘、咸，性温。入肝经、肾经、督脉。功能补血益精、温通督脉。

《神农本草经》言白胶"治伤中、劳绝、腰痛、羸瘦，补中益气，妇女血闭无子，止痛安胎"。又《本经逢原》云："鹿角，生用则散热行血、消肿辟邪，熬胶则益阳补肾、强精活血，总不出通督脉、补命门之用，但胶力稍缓，不能如茸之力峻耳……茸有交通阳维之功，胶有缘合冲任之用。然非助桂以通其阳，不能除寒热惊痫；非龟、鹿二胶并用，不能达任脉而治羸瘦腰痛；非辅当归、地黄，不能引入冲脉而治妇人血闭胎漏。"著名的阳和汤、龟鹿二仙胶即以鹿角胶生精补血、温通督脉。

李老对腰脊变形的脊柱型类风湿关节炎或腰椎间盘突出症等常龟、鹿二胶合用，疼痛有瘀者加炙山甲通督开瘀，疗效满意。久痹骨弱虚羸可嘱其长服鹿角胶丸：鹿角胶500克，

鹿角霜、熟地黄各 250 克，牛膝、茯苓、菟丝子、人参各 90 克，当归 120 克，白术、杜仲各 60 克，炙虎胫骨（可用狗骨代替）、炙龟甲各 30 克，为细末，另将鹿角胶用好酒烊化，共为丸，梧桐子大，每服 100 丸，空腹姜盐汤送下。

国家明令禁止使用虎骨，上方中虎胫骨可用狗骨替代。现代研究表明，狗骨粉对实验性关节炎有明显抑制作用，可以减轻关节肿胀。狗骨胶还有镇静和镇痛的作用。

鹿角胶常用量为 6～12 克，开水或黄酒溶化内服，或入丸、散、膏剂。

47. 刺猬皮——以皮行皮治皮痹

本品为刺猬科动物刺猬或短刺猬的皮。味苦，性平。功能降气定痛、软化皮肤。主要用于皮痹。

《证治准绳》用猬皮丸治疗皮肤变黑、痛痒如虫行、手足顽麻或两肘如绳缚的乌癞病，《医宗金鉴》用苦参酒治疗乌癞，均取刺猬皮"以皮行皮"、软化皮肤之性。李老治皮痹，常以刺猬皮配地骨皮、五加皮、海桐皮等及活血化瘀之品，如穿山甲、桃仁、红花、川芎、地龙等。一般用量：煎汤为 6～9 克，或入丸、散剂。

48. 土鳖虫——逐瘀通络治顽痹

本品为鳖蠊科昆虫地鳖或姬蠊科昆虫赤边水蟅的雌性全虫。古称䗪虫，又名地鳖虫、土元。性寒，味咸，有毒。功能逐瘀破积、通络开闭。

《神农本草经》言䗪虫"主心腹寒热洗洗，血积癥瘕，破坚，下血闭"。《分类草药性》言土鳖虫"治跌打损伤，风湿筋骨痛，消肿……"《金匮要略》用大黄䗪虫丸治疗虚劳腹满，内有干血，肌肤甲错。近人有用此方加减治疗皮痹。皮痹属痰瘀凝结者可伍用鳖甲、海藻、昆布、丝瓜络；属瘀血阻络者可伍用活血化瘀之品，如丹参、红花、当归、炙山甲等；日久不愈之骨痹，骨节变形者可与其他虫类药合用，如露蜂房、全蝎、蜈蚣、地龙、蛴螬等。治顽痹（类风湿关节炎）可与土鳖虫、露蜂房合用；寒盛者配制川乌；湿盛者配蚕沙；寒湿化热或热痹者配地龙、萆草、寒水石；挟痰者配僵蚕、白芥子；挟瘀者配桃仁、红花；关节僵硬变形者配僵蚕、蚕螂虫、白芥子、鹿衔草；筋骨拘挛者配穿山甲、白芍。治疗顽痹日久，关节畸形者，用土鳖虫配地龙以化痰祛瘀通络，每多良效。

本品煎汤内服，一般为 3～6 克，或入丸、散剂。孕妇忌用。年老体弱者应伍用养血之药。

49. 全蝎——搜风定痉，开瘀通络，为治顽痹之要药

全蝎为钳蝎科动物钳蝎的干燥全虫。味咸、辛，性寒。功能搜风剔络、解毒止痛。其性善于走窜，穿筋透骨，为治久痹顽痹之要药。《玉楸药解》谓全蝎能"穿筋透骨，逐湿除风"。著名老中医、国医大师朱良春谓全蝎"走窜之力最速，搜风定痉、开瘀通络，内而脏腑，外而经络，皆能开之，通则不痛，故为治顽痹之要药"。

《太平圣惠方》治疗风痹肢痛、营卫不行，用"川乌头二两炮去皮，以大豆同炒，至汁出为度，去豆焙干，全蝎半两，焙为末，醋甜熬稠，丸绿豆大。每温酒下七丸，日一服"。《仁斋直指方》载其"治风淫湿痹，手足不举，筋节挛痛：先与通关，次以全蝎七个，瓦炒，入麝香一字（一字：古代用铜钱量取药末，占铜钱上一个字的容量），研匀，酒三盏，

空心调服，如觉已透则止，未透再服"。清代叶天士，善用虫类药，尤善用全蝎，在《临证指南医案》痹门用虫类药的 7 案中，6 案用全蝎。

李老体会，全蝎不但能搜风剔络，用于久痹顽痹，还能化瘀解毒，故热毒型痹证用之亦佳，可与蜈蚣、地龙、犀角（以水牛角代之）、生地黄、土茯苓相伍用。一般用法：全蝎研末，每服 1～2 克；若入汤剂，可用 6～9 克。

50. 蜈蚣——祛风止痉，攻毒散结，擅治久痹与顽痹

蜈蚣为大蜈蚣科动物少棘巨蜈蚣或其近缘动物的干燥全虫。味辛，性温。有毒。功能祛风止痉、攻毒散结。

《医学衷中参西录》云："蜈蚣，走窜之力最速，内而脏腑，外而经络，凡气血凝聚之处皆能开之。"《疡医大全》用蜈蚣散治蛇头疔、红肿发热疼痛，可见其解毒之力颇强。

日本民间用蜈蚣内服治疗神经痛、风湿性关节炎、浆液性关节炎等。用法：10 条，以文火煎 2 小时，每日 3 次分服。要注意根据体质调整剂量和用药时间，体质弱者应当减量。一般数日可见效果。

朝鲜用法是用鸡炖食。男患者用雌子鸡，女患者用雄子鸡，去内脏后入蜈蚣 10 条，加高丽参 3 枝（约 40 克）入布袋内，另加粳米一盒（约 30 克），加适量水炖 10～12 小时，至干，3～4 日分服，有时加甘草、大枣。

蜈蚣对遇冷即发的神经痛效果较好，闪腰亦常用之。朱锡祺医师认为，蜈蚣之性最猛，其镇痛作用较其他虫类药为强，故常用于风湿、瘀血等引起的剧烈疼痛。散剂效果好，但剂量宜小，每日不超过 0.9 克，否则可能出现皮肤过敏之红色斑块，奇痒难忍。

蜈蚣攻专力雄，开瘀破结、搜风定痛，为治久痹、顽痹之要药。治风湿顽痹，肢麻疼痛，多与白花蛇、乳香、没药等同用。常用剂量：散剂 0.5～1 克，汤剂 1～2 条。

本品有毒，用量不宜过大。为防其耗血散血，尤其是实证体虚之人，要适量配伍党参、黄芪、当归、熟地黄等补气养血之品。血虚生风证及孕妇禁服。

51. 露蜂房——治顽痹之关节肿僵疼痛

本品为胡蜂科昆虫大黄蜂或同属近缘昆虫的巢。味甘，性平。有毒。功能祛风攻毒、散肿止痛。

《昆明民间常用草药》载，露蜂房"发汗除湿，清阴热"。《云南思茅中草药选》述其"舒筋活络，祛风湿，利尿。治风湿性关节炎，腰膝湿痹，肾炎水肿"。药理研究证实，本品有镇痛、降温作用。动物实验证明，本品有抗炎作用，蜂房水提取液对大鼠蛋清性足肿胀、小鼠棉球性肉芽肿亦有明显抑制作用；皮下注射蜂房水提取液，其抗炎作用与氢化可的松相仿。

《乾坤生意秘韫》用露蜂房治手足风痹，黄蜂窠大者 1 个，小者三四个（烧灰），独头蒜一碗，百草霜 4.5 克，同捣敷上。忌生冷荤腥。朱良春氏认为，蜂房"对顽痹之关节肿僵疼痛，甚则变形者，乃必用之药"。常与全蝎、蜈蚣、蜣螂虫、地鳖虫、地龙、乌梢蛇等虫类药配伍应用。汤剂用量为 3～6 克，或入丸、散。

52. 白僵蚕——疗痰凝血滞之皮痹骨痹

本品为蚕蛾科昆虫家蚕蛾的幼虫感染白僵菌而僵死的干燥全虫。味辛、咸，性平。功能活络通经、化痰散结、祛风开痹。主治痰凝血滞型之皮痹、骨痹。

《神农本草经》曰："白僵蚕……灭黑䵟"，《本草经疏》说："辛能祛散风寒，温能通行血脉，故主如上诸症也。肺主皮毛，而风邪客之，则面色不光润，辛温入肺，去皮肤诸风，故能灭黑䵟疮瘢痕也。"《玉楸药解》谓白僵蚕"活络通经，祛风开痹"。

皮痹痰凝血瘀以白僵蚕配软坚化痰、软皮行皮之品，如海藻、昆布、鳖甲、刺猬皮等；骨痹关节变形者可配熟地黄、当归、鸡血藤、活血藤、鹿衔草、骨碎补、怀牛膝、狗骨等益肾强腰壮骨之品及搜风剔络、逐瘀开痹的虫类药物。一般用量：煎剂 5～10 克；散剂 0.5～1 克，白水或黄酒送服。

53. 地龙——清热活血，通络止痛

本品为钜蚓科动物参环毛蚓或正蚓科动物背暗异唇蚓等的全体。味咸，性寒。功能清热活血、通络止痛。

现代药理研究，蚯蚓能治"大热"。其解热成分蚯蚓解热碱及蚯蚓水浸剂，对大肠杆菌内毒素及温热刺激引起的人工发热的兔均有良好的解热作用，而且具有镇静抗惊厥作用，与中医传统的认识相一致。因此，地龙常被用于热毒型和血瘀型痹证。《兰室秘藏》用地龙散治腰脊痛或打扑损伤、坠落伤，瘀血积于太阳经中，或胫腨（腨：音 shuàn。俗指小腿肚子，即腓肠肌痉挛疼痛）臂股中痛不可忍，说明地龙活血通经止痛功效卓著。热毒型痹证常用地龙配犀角（现以水牛角代之）、生地黄、金银花、连翘、牡丹皮、土茯苓等；关节变形可用地龙配其他虫类药；肌痛难忍，可在九分散基础上加用地龙。一般用量：煎汤内服 6～12 克，散剂 2～3 克。

54. 白花蛇——搜风通络，透骨舒筋

白花蛇又名蕲蛇，为蝮蛇科动物五步蛇或眼镜蛇科动物银环蛇幼蛇等除去内脏的全体。味甘、咸，性温。有毒。功能搜风逐湿、通经活络、透骨舒筋。主要用于血瘀顽痹。

《本草经疏》曰："蛇性走窜，亦善行而无处不到，故能引诸风药至病所，自脏腑而达皮毛也。"有报道用枫蛇酒治疗腰腿疼痛：干枫荷梨根 150 克，蕲蛇、乌梢蛇各 100 克，金钱白花蛇 3 条，置容器中，加白酒适量，略高于药面 10 厘米左右，密封，浸 1 个月左右饮用（服完后可用白酒浸 1 次），每次 30～50 毫升（可根据酒量大小适量增减），每日 3 次。不善饮酒或畏恶腥味，亦可改将三蛇研粉装入胶囊之中，每次 4～5 粒，每日 3 次，用枫荷梨根 30 克水煎送服，同样可以收效。

枫荷梨：一名半荷枫、鸭脚荷，系五加科树参属树参，根茎入药，名枫荷梨根。味甘，性温。功能祛风湿，壮筋骨，活血止痛。用于风湿性关节炎、类风湿关节炎、腰肌劳损、坐骨神经痛、臂痛、肩关节周围炎等。

现代研究表明，白花蛇对小鼠有镇静、催眠和镇痛作用。《新中医》1987 年第 3 期报道，用蕲蛇或乌梢蛇、蜈蚣、全蝎各 10 克，研末，分成 8 包，每日服 2 包，共治坐骨神经痛 54 例，疗效满意，一般 1～2 个疗程可显效或痊愈。

附 乌梢蛇

乌梢蛇为游蛇科动物乌梢蛇除去内脏的干燥全体，又名乌蛇、乌风蛇。功用与白花蛇类同。有用蛇肉治疗类风湿关节炎：活乌梢蛇去头尾、皮及内脏后，放砂锅中加水煮熟（可加少许葱、姜、酒），每周吃 1～2 条，10 条为 1 个疗程，疗程之间隔 1～2 周。502 蛇粉：用活蛇（不论何种）杀后或泡酒后的蛇（均去内脏）焙干、磨粉，每日服 3 次，每次 1.5～3 克。个别人服后出现皮疹，可作对症处理。

研究表明，乌梢蛇水煎液和醇提液有抗炎、镇痛作用。治疗血瘀顽痹可用白花蛇、乌梢蛇与其他活血化瘀药配伍应用。以服散剂为佳，日服 0.5～1 克。煎剂一般用 3～9 克。或入丸剂、酒剂。

55. 穿山甲——搜风通经，透达关窍

本品为鲮鲤科动物鲮鲤的鳞甲。处方常写炮甲珠、炙山甲或炒甲片。功能通经化瘀、搜风去湿。

《医学衷中参西录》云："穿山甲，味淡性平，气腥而窜，其走窜之性，无微不至，故能宣通脏腑，贯彻经络，透达关窍。凡血凝血聚为病，皆能开之。"故五体痹之湿痰虾、血凝聚，非一般活血化瘀开痰之药所能奏效者，皆可用山甲透达。《德生堂经验方》载："凡风湿冷痹之证，因水湿所致，浑身上下，强直不能屈伸，痛不可忍者，于五积散加穿山甲七片，炮熟，同全蝎炒十一个，葱、姜同水煎，入无灰酒一匙，热服取汗，避风。"现代名老中医焦树德治疗病程较长、病情较重的风湿性关节炎、类风湿关节炎时，常在汤（丸、散）药中，加入适量的炙山甲，认为除加强通脉活血外，并有引药"直达病所"的作用。

穿山甲用于治血瘀痰凝之皮痹，可配刺猬皮、地骨皮、川芎、桃红、橘络、海藻、昆布等，用于治疗骨节变形之骨痹，可配用补肾壮骨和虫类搜剔之品。一般用量：汤剂 6～9 克，或入丸、散、熥剂。

（四）常用有毒治痹中药的中毒及解救

在常用治痹药物中，有些药物是有毒的，常见的主要有乌头、威灵仙、苍耳子、马钱子、雷公藤等。患者多因服法不当或服量过大、服用过久而中毒。这些病例若得不到及时抢救，就会造成严重的后果甚至死亡。故治疗应尽早尽快。

一般说来，西医的一些急救方法简便、速效，而某些中药则具有特异性的解毒作用。因此，对中毒患者目前多采用中西医结合的方法进行抢救，以各取所长，配合应用。

1. 药物中毒急救处理原则

中毒处理的基本原则，概括起来就是 8 个字：排毒、解毒、对症治疗。

（1）排毒：就是采用催吐、洗胃的方法将毒物排出体外，然后采用延缓毒物吸收及导泻等措施。当估计胃内尚有大量食物或所用剧毒中药的量较大时，先行催吐比洗胃更恰当。催吐后，不论效果显著与否，都应给予洗胃。

催吐的最简易方法是用压舌板、筷子或鸡毛甚至手指等刺激患者的咽喉部，以引起呕吐；也可用盐汤探吐法，即在每碗开水里放食盐两汤匙，烊化后让患者连服数碗，然后医者用干净鸡毛、鹅毛或筷子之类，刺激患者咽后壁，使其呕吐，反复数次；亦可用白矾 6 克，研末，开水冲服以催吐。

常用的西药催吐剂及其催吐方法如下。

1）硫酸铜：每次用量为 0.25～0.5 克，溶于 100～200 毫升水中，口服，可反射性引起呕吐。药后 15～30 分钟如仍未呕吐，可照半量再服 1 次。

2）吐根糖浆：吐根糖浆 20～30 毫升，或取吐根散 1 克溶于一杯水中，口服，有心脏病者忌用。

3）吐酒石：即酒石酸锑钾，每次用量为 0.1 克，溶于一杯水中，口服（有心脏病者忌用）。必要时可使用盐酸阿扑吗啡。该药是一种兴奋延髓呕吐中枢的强烈催吐剂，于皮下注射，每次用量为 2.5～5 毫克，一般于用药后数分钟即出现剧烈的呕吐。由于该药催吐作用强烈，故年老体弱、孕妇、高血压及冠心病者原则上禁用。已昏迷或有严重呼吸抑制的患者忌用；本品于储存期间变为绿色不应再用。

洗胃一般多在服下剧毒中药 4 小时内进行。常用 1∶4000 高锰酸钾溶液，每次灌下洗胃液约 500 毫升，待患者产生呕吐后再灌。如插入胃管洗胃，灌下洗胃液可稍多些，但也不宜一次灌下太多，以免过多的洗胃液进入小肠，反使毒物加速吸收。如果是具有较强烈腐蚀作用的剧毒药，要注意保护胃黏膜，可适量服用豆浆、牛奶、蛋清、稠米汤、面糊等保护剂。

导泻、灌肠可使停留于肠腔内的毒物尽快地排出体外。常用硫酸镁 20～30 克或硫酸钠 10～15 克，溶于一杯水中，供服。也可以元明粉（或朴硝）15～30 克冲服，或用生大黄末 9～15 克冲服，或用番泻叶 15 克泡水服，或用当归 90 克，大黄 30 克，甘草 15 克，水煎分数次服。

为了增强身体解毒功能，加速毒物排出，可给患者口服、静脉注射或静脉滴注药物。一般说来，在心、肺、肾功能较佳的情况下，可输给葡萄糖液，除具有营养肝脏、增强肝脏解毒的功能外，还可起到稀释毒物的作用；由于尿量的增加，又可促使毒物尽快地排出体外。当心肺功能不好时，输液量过大则容易发生肺水肿，故应严格控制输液量。在口服、输液量较多的情况下，为了尽快使毒物排出，也可酌用利尿药物。中药可用车前草、白茅根各 30 克水煎服。

（2）解毒：主要是运用解毒药物，尤其是用特效解毒药进行解毒。此外，应根据中毒药物的不同，尽早选用。中药可服"绿豆甘草解毒汤"：绿豆 120 克，生甘草 15～30 克，丹参、连翘、草石斛、茅根各 30 克，大黄（后下）20 克，用清水煎熬，早晚各服 1 剂（必要时可 6 小时服 1 剂），口服或插胃管鼻饲。如能进食时，可尽量让患者多饮绿豆汤。尚有几种简便易行之法可供参考：①"取甘草㕮咀，浓煎，多饮其汁，无不生也，又食少蜜佳"。②"煮桂（肉桂），多饮汁，并食葱叶中涕也"。③"煮荠苨浓汁饮之，秘方。卒不及煮，便嚼食之"。④"煮大豆令浓，多饮其汁。无大豆，豉亦佳"。⑤"蓝青蓝子亦通解诸毒，常预储之"（此 5 方均出自《补辑肘后方》）。

（3）对症治疗：急性中毒时，医者一时难以明确中毒系何种中药所为，而具特效解毒功用的药物也为数不多，加之中毒症情发展迅速，患者会很快出现一系列中毒症状，故务须对症处理，以挽救患者生命。

患者的呼吸、循环系统的危象，是对症处理的依据和关键。呼吸衰竭时常用 25% 尼可刹米 1.5～3 毫升或山梗菜碱 3～6 毫克作皮下、肌内或静脉注射；循环衰竭，如血压骤降应用血管活性药物，常用间羟胺（阿拉明）20 毫克或去甲肾上腺素 1 毫克加入 5% 葡萄糖液 100 毫升中静脉滴注。用量多寡，根据血压情况掌握。患者伴有心力衰竭或肺水肿时，可用去乙酰毛花苷（西地兰 D）0.4 毫克加入 25% 葡萄糖液 40 毫升中缓慢静脉注射。患者烦躁不安，可给予苯巴比妥钠 0.2 毫升肌内注射；狂躁者给予氯丙嗪 25～50 毫克，加入 5% 葡萄糖溶液或生理盐水 500 毫升中静脉滴注，滴注速度为每分钟 2～3 毫升，每日 1 次，连续数日。本品高浓度使用有局部刺激作用，使用时不可接触皮肤。亦可用副醛注射或水合氯醛灌肠。剧烈呕吐不止者，可用硫酸阿托品 0.5 毫克肌内注射；剧烈腹泻者，可口服复方樟脑酊 2～5 毫升。

2. 乌头类中毒与解救

乌头一般为草乌，药用其根块，主根为乌头，旁根为附子，附子变形而无稚根者为天雄，生于附子根旁的块根为侧子。乌头和附子所含的生物碱为乌头碱、新乌头碱、次乌头碱等。其中以乌头碱的毒性最强，毒理作用是引起中枢神经及周围神经的兴奋，而后抑制；并能直接作用于心肌，造成心律失常。近代研究亦证明乌头碱的致死量为 2.5 毫克。引起中毒的常见原因是用量过大或服法不当。

【中毒表现】

消化系统症状为口腔、咽喉烧灼感，大量流涎，恶心呕吐，腹痛腹泻，肠鸣；神经系统症状为头痛眩晕，口唇、肢端麻木、皮肤灼热，肌肉疼痛，抽搐，言语不清等；循环系统症状为心跳气短、出汗、面色苍白、心率过缓、心音弱、血压下降。心电图检查主要出现室性期前收缩、房室传导阻滞。严重者可出现瞳孔散大，休克昏迷，呼吸衰竭或出现急性心源性脑缺血综合征。

【急救处理】

对于乌头类药物中毒患者，应立即清除体内尚未被吸收的毒物，采用催吐、洗胃、导泻的方法。西医主要运用对症手段，如吸氧、呼吸兴奋剂的使用，特别是对心律失常者，运用各种抗心律失常药可取得良好疗效。中医治疗乌头类药物中毒，经过长期的临床实践，有较成功的经验，除辨证论治外，还有很多用之有效的单方、验方，可选择使用。

（1）1% 鞣酸充分洗胃，以除去乌头碱。除患者已有严重吐泻外，洗胃后服 5% 硫酸镁 40～60 毫升与活性炭混合液。

（2）阿托品可抑制平滑肌的过度紧张状态，阻断迷走神经对心脏的影响，并能消除或缓解流涎、恶心呕吐、心律失常等中毒症状。每次用 1 毫克，酌情多次应用。

（3）对症处理，如给氧、补液、复温、人工呼吸等。

（4）中药治疗

1）肉桂刨丝 5～7 克，沸水冲入 200～300 毫升，焖 5 分钟分 3 次小心灌服，约每 10 分钟 1 次。

2）生姜汁，每次 1 汤匙缓缓灌入，半小时 1 次，服 2 次以后视好转情况，改用党参、干姜、炙甘草煎汤内服。

3）白蜂蜜每次 1～4 汤匙，温开水冲服。

4）甘草 15 克，犀角 1.5 克（代以水牛角片 30 克），川黄连 3 克或生姜、芫荽、红糖煎服。

5）生姜 40 克，甘草 15 克，或绿豆 120 克，甘草 60 克，水煎服。此为中毒初期使用。

6）西洋参 10 克（另煎兑服），白薇 10 克，茯苓 12 克，甘草 3 克，鲜石斛 18 克，水牛角片 30 克，水煎服。此为中毒后期正气亏虚时应用。

7）苦参 30 克，水煎服。用于乌头类药物中毒所致的心律失常。苦参有效成分是生物碱和总黄酮，具有对心脏负性频率、负性自律性、负性传导和延长有效不应期的作用。

【古方参考】

《葛洪肘后备急方》卷七："中附子、乌头毒，大豆汁、远志汁并可解之""孙思邈论云，有人中乌头、巴豆毒。甘草入腹即定方，称大豆解百药毒，尝试之，不效，乃加甘草为甘豆汤，其效更速"。

《药鉴》："服附子后，身目红者，乃附毒之过，急用萝卜捣汁一大碗，入黄连、甘草各五钱，犀角三钱，煎至八分饮之，其毒即解。如解之迟，必然血从七孔中出，决死何待。若无生萝卜汁，用子亦可。用生黄豆浸透，捣烂取汁一盏饮之，亦可。或用澄清泥浆水饮之，亦可"。

3. 威灵仙中毒与解救

威灵仙中主要含有白头翁素等，有毒。对黏膜和皮肤有刺激性，并有抗组胺作用，实验证明，本品对心脏有先抑制后兴奋作用，使血压下降，并有兴奋肠管作用。

【中毒表现】

茎叶的水液接触皮肤或黏膜后引起接触性皮炎，表现为皮肤灼热、疼痛、瘙痒、丘疹、斑疹、充血、发泡、溃烂等；误食或用药量过大刺激消化道出现中毒反应：口腔灼热、肿胀、呕吐、腹痛、腹泻、胃出血、黑臭血便，类似石龙芮的中毒症状。重者出现血压下降、呼吸困难、瞳孔散大，十余小时内休克、死亡。

【急救处理】

（1）常规处理：排毒、解毒、对症治疗。

1）中毒早期用 1：2000 的高锰酸钾洗胃，而后服用蛋清。

2）静脉输液，对症治疗。血压下降时，加用升压药；剧烈腹痛时，皮下注射阿托品。

（2）中药治疗

1）红糖、甘草煎汁内服。

2）甘草 15 克，绿豆 60 克，水煎服。

3）连翘 12 克，甘草 9 克，绿豆 30 克，金银花 15 克，水煎服。

（3）接触性皮炎治疗：给予炉甘石洗剂外涂，出现丘疹、疱疹后用 3%硼酸液冷敷，而后涂以氢化可的松软膏或氟轻松药膏等，合并感染者加用抗生素治疗。口腔黏膜中毒后，可用硼酸或 4%碳酸氢钠冲洗。

4. 苍耳子中毒与解救

苍耳子中主要含苍耳子苷等，是一种细胞原浆毒，可损害心、肝、肾等内脏实质性细胞，并可因毛细血管渗透性增加而引起全身广泛性出血，同时可引起消化及神经系统功能障碍，常因呼吸中枢及循环衰竭而致死亡。中毒晚期因肝细胞严重破坏发生急性重型肝炎，最后肝昏迷而死亡。

【中毒表现】

轻度：只有头痛、恶心、呕吐、腹痛等。

中度：较为剧烈的头痛，倦怠无力，烦躁不安，嗜睡，肝大、黄疸、ALT 增高，广泛出血、尿少及排尿困难等。

重度：昏迷，强直性痉挛，呼吸、循环衰竭。

【急救处理】

（1）常规处理：排毒、解毒、对症治疗。

1）中毒后首先用 1∶5000 的高锰酸钾液洗胃，用硫酸镁导泻，内服甘草、绿豆水，并静脉输液，给予葡糖醛酸和大量维生素 C、维生素 B_1、维生素 B_{12} 等保肝药物。

2）出血时给予维生素 K 等止血剂，必要时输血。如有心力衰竭、肺水肿及尿闭者，应限制输液量。对症治疗。

（2）中药治疗

1）板蓝根 120 克，水煎，分 2 次早、晚服；或服绿豆甘草汤：甘草 30 克，绿豆 120 克，煎汤内服。

2）小野鸡尾草片，一次量可达 300～400 片。

3）鲜菊花苗根捣碎挤汁，每日 2 次，每次 4 大碗。

4）紫金锭，磨成稀浆，每次用半锭或一锭。

5）芦根 60 克，绿豆 30 克，金银花 15 克，葛花 9 克，甘草 9 克，水煎 2 次，将 2 次滤取之药液合在一起，每日早晚分服，连服 3～6 剂。

6）有胃肠道出血症状时，用甘草 30 克，远志 9 克，沙参 15 克，血余炭 9 克，三七粉（冲服）1.5 克，水煎 2 次，将 2 次滤取之药液合在一起，每 4 小时 1 次，2 次服完，连服 2～6 剂。

5. 马钱子中毒与解救

马钱子中主要含番木鳖碱（士的宁）和马钱子碱，两者均有大毒。超量易中毒，炮制及用法不当易中毒。中毒后主要作用于神经系统。番木鳖碱能阻止胆碱酯酶对乙酰胆碱的破坏，其兴奋作用可能是大量保存组织内的乙酰胆碱所致。番木鳖碱能使大脑皮质发生超限抑制，引起脊髓反射性兴奋的显著亢进和特殊的强直性痉挛，患者常因呼吸肌强直性收缩而窒息死亡。

【中毒表现】

先有颤抖，胸部有压迫感，知觉过敏，继则咬肌及颈肌抽搐，有时呕吐。痉挛时，神志清楚，脸部苦笑露齿，双目凝视，渐至呼吸痉挛，全身发绀，瞳孔散大，脉搏加快。中毒者受外界声、光、风等刺激，立即引起再度强直性痉挛，每次可持续几分钟。

【急救处理】

（1）控制惊厥与解毒

1）有效地控制惊厥，保护延髓中枢。立即将患者安置在黑暗安静的环境中，避免外界刺激引起反射性惊厥发作（避免声、光刺激，各种检查及治疗应轻，减少对患者的刺激）。尽快用中枢抑制药以制止惊厥，如苯巴比妥钠 0.1～0.3 克或安定 10～20 毫克，静脉注射；或用 10% 水合氯醛 30 毫升灌肠，呼吸抑制时暂停注射。

2）惊厥控制后，用 1∶2000 高锰酸钾液洗胃，洗胃后灌入 20% 药用炭混悬液 30 毫升，或通用解毒剂 15～20 克，或适量蛋清。

3）静脉注射葡萄糖盐水等或放血后再输血，促进有毒物质排出。

（2）中药治疗

1）香油一盏加白砂糖适量，混匀灌服。

2）甘草 120 克，煎汤即服。每小时 1 次，可连服 2～4 剂。

3）轻度痉挛，用肉桂 9 克，煎汤内服；或黄芩 60 克，水煎服。

4）惊厥严重，可用蜈蚣 3 条，全蝎 6 克，研末，1 次冲服；或朱砂 1.5 克，用黄酒先冲服；或用僵蚕 9 克，天麻 12 克，全蝎 9 克，钩藤 9 克，天南星 9 克，甘草 12 克，水煎 2 次，合在一起；每 6 小时 1 次，2 次服完，或蝉蜕 30 克，天南星 6 克，天麻 6 克，全蝎、僵蚕各 7 个，水煎服。

6. 雷公藤中毒与解救

雷公藤是卫茅科野生植物，根皮、茎干、叶、花及嫩芽均有毒性，其毒性成分主要是雷公藤碱等 5 种生物碱及卫茅醇、雷公红等。雷公藤的叶、根供药用，服用过量可引起急性中毒。内服中毒致死量：嫩芽 7 个，根皮 30～60 克。含雷公藤的中成药制剂目前广泛用于风湿性关节炎、类风湿关节炎、慢性肾炎、肾病综合征及某些结缔组织病之中，由于其中毒量与治疗剂量较为接近，以及个体差异等方面的因素，雷公藤中毒临床常有出现，宜中西医结合处理。

【中毒表现】

雷公藤中毒以剧烈腹痛、指甲青紫等为主要临床表现。胃肠道刺激症状：心窝不适、头昏头晕、恶心呕吐、腹痛腹泻；神经系统症状：眩晕、头昏头痛、全身疲乏、肢麻肌痛、痉挛甚而抽搐；循环系统症状：胸闷、心悸、心痛、气短、血压下降、心跳减弱、心律不齐、紫绀、体温下降、休克。中毒后期将引起心、肝、肾损害，发生急性肾衰竭等，浮肿、腰痛、尿少，严重时可出现尿毒症而致死。重症中毒者可在 24 小时内死亡。如能度过 5 日，预后较好。

【急救处理】

（1）急性中毒抢救

1）及时洗胃、催吐，尽量减少毒物的吸收。

2）用浓茶或蛋清保护胃肠黏膜。

3）输液，纠酸，对症支持疗法：抗休克、抗感染、给氧、强心等对症处理，注意水、电解质平衡，警惕急性肾衰竭的发生。

（2）中药治疗

1）凤尾草 90 克，田螺 60 个，鲜乌桕嫩芽 10 个（或根皮 90 克），捣烂取汁内服，或鲜凤尾草 500～1000 克煎水内服。

2）金粉蕨叶 120 克，捣成糊状，纱布包裹，在 300 毫升冷开水中绞取其汁内服。

3）取枫杨嫩枝一握，洗净，捣碎，滤汁口服。每次约 50 毫升。

4）新鲜鸡血、鸭血、羊血 200～300 毫升或兔的胃黏膜浸出液内服。

5）鲜萝卜汁 120 克，内服；或鲜韭菜汁 200 克，顿服。

6）绿豆 120 克，甘草 30 克，水煎，顿服。

7）莱菔子 250 克煎汤至 200 毫升顿服。

（3）中药灌肠：患者出现尿少、浮肿、心悸头晕、气促、恶心呕吐，甚至尿闭神昏抽搐等气机瘀滞，湿毒内阻的危重病症时（急性肾衰竭），可用中药保留灌肠。

1）大黄、槐花、崩大碗各 30 克，水煎至 300～350 毫升作保留灌肠，每日 1 次。

2）生大黄 15～30 克，附子 9 克，生牡蛎 60 克，水煎至 150～200 毫升作保留灌肠，每日 1 次。

3）大黄、黄芪各 30 克，红花、丹参各 20 克，制成中药结肠灌注液，成人每次用 100 毫升，加入 5% 碳酸氢钠 20 毫升，加温至 38℃后，通过肛管作结肠灌注，每日 6 次。

（4）高热神昏的处理

1）安宫牛黄丸、至宝丹、紫雪丹其中 1 种，每次 1～2 丸，口服或鼻饲，每日 2 次。

2）醒脑静注射液 10 毫升加入等渗葡萄糖注射液 60～100 毫升中，静脉滴注，每日 1～2 次。

四、"痹痿统一论"的理论及其临床意义

李济仁先生首创"痹痿统一论"。痹证与痿证常难泾渭分明，有谓"痹证均有疼痛"，李老认为其实不然；有曰"痿证一般不痛"，李老亦指出与事实有异，且举《汪石山医案》中治愈一例"痛痿"为证；并首次提出"痹痿辨脉""从脉论痿"等独特见解，将脉象作为诊断痿证的一个重要参考指征。常用寸口诊脉与遍身诊脉区别痹、痿，通过辨脉可察感为何邪所犯及邪之浅深、病之转归，选择脉位对比结合病变外观、患部感觉等辨证分析。李老更强调，痹痿可分但不可强分，两者常同病或转化，痹证日久常可转化为痿证，痿证挟实邪又常见痹之证候，每每相互错杂。痹痿两证病位虽均为肢体筋脉的病症，都表现出皮、肌、脉、筋、骨的症状，且证候相类，诸如皮痹与皮痿、筋痹与筋痿等；病因病机上，体质内虚是痹痿的共有因素，风、寒、湿热等六淫邪气客袭，由不达致不荣是痹痿的共同病机，痹久成痿是痹痿病变的发展规律；治则治法上，都存在以通法祛其邪、补法扶其正，辅以外治等共同治则，而舒筋通络、培补肝肾是痹痿两病的共同有效治法。故他强调指出痹痿同病可合而论治。他通过长期临证，终于对明代新安医家吴崑"痹痿合论"给予认同并做出了新的诠释，指出痹久可现痿证，痿证夹实，每又可现痹证的部分症状。又经进一步深研，从病位、病因病机、辨证论治三方面，率先在国内系统地提出了"痹痿统一论"的观点。尤可贵之处，李老强调无论痹痿同病或由痹转痿，素体阴虚乃潜在之病根，治当以培补肝肾为主。另对进行性肌营养不良症所致痿病，他不赞同常医主张少活动的看法，认为一定要适当做有氧运动；另相当多的医生认为，痿证与遗传因素有关，他发现该病不完全属遗传性疾病。这些独特新见均极有实用价值。

李老指出：痹证和痿证是临床上常见、多发并严重影响健康的疾病。早在《黄帝内经》一书中，就有两病的记载。《素问》各设专篇，较系统地论述了两病的病因、病机、症象、辨证、治疗原则、治法及预后。《黄帝内经》虽有痹、痿分论，但历代典籍，亦见痹、痿合称之处。古代文字学著作，如《说文解字》称："痹，湿病也。痿则称痹疾"，即认为痿属痹的范围。《汉书·哀帝记》注痹痿之意，称"痿亦痹病也"。历代医学文献也常痿、痹并称，并有痹证传痿之说。如《素问·玉版论要》云："搏脉痹躄。"《太平圣惠方》专载治痹痿方。《儒门事亲》有痹证传痿之说的记载："肌痹传为脉痿，湿痹不仁传为肉痿，髓竭足躄传为骨痿。"明代张璐《张氏医通》、吴鞠通《医医病书》、曹伯人等的医案均见痹痿合称之论。

考之临床，相当于中医痹证范畴的进行性系统性硬化症、皮肌炎、类风湿关节炎等病，以及相当于痿证范畴的多发性神经炎等病，都同时表现出痹、痿两证的特征。鉴于两证在病位、病因病机、辨证施治等方面多有相同，症象也错杂互见，难以截然分开，历代医籍虽见有痹痿合论，但均不全面，故详于分辨，明察错综，方可有效地指导临床辨证施治。

（一）痹证、痿证的概念及范畴

从古至今，多数医家及医书称痹、痿为"痹病（或证、症）"和"痿病（或证、症）"。

1. 痹证的概念及范畴

李老在《痹证通论》一书中，概括古医籍"痹"字的含义主要有四：

一指病名。痹作为病名，即痹证。有广义、狭义之分，前者是一切痹的总称，泛指病邪闭阻肢体经络气血和脏腑所致的各种痹证，包括肢体痹、脏腑痹、食痹、喉痹、耳痹、胸痹、血痹等；后者是指人体营卫失调，风、寒、湿、热等外邪侵袭人体，或日久正虚，内生痰浊、瘀血、郁热，正邪相搏，使肌肤、血脉、筋骨、关节、经络闭阻，气血运行不畅、失于濡养，以肢体疼痛、酸楚、重着、麻木、肿胀、屈伸不利或红肿灼热，甚则僵直变形，累及脏腑为主要临床表现的一类疾病总称，包括肢体痹和脏腑痹。

二指体质。是指不同体质的人，具有易罹患不同类型之痹证的内在倾向性。如阳气少阴气多的寒盛体质者，易患寒痹；素体阳气偏盛，内有蕴热或痹证日久，缠绵不愈者，或"脏腑经络，先有蓄热，而复遇风寒湿气客之，热为寒郁，气不得通，久之寒亦化热"（《金匮翼》），则易患热痹。

三指症状或感觉。如喉痹指发不出声音、耳痹时听不清声音等。

四指病因病机。痹作为病机，表示脏腑气机郁闭或经络气血阻闭不行。所谓"痹者，闭也，以血气为邪所闭，不得通行而病""五脏六腑感于邪气，乱于真气，闭而不仁，故曰痹"。现代医学所称的风湿热、风湿性关节炎、类风湿关节炎、强直性脊柱炎、硬皮病、皮肌炎、大动脉炎、骨性关节炎、坐骨神经痛、肩周炎、系统性红斑狼疮等，相当于痹证。

本章所述，重在肢体痹，《金匮要略·中风历节病脉证治》所称之白虎历节，以及《慎斋遗书》所称之鹤膝风等，均属此范畴。

2. 痿证的概念及范畴

痿作为症状，表现为软弱无力或萎缩，甚至功能丧失。痿作为病名，即指痿证，是指筋脉弛缓，软弱无力，不能随意运动，甚则肌肉萎缩的一类疾病。痿证也有广义与狭义之分，前者包括肢体痿、阳痿、肺痿等，后者仅指肢体痿而言。现代医学所称的重症肌无力、肌营养不良、急性脊髓炎、周期性瘫痪、多发性神经炎、小儿麻痹病等，相当于痿证。

本章述及的肢体痿，因其以下肢痿废为多见，故又称之为"痿躄"。躄就是下肢软弱无力，不能步履之意。明代龚廷贤的《寿世保元》称之为"软风"。

（二）痹证与痿证合论的基础

1. 体质内虚是患痹证、痿证的共有因素

历代论患痹证、痿证之内因，多从虚而论，认为致痹成痿的主要原因是正气不足。医籍记有"元精内虚，三气所袭，不能随时祛散，流注经络成痹"。张景岳说："痿……则又非尽为火证……因此而败伤元气者亦有之。元气败伤则精虚不能灌溉，血虚不能营养，亦不少矣。"痿证之虚多是阴血不足，肺热叶焦，《黄帝内经》皆言五脏虚热，张介宾则认为痹证总由真阴虚脱。他说："诸痹者皆在阴分，亦总由真阴虚弱，精血亏损，故三气得以乘之而为诸证。"所以阴虚是痹证、痿证共有的潜在发病因素。

2. 淫气客袭由不达致不荣是痹证、痿证的类同病机

邪气客袭，指痹证主要是人体遭受风、寒、湿、热等邪气的侵袭，并各以其时而重感。外伤瘀血也是患痹证的一个因素，其病理机制为外邪痹阻，客于五体，气血壅滞而不达，营卫之气不能和调于五脏，洒陈于六腑，脏腑不荣而内舍之。

内热成痿是病之本。然《证治汇补》记有"痿夹标"，所夹有湿热、痰湿、血瘀、食积、痢后痿等。《景岳全书》说："有渐于湿，以水为事，发为肉痿。"《症因脉治》记有外感痿病，并分别列风湿痿软、湿热痿软、燥热痿软等，以症、因、脉治分述，颇为详尽。《叶选医衡》说："夫皮毛筋脉三痿为内因，而骨肉二痿又属外感。"《医学入门》提出"五痿旺时病易安"，随各症旺月调补则易。《儒门事亲》曰："痿之作也，五月、六月、七月皆其时也。"可见淫气客袭，发病各应其时，气血壅滞不达，精血不能灌溉营养，脏腑不荣，实为导致二病之类同病机。

3. 痹久成痿是痹证、痿证病变的发展规律

体质因素是决定痹证、痿证型的内在条件之一。阳气多，阴气少，病气胜相类同。痹久成痿是从病程长久方面说明二病的统一基础。《证治汇补》谈痹久成痿说："虚之所至，邪必奏之。邪入皮肤血脉，轻者易治。留连筋骨，久而不痛不仁者难治。"辨其病则始所感淫气以湿热为同。当见肌肉痿弱，瘦削枯萎之时，病已久矣。邪入五体，久则内舍五脏。五体痹、五脏痹，与痿躄、筋痿、肉痿、骨痿、五脏痿等以病入部位分类，二者是一致的。

医籍中记有：痿躄之病，为热邪久留，津液消耗致肺叶枯萎。肉痿为久居湿地而成。

也可以这样理解：大的经脉空虚，发为肌痹，最后变成脉痿；骨髓空虚致骨痿，是肾水不能胜火，煎熬日久而成；筋痿是内伤精气所致；五体痹是指邪气侵入皮、肉、脉、筋、骨，经脏之俞腑入五脏六腑，均是病邪久稽肌表，然后内舍五脏六腑，成脏腑痹病。从以上发展的一般规律，不难看出久痹成痿的含义。

4. 治则与治法的共同性

治痿独取阳明。《三因极一病证方论》曰："诸治痿法，当养阳明与冲脉，阳明主胃，乃五脏六腑之海，主润宗筋，束骨以利机关。冲脉者，诸经之海，主渗灌谿谷，与阳明合养于宗筋，会于气冲，属于带脉，络于督脉……治之，各补其荣而通其俞，调其虚实，和其逆顺，致筋脉骨肉各得其旺时，病乃已矣。"

李老在《痹证通论》中提出治疗痹证的主要治则，治痿亦常用之。其法则是以"通"为主，但多配以外治法。该法可直接对病灶发挥作用，然久病不得捷取，宜用综合方法。内服药主"通"与"补"，辅以外用药、针灸、推拿、按摩、自身功能锻炼等。通法可去其邪，补法可扶其正。这是痹证、痿证的共同有效治法。

（三）痹证与痿证的鉴别

从历代医籍论述可知，痿证发作可因久痹而致，痹、痿可分但不可强分，二者常同病或转化。

李老认为，可通过病变外现的形、色变化，寸口脉与遍身诊脉选择脉位的比较、患部的感觉及对各种刺激的反应来辨证分析。

1. 对痹证、痿证疼痛的认识

有谓："痹证均有疼痛"。其实不然，疼与不疼主要反映所受淫气与病位之不同，与邪正关系相关。《素问·痹论》说："痹，或痛，或不痛，或不仁，或寒……痛者，寒气多也，有寒故痛也。其不痛不仁者，病久入深，营卫之行涩，经络时疏，故不通，皮肤不荣，故不仁。"又如肌痹有"肌肤尽痛"，也有"在于肉则不仁"的相异症状。

有曰："痿证肢体关节一般不痛"，此也不尽然。《橘泉传》示痿亦有痛。《汪石山医案》就成功治愈一例"痛痿"，并说"人只知痹痛而痿不痛，但此案由于热多筋急而作痛"。《慎斋遗书》有记，"痿有风痿之别，痛则为风，不痛则为痿""盖痛为实，不痛为虚"。可见古籍中关于痿病见痛的记载，每常有之。

2. 痹证、痿证脉象的诊察

《明医指掌》论痿证之脉时说："痿因肺燥，脉多浮弱，寸口若沉，发汗则错，足痛或软，专审于尺，滑痰而缓，或沉而弱。"《素问·邪气藏府病形》说："肺脉微缓为痿……脾脉缓甚为痿厥，微缓为风痿……肾脉微滑为骨痿……"医籍记有"风湿寒气，合而为痹。浮涩而坚，三脉乃备。诊其自微涩在寸口，而关上小紧血痹也"。总之痹证、痿证辨脉，应注意诊脉方法。李老曾用寸口诊脉与遍身诊脉，选择脉位对比诊断痹证、痿证，通过辨脉，可察知所病为何邪、邪之浅深、病之转归，并识别痹证、痿证。

3. 肌肉萎缩辨证

痹证后期，由于肢体关节疼痛，不能运动，肢体长期废用，亦有似痿证之瘦削枯萎。应注意肌肉萎缩的部位、程度、局部形色、运动障碍等情况，综合分析以辨痹证、痿证。

4. 筋脉拘急与弛缓

《景岳全书》引证《素问》句而论痿证云："经曰湿热不攘，则大筋緛短，小筋弛长。緛短为拘，弛长为痿。此《黄帝内经》言筋病之概，乃举隅之谈，以启人自反耳。"有言痿多肢体筋脉弛缓，痹多筋脉拘急，亦未必然，当知于痿痹之外，瘰疬等病亦有拘急、弛长者。应得《黄帝内经》之意，以分辨寒、热、燥、湿、虚、实。

5. 痹证、痿证的病位

痹证的范围相当广泛。按其病变部位，则分为皮、肌、筋、脉、骨五体痹。有关痹证临床表现的阐述，《素问·痹论》记载：皮痹表现为"在于皮则寒""为不仁""隐疹"；肌痹表现为"肌肤尽痛"；筋痹表现为"筋挛节痛，不可以行""胁满""屈不伸"；脉痹表现为"血凝而不流""骨痛""骨重不可举，骨髓酸痛""卷肉缩筋，肋肘不得伸"。

对于痿证的阐述，历代医书记载不少，然而均未逾越《黄帝内经》之藩篱，即将痿证分为皮、肌、筋、脉、骨五痿。其中皮痿表现为"皮虚弱急薄"，脉痿表现为"枢折挈，胫纵而不任地"，肉痿表现为"腰脊不举""精时自下""坐不能起，起则目无所见"。

综上所述，痹、痿两证虽名殊，但是病位相仿，都是表现于皮、肌、筋、脉、骨的症状，而且病症多有相同，诸如皮痹与皮痿、筋痹与筋痿等。

6. 痹证、痿证的病因病机

疾病的发生总是由一定因素所导致的，而疾病一旦形成，就必须依一定的发展演变规律。痹证、痿证也不例外。

（1）营卫不和：营气属阴而"营行脉中"，卫气属阳而"卫行脉外"。营气和卫气协调运行，不失其常，则"分肉鲜利，皮肤柔润，腠理致密"。若禀赋营阴不足，则卫阳失去濡养而不固，营卫不和，皮毛空疏，腠理不充。此时稍有不慎，冲寒冒雨，或居处卑湿或露卧当风，则外邪乘虚而侵袭人体，痹着经络，遂致气血运行不畅，发为痹证；或体失濡养，而发为痿证。即所谓"营气虚则不仁，卫气虚则不用，营卫俱虚则不仁且不用"。巢元方亦云："人腠理虚者，则由风湿气伤之，在于肌肉之间，血气不行则不宣，真邪相击，在于肌肉之间，故其肌肤尽痛……若伤诸阳之络，阳气行则迟缓，而机关弛纵，筋脉不收摄，故风湿痹而复身体手足不随也。"总之，营卫不和，轻则致痹，重则致痿。

（2）气血不足：气主温煦，血主濡润，五脏六腑、四肢百骸、肌肤筋骨，皆赖气血之温养才得以发挥正常的生理功能。若机体失血未复，或久病不愈，耗伤气血；或产后血虚；或劳累过度暗耗气血；或脾胃虚弱，气血生化不足，则会导致气虚失于温煦，难以充泽腠理。血虚而上下内外经脉俱虚，百体不受气血温养则发为痿证；气血虚则外邪随乘而发为痹证。正如《黄帝内经》所云："血气皆少则无毛，有则稀枯悴，善痿厥足痹。"

（3）脏腑功能失调：藏于体内的肝、心、脾、肺、肾五脏，必有形于外。五脏的生理功能正常，则五体得养，筋骨健强，肌肉满壮。若七情内伤，劳逸过度，或饮食不节等将会影响脏腑功能，使脏腑气血阴阳偏盛偏衰，机体的平衡健康状态不能维持，则可发生痿证；外邪随虚而入，或内生毒邪，则可发生痹证。

1）肝与痹痿：肝为藏血之脏，调节着全身的血液分布；主疏泄而调和畅达全身气机，推动血液和津液的运行；肝在体合筋，主全身肌肉关节的屈伸运动。"食气入胃，散精于肝，淫气于筋"，筋赖肝血滋养，肝血充足，肝气调达，则筋膜得养，肢体活动轻健自如；若魂伤恼怒，肝郁火旺，耗伤阴血，筋失濡滋，则肢体不荣而成痿，即"肝气热……发为筋痿"；或不荣则痛，筋痛麻木，屈伸困难，痉挛拘急发为痹；或再感外邪，而"风寒暑湿之邪入于肝，则名筋痹"。

2）脾与痹痿：脾与胃为人后天之本，共同主管食物的消化、精微的吸收输布和饮食、糟粕的传送，为气血生化之源。全身的肌肉、人体的四肢有赖于精微物质的供养，才能维持其正常的功能活动。若饮食不节、嗜食膏粱厚味，或思虑过度而伤脾；或素体脾弱，致脾失健运，清阳不升，精微不布，四肢不充，日久则肢废不用。如《素问·太阴阳明论》云："四肢皆禀气于胃，而不得至经，必因于脾，乃得禀也。今脾病不能为胃行其津液，四肢不得禀水谷气，气日以衰，脉道不利，筋骨肌肉，皆无气以生，故不用焉。"这里指出了痿发于脾胃的病理机制。此外，脾气不足，营卫之气因之生化乏源，卫气不能温煦肌肉腠理，充泽皮肤，六淫之邪乘虚袭入肢体，也可发为痹证。如华佗云："脾者肉之本。脾气已失，则肉不荣；肉不荣则肌肤不滑泽；肌肉不滑泽，则腠理疏，则风寒暑湿之邪易为入，故久不治则为肉痹也。"另则，脾为温土之脏，喜燥恶湿。脾不健运，则水谷不化，反生湿痰，湿痰内生，最易招引外湿侵袭人体，阻闭经络，气血循行不畅而发痹证。

3）肾与痹痿：肾主藏精，精能生髓。人体腰以下为肾所主，只有肾中精气充盈旺盛，才能滋养骨骼使之强壮。若素体不惜，嗜欲无度，或禀赋不足，精伤气耗，髓乏化生之源，则骨骼失其滋养而骨软无力，且以两下肢为多见。"冬三月，此谓闭藏……逆之则伤肾，春为痿厥"就说明了肾精流失而致痿的病机。另一方面，外邪可随虚而乘袭人体，发生痹证。正如龚信所云："由元精内虚，而为风寒湿三气所袭，不能随时祛散，流注经络，入而为痹。"现代医家朱良春先生根据多年实践，亦认为痹之邪入机体与肾关系至为密切。因肾为一身阳气的根本，"卫出于下焦"，卫阳益疏，屏障失调，邪气乘虚而入，而机体无力抗争，祛之外出，因此阻碍气血阴阳对肌肤筋骨的温煦濡养，正虚邪滞，发为痹证。

4）肺与痹痿：肺为主气之脏，调节着全身的气机，其位居于上焦，为华盖之脏，"上焦开发，宣五谷味，熏肤、充身、泽毛、若雾露之溉"。肺在体合皮，肌表是人体抗御外邪入侵的屏障，卫气循行其间，肺主气属卫，因此肺司其气。肺主持治节则腠理皮肤固密，抵御外邪侵袭的能力就强；反之，因久病重病或过度悲伤导致肺气耗伤，则气不布津，水谷精微亦不能被布散到肌表，四肢百骸失于濡养而发为痿躄。正如吴氏云："肺主气，气者万物之父，肺者五脏之天，所以出纳天地冲和之气，而百骸资始者也。肺病百骸失其天，而无以资始矣，故令人手足痿躄。"肌表因气虚而防御外邪能力下降，六淫外邪因之而袭入人体，阻闭经络血气而发痹证。若素体阴津亏乏，虚火上炎，或七情内伤，情怀不畅，郁火内生，热邪内炽，灼津耗液，致肺热叶焦，无津以布，亦发痿躄。如清代费伯雄所云：

"诸痿起于肺。肺气空虚，金不伐木，肝火郁结，大筋短缩，小筋弛长，故成痿症。"

（4）外感六淫邪气：六淫之邪不仅可致痹，而且可以导致痿证的发生。如李杲云："盖湿热相搏，而风热郁而不得伸，附着于有形也……或生痿，或生痹。"邪之袭人，经络阻闭，气血运行则为之不畅甚或不通则痛，而发为痹证；或气血运行不通肢体失却濡养，则发为痿证。

1）外感风寒湿：若居处卑下潮湿，或涉水淋雨，或气候变化，冷热交错，长期反复如此，则风寒湿之邪侵入机体，经络为邪郁闭，气血因之运行不畅，邪着不解，痹证乃发；或肢体失却气血濡养，发生痿躄。六淫为痹证的病因，这已成为众医家的定论。而六淫为痿证的发病原因，今人提之甚少，其实除《黄帝内经》所云湿热之邪致痿外，秦皇士在《症因脉治》和张锡纯在《医学衷中参西录》中亦都明确指出风、寒、湿、热是致痿之因。

2）外感湿热：雨湿淫溢，湿邪侵入人体，郁久化热，湿热交阻，经络气血运行不畅，形成湿热痹；或邪气蒸脾，流于四肢形成湿热痿。

饮食不节，或饮食辛辣肥甘，损伤脾胃，酿湿化热，浸淫经脉，水谷精微不得输布至四肢百骸，而致肢体失却濡养，症成痿废。如明代方谷云所云："痿之一症全在湿热……热伤于气，在气不能舒畅其筋，故大筋软短而为拘挛者矣。湿伤其血，则血不养筋而筋不束骨，故小筋弛长而为痿弱者矣。"

（5）七情失调：喜、怒、忧、思、悲、恐、惊七种情志变化，是机体对外界事物刺激的正常反应，但过度或长期反复的某一情志变化，却会影响相应脏腑的气机，影响人体的正常生理平衡状态。同样，七情失调也是痹证、痿证的原因或诱因。"凡人七情过用，则亦能伤脏气而为痹""神伤思虑则肉脱，意伤忧愁则肢废，魂伤悲哀则筋挛，魄伤喜乐则皮槁，志伤盛怒则腰脊难俯仰"。李中梓亦说："惟喜怒劳色，五内虚耗，使皮肤血脉肌肉筋膜骨髓无以运养，故致痿躄。"诸说均认为痹证、痿证可因情志失常而发生。

（6）痰浊、瘀血：都是机体在致病因素作用下的病理产物，又可成为新的致病因素作用于机体，使机体发生新的病理变化。由于饮食不节，或过食生冷、膏粱厚味，或饥饱无度，损伤脾胃，水谷不得生化为机体所需的精微物质，反而聚湿生痰；或疾病日久，邪阻络脉，气血津液运行不畅；或因正虚，气血津液运行迟涩，痰瘀内生；或跌仆内挫外伤、术后产后等导致瘀血停留体内。一旦体内痰、瘀形成，则滞留局部，机体抗御外邪的功能愈趋低下，易感外邪，从而痰瘀与外邪交结，内外相援而导致痹证的发生；或肢体因痰瘀的阻碍而失于气血津液的濡养而发生痿证。李中梓论痿说："血瘀痿者，产后恶露未尽，流于腰膝，或跌扑损伤，积血不消，四肢痛而不能运动。"赵氏对痿证的治疗也证明痰瘀为致病因素。此外在痹证、痿证程中，尤其是久痹、久痿的致病因素和脏腑功能的失调均可产生痰和瘀而使痹证、痿证夹痰夹瘀，故如痹证日久不愈，必有湿痰败血，瘀滞经络。

近年来随着医学科学的发展，进一步证明痹证、痿证存在着共同的病理基础。有人从72例格林-巴利综合征（GBS，相当于中医的痿病）甲皱微循环观察到：GBS急性期患者全身微血管痉挛，口径变细、袢数减少、畸形增多、长度缩短而血流缓慢，红细胞聚集，提示微循环障碍是GBS的病理改变的重要原因之一，也就是说痿证存在瘀血的病理；有学者采用红外热相仪，观察到矿泉浸浴后类风湿关节炎患者热相图中甲皱温度低于正常人，提示微循环障碍，这说明痹证也存在着瘀血的病理基础；现代医学所称的循环免疫复合物等概念，类似于中医病理学中所称的痰浊概念。诸如此类报道较多，也说明痹证、痿证均存在着痰浊、瘀血等病理因素。

不仅营卫不和、气血不足、脏腑功能失调、七情失调、外感六淫及痰浊、瘀血等在痹证、痿证发病中各有作用，同时，人是一个有机的整体，不仅生理上脏腑气血营卫密切相关，病理上亦相互联系。气血不足、外感六淫可致营卫不和、七情不调，进而导致脏腑功能失常，而脏腑功能失调又可致气血不足、痰浊瘀血内生，痰浊、瘀血又可夹杂在痹证、痿证的过程中，其病机常复杂多变而非单一。

对于痹证来说，非感受六淫而不为病，外感六淫在痹之发病中占重要的作用，风、寒、湿、热均是常见的致病因子。由于人之禀赋不同，遗传易感性有异，脏腑偏盛偏衰有别，因而不同的人感邪后会发为不同的痹证。然"邪之所凑，其气必虚""风雨寒热不得虚，邪不能独伤人"，营卫不和、气血不足、脏腑功能失调是其发病的内在因素。从总体上看，痹证以外感六淫、正虚不足为多见，痹久者才以正虚为著，但仍存在邪毒因素。病变所涉及的脏腑以肝、脾、肾为主。

对于痿证来说，以湿热淫邪致痿较多，而且非外感六淫也可致病，其强调的更是内因的作用。痿证的本质是体失濡养，肢体营养的供奉全赖内脏的化生，所以脏腑功能失调、正气虚羸是痿证的主要病机，病变涉及的脏腑又以肺、脾、肝、肾为主。

痹、痿两证共同的病理特点均以正虚为本，常是内、外因相合所致。脏虚是两病的内在因素和根本原因；外感六淫是其外在条件；气血不足、营卫不和、痰浊瘀血既是致病因素，又是病理结果；七情不和是影响内脏功能的直接原因。

（四）痹证与痿证的辨证论治

1. 辨病

痹证以肢体、关节、筋骨及肌肤的疼痛、酸楚、重着、麻木、活动障碍为主要临床表现，各痹的共同特点表现为不同程度的疼痛和肢体活动障碍。痹证呈反复发作和渐进性发展，病程一般比较缓慢，多数患者起病并不明显，部分患者开始发热、咽红痛、口渴、汗出、全身不适、脉数，继之出现关节症状。疾病的发展常由外而内、由表入里。

痿证以肢体软弱无力、功能活动障碍、肌肉萎缩为主要临床表现，各痿均以软弱无力为特征。内因引起的痿证，常形成缓慢，多逐渐发展成肢体的痿软消瘦；外因引起的，则起病急，常突然出现肢体痿废，且多见于温热病中或病后。

痹证和痿证之间，一般都以有无肢体疼痛作为鉴别要点。痛者为痹，不痛为痿。清代医家翁藻云："痿病手足痿软而无力，百节纵缓而不收，通身不痛。痹病通身肢节疼痛，或四肢拘急。"但是痹和痿都是筋脉皮骨肉的病变，二者的临床表现常相互错杂，难以截然分开。痹证过程中可见有痿证之症，如清代沈金鳌云："痹本气闭不通，或痛或痒，或手足缓弱。"《中藏经》亦说："肉痹之状，其先能食而不能充悦，四肢缓而不收持者是也。"临床所见类风湿关节炎患者，日久气血渐耗，痰瘀深痼，不仅表现为关节的疼肿，还见有肢体关节的无力、肌肉软弱萎缩等症。再如坐骨神经痛，多同时并见下肢无力，久则肌肉萎缩等症。再比如皮肌炎疾病，在表现肌肉疼痛为主症时，也见有肌肉无力。有人在对32例皮肌炎患者的中西医结合治疗中，观察到肌无力最普遍，约占59%，且40%的患者有肌萎缩。另有 135 例皮肌炎报告，发现肌无力占 74.8%，肌痛占 69.63%。

痹证日久也可以转为痿证，《圣济总录》云："痹害于身其为疾也，初若无足治，至其蔓而难图，则偏废弗举，四肢不随。"金代张子和亦说："肌痹传为脉痿，湿痹不仁传为肉痿。"另一方面痿证也可以见痹证症状，如多发性神经炎表现为肢体远端弛缓无力、肌肉萎缩的同时亦见有疼痛。以药测证，痹、痿两证存在着同样的病机，如用马钱子散，既可治愈痹证，也可用以治愈痿证。

2. 辨证

痹与痿相比较而言，痹多实，痿多虚；痹必有风寒湿侵袭才成，痿非外感亦可致；痹多寒而痿多热；痹多湿而痿多湿热。痹合痿病多为病情加重，有正虚存在；痿合痹病多夹实邪。二病初起多为邪实，久则正虚，或久病入络，湿聚为痰，血涩为瘀，而成虚实夹杂之候。

3. 治疗

一般而言，治痹以攻法为多，而治痿补法多用。痹证的治疗应根据正邪的盛衰、标本的缓急及邪之偏盛而采取先攻后补，或先补后攻，或攻补兼施，以及急则治其标祛邪为主，缓则治其本扶正为主的原则。具体治法：祛邪常用祛风、散寒、利湿、清热、化痰、祛瘀等法；扶正常用益气血、补肝肾、健脾胃等法。舒筋通络则为通用治法。

痿证的治疗应分清外感与内伤，确立祛邪与扶正法的使用。再者，应辨明脏腑病位，有的放矢地用药，尤其是注重从肺、脾胃调治。肺是水之上源，职司治节，其功能若雾露之溉，润养他脏；而胃为阳明，是"五脏六腑之海，主润宗筋，宗筋主束骨而利机关"。

由于痹证和痿证的病位、病因病机等多方面有相同之处，因此临床治疗也多有相通。比如舒筋通络之法，不仅用于治痹证，也常用治痿证，因为经络是气血循行的通路，经络闭阻乃痹证病机，而痿证肢体活动减少，经络易于瘀滞或积血不消，影响气血的运行，可致筋骨失却濡养，关节不利、肌肉萎缩。"治痿独取阳明"是强调从脾胃着手，或健脾胃，或清湿热以治痿，并重视脾胃功能的健运，时时顾护胃气。而治痹也要重视治脾，因为无论风、寒、热邪都需夹湿邪方可致痹，而风可骤散，寒可速温，唯以湿邪害人最痼，脾虚生内湿最易招引外邪入侵，攘外必先安内，治湿必治脾。因此前贤认为"风寒湿痹虽证在经络……补气以培脾虚……乃治本之法"。治痿常用滋阴润肺法，而吴鞠通治痹的一个显著特点就是重视治肺。因此，治痹多用风药，治痿不拘于用风药。补益肝肾则是治痹、痿的共同法则。痹、痿常同时为患或转化，则必须治痹不忘治痿，并防其转为痿，而治痿的同时亦不忘治痹。兹将痹、痿的分型论治简述如下。

（1）湿热型

痹证表现：关节或肌肤疼痛，得冷稍舒，局部红肿灼热重着。

痿证表现：肢体痿软，身体重着，或麻木微肿，足胫热气上腾，首如裹，面胕肿。

共同表现：发热，口渴饮不多，烦闷不安，小便黄赤，舌质红，苔黄腻，脉濡数。

治则：清热利湿，通利经络。

方药：二妙丸加味（根据邪之偏盛而加味应用）。

（2）风湿型

痹证表现：关节肌肉酸痛，重着无定处，肌肤麻木不仁，恶风。

痿证表现：小筋弛长，手足瘫痪，痿弱不能举动，皮肤不仁，关节重痛。

共同表现：舌质淡红，苔薄腻，脉浮缓。

治则：祛风除湿。

方药：风湿痹用羌活胜湿汤；风湿痿用苍防五皮饮。

痹证常是风寒湿复合致病。其风胜者，以关节游走性疼痛为特点，用防风汤；湿气胜者，以关节重着而痛为特点，用薏苡仁汤；寒气胜者，以关节疼痛剧烈为特点，用乌头汤；风寒湿之气偏胜不明显者，用蠲痹汤。在此基础上再根据病变的部位，分别加用引经药以增强疗效。

（3）燥热型

痿证表现：手足痿软，不能行动，口燥唇焦，皮毛干枯，脉洪大而数。舌质红，少苔，脉细数。

治则：滋阴润燥。

方药：滋燥养荣汤。

单纯的燥热痹证较少见，但热痹或日久化热者可表现为燥热阴虚证。

（4）气血两虚型

痹证表现：关节肌肉酸痛无力，时轻时重，活动后加剧，病程较久。

痿证表现：病后或产后失血后，肢体痿软无力。

共同表现：体质瘦弱，面色萎黄，气短乏力，头眩自汗。舌质淡，苔薄白，脉细。

治则：补血益气。

方药：八珍汤。

（5）肝肾亏损型

痹证表现：关节肌肉疼痛甚或变形，筋脉拘急，屈伸不利，肌肤麻木不仁，形体消瘦。

痿证表现：起病缓慢，下肢痿软无力，甚至步履全废，腿胫大肉渐脱。

共同表现：腰膝酸软，头晕目眩，发落耳鸣，遗精遗尿，月经不调，舌红少苔，脉细。

治则：滋补肝肾，强筋健骨。

方药：虎潜丸。

（6）脾胃虚弱型

痹证表现：关节肌肉疼痛肿胀，全身乏力，四肢困倦，纳食不馨，面色萎黄，舌质淡或胖嫩。

痿证表现：肢体痿软无力，食少，腹胀，便溏，面色萎黄无华，气短，神疲乏力，舌质淡，苔薄，脉细。

共同表现：四肢乏力，食少，面色萎黄，气短，苔质淡，脉细。

治则：健脾益气，化湿和中。或补益脾胃。

方药：芪术苡苓汤。或参苓白术散。

（7）痰瘀型

痹证表现：久痹，肌肉疼痛，痛处不移，关节肿胀变形，屈伸不利，肌肤紫暗，痰核硬结。

痿证表现：久痿，肢体痿软无力，肌肉萎缩，肤有紫斑。

共同表现：外伤史，舌质紫暗，苔白腻，脉细涩。

治则：活血化瘀，化痰通络。

方药：桃红四物汤合二陈汤。

以上虽然列出痹、痿证的各型证治，但痹证以外感证为多见，久痹则表现为虚证或虚实夹杂证，而痿证以虚证为多。痹转为痿者多病机复杂，邪实的同时，并见气血脏腑不同程度的亏损。二者在临床上可多证同见，而且痹痿常同病，所以临证应灵活变通，辨证施治。在治法上除用内服药外，还应结合外治法，如药物的熏洗、熏蒸、敷贴、针灸、按摩、气功、药物的穴位注射、离子透入疗法等。总之，综合疗法是治疗二病的可靠途径。

（五）痹证与痿证的预后及护理

痹证初起，病邪轻浅，多为实证，较易获愈；病程日久，则全身状况差，而且可以转为痿，或与痿同病，使病情更为复杂；反复发作则病邪深入筋骨、血脉，痰瘀交结，关节变形，功能障碍，不能自由活动，甚或损害内脏，出现心悸怔忡、腰膝酸软、遗精等，则预后差。痿证初起实证者，及时而多方面的正确治疗则可望痊愈；初起即为虚证及老年患者，则预后差。虚证日久病情迁延，较为深重，治疗效果差，功能恢复也较困难。总之，痹易治而痿难疗，两病初起易治而病久难痊。

痹证发作期，全身症状明显者，应以静为主，适当卧床休息。痹证的稳定期和痿证均应以动为主，坚持主动锻炼与被动锻炼结合，尤其对痿证主动活动差的患者，更应勤换体位，局部按摩以防褥疮的发生。两病均应避免寒湿侵袭，勿淋雨涉水触冒寒露，居室寝卧之处应清洁干燥、通风、保持空气新鲜，防止跌仆外伤。饮食应进高蛋白、高热量、易消化的食物，勿偏嗜膏粱厚味而宜清淡，以免伤脾生湿酿痰，并可适当配合食补疗法。在生活上还宜清静寡欲，保护肾精。长期服药者宜汤丸间服。减轻患者的精神负担，帮助树立治愈疾病的信心，争取亲属的配合，增强治疗效果。总之，要从多方面调整患者脏腑功能，助长正气，祛除病邪，直至尽快康复。

五、痿证证治经验

痿证系指外感或内伤，使精血受损，肌肉筋脉失养以致肢体弛缓、软弱无力，甚至日久不用，引起肌肉萎缩或瘫痪的一种病症。痿者萎也，枯萎之义，即指肢体痿弱，肌肉萎缩。凡手足或其他部位的肌肉痿弱无力，弛缓不收者均属"痿证"范畴。因多发生在下肢，故又有"痿躄"之称。痿证是一类发病率高、致残率高、病死率高的疾病，在医学上属疑难病症。西医学的感染性多发性神经炎、运动神经元病、重症肌无力、肌营养不良等疾病，都属于中医"痿证"的范畴，而且是临床上的常见病、多发病，严重危害人类身体健康，影响患者的生活质量，也给家庭和社会带来了隐忧。西医的激素疗法及营养支持疗法效果均不理想，而且有诸多不良反应，因此，在探索痿证证治中，如何发挥中医药优势，是中医界需要关注的一个重要课题。

《素问·痿论》对于痿证有专题论述，指出主要病机为"肺热叶焦"，即因肺燥不能输精于五脏，致五体失养成痿。并据因、证之异，分为皮、脉、肉、筋、骨之五痿，且提出"治痿独取阳明"之说。国医大师李济仁先生，几十年如一日致力于痿证的理论和临床研究，独具匠心，取得了令人注目的成就。如治疗进行性肌营养不良症、多发性硬化等疾病，李老依据《黄帝内经》"治痿独取阳明""足受血而能步"和肾经充则骨不软之理，系统提出益肾填精、健脾和胃、养血舒筋等治法，成功治愈多例患者。《痿病通论》即是李老对痿证的理论和临床研究之力作。该书 1995 年由人民卫生出版社出版，出版后得到业界人士高度评价，为痿证诊治提供了理论指导和临床范例。

（一）痿证的病因病机

李老通过对古典医籍的研究，结合自己数十年的实践经验，对痿证的病因病机进行了系统的阐述。他十分认同宋代陈无择"痿因内脏不足所致，诚得之矣"之说，以及邹滋九所言痿证为"肝肾肺胃四经之病"，指出本病之内因是诸痿由生之本，而外因常为疾病发作之标；认为痿证之内因乃人体正气亏虚，脏腑、经络功能不足及精血亏虚，这是诸痿由生之本。正如《圣济总录》云："盖由真气虚弱，为风湿侵袭，久不差，入于经络，搏于阳经，致机关纵缓，不能维持，故全身手足不遂也。"此为病理基础，而复随情妄用形体、房劳过度，或喜怒不节，七情内伤，或饮食失宜，内伤脾胃，或起居失调，外感六淫等均能致痿。概括起来，痿证的病因不外"虚"与"邪"，而以虚为主。

就痿证的病机演变而言，李老指出：本病病因病机十分复杂，举凡内伤五劳、五志、饮食劳倦、房欲色欲、外感热湿，皆能损伤内脏精气，致使五脏虚热内生，筋脉失养而产生痿证。其病肾虚为本，肺热为标；其病机演变则为肺热致痿与肾、胃关系密切。一是肺热通于阳明，阳明主润宗筋，阳明胃热所灼而筋脉弛长，由此肺热传胃而阳明热痿，即肺热之痿多与阳明胃热并病；二是肺热则绝水之上源，金不生水，火灼肺金，筋为热灼而痿，则肺热甚而水伤，肺热及肾而痿；三是肾水亏虚，骨枯髓减，肾不养肝，液不养筋，而废弛不遂，此是肾虚肝弱而致痿。有本如此，李老将痿证之病机条梳为肺热叶焦、脾胃虚弱、肝肾亏虚、湿热浸淫、寒湿浸淫、气血两虚、脾肾阳虚、湿痰留滞、瘀血阻络、恐伤心肾、肝郁不调、督脉亏虚、带脉失养、跷维不和、冲任虚损 15 种情况。

（二）痿证的主要症状辨证分析

1. 肢体瘫痪

"瘫痪"或称"摊缓"，是指肢体软弱无力，肌肉弛缓不收，难于活动或完全不能而言。《圣济总录》释曰："摊则懈惰而不能收摄，缓则弛纵而不能制物，故其证四肢不举，筋脉关节无力，不可动者，谓之摊；其四肢虽能举动，而肢节缓弱，凭物方能运动者，谓之缓。或以左为摊，右为缓。"古代医籍所称的"四肢不用""四肢不举""足不收""痿躄"等皆属本症范畴。

下面从常见证候和鉴别这两方面来分析肢体瘫痪这一痿证的主要症状。

（1）常见证候

1）肺胃津伤瘫痪：外感发热期，或发热后，见上肢或下肢软弱无力，手不能持物，足不能任地，甚则瘫痪，渐致肌肉瘦削、皮肤干枯、心烦口渴、咳呛痰少、手足心热、两颧心赤、咽干唇燥、尿短赤热痛、舌红而少津，苔黄，脉细数。

2）肝肾阴虚瘫痪：病势缓慢，逐渐下肢或上肢痿弱不用，腰脊酸软不举，久则骨肉瘦削，有时麻木、拘挛，筋惕肉瞤、头晕耳鸣、两目昏花、遗精早泄、潮热盗汗、两颧潮红、低热咽干、尿少便干、舌红绛少津，脉弦细数。

3）湿热浸淫瘫痪：四肢或下肢痿软无力乃至瘫痪，肢体灼热，得凉稍舒，身热不扬，脘闷纳呆，面黄身困，首如裹，颜面虚浮，口干苦而黏，小便赤涩热痛，舌红，舌苔黄腻，脉濡数或滑数。

4）寒湿浸淫瘫痪：颜面水肿，虚浮晦滞，四肢困重，行动笨拙，乃至瘫痪，腰脊酸楚，脘闷纳呆，泛恶欲吐，女子带下，或有肌肤瘙痒，足跗微肿，舌体胖大有齿痕，苔白腻，脉滑缓。

5）脾胃气虚瘫痪：渐见下肢痿软乏力，以至瘫痪，少气懒言，语声低微，神疲倦怠，面色淡白无华，头晕肢困，便溏，食少纳呆，舌淡苔薄，脉细软。

6）肾阳虚衰瘫痪：四肢痿瘫，面色苍白，目眩耳鸣，倦怠乏力，腰酸腿软，足跗微肿，四肢冰冷，阳痿遗精，皮肤毛发脱落。出汗异常，舌淡白，尺脉弱。

7）瘀血阻络瘫痪：多于外伤后立即出现下半身瘫痪，二便失禁或秘结，不知痛痒，足跗水肿、苍白，皮肤枯而薄。继而肌肉瘦削，肌肤甲错，四肢不温，胸腰或肌肤刺痛，舌质红，或有瘀血斑点，脉沉细涩。

8）肝郁血虚瘫痪：患者多愁善感，喜悲伤欲哭，一遇刺激则突发四肢瘫痪，然四肢肌肉虽久病亦多不瘦削，肌肤润泽，伴两胁胀痛，嗳气纳呆，口苦，舌淡红，脉弦细。

（2）鉴别分析

1）肺胃津伤瘫痪与肝肾阴虚瘫痪：肺胃津伤多由温热病邪引起，温热病邪犯肺，或病后余邪未清，肺热熏灼所致。《素问·痿论》曰："肺热叶焦，则皮毛虚弱急薄，著则生痿躄也。"张子和亦云："大抵痿之为病，皆由客热而成。"温热病邪最易耗伤津液，肺朝百脉而为娇脏，胃为水谷之海，津液之化源，热邪客于肺胃，中焦无以宣散，百脉空虚，肌筋失养，致手足瘫痪。肝肾阴虚之瘫痪则每因禀赋不足或房劳过度，导致肝肾亏虚，精血不足，无以濡养骨髓、筋脉而成。肺胃津伤瘫痪，多由外感温热之邪引起，故常见发热及津液耗伤的症状，如高热，面红目赤，口渴喜冷饮，咽干唇燥，尿黄便干，舌红少津，脉细数；而肝肾阳虚瘫痪主要表现为腰酸腿软，头晕目眩，耳鸣遗精，麻木，筋惕肉瞤，兼见阴虚内热之症状，如颧红唇燥，低热盗汗，五心烦热，舌红少津少苔，脉弦细数而无力。

肺胃津伤瘫痪与肝肾阴虚瘫痪，二者虽均有阴津不足的表现，但致病因素不同，前者因外感所致，临床表现以实热为主；后者因内伤所致，临床表现以虚热为主。前者当祛邪保津，治宜清热润燥，养肺益胃，方用清燥救肺汤加减，若燥热伤胃，可加玉竹、沙参；后者应滋补肝肾，育阴清热，方用知柏地黄丸加减，日久阴阳皆虚者，方用虎潜丸为主加味。

2）湿热浸淫瘫痪与寒湿浸淫瘫痪：湿热浸淫瘫痪因外感湿热病邪，或久居湿地、汗出入水，遇雨跋涉，以致湿郁化热，湿热互结，浸淫筋脉，造成四肢弛缓不用。亦可因醇酒厚味饮食失节，生湿化热，蕴结经脉，气血无以濡养筋脉，而造成四肢瘫痪。《素问·生气通天论》所谓："湿热不攘，大筋软短，小筋弛长，软短为拘，弛长为痿。"寒湿浸淫瘫痿多为外感寒湿之邪，或久居湿地，以致寒湿浸淫筋脉积渐而造成，或饮食生凉，饥饱无度，致脾失健运而寒湿内停，湿邪浸渍肌肉而致四肢痿痹。《素问·痿论》云："有渐于湿，以水为事，若有所留，居处相湿，肌肉濡渍，痹而不仁，发为肉痿。"此证之发生，多先有肢困、乏力，以后渐致痿痹。然少数可因劳累出汗，寒湿乘虚而袭，突然出现四肢痿痹。前者表现为湿热之症状（身热不扬，面虚浮晦滞，口黏而干，肢困，脘闷纳呆，舌胖大，苔黄腻，脉多濡数或滑数）；后者主要为寒湿之症状（面色虚浮而晦滞，纳呆脘冷，形寒肢冷，舌胖大有齿痕，苔白厚腻，脉缓）。前者当清热燥湿，方用二妙散加和营通络之品；后者当健脾燥湿，温散寒邪，方用胃苓汤加和营通络之品。

3）脾胃气虚痿痹与肾阳虚衰痿痹：前者多因脾胃素虚，受纳运化失职，食少纳呆，水谷之气无以化生精微，生化之源枯涸，四肢肌肉、筋脉失养，日久而致痿痹。肾阳虚衰痿痹多因禀赋不足，久病阳气耗损，肌筋失于温煦所致。前者辨证要点：四肢痿痹，脾胃虚则食少纳呆，便溏，神疲乏力，面色淡白，四肢瘦削，舌淡白，脉虚弱；后者之辨证要点：四肢痿痹，肾虚（耳鸣、遗精、脱发、腰脊酸痛等）及寒象（形寒肢冷，面白目清，尿清便溏，脉沉迟）明显，可资区别。前者治以补益脾胃法，《素问·痿论》曰："治痿者，独取阳明""阳明者，五脏六腑之海，主润宗筋，宗筋主束骨而利机关也"。故调摄后天脾胃极为重要，临床上常用补中益气汤或益胃汤加减。后者治以温补肾阳法，方用金匮肾气丸加减。

4）瘀血阻络痿痹与肝郁血虚痿痹：瘀血阻络痿痹多由外伤引起，也可由于久病瘀血留着，或气滞血瘀，经脉运行不畅，肌筋失养所致；肝郁血虚痿痹则多由情志所伤引起，起病前患者有明显的情志不舒征象，肝郁则疏泄功能失调，肝血不能濡养筋脉，筋脉失养，则四肢痿痹不用。瘀血阻络痿痹，因外伤所致者，病情较重；久病瘀血停着者，病情较轻，且伴有局部肌肤刺痛，其痿痹常因不同阶段而呈现弛纵或拘挛，若迁延2年以上则难以恢复。肝郁血虚痿痹调理情志可迅速恢复，不留后遗症状，然易受情志影响而常复发。前者可见外伤瘀血证候，如有明显的外伤部位，或肌肤甲错，舌质瘀紫，脉细涩；后者可见肝郁气滞证候，如胸胁胀满，纳呆嗳气，口苦，脉弦细。前者用活血化瘀，通经活络法，方用桃红四物汤加牛膝、鸡血藤、狗脊、地龙等；后者则须用舒肝养血法，方用甘麦大枣汤合逍遥散加减。

肢体痿痹是痿证的最主要症状，较难治，临床上须仔细辨别。辨证准确，早期治疗，方可取得疗效。如初期误治，迁延时机则多难以恢复。至于痿痹日久，久病必瘀，正气亦虚，临床治疗常须参以活血化瘀、和营通络及补气之品，可提高疗效。

（3）西医认识：西医认为肢体痿痹是由于随意运动功能丧失和受累肢体肌张力减弱所致。其中随意运动功能丧失因表现不同，在程度上可分为完全性及不完全性（轻）痿痹，在形式上可分为偏瘫、单瘫、截瘫及交叉瘫痪。

偏瘫：为一侧肢体随意运动丧失，并伴有同侧中枢性面瘫及舌瘫。见于脑出血、脑动脉血栓形成、脑栓塞、蛛网膜下腔出血、脑肿瘤等。

单瘫：为单一肢体的随意运动丧失，多见于脊髓灰质炎。

截瘫：多为双侧下肢随意运动丧失，是脊髓横贯性损伤的结果，见于脊髓炎、脊椎结核等。

交叉瘫：为一侧颅神经损害所致的同侧周围性颅神经麻痹及对侧肢体的中枢性偏瘫。

肌张力减弱，触诊时肌肉松软，被动运动时肌张力减低，可表现为关节过伸，见于周围神经、脊髓前角灰质及小脑的病变，脊髓后索病变，先天性肌无张力症等病症。

2. 四肢拘急

四肢拘急是指手足拘紧挛急，屈伸不利的症状。此症在《黄帝内经》中已有较多的论述。如"拘急"（《素问·六元正纪大论》）、"筋挛"（《素问·示从容论》）、"骨行急挛"（《素问·厥论》）、"挛节"（《素问·逆调论》）。《伤寒论》中亦有"四肢拘急""两胫拘挛""脚挛急"等记载。

拘急与强直、抽搐、振颤不同。强直为肌肉坚硬、伸直而不能屈伸；抽搐为四肢伸缩相引；振颤为四肢振颤抖动，临床应加以区别。

（1）常见证候

1）外感风寒四肢拘急：发热恶风寒、项背强几几，四肢拘急，有汗或无汗，头身痛，舌苔薄白而润，脉浮紧。

2）寒湿蕴结四肢拘急：首如裹，四肢困重，脘闷纳呆，面虚浮而晦滞，手足逆冷，四肢拘急，或伴骨节、肌肉重着酸痛，舌淡胖，苔白腻，脉沉迟。

3）湿热浸淫四肢拘急：身热肢困，头重如裹，脘闷纳呆，泛恶欲呕，四肢拘急挛紧，手足心热，溲色黄，舌质红胖大，苔黄腻，脉滑数。

4）热盛阴亏四肢拘急：发热壮盛，颈项牵强，四肢拘急甚则抽搐，尿短赤，便燥结，或昏狂，谵语，目上视，头动摇，唇红咽干，舌红，苔黄燥，脉弦数。

5）亡阳液脱四肢拘急：呕吐，泻利，漏汗不止，恶寒，四肢厥冷而拘急，舌淡白，薄白苔，脉沉或微细。

6）肝血亏虚四肢拘急：目视昏花，头晕耳鸣，肌肤麻木，筋惕肉瞤，四肢拘挛，指甲淡白，舌质淡，脉弦细。

（2）鉴别分析

1）外感风寒四肢拘急与热盛阴亏四肢拘急：前者多因风寒之邪入侵太阳经脉，经气失宣，寒性收引，故发为四肢拘急，项背强几几，头痛而关节酸痛；后者多因外感温热病邪，或五志过极，劳倦内伤，脏气不平，阳胜火旺，灼伤阴液，筋脉挛缩，甚则引动肝风抽搐不已。外感风寒四肢拘急的辨证以恶寒、苔白润、脉浮紧为要点，治宜祛风散寒，舒筋和络。寒甚无汗，方用葛根汤，有汗则方用瓜蒌桂枝汤；热盛阴伤四肢拘急的辨证以高热抽搐、神昏谵语、尿黄便干、舌红苔黄燥、脉数实为要点，治宜清温泻热，平肝息风，方用清宫汤合羚角钩藤汤加减。

2）寒湿蕴结四肢拘急与湿热浸淫四肢拘急：前者多因寒湿乘袭，或素体阳虚湿盛，寒性收引，湿性黏滞，筋脉为寒湿所侵，气血不和，故四肢拘急收引；后者多由感受湿热病毒，或脾虚湿盛，湿郁化热，湿热蕴结，筋膜干则筋急而挛。临床虽有湿象，然一偏于寒，故见面虚浮而晦滞，手足逆冷，舌质淡胖，苔白腻，脉沉迟，治宜温阳利湿，方用胃苓汤加减；一偏于热，故见手足心热，溲色黄，舌红胖大，苔黄腻，治宜清热燥湿，方用二妙散加味。

3）亡阳液脱四肢拘急与肝血亏虚四肢拘急：前者多因呕吐、泻利、漏汗不止导致亡阳液脱，亡阳则筋失温煦，液脱则脉失濡养，故筋脉收引，四肢拘急；后者多因失血过甚，或脾虚不能转输水谷精微，生化无源，筋脉失充，故四肢拘急挛曲。鉴别要点：亡阳液脱为阳气衰微，其病也危，治宜回阳救逆，方用四逆汤加人参；肝血亏虚乃营养不足，其来也渐，治宜补血养肝，方用四物汤加味。

拘急一症的鉴别，首先在于区分外感与内伤。外感风寒、寒温、温热皆可致病。而内伤则多因阴血不足，或阳气衰微，应从病因及临床症象详加辨别。

（3）西医认识：西医认为肢体拘急乃由于肢体骨骼肌张力异常增加、电解质失衡和某些结缔组织疾病引起关节功能受阻，以及某些运动肌肉变性引起。

肢体运动肌张力异常增加多由上运动神经元瘫痪或偏瘫引起，称为上运动神经元瘫痪或中枢性瘫痪。其主要特点为瘫痪肌肉张力增高，腱反射亢进，浅反射消失，出现病理反射，瘫痪肌不萎缩，电测验无变性反应。

在急性严重的脑病变（如脑血管意外），由于神经休克作用，瘫痪开始是弛缓的，腱反射降低或消失，休克期过后即逐渐转为肌张力增高，腱反射亢进。休克期的长短取决于损害的部位与损害的程度。

在皮质下白质及内囊处，锥体束病变引起的偏瘫，常常是上肢比下肢重，远端比近端重，上肢伸肌比屈肌重，下肢屈肌比伸肌重，且受影响的往往是整个肢体的活动，与电解质失衡或某些结缔组织病变引起肢体的某一局部呈痉挛状态不同。偏瘫的肌张力增高程度在各肌群是不一致的，上肢的屈肌比伸肌张力高，故做被动运动检查肌肉张力时，伸直上肢及弯曲下肢所遇的阻力最大，被动运动时，起始阻力大，以后阻力迅速下降，故称折刀样肌张力增高或折刀样痉挛。由于伸肌、屈肌的张力不同，旋后、旋前肌肉张力的不同，故偏瘫肢体保持一特殊的姿态及偏瘫性步态，即上肢肩关节内收和内旋，肘关节屈曲和旋前，腕及手指屈曲；下肢髋关节伸展和内收，膝及踝关节伸展，足及足趾呈跖屈并略内翻姿势，走路时下肢向外划圈样向前移动，足尖着地，步伐较小。肌张力增高的机制有多种解释。

当脊髓有病变时，由于其位于椎管内，面积小，故常损伤双侧锥体束，产生两侧肢体瘫痪，病变在胸髓时引起受损平面以下两下肢痉挛性瘫痪（截瘫）；病变在颈膨大以上引起四肢及躯干的痉挛性瘫痪（四肢瘫）。截瘫的下肢一般是伸性的，偶出现屈性截瘫，髋膝踝关节呈屈曲姿势，见于脊髓完全性横贯性损害，此时前庭脊髓束、红核脊髓束亦中断，下肢屈肌便产生非自主的痉挛。脊髓病变多见于脊髓炎、外伤及肿瘤等导致的脊髓压迫症。

由于酸碱和电解质失去平衡引起的四肢拘急主要见于暴吐、暴泻导致电解质大量丢失的低钙血症和碱中毒，其主要症状表现为发作性手足肌肉紧张性痉挛。在上肢表现为腕部屈曲、手指伸展、指掌关节屈曲、拇指内收靠近掌心并与小指相对，形成"助产士手"；在下肢则表现为踝关节与趾关节皆呈屈曲状。

某些结缔组织病如风湿性关节炎、类风湿关节炎，初期受累关节疼痛而采取某一保护性姿态以减轻疼痛感，但这不属于中医"痿证"范畴。而在晚期受累关节面遭到破坏，结缔组织增生进而关节活动明显受限，因关节周围肌肉萎缩所造成的肢体拘挛性强迫体位则属于"痹痿"范畴。

3. 肢体麻木不仁

肢体麻木不仁是指肢体肌肤知觉消失，不知痛痒的一种症状。麻者，非痛非痒，肌肉内如有虫行，按之不知，掐之不觉；不仁指不知痛痒，不知寒热。

麻木在《黄帝内经》及《金匮要略》中称"不仁"，隶属于"痹""中风"等病范畴。《诸病源候论》言"不仁"之状为"其状搔之皮肤，如隔衣是也"。《素问病机气宜保命集》始有麻木症名。朱震亨云："曰麻木，以不仁中而分为二也。"可见麻木与不仁同义。故以下简称肢体麻木。

（1）常见证候

1）风寒入络肢体麻木：四肢麻木伴有疼痛，遇天阴寒冷加重，兼有恶风寒、手足发凉、腰膝酸沉，舌质紫暗，苔白润，脉浮或弦。

2）气血失荣肢体麻木：四肢麻木，抬举无力，面色萎黄无华，伴有气短、心慌、头晕失眠、健忘等，舌质淡红，苔薄白，脉细弱。

3）气滞血瘀肢体麻木：肢体麻木伴有郁胀疼痛，按之则舒，面色晦暗，口唇发紫，舌质可见紫色瘀斑，舌苔薄偏干，脉涩。

4）肝风内动肢体麻木：肢体麻伴有震颤，并有头晕、头痛、烦躁、易怒、失眠、多梦等，舌质暗，苔少，脉弦劲有力。

5）风痰阻络肢体麻木：肢体麻木伴有痒感，或兼见不时震颤，并有头眩、肩背沉重，或见呕恶、痰多等，舌质偏暗，苔薄腻，脉弦滑或濡。

6）湿热郁阻肢体麻木：下肢麻木，伴有灼热疼痛感，患肢扪之发热，甚则两足欲踏凉地，舌质暗，苔黄白而腻，脉濡数或滑数。

（2）鉴别分析

1）风寒入络肢体麻木：本证由腠理疏松，风寒外袭，经脉失荣，气血不和所致。发病有明显的感受外邪病史，但临证有风邪偏盛与寒邪偏盛之分。风邪偏盛者呈走窜性麻木，无固定患处，或伴有轻度的口眼㖞斜，脉多浮，治宜祛风护卫法，方用黄芪桂枝五物汤；寒邪偏盛者多伴有疼痛，患处固定，手足发凉，恶寒与腰膝酸沉明显，脉多弦紧，治宜温经散寒法，方用当归四逆汤。

2）气血失荣肢体麻木：多发生于劳倦失宜，或见于吐泻伤中，或失血过多，或生育频接，或热病久羁，或出现于其他虚损疾患之后。气血双亏，脉络空虚，四肢无有所秉，遂可发生麻木。偏于气虚者面色㿠白，四肢软弱，抬举无力，伴有心慌气短，脉弱，舌质淡红；偏于血虚者面色无华或萎黄，皮肤偏干，伴有头晕目眩、失眠健忘，脉细或兼有数象，舌质嫩红。两者的共同点：皆为虚证，一为气虚，一为血虚，麻木而无疼痛，呈现一派虚象。气虚四肢麻木，治宜补气养血，用补中益气汤；血虚肢体麻木，治宜养血理气，方用神应养真丹；若气血虚亏无所偏重者，可用八珍汤双补气血。

3）气滞血瘀肢体麻木：气为血帅，气滞即可导致血瘀，但也有因血瘀而致气滞者，虽然气滞与血瘀常相并而见，但临证则有气滞偏重与血瘀偏重之分。气滞偏重者多责之于情志失调，气机不利；血瘀偏重者多见于外伤及病久入络。气血郁滞，壅塞经络，营阴失养，卫气失温，故见肢体麻木。两者的共同点：麻木兼有郁胀，按之则舒。两者的关系：初病在气，病久入血，由气滞而发展到血瘀。辨证要点：气滞偏重的麻木时轻时重，但少有疼痛，脉弦不柔，舌淡暗无瘀斑；血瘀偏重的麻木则兼有疼痛，无有轻时，皮色发暗，口唇青紫，舌质必有瘀斑，脉沉涩。气滞者宜行气通络法，常用羌活行痹汤加减；血瘀者宜活血通络法，常用桃红四物汤加减。

4）风痰阻络肢体麻木与肝风内动肢体麻木：肢体麻木伴有震颤是两者的共同点。风痰阻络麻木为痰饮久伏，风邪引动，风痰搏于经络而发病。辨证要点为麻木多伴有痒感，并有头眩、背沉、舌苔腻等，治宜祛风化痰，方选导痰汤合玉屏风散化裁。肝风内动麻木为肝阳素旺，又遇喜怒失宜，阳动生风而发病。辨证要点为麻木伴有明显震颤，并有头晕、头痛、烦躁、易怒、脉弦有力等。治宜清肝息风，方选羚角钩藤汤加减运用。

5）湿热郁阻肢体麻木：此证由于湿热郁阻，脉络壅塞，气血不能达于肢端而致。辨证要点：见于下肢麻木，且有灼热疼痛感，尤以两足灼热明显，甚则必踏凉地而缓解，脉兼数象，舌苔偏黄腻。治宜清热利湿通络，方用加味二妙散。

临床上四肢俱见麻木者不多，而以双上肢或单侧肢体麻木者多见。临证鉴别要分清寒热虚实，其中尤当首辨虚实。虚证麻木患肢软弱无力，实证麻木患肢疼痛郁胀，这是两者的主要区别。治疗上，虚者补之，实者泻之。补法宜补气血、健中焦为主；对实证有祛风、散寒、化痰、活血、行滞、息风等法。但在实证症状解除后还应当采取补法，因为实邪祛除后，患部气血营卫受邪实病理因素遗留的影响而运行仍不通畅，故当及时益气行气，滋补营血。至于虚实夹杂证，则当辨别孰重，权衡缓急，辨证施治。

（3）西医认识：西医学认为，感觉是作用于各个感受器的各种形式的刺激在人脑中的直接反映。一般感觉：①浅感觉（来自皮肤和黏膜）包括痛觉、温度觉和触觉；②深感觉（来自肌腱、肌肉、骨膜和关节）包括运动觉、位置觉和振动觉；③复合感觉（皮质感觉）包括形体觉、两点辨别觉、定位觉、图形觉、重量觉等。它是大脑顶叶皮质对深浅等各种感觉进行分析比较和综合而形成的。

各种一般感觉（触觉、痛觉、温度觉、深部感觉）均有其末梢特有的感受器，接受刺激后神经冲动分别通过各自的感觉传导路径传向中枢。各种感觉的传导路径均由 3 个向心的感觉神经元互相连接组成，其中第 2 个神经元是交叉的，故感觉中枢和外周的关系与运动系统同样是对侧性支配的。

浅感觉传导通路传导痛温觉和轻触觉，其传入纤维由后根的外侧部（细纤维部分）进入脊髓，然后在后角胶状质区更换神经元，再发出纤维在中央管前交叉到对侧，分别经脊髓丘脑侧束（痛、温觉）和脊髓丘脑前束（轻触觉）上行抵达丘脑外侧核，由此处的第 3 个神经元发出纤维经内囊后至丘脑辐射上升，至大脑皮质中央后回的感觉区。

当某些病变影响、阻碍了浅感觉上行传导通路时，就会出现浅感觉障碍的麻木症状。临床上常见的有脊髓空洞症和脊髓压迫症、急性脊髓炎等。

脊髓空洞症的患者，中央管部分有空腔形成，破坏了在中央管前进行交叉的浅感觉传导通路，造成浅感觉障碍。但由于痛、温觉传入纤维进入脊髓后分成上行与下行纤维，分别在好几个节段内更换神经元交叉至对侧，因此比较局限地破坏中央管前交叉的浅感觉传导路径，仅使相应节段双侧皮节的痛、温觉消失，而轻触觉基本保留（辨别觉完全不受影响），造成脊髓空洞症患者出现痛、温觉和触觉障碍分离的现象。

脊髓压迫症是一组由于各种病因所产生的脊髓受压迫的病症，其主要病因按解剖病位可分为三类：脊椎疾病、椎管内脊髓外疾病、脊髓内病变，以器质性异常增生病灶为多见。

当病灶压迫上行的浅感觉传导路径时即可产生病变节段以下的感觉障碍。脊髓蛛网膜炎产生的感觉障碍可呈不规则斑块状,感觉平面不固定或有多有少。

急性脊髓炎是一种病因未明的急性非特异性横贯性脊髓炎症,病前短期内常有发热,全身不适或上呼吸道感染的症状,类似于中医辨证的外感证型。脊髓症状很快发生,常先有背部疼痛或腹痛或胸腹部束带感,接着出现病变节段以下的双下肢麻木无力,各种感觉减退或消失,以痛、温觉消失尤为明显。感觉消失区上缘有一过敏带,还伴有受损平面以下自主神经功能障碍症状,急性病例早期多出现脊髓休克现象。

4. 四肢瘦削

四肢瘦削是指上、下肢由于某种病因引起的肌肉萎缩的症状。

《黄帝内经》有"脱肉""肌肉削""肌肉萎""破䐃脱肉""大肉陷下"的记载,即是指肘膝、䯒等高起处肌肉严重萎缩,以及腿、臂、臀部肌肉明显消瘦的病证。《素问·阴阳别论》中尚有"风消"之证,系指因热极生风,阴精亏损,肌肉消铄,发为全身消瘦而不独指四肢瘦削的病证。

《金匮要略》一书中亦有"消铄肌肉"的记载,乃指热盛伤津而致肌肉消铄。其中"酸削"是指肌肉萎缩又有酸软的症状。

瘦削与肉痿又有不同,瘦削乃专指肌肉萎缩;肉痿则以肢体瘫痪或痿软无力为主要表现,当然,肉痿后期因瘫痪肌肉萎缩亦可出现肢体瘦削现象。后世文献常论及的"羸瘦""尪羸",乃指全身瘦削、神形俱衰之症状,不独指四肢而言。

(1)常见证候

1)脾胃虚弱四肢瘦削:多见于青少年,四肢瘦削,以肩、臀部为明显,上肢无力,下肢行走如鸭步,足踝内翻或外翻,足背呈弓形,面色苍白,神瘦倦怠,纳食少馨,少气懒言,语声低微,舌淡,苔白边有齿痕,脉细软。

2)肾精不足四肢瘦削:多见于婴儿,肌肉瘦削,手不能举,足不能立,发育迟缓,智力低下,常伴五迟(立、行、发、齿、语迟),五软(头项、手、足、口、肌肉软)症,舌淡苔白,脉沉细。

3)肝肾阴虚四肢瘦削:肌肉瘦削,四肢乏力而颤抖,步履跟跄,筋惕肉瞤,甚语言謇涩,吞咽时见呛咳,腰酸腿软,头晕目眩,五心烦热,夜寐不安,舌红少苔,脉细数或弦细。

4)脾肾阳虚四肢瘦削:肌肉瘦削,四肢无力,肢冷形寒,大肉脱陷,耳鸣耳聋,腰酸腿软,遗精阳痿,溲清便溏,舌淡胖,苔薄白,脉沉迟。

5)气血两虚四肢瘦削:肌肉瘦削,伴面色苍白,神疲困惫,头晕眼花,心悸气短,自汗盗汗,纳食少进,舌淡少苔,脉微细。

(2)鉴别分析

1)脾胃虚弱四肢瘦削与肾精不足四肢瘦削:脾胃虚弱四肢瘦削多因饮食不节,后天失调,脾胃虚弱,气血生化乏源,以至水谷精微不能充养四肢肌肉而造成。《素问·太阴阳明论》曰:"四肢不得禀水谷之气,气日以衰,脉道不利,筋骨肌肉,皆无气以生,故不用焉。"脾主四肢,脾运失健,不能为胃运其津液,故纳食少馨,四肢无力;中气不足,故神疲乏力,少气懒言,语声低微,舌淡苔白,边有齿痕,脉细软。治宜补中益气,健脾和胃，方用补中益气汤合香砂养胃丸加减。肾精不足四肢瘦削，多因先天禀赋不足，后天哺养失宜，导致肾精不足，髓海空虚，正气亏损，影响婴儿生长发育，造成四肢瘦削、五迟五软、智力低下等症。治宜补肾填精，方用加味六味地黄丸加减。

脾胃虚弱四肢瘦削与肾精不足四肢瘦削二证不难鉴别。前者主要是后天失调，多发于青少年，辨证治疗着眼于脾胃；后者主要是先天不足，多发于婴儿。但必须指出，肾精不足四肢瘦削，若后天调摄得当，注意护养，积极治疗，配合锻炼，常常可取得较好效果。

2）肝肾阴虚四肢瘦削与脾肾阳虚四肢瘦削：肝肾阴虚四肢瘦削多因素体阴虚，或患其他疾病后致重伤阴血，或嗜欲不节，以致肝肾不足。肝藏血而主筋，肾藏精而主骨，肝肾阴虚则筋肉骨痿，四肢肌肉瘦削无力；肝阴不足，肝阳上亢，化风则动，故筋惕肉瞤，四肢颤抖。足少阴肾经之脉，循喉咙，夹舌本，故肾阴亏损造成语謇而吞咽困难。肾亏则腰府亏虚，阴虚则生内热，故腰酸腿软，五心烦热，夜寐不安，舌红苔少，脉细数。治宜滋补肝肾，育阴潜阳，方用知柏地黄丸或大补阴丸化裁，若阴损及阳，则用壮骨丸加减。脾肾阳虚四肢瘦削，多因素体虚弱，或患其他疾病后，重伤阳气，以致脾肾阳虚。脾主运化，肾主温煦，脾运失司，则无以输布津液；肾阳不足则无以温煦蒸腾津液，不能化为精气以滋养四肢肌肉筋骨，造成肌肉瘦削或大肉脱陷，四肢无力，耳鸣耳聋，阳痿遗精，腰酸腿软；阳虚则外寒，故形寒肢冷，溲清便溏，舌淡胖，脉沉迟。治宜温补脾肾，方用金匮肾气丸加人参、白术、怀山药等。

肝肾阴虚四肢瘦削与脾肾阳虚四肢瘦削之证的相同点是肾亏，但一以阴虚为主，重在肝肾，一以阳虚为主，重在脾肾，且多见于青少年，这和肾精不足四肢瘦削之禀赋不足发于婴儿有明显区别。而脾肾阳虚与脾胃虚弱的辨证，前者可见形寒肢冷、小便清长、阳痿遗精等阳虚表现；后者则是纳减神疲、声低懒言等气虚的表现。

气血两虚四肢瘦削则多系上述指征的进一步发展，即气虚及血，阳虚及阴。由于阴阳互根，气血相关，后期常气血两虚，而见肌肉瘦削、四肢无力、头晕眼花、神疲困倦、心悸气短、自汗盗汗、舌淡少苔、脉微细等症。治以大补元气，滋养阴血，方用人参养荣汤。

四肢瘦削以虚证为主，体虚则外邪易侵，往往形成虚中夹实的证候。若不及时清除外邪，亦可加重本症的发展。

（3）西医认识：西医认为，肢体瘦削乃由于肢体瘫痪（包括上运动神经元性和下运动神经元性瘫痪）或肢体关节病变限制肢体运动，造成肢体长期失用而致肢体运动肌肉失用性萎缩。这是由于长期不活动，局部组织的血液供应和物质代谢降低所致。另外，神经因素在肢体萎缩的病理过程中亦占有十分突出的位置，西医认为：神经对局部器官、组织的代谢有调节作用，其病变可发生营养障碍而引起萎缩。如脊髓灰质炎患者，脊髓前角运动神经细胞变性、坏死，使所支配的肌肉麻痹，以后便逐渐萎缩。同时该组织的骨组织也逐渐萎缩，钙盐减少，变得疏松，进而可造成肢体变短。另外，营养不良因素，在伴有胃肠道消化吸收功能障碍，兼患其他慢性消耗性疾病的患者身上，也可起到加速受累肌肉萎缩进程的作用。

5. 皮毛枯槁

皮毛枯槁是指患者的皮肤较正常变薄、光亮,其表面纹理消失或异于正常,体表毛发稀少焦枯。古典医籍中对此无明确记载。《素问·痿论》中"肺热叶焦,则毛皮虚弱急薄"之描述,似与本病相似。

生理和病理变化均可导致毛皮枯槁,如衰老等生理变化即可引起皮毛枯槁。此处只讨论痿证伴发毛皮枯槁的有关问题。

(1)常见证候

1)寒凝血瘀皮毛枯槁:皮毛枯槁多呈带状,开始在手足背,然后逐渐扩展到前臂或下肢胫前部。其皮肤薄而光滑、凹陷,色浅灰或灰暗,摸之石硬。兼见四肢不温,尺肤寒凉,舌淡紫或暗红,苔薄白,脉沉迟。

2)气血虚弱皮毛枯槁:多见于一侧肢体,以下肢最为常见,亦有双下肢同时出现的,也可见于一侧面部皮肤,四肢同时出现或两侧面部都出现者极为少见。患肢皮肤塌陷,较正常肢体明显变薄,失去正常纹理,无明显自觉症状。若侵犯面积扩大,可累及肌肉甚至骨,造成患肢较健肢缩小,常兼有脾胃气虚之纳呆、便溏证候,面色无华,舌淡,苔较腻,脉细弱。

3)肝肾阴虚皮毛枯槁:患肢或面部皮肤菲薄,呈线条形萎缩,失去光泽,松弛而失去弹性,皱纹消失,容易起较大皱褶,表面干燥有轻度脱屑,色灰褐红,常伴有腰酸腿软、头晕目眩、耳鸣遗精、筋惕肉瞤、五心烦热、颧红唇燥、低热盗汗等症状,舌体瘦干,红而少津,脉沉细。若见于中年人,则其面容常较苍老,易伴发老年性雀斑和血管瘤,男性毛发稀疏,女性出现胡须。

4)肺胃津伤皮毛枯槁:皮毛薄急干枯,起病急,是肺胃热盛津伤型痿证的一个伴发症状,常伴有高热、面红目赤、口渴喜冷饮、尿赤便干等症状,舌红少津,脉细数。

(2)鉴别分析

1)寒凝血瘀皮毛枯槁与肺胃津伤毛皮枯槁:这两证均与感受外邪关系较为密切。前者系寒邪外袭,脉络涩滞,气血不得畅行,瘀于局部皮肤所致。故本证皮毛枯槁始于四肢末端,逐渐向上发展扩延,枯槁面呈带状光滑,色淡或灰暗,摸之较硬,且有四末不温、尺肤寒凉,舌淡,脉沉迟等阴寒之象,以资鉴别。其治疗以温经散寒、活血通络为法,可选用当归四逆汤。后者乃由于外感风温、燥邪、热毒、疫气,易致高热吐泻,熏灼肺胃,劫伤阴液;或由于情志内伤,调养失当,五脏失和,导致肺胃热灼阴竭。肺为娇脏,不耐寒热,热灼则肺叶焦枯,不能宣散布化水谷精津以滋养皮毛;胃为水谷之海,胃受热灼则但消谷而不化津,胃液干枯,土不生金,则皮毛肌肤滋养无源。《类经·痿论》曰:"肺痿者,皮毛痿也。盖热乘肺金,在内则为叶焦,在外则皮毛虚弱而为急薄。若热气留着不去,而及于筋脉骨肉,则病生痿躄。"这里的"急薄"二字即意指皮肤干燥无光泽,萎缩而失去弹性。故本证皮毛枯槁症状发展一般较快,面积较大,以双下肢较为常见,也可波及全身,常继发于肺胃热盛津伤痿证之后而出现患肢皮肤进行性干燥、瘙痒、肤色浅红,皮肤萎缩变薄,失去弹性,表面脱屑,正常纹理逐渐消失或残存轻度皱纹,受累皮肤汗毛逐渐焦枯脱落。初期可伴有发热、咳嗽、口干口渴、尿赤便干、舌红苔黄、脉数等肺胃热盛证象,后期则以阴伤虚热证象为主。治疗方面,初期邪热未清阶段应清热润燥,养肺益胃,方用清燥救肺汤加减；后期则以养肺胃之阴为主，即在前方的基础上加减部分寒凉清热药，加入玉竹、沙参等滋养胃阴之品。

2）气血虚弱皮毛枯槁与肝肾阴虚皮毛枯槁：此二证均以脏腑功能失调为突出病机，发病缓慢。气血虚弱皮毛枯槁乃由于气血化源不足，环流贯注不力，皮肤失于气血濡养而致，辨证要点为枯槁可累及肌肉甚而至骨，患处塌陷，枯槁处色淡并失去正常纹理。若发生于面部，则口、眼、鼻㖞斜，可有脾胃虚弱之兼见症。治以补益脾胃，益气养血为法，可选用补中益气丸、十全大补丸等以缓缓图治。肝肾阴虚皮毛枯槁多见于中青年患者。盖肾藏精、肝藏血，肝肾乙癸同源，精血相互化生。若久病缠绵或形乐志苦，繁劳负重，以致肝肾亏虚，精血不足，肌肤皮毛失于滋荣，故日见枯槁。辨证要点：皮肤薄呈线条形，皱纹消失，由于皮肤变松弛，故而容易起大的皱折，多而深，色灰褐或褐红，皮肤干燥有细碎脱屑，呈未老先衰之状。治宜滋补肝肾，方用六味地黄丸。

皮毛枯槁多是先天或后天的某些因素造成的一种皮肤退行性改变，治疗比较困难。从上面的分析可以看出，皮毛枯槁的关键病理机转是由于各种原因造成了患处皮毛失去了营卫气血正常的温煦滋养，所以在治疗时就应在审证求因、辨证治疗的同时，又要注意补肺养阴，以增强肺的宣化布精功能，从而达到病邪除、营卫调、气血复、运行畅的正常良好状态；另一方面也应认识到，正因为这一关键病理的存在，治疗时就应既有信心，又有耐心，所谓"邪易除，正难复"，也说明了皮毛枯槁的恢复是极为缓慢甚至有所反复的过程，只能缓缓图治以收功，否则欲速而不达。

（3）西医认识：西医认为皮毛枯槁是由于患处皮肤长期营养不良渐致萎缩而造成的。西医将皮肤分为表皮、真皮和皮下组织三层。其中表皮又根据上皮细胞的发展阶段和特点分为五层，真皮层主要由成纤维细胞及其产生的胶原纤维、弹力纤维、网状纤维与基质等组成，此外，还有血管、淋巴管、神经及皮肤附属器，如毛发、皮脂腺、大小汗腺及肌肉等。皮下组织系由疏松结缔组织及脂肪小叶构成，又称皮下脂肪层。其厚薄因营养及身体部位的不同而异。皮下组织中有汗腺、毛根、血管及神经等。皮肤的营养物质主要由皮下血管和淋巴管、真皮浅层血管丛、真皮下部血管丛所供给，皮肤血管及汗孔、立毛肌等受自主神经调节。当某一局部皮下组织中较大的动脉血管阻塞或严重狭窄时，就会减少该动脉支配区皮肤的血液供应，如持续较长时间就会导致该处局部皮肤营养不良而逐渐萎缩，这种局部性的萎缩大多属于中医的寒凝血瘀证型。在痿证中出现更多的皮毛枯槁则是由于中枢及脊髓神经受压、受损而引起丧失运动功能的肢体血液供应及物质代谢降低，支配患肢皮肤的神经也失去了相应的调节作用，从而发生营养障碍而萎缩。汗腺与皮脂腺的正常分泌作用也逐渐减退而见皮肤干燥脱屑瘙痒，毛囊因长期得不到营养物质的供应亦逐渐变性、萎缩，导致汗毛脱落。

（三）临证治痿十一法

痿证的症状以痿弱不用为主，病机以虚弱亏损为本，或挟有标实。但虚损有气血亏虚、肺阴亏耗、真精乏匮、肾阳虚衰、中土不足及脉气虚损之不同，标实又有湿热浸淫、情志化火、瘀血内停、气机郁滞、积痰内伏、虚火内炽之各异，故李济仁先生主张当谨守病机，详辨虚实，酌情施治，并总结出治痿十一法：

1. 清金保肺法

元代朱震亨的《局方发挥》载："诸痿皆起于肺热，传人五脏，散为诸证，大抵只宜补养，若作外感风邪治之，宁免实实虚虚之祸乎？"李老认为，患者外感热、燥之邪灼肺，或肝木化火，刑金灼肺；或过食辛辣炙煿，胃热灼肺，均可致肺阴耗伤而痿。症见外感及热期或发热后，出现肢体软弱无力，手不能提物，足不能任地，渐致肌肉萎缩，皮肤干枯，心烦口渴，呛咳痰少，手足心热，两颧红赤，咽干唇燥，尿短赤热痛，舌红而少津，苔黄，脉细数等。可予沙参麦冬汤，重者投喻昌的清燥救肺汤加减。常用药物有沙参、人参、麦冬、生地黄、石膏、知母、黄芩、桑叶、杏仁、麻仁、天花粉、山药、玉竹、甘草等。

2. 补益肝肾，壮健筋骨法

本法适用于由于后天调养不力，形体过用所致的肝肾两亏证，肝不养筋，肾不主髓，肢体不用。症见缓慢起病，肢体逐渐痿弱不用，腰背瘦软不举，久则骨肉瘦削，时有麻木、拘挛、筋惕肉瞤，头晕耳鸣，两目昏花，遗精早泄，潮热盗汗，两颧潮红，低热，咽干，尿少便干，舌红绛少津，脉弦细数。可予朱震亨的大补阴丸合虎潜丸。常用药物有牛膝、锁阳、枸杞子、菟丝子、肉苁蓉、当归、熟地黄、白芍、黄柏、知母、龟甲等。

3. 清热利湿法

本法适用于外感湿热之邪，或寒湿入里化热，或湿邪内生，蕴而化热，湿热互结，浸淫筋脉所致的痿证。《张氏医通·痿》曰："痿证，脏腑病因虽曰不一，大都起于阳明湿热……遂成上枯下湿之候。"症见四肢或双下肢痿弱无力乃至瘫痪，肢体灼热，得凉稍舒，身热不扬，脘闷纳呆，面黄身困，首如裹，颜面虚浮，口干苦而黏，小便赤涩热痛，舌红，苔黄腻，脉濡数或滑数。可用四妙丸（《全国中药成药方集》南京方：黄柏、薏苡仁各八两，苍术、怀牛膝各四两，水泛丸）加萆薢、防己、车前子、蚕沙、木瓜、泽泻等。

4. 补益脾胃法

本法适用于脾胃素虚或大病、久病后脾胃受伤，中土不振，气血乏源所致的痿证。主症为渐见下肢痿软无力，以至瘫痪，少气懒言，神倦语低，面白无华，头晕肢困，纳呆便溏，舌淡苔薄，脉细软。更为重要的是，由于脾胃受损在痿证的整个进程中都有不同程度的存在，脾胃功能的健全与否直接影响痿证的康复进程。《医宗必读·痿》曰："阳明虚则血气少，不能润养宗筋，故弛纵，宗筋纵则带脉不能收引，故足痿不用。"因此，《素问·痿论》有"治痿独取阳明"之说。历代医家对补益阳明都相当重视，补益脾胃法不仅可应用于脾胃虚弱型痿证，也可广泛应用于其他各型痿证的实邪已去、正气未复阶段之调理。常予参苓白术散或地芍归脾丸（但熟地黄应酒炒，否则过腻碍胃），若脾虚为湿所困者，可用香砂六君丸。常用药物有党参、白术、茯苓、黄芪、陈皮、人参、甘草、大枣、山药、熟地黄、当归、芍药等。

5. 温化寒湿法

本法适用于外感寒湿之邪，或其人真阳素亏、寒湿内生，而致寒湿浸渍筋脉之痿证。

症见面肿或虚浮晦滞，四肢困重，行动笨拙，乃至瘫痪，腰背酸楚，脘闷纳呆，泛恶欲吐，女子带下，或有肌肤瘙痒，足跗微肿，舌体胖大有齿痕，苔白腻，脉滑缓。《景岳全书·痿证》曰："痿证之义……皆言为热……若概从火论；则恐真阳亏败及土衰水涸者，有不能堪。故当酌寒热之浅深，审虚实之缓急，以施治疗，庶得治痿之全矣。"故寒湿浸渍致痿者，当以温化寒湿为主，可投附子理中汤加肉桂、苍术、木瓜、豆蔻、茯苓、泽泻、黄芪等。

6. 填精补髓法

本法适用于小儿先天禀赋不足，后天喂养不当所致的发育迟缓之五软症。症见小儿出生后，渐见头项软弱倾斜，东倒西歪，遍身羸弱，足软弛缓，不能站立，兼见口软唇薄，不能咀嚼，口常流涎，手软下垂，不能握举，肌肉松弛，活动无力，舌淡苔少，脉沉细尺弱，指纹淡。《临证指南医案》曰："精血内夺，奇脉少气而成痿者，以填补精髓为主。"治宜温阳益气、填精补髓法。方用补肾地黄丸（《医宗金鉴·幼科心法要诀》，即六味地黄丸加鹿茸、怀牛膝），或河车大造丸（《景岳全书·古方八阵》：紫河车、龟甲、熟地黄、山药、茯苓、杜仲、怀牛膝、黄柏、天冬、麦冬、砂仁）及人参养荣丸加减。常用药物有紫河车、鹿茸、龟甲、补骨脂、肉苁蓉、锁阳、山茱萸、人参、当归、熟地黄、菟丝子、牛膝、枸杞子、山药、五味子等。

7. 温肾助阳法

本法适用于真阳亏损，肌筋失于温煦之痿证。症见四肢痿厥，面色苍白，眩晕耳鸣，倦怠肢冷，腰酸腿软，足跗微肿，阳痿遗精，汗毛脱落，时汗出，溲清长，舌淡白胖嫩，苔白或灰滑，尺脉弱。方用右归丸加鹿茸、淫羊藿、巴戟天、紫河车、肉苁蓉等。李老认为，明代王肯堂的经验值得借鉴，其《杂病证治准绳·痿厥》记载："尝治一老人痿厥，累用虎潜丸不愈，后于虎潜丸加附子，立愈如神，盖附反佐之力。"

8. 活血化瘀法

本法适用于外伤或产后瘀血内停不散，经脉气血闭阻，肌筋失养所致之痿证。症见外伤后或产后不久即肢体瘫痪，以下半身为多见，二便失禁或干结癃闭，不知痛痒，足跗水肿、苍白、皮肤枯而薄。继而肌肉瘦削，肌肤甲错，四肢不温，胸腰或肌肤刺痛，舌红，或有瘀血斑点，脉沉细涩。元代朱震亨的《丹溪心法·痿》载："痿证……有湿热、湿痰、气虚、血虚、瘀血。"其中，瘀血既是致痿的重要病理因素，又是痿病发生发展过程中的主要病理产物之一。治宜活血化瘀，通经活络。常用桃红四物汤加制乳香、制没药、鸡血藤、牛膝、狗脊、地龙、活血藤、川芎等，亦可加金钱白花蛇1～3条研粉分吞，每次1.5～3克，每日2次。

9. 疏肝解郁法

本法适用于肝郁不舒，疏泄失职或肝经气血不调，筋脉失养之痿证。患者常多愁善感，悲伤欲哭，一遇郁怒则突发四肢瘫痪，然四肢肌肉虽久病亦多不瘦削，肌肤润泽。伴胸闷不适，两胁胀痛，喜叹息、嗳气、纳呆、口苦，舌淡红，脉弦细。治宜疏肝解郁，调理气血，方用逍遥散合柴胡疏肝散加佛手、郁金、川楝子、合欢花等。

《景岳全书·痿证》论云："悲哀太甚则胞络绝，传为脉痿；思想无穷，所愿不得，发为筋痿。"李老指出，此类患者多见于女性，与西医癔症相似，故亦可参以心理疗法，注重情志调节。著名中医马继松先生在整理李老临床经验时曾介绍过这样一则病例：40年前曾遇一青年工人，在偷人手表时，被人发觉，后突然痿瘫，四肢不用，经一心理科医生施以良性暗示疗法并注射生理盐水后，患者竟霍然而愈。

10. 镇心安神法

本法适用于因惊恐太过，伤及心肾，心无所主，肾不作强之痿证，即民间所言被"吓瘫"了。症见突受惊恐后下肢痿软，轻则步履无力，重则不能行走，或心悸不安，甚则男子精液时出，面苍白，肢体清冷或畏寒，冷汗频出，二便失禁等，舌质淡或红，苔薄白，脉细弱数。治宜镇心安神，益气升阳，方用妙香散（有两张处方，分别出自《太平惠民和剂局方》与沈金鳌《杂病源流犀烛》，但均由麝香、木香、人参、桔梗、茯苓、茯神、远志、山药、朱砂、炙甘草10味药组成，仅药量有异）合补中益气汤加五味子、龙骨、补骨脂、益智仁等。

11. 燥湿化痰法

本法适用于素体肥盛之人，因脾虚不运，致湿痰内停，客于经脉所引起的痿证。症见腰膝麻痹，四肢痿弱，胸闷纳呆，舌质淡、苔白腻，脉滑。治宜燥湿化痰，用二陈汤加通络、强腰膝之品：南星、薏苡仁、续断、杜仲、怀牛膝、桑寄生、白芥子、白僵蚕、路路通等。

除上11法外，若由于督脉亏损、冲任空虚、带脉失调、跷维不和等奇经八脉病变引起的痿证，治疗方略不外调补冲任、升补八脉、燮理阴阳等。治疗手段应以针灸、推拿、按摩为主，配合内服药及活血通络药熏洗、穴位注射等。

第八章 肿瘤医案及其证治经验

第一节 肿瘤医案

案1 胃癌1

许某，男，40岁，工人。1992年10月初诊。

主诉： 胃肠吻合术后近1个月。

病史： 患者于1992年9月因"幽门梗阻症"，到某医院门诊就诊，行胃肠钡剂摄片示胃窦部充盈缺损。诊断为"胃窦癌"。遂住该院外科，行剖腹探查及病理活检示胃窦部癌块如鸭蛋大，与胰腺粘连，腹腔大网膜及胃小弯淋巴结，有如蚕豆及花生米或黄豆等不同大小的转移癌。取胃大弯淋巴结活检，病理证实转移性腺癌，未能切除，仅作胃肠吻合术。患者术后精神不振，神疲乏力，面色萎黄，形体消瘦，脘腹作胀，只能进流质饮食，二便尚可。舌质淡红，苔薄白，脉细弱。

西医诊断： 胃窦癌。

中医诊断： 胃癌。

辨证： 癌毒犯胃，脾胃不和，正气大亏。

治法： 健脾益气，理气和胃，兼攻癌毒。

处方1： 黄芪25克，潞党参15克，茯苓15克，白术15克，阿胶（烊冲）10克，绞股蓝20克，广木香9克，南沙参10克，神曲15克，陈皮15克，鸡内金10克，白花蛇舌草20克，龙葵20克，石见穿20克。水煎服，每日1剂。

处方2： 菝葜（根部）2500克，洗净切碎，加水12.5升，文火浓煎，去渣。得液4升，加肥猪肉（切碎）250克再浓煎，得药液2500毫升，每日服125～250毫升，服完再复煎。

服处方1共3周后，诸恙皆转，脘腹作胀明显减轻，已能进半流饮食。改服处方2，3个月后，体力增强，体重增加，肤色转红润，精神好转，能操劳家务。服药半年后症状消失，体力、精神恢复如前，能参加正常工作。此后间歇服药5年，临床症状消失。

2000年3月复查钡剂摄片示原胃窦部充盈缺损症消失。触胃脘柔软，腹部无肿物，全身未见异常体征，直肠指诊阴性。后随访10年无复发。

按语 本案是扶正补虚治胃癌的范例。恶性肿瘤发展迅速，邪毒嚣张，症情险恶，很快出现消瘦，而见阴、阳、气、血不足之证。另外，肿瘤到了中、晚期或通过手术、化疗、放疗等治疗之后，造成机体严重的消耗和损伤，也可导致正气虚弱。此时就必须扶正补虚。通过补益，能增强机体的抗病能力，调整人体内部平衡，控制肿瘤的发展，延长寿命。如《卫生宝鉴》中说："养正积自除……今令真气实，胃气强，积自消矣。"《外科真诠》在论及乳岩治法时亦谓："内服归脾汤等药，虽不能愈，亦可延生。"由此可知扶正补虚法的重要性。因此，李老曾特别强调：对那些恶性肿瘤的治疗，必须祛邪不忘扶正，扶正祛邪相结合。如四君子汤、补中益气汤、人参养荣汤、归脾汤、六味地黄丸、金匮肾气丸……皆可随证选用。

该患者胃窦癌已属晚期，而且形成了腹腔内广泛性转移，精神不振，神疲乏力，正气大亏。患者面色萎黄，形体消瘦，脘腹作胀，只能进流质饮食，一派脾胃虚衰之征象。所以采取健脾益气，理气和胃，兼攻癌毒之法。方用黄芪、潞党参、白术、茯苓、阿胶等益气养血扶其正；南沙参益气养阴和胃，陈皮、神曲、鸡内金理气健脾，消积和胃。气血充可以匡正扶赢，脾胃健方能安胃纳谷，意在扶助正气，调动机体的抗病能力，提高机体的免疫功能，以利于消除癌肿。正所谓"正气存内，邪不可干"。再佐以绞股蓝益气、解毒、抗癌，白花蛇舌草、龙葵、石见穿等解毒、散结、抗癌。其中，白花蛇舌草的药理研究证实能显著增强机体的免疫能力，可刺激网状内皮细胞增生，使吞噬活跃，促进抗体形成，有抗肿瘤作用，对急性淋巴细胞型、粒细胞型、单核细胞型及慢性粒细胞型肿瘤细胞有抑制作用，对吉田肉瘤和艾氏腹水癌有抑制作用。在临床辨证的基础上取解毒散结、消瘀止痛的白花蛇舌草，配莪术、重楼、半枝莲、山慈菇，可用于治疗胃癌、食管癌、直肠癌。龙葵味苦、微甘，性滑寒，是解毒、散结、抗癌良药。石见穿活血化瘀、散结消肿，动物实验证实，以石见穿为主药的扶正抗癌中药复方治疗晚期胃癌，有较好的抗癌作用及调整免疫功能的作用。

李老非常重视发掘民间抗癌验方，用菝葜治胃癌就是应用民间验方的有力佐证。民间早有菝葜治愈癌症的验例，本案治疗除用扶正祛邪，兼攻癌毒之法外，与久服菝葜亦有关。菝葜解毒消肿，有一定的抗癌作用。《品汇精要》说它"散肿毒"；《中草药治肿瘤资料选编》载有治食管癌方："鲜菝葜 500 克。用冷水 1500 毫升，浓缩成 1 斤（500 克）时，去渣，加肥猪肉 2 两（100 克），待肥肉熟后即可。此系一日量，分三次服完。"从上案中证实，此方治胃癌确有一定疗效。临床应用表明，本方适用于胃癌、食管癌、直肠癌、乳腺癌、宫颈癌、鼻咽癌，其中以胃癌和食管癌效果较好。具有增进食欲、减少呕吐、疏通狭窄食管，并起到利尿消肿、增强体力、提高红细胞和血红蛋白及一定的止痛安眠作用。据临床应用观察，菝葜对消化道致病菌有抑制作用，对肠道黏膜发炎的充血、水肿有收敛作用。由于本品含有皂素及鞣酸等杂质，对胃肠道黏膜有一定的刺激性，所以加用肥猪肉同煎以中和皂素及杂质，以免刺激胃肠引起恶心、呕吐。经抑瘤试验证明，菝葜对小鼠肉瘤 S_{180}、脑瘤 $_{22}$ 有抑制作用，在体外筛选法、噬菌体法也见其抗癌活性，可见菝葜确有治癌良效。

案 2　胃癌 2

章某，男，45 岁。1995 年 8 月 20 日初诊。

主诉： 胃腺癌术后半年余。

病史： 1995 年 1 月因急腹痛在南京市某医院行剖腹探查示胃小弯有 2 厘米×1.5 厘米急性穿孔。病理切片报告：胃腺癌。乃予缝合修补。术后迅即产生腹水，曾用化疗（具体药物不详），鲜效，遂来就诊。刻下：患者腹部膨满而胀，形体消瘦，面色萎黄，疲倦乏力，神靡头昏，大便干结，小便短少。体检：患者体重 49 千克，腹围 68 厘米，腹部有移动性浊音及波震感，肝脾未触清，两侧锁骨上有蚕豆大肿大淋巴结，左腋窝有核桃大肿大淋巴结，不活动，无压痛。舌质淡，苔黄厚腻，脉细缓。

西医诊断：胃腺癌术后。

中医诊断：胃癌。

辨证：水湿互结，正虚邪留。

治法：健脾利湿，解毒散结。

处方：白花蛇舌草、黄毛耳草、喜树果、薏苡仁、党参各 30 克，半枝莲 60 克，炒白术、茯苓、鸡血藤、活血藤各 20 克，泽泻、枳壳各 12 克，制附片（先煎）10 克，菝葜 30 克。水煎服，每日 1 剂。

患者坚持服上方中药加减治疗 4 年余，症状逐渐减轻，体力增加，腹水消失，临床无腹水症。腹围由 68 厘米减到 62 厘米，腹部 B 超检查腹水阴性，颈部及腋窝淋巴结未触及，体重由 49 千克增至 54 千克。

续服中药，继续观察。现临床症状基本消失，恢复正常工作，后随访 7 年无复发。

按语　李老指出，胃癌属于中医的"胃脘痛""伏梁""反胃""噎膈"等证范畴。胃癌的病因病机，中医认为多由长期的饮食不节、情志忧郁、渐致痰火胶结，或脾胃虚寒，或津液干枯、气滞血瘀而成，或食积、气结、热结、痰凝、血瘀、脏虚所致。故凡治此者，必宜以扶助正气，健脾养胃为主。若饮食未消，则兼祛其滞；逆气未调，兼解其郁；热邪未去，兼清其热；痰结未散，兼化其痰；瘀血未去，兼行其瘀；病久衰弱，则专用补养。不可标本杂进，以致重伤胃气，难能奏效。但其证确有气血痰火瘀积之实邪，又见机体正气尚盛，则当祛邪以养正，亦不可忽也。

此患者胃癌伴腹水，癥积内结，脾虚血瘀，气不化水，水湿互结，正虚邪留，病在中焦，故治拟健脾利湿，解毒散结之法。用党参、炒白术、茯苓、薏苡仁等健脾益气，淡渗利湿，扶正抗癌；鸡血藤配枳壳行气活血以消癥；半枝莲、白花蛇舌草、黄毛耳草、喜树果、薏苡仁解毒抗癌；制附片配泽泻温阳利水、扶正祛邪，标本兼顾，疗效昭彰。

李老在选用抗癌中药方面，力求用药精良。除选用白花蛇舌草、黄毛耳草、喜树果、薏苡仁外，重用半枝莲 60 克以清热解毒抗癌，动物实验证实，半枝莲对小鼠肉瘤 S_{180}、艾氏腹水癌、脑瘤 22 等均有一定抑制作用。日本学者在通过体外实验对 800 种中药作抗肿瘤活性筛选时发现有 88 种中药对肿瘤细胞增殖的抑制率在 90% 以上，其中半枝莲对宫颈癌 JTc-26 瘤细胞体外抑制率达 100%，其对正常细胞的抑制率仅为 50%。重用半枝莲则是取其散瘀利尿之功，配以具有健脾利水渗湿之薏苡仁，以加速消除腹水。更兼薏苡仁有抗癌作用，李老认为尤以脾虚湿盛的消化道肿瘤更为适宜。动物实验证实，薏苡仁乙醇提取物能抑制艾氏腹水癌细胞的增殖，显著延长小鼠的生存时间。

方中黄毛耳草是茜草科耳草属植物黄毛耳草的全草，味苦而性凉。功能清热利湿，解毒消肿。《福建中草药》载其"治湿热水肿"，患者苔黄厚腻，正切湿热内聚之病机。喜树果抗癌，散结，破血化瘀。药理研究表明，喜树果的醇提取物对动物移植性肿瘤，均有一定抑制作用。喜树果中所含喜树碱及其衍生物，具有较强的抗癌活性。本案用药少而精，取效迅而捷，全凭妙手攻砭，足见卓尔不群。

案3 胃癌3

刘某，女，58岁。2012年2月23日初诊。

主诉：手指麻木9个月。

病史：患者2011年5月因上腹部隐痛，于安徽医科大学某附属医院就诊，诊断为"胃癌伴胆管转移"，遂行根治性全胃切除术+食管空肠吻合术+胆囊切除术。术后行化疗，病情稳定。刻下：手指、足趾麻木，手部十指尖明显，夜间明显，热敷或休息均无法缓解。饮食、睡眠、二便基本正常。舌淡暗，边有瘀斑，苔薄白，脉沉细。

西医诊断：胃癌术后。

中医诊断：痹证。

辨证：正气亏虚，气虚血瘀。

治法：益气扶正，行气活血。

处方：黄芪35克，炒白术15克，当归12克，菝葜10克，半枝莲15克，半边莲15克，白花蛇舌草20克，土茯苓15克，生薏苡仁、炒薏苡仁各20克，伸筋草10克，鸡血藤20克，活血藤20克，壁虎12克，猫爪草20克，无花果15克。10剂，水煎服，每日1剂。

嘱其注意休息，饮食忌辛辣刺激及发物，调畅情志。

二诊：2012年3月3日。患者药后面部气色明显好转，诉指尖麻木好转，自觉睡眠及胃口渐佳。舌淡暗，边有瘀斑，少苔，脉细数。宗2012年2月23日方，去伸筋草、炒白术，加土鳖虫10克，丹参20克，桂枝20克，以通经活络。10剂，水煎服，每日1剂。

三诊：2012年3月15日。患者服药后，手脚尖麻木改善，偶有轻微麻木感。口不干，食纳佳，夜寐安，二便正常。舌淡红，苔薄白，脉细。气血得通，症状好转，前方续服，14剂，水煎服，每日1剂。继观病情变化，嘱清淡饮食，定期随诊并复查肿瘤指标。

按语 患者因"手指麻木9个月"前来就诊，有胃癌病史，经行手术及多次化疗后病情得到控制。但放化疗后患者出现手指、足趾麻木，夜间症状加重，无法通过热敷或休息而缓解。尽管患者的局部症状是手足麻木，但考虑既往史则不难分析出，此例为癌邪内生，侵犯脏腑，虽已行治疗，但手术及放化疗使得患者整体的正气亏虚，气血两伤，气虚不能推动血液运行，故而血瘀痹阻，最终发为痹证。初诊时患者以手指麻木不适等症状为主，舌淡暗，边有瘀斑，苔薄白，脉沉细。脉证相参，此为气虚不能行血，血不行而瘀阻不通，四肢不荣而麻。故见手足指尖麻木不适。

治疗上，法当补益气血以扶助正气，补益中气而使脾脏得运，从而强化中焦气血生化之源，气足则能行血，又能通经活络，以使余邪尽去。药用黄芪、炒白术、生薏苡仁、炒薏苡仁以补益中焦，化生气血，又可以防治通经之风燥之品伤及正气；用土茯苓、半枝莲、半边莲、猫爪草、白花蛇舌草以抗癌扶正，治病之本；鸡血藤、活血藤、土鳖虫、壁虎通经活络，行气活血，合黄芪祛瘀生新。

二诊时患者症状好转，但舌体仍可见瘀斑瘀点；脉象虽转佳，却仍有虚象。故加入土鳖虫增强通经活络之用；桂枝温通经络，调和营卫；丹参活血凉血，又能克制方中虫类药物之燥性。诊至三次，患者舌脉之象好转，症状也得以缓解。

《素问·方盛衰论》说："是以诊有大方，坐起有常，出入有行，以转神明，必清必净，上观下观，司八正邪，别五中部，按脉动静，循尺滑涩寒温之意，视其大小，合之病能，逆从以得，复知病名，诊可十全，不失人情"。本案中，患者虽因痹证就诊，但究其根源，则是因邪气未尽，正气不足，而致气血瘀阻。此类病机在肿瘤手术、化疗后的患者中并不少见，但是其辨证不能拘泥于主诉，而应该追根溯源，辨准病因病机，方可药到病除。

案4　食管癌

金某，男，66岁。2017年3月28日初诊。

主诉： 食管癌术后5年，确诊肺及颈部淋巴结转移10日。

病史： 患者2012年5月因咽喉不适，吞咽困难，于消化内科就诊，诊断为"食管癌"，遂行手术治疗。术后行化疗，病情稳定，后未定期复诊或复查肿瘤指标。10日前，患者再次出现食管部位疼痛不适，于消化内科行CT检查及实验室检查后，确诊为"食管癌术后伴肺部及颈部淋巴结转移"。刻下：咽喉部疼痛，呈刺痛，吞咽梗阻，反酸、胃脘胀满，口干口苦，夜间反复干咳。舌淡暗，苔薄白，脉弦细。

西医诊断： 食管癌术后伴肺部及颈部淋巴结转移。

中医诊断： 内科癌病。

辨证： 正气亏虚，邪气瘀阻。

治法： 益气扶正，祛邪通络。

处方： 黄芪45克，炒白术15克，土茯苓12克，蛇莓15克，炙蟾皮（先煎）4克，猫人参40克，望江南15克，生晒参10克，刺五加15克，天龙15克，太子参25克，石见穿15克，天仙藤15克，陈皮15克。7剂，水煎服，每日1剂。

嘱其清淡饮食，忌辛辣刺激及发物，调畅情志。

二诊： 2017年4月7日。家人代诉：患者药后咽部刺痛及梗阻感明显好转，但近期进食后呕吐，伴乏力，反酸，烧心，口中时有溃疡。饮食差，睡眠正常，二便基本正常，舌脉未见。宗2017年3月28日方，加砂仁（后下）9克，连翘15克，夏枯草25克。14剂，水煎服，每日1剂。以调和中焦，清热止呕。

三诊： 2017年4月22日。家属代诉：呕吐、反酸及进食梗阻感好转，咽部仍有异物感，口干咽燥，口中溃疡减轻。纳寐皆一般，二便基本正常。宗2017年3月28日方，加土鳖虫10克，白芥子12克，炙干蟾皮改为6克。21剂，水煎服，每日1剂。

四诊： 2017年6月13日，家属代诉：症状较前好转，现疼痛及梗阻感减轻，仅进食大块食物时有不适感。余无明显不适。舌脉不详。宗2017年3月28日方，去白芥子、砂仁，加莪术10克，三棱10克，潞党参25克。14剂，水煎服，每日1剂。继观病情变化，嘱清淡饮食，定期随诊并复查肿瘤指标。

按语 患者罹食管癌，曾于5年前行手术及化疗后好转，但本次就诊时已确诊肺部及颈部淋巴结转移，此时邪气壅盛，正气抗邪无力，属中医"内科癌病"范畴。初诊时，患者以咽喉部刺痛，吞咽梗阻，反酸、胃脘胀满为主，舌淡暗，苔薄白，脉弦细。从中医角度进行分析，此为邪气阻于咽部，热毒血瘀搏结，是为实证。但由于患者患病日久，此次发病乃邪气未尽，正气抗邪日久而渐渐衰退，正不胜邪。故患者亦可见脉细之虚象。因此综合判断后辨证为正气亏虚，邪气瘀阻，属虚实夹杂之证。

治疗以益气扶正，祛邪通络为主。药用黄芪、炒白术、生晒参、太子参以补益正气，行气活血，扶正抗邪；一味陈皮起到行气的作用，以使诸药补而不滞；猫人参、望江南、炙蟾皮、石见穿均为李老常用抗癌祛邪之品，虽性味燥烈，有毒性，但在肿瘤的治疗中屡屡得效；天仙藤、土鳖虫活血通络，祛瘀生新，亦可加强行气之力，推动药力散布周身。全方扶正、抗邪兼具，攻邪、补益兼备，针对虚实夹杂的复杂病机进行治疗，故二诊可见患者症状好转，三诊可知胃气渐复。

《素问·灵兰秘典论》指出："脾胃者，仓廪之官，五味出焉"。脾主运化，胃主受纳。《黄帝内经》认为，人体的四肢百骸、皮毛、脏腑等活动，必须通过脾胃运化水谷精微、化生气血的作用才能正常进行，从而树立了"人以胃气为本""人以水谷为本""有胃气则生，无胃气则死"的思想。李老在治疗肿瘤时，主张正气是人体抗邪的第一战斗力，而正气之本即是脾胃。因此在处方遣药中不仅注重抗癌药物的使用，更是在于通过增强人体自身的能力以抵御邪气的侵犯。

案 5　肺癌 1

陈某，男，40 岁，司机。1999 年 12 月 26 日初诊。

主诉：咳嗽半年，咯血 3 个月。

病史：宿疾咽干音哑，近半年经常咳嗽，吐少量白色黏稠泡沫痰，并伴左侧季肋部不适。9 月 10 日晚咳嗽时，曾吐鲜血两口，血随痰出。遂在当地某医院就诊，做 X 线胸透示左下肺靠膈肌处有片状模糊阴影，边缘不清。诊为"左下肺炎"。用抗生素等对症治疗无效。又按"结核病"治疗旬余，仍未见效。于 1999 年 10 月 3 日摄 X 线片、支气管镜及病理检查，诊断考虑为"支气管肺癌"，决定住院手术治疗。于 11 月 5 日开胸后见支气管肺癌已经扩散，手术无法进行，仅取少许组织再送病检，报告为"鳞状上皮细胞癌"。遂予化疗，但病情日渐恶化。要求出院后改用中医药治疗。刻下：面色萎黄无光泽，形体瘦弱，疲倦乏力，痰内仍时夹血丝，语声低弱嘶哑，纳谷欠馨，小便正常，大便干燥难解。舌质红赤，苔薄白少津，脉细数。

西医诊断：支气管肺癌。

中医诊断：肺癌。

辨证：肺肾阴虚，火盛刑金。

治法：壮水清金，泻火凉血，解毒抗癌。

处方：夏枯草、元参、旱莲草、生地黄、半枝莲、半边莲、猫爪草、藕节、鱼腥草、沙参各 30 克，天花粉、玉竹、冬虫夏草、麦冬各 15 克，五味子、石斛各 12 克，川贝母 10 克。水煎温服，每日 1 剂，分早、中、晚 3 次服下。

二诊：2000 年 1 月 17 日。上方服后，诸症减轻，咳嗽轻微，痰中已无血迹，食饮增加，大便转软，一日一行。舌质红，苔薄白转润，脉细略数。药证合拍，原意出入再进。

处方：夏枯草、元参、生牡蛎（先煎）、白茅根、蒲公英、南沙参、北沙参、鱼腥草、藕节、白花蛇舌草、黄芪各 30 克，炙百合、黄精各 20 克，生鳖甲（先煎）、麦冬各 15 克，五味子 10 克。煎服法同前。

三诊：2000 年 3 月 5 日。上方服后，自觉诸症若失，面色渐变红润，体力日有增加，已能在办公室做轻微工作。方已奏效，毋庸更张，再按前方继续，以冀巩固。

以上方药续服年余，症性稳定，未见复发，2001年2月10日复查X线胸片示两肺视野清晰。后随访10年无复发。

按语　本案属中医"咯血""息贲"范畴，乃肺肾阴虚之候。阴虚则火盛，日渐煎熬则液涸痰凝，毒邪内结而成癌；火盛刑金，损伤肺络，则血随痰出，或痰夹血丝。肾脉从肾上贯肝膈入肺中，循喉咙挟舌本，其咽干音哑久羁，为肾阴久虚之征。方中生地黄、元参、旱莲草、玉竹、黄精、五味子、炙百合、沙参、石斛、麦冬、冬虫夏草、天花粉壮水益肾以制内干气分之火，清金养肺以补金受火克之损；蒲公英、鱼腥草、半枝莲、半边莲、白花蛇舌草清内结之热，解血中之毒；猫爪草、夏枯草、生鳖甲、生牡蛎益阴除热、散结解凝、藕节凉血止血；白茅根导热下行。诸药合用共奏壮水清金，泻火凉血，解毒抗癌之功。药证合拍，故获全效。

李老认为，症见咳嗽声嘶、痰少黏稠、痰中带血、面色无华、形体消瘦、肢倦乏力、语声低弱、口干咽燥、舌红少津、脉细数者，证属肺肾阴虚，痰热互结。治以滋肾养肺，清热消痰之法，则可力挽危候。常用如麦门冬汤、百合固金汤、贝母瓜蒌散等。麦冬、天冬、百合、熟地黄滋养肺肾之阴；党参、半夏益气化痰；黄芩、元参、川贝母、全瓜蒌、甘草开胸散结，清肺化痰。并可选用沙参、玉竹、天花粉等，以增养阴清热之力；紫花地丁、紫背天葵等，以加解毒散结之功；咯血难止者加白茅根、仙鹤草凉血止血之属；低热盗汗者加地骨皮、白薇、五味子育阴敛汗之属；其他抗癌效药，亦可酌选，以期佳效。

案6　肺癌2

张某，女，56岁，营业员。2000年4月9日初诊。

主诉：咳喘20余年，加重3年，临床诊断肺癌3月余。

病史：患者罹"咳喘"病史20余年，近3年来病情加重，屡服中、西药不见缓解。于2000年1月3日在安徽省立医院摄X正侧位片示右肺门区有3厘米×3厘米大小片状影。诊断为"右中心型肺癌"。患者不愿手术治疗，遂来李老处就诊。刻下：咳嗽喘促，无痰，右侧胸背部疼痛，纳呆食少，声音嘶哑，疲倦乏力，小便正常，大便干燥难解。舌质红，苔薄黄，脉弦数。

西医诊断：右中心型肺癌。

中医诊断：肺癌。

辨证：肺热壅盛，气郁痰凝。

治法：清肺益气，开痰软坚。

处方1：白花蛇舌草50克，夏枯草、鱼腥草、天花粉、重楼、沙参、海浮石各30克，枇杷叶、瓜蒌各25克，大贝、杏仁、五味子、桔梗、干地龙各15克。水煎服，每日1剂，每剂分3次服。

处方2：蜈蚣、壁虎各20条，重楼50克，土地龙30克，加黄酒3斤。浸泡7日后取酒，每次服20毫升，每日服3次。

用处方1、处方2治疗半年，症情日见好转，胸背疼痛减轻，纳谷增，大便软，每日一行。

继按处方1加麦冬20克，露蜂房5克，绞股蓝20克，以滋阴润肺。处方2同服。现临床症状基本消失。于2001年2月10日复查X线正侧位片，示右肺门区肿块影缩小2/3，疗效明显。

按语 患者肺热壅盛,宣降失司,气郁痰凝,方用沙参、天花粉、五味子养阴清肺益气;白花蛇舌草、夏枯草、鱼腥草、重楼、干地龙解毒抗癌;海浮石、枇杷叶、瓜蒌、大贝、杏仁、桔梗开宣肺气,化痰散结,降气平喘。初获良效后,继以原方加麦冬养阴扶正,绞股蓝益气、解毒、抗癌,露蜂房"治积痰久嗽"(《本草正》),以增止咳定喘之功,标本兼治,疗效称佳。

肺癌在临床上所表现出来的咳嗽、胸痛或痰血诸证,往往与其他呼吸系统疾病不易鉴别,加之验痰阳性率不高,故发现时每多晚期,在治疗上很难控制。从以上验案来看,用清肺益气、开痰软坚法坚持治疗,疗效满意。

李老指出,在祖国医学文献中,与肺癌类似的记载,散见于咳嗽、哮喘、痨瘵、咯血、胸痛、痰饮、积聚、肺痿、肺疽等病症的资料中,尤其与"肺积""息贲"相似。肺癌的成因乃外感六淫邪毒犯肺,内有七情饮食所伤,并有脏腑正气虚损,则肺气膹郁,宣降失司,津液不布,积聚成疾,痰凝气滞,血行受阻,瘀血留结,积成息贲。因邪正盛衰,故宜详审。治宜攻补兼施,攻邪而不伤正,养正而不助邪,乃治积之要也。

处方 2 药酒剂选药精当,因而有显著疗效。方中蜈蚣味辛,性微温。《日华子本草》说它"治癥癖",对于肿瘤及疮疡痛毒,皆有消坚化毒之效。各种肿瘤配合木鳖子、炮山甲等品,有控制发展、改善症状的作用。

壁虎,又称守宫、天龙。味咸,性寒,功能祛风定惊、解毒攻坚、抗痨消癥。《四川中药志》载:"祛风,破血积包块,治肿瘤"。如上海中医药大学附属龙华医院用壁虎、干蟾皮、天冬、麦冬各 9 克,南沙参、北沙参、百部、八月札各 12 克,夏枯草、葶苈子各 15 克,鱼腥草、山海螺、金银花、白英、蛇舌草、生牡蛎、苦参各 30 克,水煎,每日 1 剂,治疗晚期肺癌。

重楼又名蚤休、重台根、草河车、土三七。味苦,性寒,功能清热解毒,消肿止痛。药理研究证实,重楼有抗肿瘤作用,其甲醇提取物对宫颈癌 HeLa 瘤株有抑制生长作用。地龙清热平喘,而且有抑制肿瘤细胞生长的作用。全方以黄酒浸服以温通活血,增强诸药的抗癌功效。

案 7 肺癌 3

谢某,女,68 岁,司机。2017 年 2 月 9 日初诊。

主诉:咳嗽 1 年余、肩背部疼痛半年。

病史:患者 1 年前无明显诱因下出现干咳,受寒后加重,于中医院就诊给予消炎、镇咳治疗(具体用药不详),效果欠佳。2016 年 4 月复发,经抗炎等对症治疗后咳嗽缓解,后出现肩背部不适。肺活检示纤维平滑肌组织、软骨组织及少量挤压的肺泡组织,其间见纤维素渗出,少量淋巴细胞浸润。请结合影像学考虑。右肺上叶活检示(右肺上叶活检)黏膜急、慢性炎。纤支镜刷出物镜检未找见恶性肿瘤细胞。痰涂片 2 张(HE):镜检未找见恶性肿瘤细胞。2016 年 12 月 23 日于芜湖市中医医院胸部 CT 平扫:①右上肺占位,考虑肺癌伴纵隔、肺内及胸椎、肋骨多发转移;②右肺门及纵隔淋巴结转移。近 2 个月患者自觉肩背部酸胀及腋窝疼痛不适加重,白天疼痛为甚。食纳尚可,眠安,二便基本正常。舌红,苔黄腻,脉沉。

西医诊断：右上肺占位伴骨转移。

中医诊断：肺积。

辨证：正虚邪实。

治法：扶正祛邪，抗癌止痛。

处方：黄芪50克，炒白术15克，土茯苓30克，半枝莲15克，半边莲15克，白花蛇舌草25克，金荞麦30克，制延胡索30克，制乳香12克，制没药12克，百合30克，南沙参15克，北沙参15克，天冬15克，麦冬15克，三棱10克，莪术10克，川芎15克，川贝9克。7剂，水煎温服，每日1剂，分早、中、晚3次服下。

二诊：2017年2月14日。上方服后，诉肩背部酸胀及腋窝疼痛不适症状同前，白天疼痛为甚，口苦，食纳尚可，眠差，二便基本正常。舌红，苔黄腻，脉沉。

处方：肉桂12克，制附片（先煎）12克，当归12克，制川乌（先煎）12克，制乳香9克，制没药9克，秦艽10克，制大黄（后下）9克，炒白芍15克，制延胡索20克，透骨草15克，海风藤15克。水煎外用，每日1剂，分早、中、晚3次离子导入。

三诊：2017年2月17日。内服、外治相结合后，患者自觉肩背部酸胀及腋窝疼痛不适较前好转，口苦，食纳尚可，眠差，二便基本正常。方已奏效，加全蝎6克，石斛15克以冀巩固。舌红，苔黄，脉沉。

以上方药续服，嘱患者定期复查肿瘤指标、胸部CT、骨扫描。

按语　本案肺癌骨转移归属于中医学"骨瘤""骨蚀""骨瘘疮""骨痹""骨疽"等范畴。主要症状是疼痛及功能障碍，甚至病理性骨折。李老认为，正虚邪实是肺癌骨转移的基本病机。正虚为本，以肺、脾、肾虚为主；邪实为标，指气滞、痰瘀、癌毒痹阻筋骨。就肺癌而言，虚以气虚、气阴两虚为主。气虚运行不畅则成气滞，气不行则血不运、津不布，血不运则成瘀，津不布则生痰，气滞血瘀痰湿相互胶结又可形成癌毒，故实以气滞、痰瘀、癌毒为主。肺癌骨转移病位在肺、骨，由于病程迁延日久，肺气阴两虚。

本案一诊方中大剂量黄芪与炒白术相须为用，补气为主，川芎活血行血，通行十二经脉，共奏调和气血之效；另外取土茯苓、半枝莲、半边莲、白花蛇舌草、金荞麦增强清热解毒，消积抗癌作用；制延胡索、制乳香、制没药、三棱、莪术此五种止痛类中药合用，对缓解患者骨转移疼痛起到治标作用；川贝、南沙参、北沙参、百合、天冬、麦冬专养肺阴，清肺热、止咳，诸药合用，共奏标本兼治，扶正抗癌止痛之功。二诊患者疼痛控制欠佳，疼痛是肺癌骨转移的常见症状，严重影响患者的生活质量。李老自创离子导入方：肉桂、制附片、制川乌温里去寒之效强，制乳香、制没药、制延胡索继续加强止痛作用，当归、炒白芍养血补血，制大黄意在化瘀，秦艽、透骨草配伍藤类药海风藤，以其轻灵，易通利关节而达四肢，具有清热解毒、消肿祛瘀、消炎解毒之功。三诊患者通过内服、外用相结合，自觉肩背部酸胀及腋窝疼痛不适较前好转。方已奏效，加全蝎6克，全蝎味咸、辛，性平，有小毒，有息风止痉、通络止痛、攻毒散结的功效。对于邪气深经入骨，全蝎能使浊去凝开，气血冲和。肿瘤晚期，癌毒盘踞、正气极虚，治疗应以补益扶正为要，加石斛补肺气，养肺阴。李老时常训诫在运用虫类药时，要特别注意顾护正气。虫类药性猛力专，临床疗效较好，但多有毒性，不良反应明显，治疗时不可一味猛烈攻伐，以致犯虚虚之戒，应中病即止，常配伍扶正之品，使邪去而正不伤，效捷而不猛悍。

案 8　肺癌 4

余某，女，60 岁，退休工人。2016 年 12 月 2 日初诊。

主诉：右肺癌术后 4 年余。

病史：患者 4 年前行右肺下叶癌切除术，术后行 2 次化疗。2016 年 10 月 26 日胸部 CT：①右下肺癌术后改变，右侧胸膜明显增厚伴结节，考虑转移，较 2016 年 8 月 29 日片大致相仿；②右肺少许结节，少许纤维、增生灶；③右侧部分肋骨骨质异常。癌胚抗原 35.82μg/L，RBC 3.06×10^{12}/L，Hb 104g/L，ESR 26mm/h。现患者自觉右侧胁肋及背部胀酸不适。平素畏寒，食纳、眠一般，情志不畅，二便基本正常。舌紫胖，苔黄润，脉弦。

西医诊断：右肺癌术后。

中医诊断：肺癌。

辨证：气滞血瘀。

治法：扶正散结，活血化痰消瘀。

处方：抗肿瘤方加减。黄芪 40 克，益母草、金荞麦、白花蛇舌草、龙葵各 30 克，猫爪草 20 克，半枝莲、半边莲、壁虎、莪术各 15 克，全蝎 8 克，炒黄芩、土鳖虫各 10 克。水煎服，每日 1 剂。

二诊：患者服上方 20 剂后症状较前明显好转，病情稳定，背部胀酸不适减轻，精神转佳。眠一般，大小便基本正常。舌红胖，苔薄黄，脉弦数。现欲继服中药调理。守上方去莪术加茯神 10 克，酸枣仁 30 克继服。

三诊：患者右侧胁肋及背部无明显不适，眠可，二便可。

按语　患者罹患肺癌，4 年前行手术及化疗治疗后好转，此次因右侧胁肋及背部胀酸不适于我处就诊，报告示右侧胸膜明显增厚伴结节，考虑转移，此时正虚邪实，属中医"内科癌病"范畴。初诊，患者咳嗽少，但自觉右侧胁肋及背部胀酸不适明显，舌紫，苔黄，脉弦。从中医角度分析病机应属气机郁滞日久，痰气瘀阻于内，气不行则血停，逐渐致瘀血内停，渐成肿块，复发为肺癌。结合舌苔脉象辨证为气滞血瘀证。

治当扶正散结，活血化痰消瘀，方用抗肿瘤方为基础，予龙葵、猫爪草、半枝莲、半边莲解毒抗癌；辨证用药，以黄芪、益母草为君，黄芪补气行滞，推动血行，鼓舞正气，托毒排脓，益母草归肝、心经，辛开苦降，专入血分以行血祛瘀；莪术能破气中之血、全蝎攻毒散结，现代临床证实二者均有抗肿瘤作用，土鳖虫、益母草散结消癥，共奏活血通络，祛瘀生新之功效；更与白花蛇舌草、金荞麦、炒黄芩，清热化痰，直达病所。全方气血同治，共奏扶正散结，活血化痰消瘀之功，故疗效显著。二诊去破血行气之莪术，以防耗气伤血之弊，予茯神、酸枣仁养心安神，随访后患者整体均较前明显好转。

在肺癌的病因病机方面，古代医家有着不同的认识，"物能害人者，皆谓之毒"，如《诸病源候论》中认为毒邪是肺癌的主要成因。同时，《明医杂著》中认为痰邪也是肺癌发病的重要原因。《医林改错》中"血受寒则凝结成块，血受热则煎熬成块……"中认为癌症的发病机制与"瘀血"有着密切关系。李老认为肺癌的病因是由于人体正气不足、阴阳平衡失调、气血津液失布所致，肺为娇脏，邪气滞留于肺，与瘀血、痰、热毒等互结，逐渐积滞而形成有形肿块，从而发展为肺癌。临证多虚实夹杂，在虚证中，其典型症状为气虚、阴虚；在实证中典型症状为气滞血积。肺癌患者，特别是已经进入中、晚期的患者，症状多而复杂，独立症状不多，共同症状较多，在实践诊疗过程中可以采取辨病和辨证结合的方式，把握病情，选择最佳治疗方案。

案9 肺癌5

殷某，男，73岁，离休工人。2017年9月5日初诊。

主诉：右支气管肺癌1年余。

病史：患者2016年因右上肺占位性病变于上海同济大学某附属医院住院治疗，后行右肺上叶切除术，化疗4个疗程后好转出院。近日来，病情有所反复，欲口服中药改善，遂赴李老处就诊。刻下：自觉喉中常有少许白黏痰，难以咳出，胃纳欠佳，平素易倦怠，大便干，4～5日一次，余尚可。舌红有裂纹，苔薄黄，脉沉弦。

西医诊断：右支气管肺癌。

中医诊断：肺岩。

辨证：肺脾气虚，痰热互结。

治法：清肺健脾，化痰消瘀。

处方：黄芪40克，金荞麦、鱼腥草、白花蛇舌草各30克，猫爪草20克，半边莲、半枝莲、炒薏苡仁、生薏苡仁、炒白术、炙桑白皮、浙贝各15克，炒黄芩、制半夏各9克，火麻仁30克。15剂，水煎服，每日1剂。

二诊：患者服上方后，病情好转。现喉中有少许白黏痰，较难咳出，纳可，大便3～5日一次，不干，寐可。余无不适。2017年9月19日胸部CT：右肺上叶切除术后；纵隔淋巴结肿大；右肺下叶少量炎性渗出。续上方加望江南15克，生大黄9克，炒黄芩增至12克。15剂，水煎服，每日1剂。

三诊：服上方加减共28剂后，患者疲乏无力之症减轻，精神好转，喉中基本无明显不适。后复查胸部CT示无明显异常。

按语 患者罹患肺癌1年，化疗术后余邪未尽，痰热郁结于肺，肺失宣降，腑气不通，脾气亏损失于健运，故咳嗽咳痰不止，大便干结，倦怠体乏。一派肺脾气虚，痰热互结之象，舌脉亦可佐证。方用黄芪、炒白术培补脾肺固其本；白花蛇舌草、鱼腥草、半边莲、半枝莲、猫爪草化痰散结抗癌；金荞麦、炙桑白皮、浙贝、炒黄芩、制半夏清肺化痰，降逆止咳；生薏苡仁、炒薏苡仁辅白术健脾利湿，与金荞麦合用以解毒消痈排脓；火麻仁润肠通便，泻而不损。二诊投望江南、生大黄、炒黄芩，泻热通便，解毒消痈，通调六腑。全方补中寓消，诸药合用共奏清肺健脾、化痰消瘀之功，抗癌之力亦贯穿其中，故疗效堪佳。

在传统中医学文献中，一般将肺癌称为"痞癖""肺积""肺壅""息贲"；《黄帝内经》中是这样描述的："肺咳之状咳而喘息，甚至唾血……而面浮气逆"。在以记载各种积聚病症而闻名的《难经》中是如此描述的："肺之积，名曰息贲，在右胁下，复大如杯，久不已，令人洒淅寒热，喘咳，发肺壅"。李老认为肺癌的病因总合癌病类，正虚邪实，虚主要指的是阴虚、气虚及精亏，实则指的是痰凝不畅、气滞不顺、血瘀不通。体虚是导致癌症形成的根本因素，而临证中则需把握住痰、热、瘀、毒、虚5个重点病机。《黄帝内经》中记载："壮人无积，虚人则有之"。《外证医案汇编》记载："正气虚则成岩"，这充分说明了肺部存有肿块，其根本原因在于气虚。李老认为中医疗法进行祛邪的根本目标不是为了简单清理瘀块，而是彻底清除体内毒素，扶正的根本目的并不是为了再创健康体质，而是进一步提升人体气血生化能力，在提高自身免疫力的同时最大程度上降低不良反应出现的概率，促进抗癌药物药效的发挥。这种祛邪与扶正并重的措施，使机体维持相对良好的内环境和高水平的生命状态，可显著提高肺癌患者的生存质量。

案 10 肝癌 1

赵某，男，23 岁，工人。1984 年 10 月 2 日初诊。

主诉：上腹部包块伴疼痛 3 年。

病史：患者于 1981 年 5 月始觉脘腹不适，上腹部经常疼痛。自服复方氢氧化铝片后缓解。而后形体消瘦，疼痛延至右肋，且右肋及剑突下可扪及一巨块，按之坚硬疼痛。1984 年 9 月出现全身黄疸，腹水。遂在南京市某肿瘤医院做放射性核素肝扫描示肝占位性病变；甲胎试验（＋）；诊断为"肝癌"。邀李老诊治。患者症见面色灰暗，形体消瘦，肌肤枯槁，中脘癥块隆起，大如覆盘，坚硬不移，按之痛剧，腹大如鼓，中下腹按之荡漾，身目皆黄，每日食量 150 克，小溲短黄，尿量 480 毫升/24 小时，大便时结时溏。舌质暗，苔白厚，脉涩滞。

西医诊断：肝癌。

中医诊断：肝癌。

辨证：气滞血瘀，脾不健运。

治法：行气消癥，健脾利水，解毒抗癌。

处方：茵陈、白花蛇舌草、半枝莲、半边莲、醋鳖甲（先煎）各 30 克，茯苓、丹参各 25 克，白术、北条参、昆布、海藻各 15 克，当归、白芍、泽泻、活蝼蛄、枳实各 12 克，土鳖虫、三棱、莪术、鸡内金各 9 克。水煎服，每日 1 剂。

二诊：服上方 10 剂后，纳食增加，脘腹胀痛较前减轻，精神略振，舌脉同前。继服上方。

三诊：上方共服 30 剂后，脘腹癥块明显缩小，凹凸不平征象难以扪及，食欲增，纳食由每日 150 克增加 600 克，腹水消退，诸症显好。然气滞瘀结，瘤疾难拔，邪实正虚。续以上方加黄芪 30 克，绞股蓝 20 克以扶正祛邪。

四诊：按原意继续辨治 1 年余，临床症状消失，肿块明显缩小。1985 年年底在南京市某肿瘤医院复查放射性核素肝扫描示肝硬化；甲胎试验（－）。1986 年 5 月起恢复工作。1989 年 7 月，因患感冒，自服阿司匹林、异丙嗪糖浆后于夜间暴亡。

按语 原发性肝癌属祖国医学的"癥瘕""积聚""肥气""息贲""脾积""痞气""黄疸""肝积""癖黄"等证范畴，历代中医著作中多有类似肝癌症状、体征和成因的记载。本病常见临床表现为肝区胁下肿块、疼痛、纳差乏力、黄疸、消瘦、腹水及恶病质。其病因病机为外感寒湿，或湿热之邪侵袭人体，加之饮食不节，损伤脾肾，或因情志失调，肝气郁滞，气滞血瘀，水湿内停，著而成积，蓄为腹水；内因正气不足，脏腑气血亏虚，湿困脾阳，湿蕴化热，郁蒸发黄。其主要症结为正气虚弱，肝气郁结，气滞血瘀，水湿痰凝，热毒结聚。病属正虚邪实，治宜攻补兼施，以补为主，以攻为辅。但亦应根据不同病程的不同表现，具体辨治，不可拘泥。若大积大聚，不搜而逐之，日进补汤无益。故李中梓言积证治法"初者受攻，中者且攻且补，末者受补"，此之谓也。

本案肝癌，腹部癥块巨大，坚硬不移，缘于气机不畅，血瘀积聚中焦，瘀毒内陷肝脏脉道，故患者早有癖积存在。而癖积之凝成，更使脾胃健运失职，土不制水，水饮停聚，形成水臌。瘀毒内攻，水热逼蒸，因而出现黄疸。与《诸病源候论》所论"气水饮停滞，结聚成癖；因热气相搏，则郁蒸不散，故胁下满痛而发黄，名曰癖黄"之机制，颇为合拍。

本案用蝼蛄行水以治肝癌水臌，实有独特疗效。蝼蛄俗名土狗，为蝼蛄科的一种农业害虫，味咸，性寒，无毒，入胃、膀胱二经。《神农本草经》称其"除恶疮"；梁代陶弘景说它"能下大小便"。元代朱震亨云："蝼蛄治水甚效，但其性急，虚人戒之。"宋代许叔微的《本事方》用蝼蛄、蜣螂虫各7个，新瓦焙焦黄，研末，白开水一次送服，治二便闭结有速效。李老在此方中用活蝼蛄配泽泻，亦是取其利水、消胀、治腹水之功。

案 11　肝癌 2

秦某，男，54 岁，教师。1980 年 10 月 20 日初诊。

主诉：腹部膨隆伴全身浮肿 2 年余。

病史：患者嗜酒 30 余年，既往曾有肝功能异常史，于 1980 年 8 月 20 日突觉右上腹部疼痛，经当地医生治疗后疼痛缓解。而后每隔数日发作 1 次，伴神疲乏力。后到某医院就诊，诊为"肝脓肿"。经抗炎等对症治疗无效，而来就诊。检 A 型超声波示肝波始于第 5 肋间，剑突下 6 厘米，密集微小波，丛状波，波型迟钝，出波衰减。同日血甲胎试验（＋）；又于 9 月 12 日做肝扫描示肝图像欠佳，肝影增大，肝左叶肿大，肝内放射性分布欠均匀，肝左叶下部放射性较稀疏，脾脏显影轻度肿大。诊断为"原发性肝癌"。后曾用活血、清热解毒、健脾等中药及氟脲嘧啶静脉注入治疗后症情一度稳定。近因肝脏进行性肿大，病情进展，遂来李老处求治。患者唇面晦暗，全身浮肿，腹部膨隆，青筋暴露，肝脏明显突起如盆，触之表面凹凸不平，右叶伸至脐旁，质硬而有压痛。全身皮膜及巩膜未见黄染，无蜘蛛痣和肝掌，全身淋巴结不肿大。自觉神疲乏力，纳差，右上腹时胀痛。舌质紫暗，苔薄白，脉沉涩。

西医诊断：原发性肝癌。

中医诊断：肝癌。

辨证：癌毒内袭，气滞血瘀。

治法：活血化瘀，解毒抗癌，散结止痛。

处方 1：黄芪、党参、白术、雷丸、红花、枳实、白芍、牛膝各 10 克，当归 15 克，桃仁 10 克，三棱 10 克，莪术 10 克；痛剧加罂粟壳 9 克，便秘加生大黄（后下）9 克。水煎服，每日 1 剂。疼痛缓解后隔日 1 剂。

处方 2：斑蝥烧鸡蛋：鲜鸡蛋 1 个，打开一小孔，取斑蝥 3 只，去头足及翅，放入蛋内，一层砂纸封包，再裹以湿泥，置灶火中煨熟。去虫吃蛋，每日 1 只。

处方 3：取癞蛤蟆 1 只，去头及内脏，剥皮，煮熟汤肉并吃。每日 1 只。肝痛剧时，取蛤蟆皮敷贴痛处。

服用上方 2 月余，肝痛消失，浮肿消退，食欲大增。

改以逍遥散及六味地黄汤交替内服。1 年后复诊，肝大缩小至肋下 3 厘米，无任何不适感，食欲旺，精神佳，能下地劳动。本案治疗存活 3 年 5 个月后，因患者自行停药，迫至 1983 年 3 月，突然复发而死亡。

按语 本案属祖国医学之血臌症，其病因复杂，绝非单纯血瘀所致。故治疗上应从多方考虑，既要活血化瘀，逐秽解毒，又要护元扶正，顾护正气。

李老方用破瘀通络，消胀除积药物作为血中开导，以毒药治癌，匠心独运。斑蝥辛寒有大毒，所含斑蝥素有抗癌作用，口服吸收入血，直达病灶，能攻毒散结，活血祛瘀；配以鸡蛋，可缓和其毒性，以免损伤胃气。民间有斑蝥蒸鸡蛋治疗淋巴结核和恶性肿瘤（瘰疬和恶核）方，经过动物实验研究，其主要成分斑蝥素和斑蝥酸钠，用提纯的有效成分治疗肝癌、乳腺癌、食管癌均有一定疗效。

蟾蜍（癞蛤蟆）甘辛凉有毒，功专解毒止痛，利尿消肿，生皮敷贴肝痛处，患者可顿时出现凉感而疼减。据研究，华蟾酥毒素和次毒素均有明显的抗肿瘤作用，因其具有麻醉作用，在癌肿疼痛的治疗中应用最多。民间有蟾蜍酒验方：取活蟾蜍 5 只，黄酒 500 毫升，共蒸 2 小时后，去蟾蜍取酒，冷藏备用。每日 3 次，每次 10 毫升。常用于治疗胃癌、肝癌、肺癌、食管癌等。近年来常用于多种癌肿或配合化疗、放疗治癌，不仅能提高疗效，还能减轻不良反应，改善血象。

在治疗过程中，还可适当服用人参、胎盘，静脉注射能量合剂等以扶正。另强调精神调摄，生活节制，远隔房事等，以调整人体内部功能活动，增强抗病能力而获显效。

案 12 肝癌 3

何某，男，68 岁。2015 年 3 月 26 日初诊。

主诉： 上腹部胀痛不适 5 月余。

病史： 患者自去年 10 月开始，上腹部胀痛不适，于铜陵市人民医院住院治疗，诊断为"原发性肝癌"，行介入治疗一次。刻下：全身乏力、易疲劳，入睡困难、易醒、早醒，白天易困，夜间口干，厌油，喜叹息，急躁易怒，白睛易充血，大便每日 2～3 次，或稀或硬，夜尿 2～3 次。吸烟每日 1 包，约 25 年；饮酒每日 1～2 两，约 25 年。舌淡暗，苔薄白腻，脉弦滑。

西医诊断： 原发性肝癌。

中医诊断： 腹痛。

辨证： 肝气不舒，气虚血瘀。

治法： 疏肝健脾，益气化瘀。

处方： 黄芪 40 克，当归 15 克，川芎 15 克，半枝莲 15 克，半边莲 15 克，生晒参 10 克，白花蛇舌草 25 克，炒白术 15 克，土茯苓 25 克，金钱草 25 克，淡全蝎 8 克，怀山药 25 克，壁虎 15 克，莪术 15 克，鸡内金 15 克。30 剂，水煎服，每日 1 剂，分 3 次服。

二诊： 2015 年 4 月 30 日。服上方后无特殊不适症状，刻下：仍有右侧肝区胀满，伴胸闷，左侧肩背部酸痛，腹部胀满不适，全身乏力明显、易疲劳，饮食差，不欲饮食，入睡困难，易醒、早醒，大便每日 2～3 次，不成形，最多每日 7～8 次，夜尿 2～3 次。夜间口干，厌油。舌淡暗，苔薄白腻，脉弦滑。

处方： 黄芪 40 克，当归 15 克，川芎 15 克，半枝莲 15 克，半边莲 15 克，生晒参 10 克，白花蛇舌草 25 克，炒白术 15 克，土茯苓 25 克，金钱草 25 克，淡全蝎 8 克，怀山药 25 克，壁虎 15 克，莪术 15 克，鸡内金 15 克。30 剂，水煎服，每日 1 剂，分 3 次服。

按语 本案患者属肝气不舒，气虚血瘀。患者本身情绪急躁易怒，喜叹息，以致肝气不舒，气机郁结；又患者久病，正气亏虚，久病必瘀，且行介入治疗一次，故体内经络为瘀血所滞。此病病属本虚标实，气虚为本，气滞、血瘀为标。癌病总治疗原则为扶正祛邪，故而治当疏肝健脾，活血化瘀。

李老指出应遵循"见肝之病，知肝传脾，当先实脾"之规律，结合患者本虚标实之病机，故而用黄芪、生晒参、炒白术、怀山药健脾益气，扶助正气，"先安未受邪之地"；当归、川芎、莪术活血化瘀；土茯苓、金钱草清热利湿；土茯苓、半边莲、半枝莲、白花蛇舌草抗癌解毒；再以虫类攻毒药壁虎、淡全蝎逐瘀通络，抗癌祛毒。全方标本兼顾，攻补兼施，攻邪而不伤正，养正而不助邪，共奏扶正祛邪之功。

案 13 胆囊癌

王某，女，62 岁。2017 年 3 月 7 日初诊。

主诉： 胆囊癌术后 11 月余，身黄、目黄 10 余日。

病史： 患者于 11 个月前无明显诱因下出现上腹部胀痛、恶心，伴有肩背部疼痛，给予抗炎输液治疗后好转，后再次出现上述症状。2016 年 4 月 23 日于安徽医科大学第一附属医院行胆囊切除术，术后病理示低分化腺癌，浸润型，直径 1.5 厘米，侵其全层，见神经侵犯。间断性化疗 5 个疗程后，出现全身黄染，面目皆黄，如烟熏，厌闻食气，闻之则欲吐，腹胀、腹痛明显，乏力，无发热，大便正常，小便色黄，眠一般。舌质淡，苔白厚腻，脉沉迟无力。2016 年 12 月 31 日于安徽医科大学第一附属医院做 CT：①肝左内叶低密度灶，考虑胆囊癌术后肝内转移，肝内胆管扩张；②左肾盂及左侧输尿管上端积水扩张；③左肾结石；④左肺上叶少许炎性病变，右肺上叶钙化灶；⑤两肺下叶间质性改变。2017年 3 月 3 日行腹部彩超：肝脏低回声肿物（结合病史考虑转移性病灶可能，其他性质不排除）；肝内胆管扩张，左叶显著；胆囊切除术后，肝外胆管未见明显异常；左肾轻度积水、左肾结石；胰腺、脾脏及右肾未见明显异常。尿常规：亚硝酸盐（＋），白细胞（±），胆红素（＋＋＋）。血生化：ALT 48U/L，AST 87U/L，总蛋白 56.9g/L，白蛋白 26.8g/L，总胆红素 380.09μmol/L，直接胆红素 280.44μmol/L，碱性磷酸酶 325U/L，γ-谷氨酰转肽酶 624U/L，总胆汁酸 127.00μmol/L。

西医诊断： 胆囊癌术后伴肝、腹膜后淋巴结转移Ⅳ期。

中医诊断： 黄疸。

辨证： 胆腑郁热，正气亏虚。

治法： 利胆退黄，扶正抗癌。

处方： 黄芪 35 克，炒白术 15 克，炒白芍 15 克，土茯苓 25 克，茵陈 30 克，金钱草 25 克，山栀 10 克，生大黄（后下）9 克，车前子（包）15 克，车前草 15 克，白花蛇舌草 30 克，半枝莲 15 克，半边莲 15 克，龙葵 25 克，郁金 20 克，泽泻 15 克。水煎服，每日 1 剂。疼痛缓解后隔日 1 剂。

二诊： 2017 年 3 月 15 日。患者诉腹部胀痛好转，大便偏黑，全身黄染，面目皆黄，如烟熏，厌闻食气，乏力，无发热，小便色黄，眠一般。舌质淡，苔白厚腻，脉沉迟无力。原方中黄芪改为 50 克，茵陈改为 40 克，金钱草改为 30 克，生大黄改为 12 克。继续随访。

按语 本案例患者发现时已属胆囊癌中晚期，癌毒日久，耗气伤阴；加之手术损伤，肝阴更亏，终致本虚标实之证。中医典籍虽无胆囊癌的名称，但早在 2000 多年前的《灵枢·胀论》中有"胆胀者，胁下胀痛""肝胀者，胁下满而痛引少腹"的记载。据汉代《伤寒论·太阳病》描述"结胸症"的症状是"膈内疼痛、拒按、气短、心下部坚硬胀满、身发黄"，与胆囊癌颇为相似。祖国医学认为胆附于肝，与肝相为表里。凡气血瘀积胆腑，湿热瘀结中焦，必影响肝的疏泄和胆的中清、通降。

李老认为，本病虽在胆，但源在肝，"治病必求其本"，当以胆病"从肝论治"为君，重用养肝柔肝之品，如炒白芍滋养肝阴、止痛；又因肝主疏泄，喜条达而恶抑郁，胆腑以通为用，以降为顺，故以生大黄、茵陈、金钱草、山栀、土茯苓等利胆通腑降逆之品，以疏肝利胆、除湿退黄、解毒。再者，李老始终不忘"知肝传脾"，时时顾护脾胃，佐以黄芪、炒白术等甘缓辛补之品补中益气、醒脾运脾，以防利胆通腑之药耗上正气，同时又具"扶正以祛邪"之功。然癌症的发生，其本固然在于正虚，但标实之证亦当重视，仅靠扶正培本实难奏效，非攻不可中病，故方中酌情加入抗癌解毒之药，如白花蛇舌草、半枝莲、半边莲、龙葵等；最后加入车前草子、泽泻利水消肿，以消除腹胀。二诊患者腹胀减轻，但仍面目身体发黄，李老治疗肿瘤患者一向重视补中益气，对于胆囊癌患者，尤其重视健脾益气，从中医角度讲，脾主运化，食物在脾气推动、激发作用下转化为水谷精微，化为精气血津液，内养五脏六腑，外养四肢百骸、皮毛筋肉。脾为后天之本，更为五脏六腑之本，故加大黄芪用量，培补元气。茵陈、金钱草、生大黄均改加量，意在加强利湿退黄，解毒除湿之效。

案 14 鼻咽癌

顾某，女，50 岁，干部。1987 年 10 月 5 日初诊。

主诉： 发现右颈部包块近 1 年，时鼻衄 3 个月。

病史： 患者于 1986 年底，无意中发现右颈部包块，遂至某省立医院，做病理活检示鼻咽部上皮样癌。经放疗后，包块由鸭蛋大小而消失。半年来包块复现，且逐渐增大。近 3 个月右鼻常出血，伴消瘦，乏力。复去省立医院肿瘤科诊治，建议中医药治疗。刻下：面色少华，形体消瘦，气短乏力，食少眠差，包块疼痛，近 1 个月来长大明显，伴鼻衄。舌质淡红，苔薄白，脉细弦。

西医诊断： 鼻咽癌。

中医诊断： 鼻咽癌。

辨证： 气血两虚，血瘀毒凝。

治法： 补益气血，和营解毒，软坚散结。

处方： 黄芪、党参、怀山药、半枝莲、半边莲、牡蛎（先煎）各 30 克，茯苓、当归、大蓟、小蓟、赤芍、淡海藻、淡昆布各 15 克，白术、陈皮、地龙各 10 克，仙鹤草、玄参各 20 克，甘草 3 克。10 剂，水煎服，每日 1 剂。

二诊： 服上方 10 剂后，纳谷渐增，疼痛减轻，鼻血减少，余症同上，方已奏效，故不更张。守上方加山慈菇 10 克，白花蛇舌草 20 克，以增抗癌解毒之功。

三诊： 继续服药 20 剂，鼻衄已止，包块未再增长，精神较前明显好转，面部仍苍白少华。守上方去大蓟、小蓟，加绞股蓝 20 克续服。

四诊：按上方意，继续辨治半余年，临床症状及包块消失。2 年后曾复发，继用中药施治获效。带病存活至今。

按语　鼻咽癌属中医学"真头痛""上石疽""脑砂"的范畴，其转移灶与"瘰疬""失荣"相类似。鼻咽癌主要病机为肺热痰火及肝胆毒热上扰，痰火瘀血互结所致。盖肺主气，其经手太阴之脉也，开窍于鼻。肺和则鼻气通利，肺气不和则上焦热盛，肺热乘于太阴之经而蕴积于鼻，迫血离经而鼻衄；气血凝滞，津液停结，变生疮疽，则鼻塞成齇。肝足厥阴之脉，循喉咙之后，上入颃颡。忧思恚怒，则致肝气郁结，肝火上逆，熏灼颃颡；又肝胆之脉相连，肝病则胆必受累，肝胆毒热，移行于脑，则为鼻渊、脑砂。胆足少阳之脉下耳后循颈至肩上，其支者，从耳后入耳中，郁火灼津液为痰，痰火上结，郁于耳中，出现耳鸣闷塞；痰火搏于少阳，阻塞经络，日久血瘀，痰火瘀血互结，形成肿块，而成上石疽、失荣。故李老认为，本病治疗，应以清消为主。

本案患者放疗后病情复发，右颈肿块明显增大，伴有鼻衄，面色少华，形体消瘦，声低乏力，食少不寐，舌淡苔薄，脉弦细，乃气血两虚，血瘀毒凝之证。故拟补益气血、和营解毒、软坚散结为治。方拟"八珍"加黄芪、怀山药、玄参补益气血，养阴和营；大蓟、小蓟、仙鹤草化瘀止血；牡蛎、淡昆布、淡海藻、地龙、山慈菇软坚散结；半枝莲、半边莲、白花蛇舌草解毒抗癌；绞股蓝既能抗癌解毒，又能扶助正气，为肿瘤患者常用药。全方重在补益扶正，少佐抗癌攻伐，故能长期服用，以达法正、药缓、力均之效而病愈。又因肿瘤形成非一日之功，癌毒蕴积日久，必大量耗伤人体气阴，故抗癌消瘤亦非一日之力，需长期用药。因此，"留得一分正气，则有一分生机"，扶正祛邪不失为治癌第一要法。

李老常用抗鼻咽癌的有效药物有菝葜、山慈菇、石上柏、垂盆草、蛇莓、天葵子、葵树子、蛇舌草、半枝莲、南五味子、土牛膝、半边莲、苍耳草、蚤休、茅根、穿破石、白芷、辛夷花等。

根据李老临床经验，鼻咽癌最常见的临床表现是血涕、鼻塞、头痛、耳鸣、耳聋、颈部肿块。血涕或鼻衄者可酌加白茅根、仙鹤草、藕节炭、茜草炭等；鼻塞者酌加苍耳子、鹅不食草、苦丁茶等；头痛者可用僵蚕、防风、川芎；耳鸣、耳聋者多责之于肝胆郁热，可用龙胆草、黄芩、夏枯草、磁石等；颈部肿块则重在化痰祛瘀、软坚散结药的应用。

鼻咽癌晚期广泛转移或经放疗后，致气血衰败。气血两亏者，宜补益气血、扶正抗癌，常用人参养荣汤加石上柏、白花蛇舌草等；若见肺肾阴虚，则应滋肾清肺、解毒抗癌，方用麦味地黄丸加野菊花、白花蛇舌草、山豆根治之。

鼻咽癌在放疗时致津液亏损，口干舌绛，宜用清热养阴生津之品，如天花粉、玄参、沙参、麦冬、玉竹、石斛、知母等。放疗后引起放射性皮炎者，方用当归 12 克，首乌 15 克，熟地黄 15 克，阿胶 12 克，女贞子 15 克，天花粉 12 克，麦冬 12 克，地肤子 15 克，白鲜皮 15 克，甘草 6 克，水煎内服，每日 1 剂；外用花椒、枯矾水洗净后，外敷三黄软膏或紫色消肿膏。

案 15　乳腺癌 1

张某，女，45 岁，工人。1995 年 11 月 20 日初诊。

主诉：发现左乳肿块 2 年余。

病史：患者曾于 1993 年 10 月发现左乳房上方肿块，做病理活检，诊断为"乳腺癌"。

同年 11 月行左乳腺癌根治术，术后放疗 2 年余。近月来，旧恙复萌，症见手术部位疼痛，伴恶心呕吐，食欲不振，神疲乏力，大便不畅，干燥难解。触其胸部仍有肿块，坚硬拒按。舌质偏暗，苔黄腻，脉弦滑。

西医诊断： 乳腺癌。

中医诊断： 乳癌。

辨证： 气郁痰凝，脉络瘀阻。

治法： 理气降逆，化痰软坚，解毒抗癌。

处方： 旋覆梗、陈皮、桔梗、姜竹茹、法半夏、赤芍、川楝子、延胡索各 10 克，代赭石（杵，先煎）20 克，夏枯草、蒲公英、海藻、牡蛎（先煎）各 15 克，白花蛇舌草 30 克，龙葵 20 克。水煎服，每日 1 剂。

二诊： 上方服药 7 剂后，诸症减轻，恶心呕吐已止，纳食已思，手术部位时隐痛。上方加减，以增软坚散结之功。

处方： 夏枯草、蒲公英、海藻、牡蛎（先煎）、当归、丹参、山慈菇各 15 克，陈皮、桔梗、法半夏、赤芍、延胡索、川楝子、贝母、三棱、莪术各 9 克，白花蛇舌草 30 克，龙葵、全瓜蒌、王不留行子各 15 克。水煎服，每日 1 剂。

三诊： 服上方半月余，诸症明显减轻，疼痛止，肿块已软，腻苔亦退。效不更方。

四诊： 按前方意，继续辨治 3 月余，肿块全消，无其他不适之症。恢复工作，后随访 7 年无复发。

按语 中医学理论认为，乳房属阳明经，乳头属厥阴经。乳腺癌每由外、内因所合致。外因即感受风寒之气，乘阳明经气虚弱所袭，足阳明脉直者，从缺盆下乳，血气郁滞于乳，而成乳石痛；内因则由"忧郁伤肝，思虑伤脾，积想在心，所愿不得者，致经络痞涩，聚结成核"。另乳癌多见于更年期及绝经后妇女，冲任失调，气血紊乱亦为其发病内因之一。因此，寒袭阳明，郁伤肝脾，冲任失调，则脏腑功能紊乱；邪毒蕴内，郁而化热，气滞血瘀，痰浊交凝，结滞乳中，则致乳岩。晚期气血亏损，阴极阳衰，乃至脏腑俱衰，故治疗应以疏肝化痰、调理冲任、清热解毒、化瘀解凝、扶正祛邪为要。清代吴谦强调指出，"若患者果能清心涤虑，静养调理，庶可施治"，说明精神因素对提高本病的疗效起重要作用。

本案例为乳腺癌根治术加放疗后复发，肿块坚硬，疼痛拒按，乃肝郁热毒，痰凝血瘀所致，为其本；又见恶心呕吐，纳呆不食，则肝气犯胃，胃气上逆，痰浊上泛为其标；脉弦滑，苔腻，亦为痰浊之征。故首方即用旋覆代赭汤合温胆汤加减，以和胃降逆为主，先治其标；辅延胡索、川楝子以疏肝理气止痛；蒲公英、白花蛇舌草、龙葵清热解毒抗癌；夏枯草、海藻、牡蛎化痰软坚。方已对证，仅服 7 剂，呕吐即止，纳谷已思。

遂改前方，去旋覆梗、代赭石，加山慈菇、浙贝母、全瓜蒌以增化痰散结之力；三棱、莪术、当归、赤芍、丹参、王不留行子以破气化瘀，治其病本。故服药仅 3 月余，癌消症除而愈。

李老治乳腺肿瘤最常用的两味药是龙葵和山慈菇。龙葵苦、寒，有小毒。功能清热解毒、利水消肿。用于感冒发热、牙痛、慢性支气管炎、痢疾、泌尿系感染、乳腺炎、白带、癌症；外用治痈疖疔疮、天疱疮、蛇咬伤。山慈菇甘、微辛，凉。功能清热解毒、化痰散结。现认为本品有抗癌作用。治乳腺癌，常与牡蛎、海藻、夏枯草、浙贝母等配合应用。

《本草新编》曰："山慈菇，玉枢丹中为君，可治怪病。大约怪病多起于痰，山慈菇正消痰之药，治痰而怪病自除也。或疑山慈菇非消痰之药，乃散毒之药也。不知毒之未成者为痰，而痰之已结者为毒，是痰与毒，正未可二视也。"

案 16　乳腺癌 2

史某，女，47 岁，纺织工人。1988 年 3 月 5 日初诊。

主诉：左乳腺癌根治术后半年。

病史：患者罹"左乳腺癌"，于 1987 年 10 月 9 日行根治术，术后放疗 3 个月，半年后，又发现左腋下有棋子般大小肿块，经检查确诊为"乳腺癌转移"。遂行二次手术，刀口边缘疼痛，形容日渐消瘦，肤黄憔悴，神困肢软，纳谷寡味，夜不安寐，自认为乳癌难愈之症，故而忧虑万分。血象检查多项指标均低于正常。舌质淡，苔白腻，脉濡细。

西医诊断：左乳腺癌根治术后。

中医诊断：乳癌术后。

辨证：气血亏虚。

治法：益气养血，固正和营。

处方：太子参 15 克，黄芪 20 克，炒白芍 15 克，怀山药 15 克，黄精 15 克，焦三仙各 15 克，紫丹参 15 克，当归 15 克，绞股蓝 20 克，无花果 15 克，川芎 9 克。水煎服，每日 1 剂。

二诊：疼痛减轻，纳食渐增，此为佳象，嘱其放宽怀抱，怡养性情，庶可根治，上方加半枝莲、半边莲各 15 克以清热解毒，防患未然。

三诊：心胸稍安，肤色转润，但神倦乏力，正气尚未痊复，再宗前法加减。去丹参，加肥玉竹 12 克，鸡血藤 15 克养阴补血。另增刺五加以益气扶正。

四诊：叠进前法，颇合病机。刀口边缘疼痛止，精神渐复，胃纳亦旺，腻苔已除。近日复感外邪，鼻塞、咳嗽、恶寒发热，大便解而复秘。此正馁邪袭，液耗肠燥之故。宗前法增扶正润肠之品图之。去焦三仙、黄精，加生首乌 15 克，全瓜蒌 12 克。另增服感冒退热冲剂以祛外邪。

五诊：乳癌手术后调治 5 月有余，趋于痊愈。血常规检查：WBC 4×10^9/L，RBC 4.2×10^{12}/L，趋于正常。因体质素弱，易觉疲乏，幸饮食已达正常，再予前法服药 15 剂，以调整善后。

按语　此例乳癌患者，屡经手术、放疗，必定耗伤正气，故首诊即投益气养血、固正和营之品而获效。《黄帝内经》曰："正气存内，邪不可干"，特别是癌症患者，扶正尤为重要，方中所选黄芪、当归、绞股蓝、无花果能益气补血，且药理研究证明其防癌作用颇佳。半枝莲、半边莲二药相伍，清热解毒之力尤显，亦有抗癌作用。半枝莲在临床治疗癌症中，应用十分广泛，多与白花蛇舌草、半边莲等组成复方配伍，用于多种肿瘤的治疗，临床有大量报道。所选药物均标本兼顾，扶正祛邪合理应用，终获满意疗效。后随访 3 年无复发，坚持上班，未见其变。

案 17　结肠癌 1

沈某，女，45 岁。1998 年 5 月 2 日初诊。

主诉： 发现腹部包块半月余。

病史： 患者腹泻多年，腹痛时作，头晕乏力，近半个月来曾便血一次，其量可畏。一日自己在左侧腹部扪及一拳头大小肿块，即来就诊。疑为恶性肿瘤，遂行剖腹探查术：结肠肝区有6厘米×12厘米大小之肿瘤，表面不光滑，质极硬，已浸润邻近网膜，肿瘤与胃只相离1.5厘米。分离至十二指肠下降部，见已被肿瘤浸润，粘连带较硬，水肿。病理诊断："结肠腺癌，淋巴结转移"。来李老处诊治。患者形体消瘦，面色萎黄，神情倦怠，不欲饮食，腹部疼痛，大便干秘。舌淡红，苔少，脉细微弦。

西医诊断： 结肠癌。

中医诊断： 结肠癌。

辨证： 癌毒瘀阻，脾不健运，气血两虚。

治法： 解毒抗癌，健脾养血。

处方1： 蟾蜍酒每隔2日服1次，每次服100毫升。

处方2： 水杨梅根、藤梨根、菝葜、半枝莲、白花蛇舌草、白英各30克，党参、白术、茯苓、当归各15克，虎杖、生薏苡仁、红藤、红枣各20克。水煎服，每日1剂。

二诊： 处方1、处方2同用，共服3个月。药后体重增加，面色好转，精神亦振，纳谷增加，腹痛已瘥，大便转软。舌质淡红，苔薄白，脉细。

三诊： 继续上方辨治1年余，1年内服蟾蜍酒1个月。患者体重增加并已上班。以后隔日服1剂处方2，每年服蟾蜍酒1个月，以巩固疗效。

经治患者基本痊愈，体重显增，一直上班。随访身体健康，后随访4年无复发。

按语 祖国医学古籍中类似于结肠癌的记载，散见于"肠澼""伏梁""肠覃""癥瘕""积聚"等疾病的范畴。临床上常表现为腹泻，腹痛，脓血便，腹部肿块等；晚期可出现不完全梗阻性腹胀及腹部肿块，坚硬不移，浮肿，黄疸及消瘦，腹水等症。结肠癌的病因病机，外因为饮食不节，起居不时，寒温失节，风寒客肠，损伤肠胃，运化失司，湿热内生，热毒蕴结，流注大肠，结而成癥；内因为忧思喜怒，脏腑失调，正气内虚，湿热邪毒，乘虚下注，浸淫肠道，气滞血瘀，凝结成积。故解毒化痰、清利湿热、理气行滞、补虚扶正等法，为结肠癌的常用治疗法则。

本案系结肠腺癌、淋巴结转移后，接受中医治疗。热毒蕴肠，则腹痛便秘；脾不健运，则神疲乏力。纳差，苔少，脉细亦为脾虚之征。邪不去则正不安，故李老以祛邪扶正为治。方用蟾蜍酒合汤剂水杨梅根、藤梨根、菝葜、半枝莲、白花蛇舌草、白英、红藤、虎杖以清热解毒，抗癌而祛邪；四君加薏苡仁、红枣、当归以健脾养血而扶正，合而用之，则邪去正安，恙情转佳，生活质量明显提高。

抗癌药物中水杨梅根为双子叶植物药茜草科植物细叶水团花的根。味苦、辛，性凉；功能清热解表，活血解毒。药理研究表明，水杨梅根醇浸膏对小鼠L615白血病有抑制作用，抑制率为21.4%；对宫颈癌细胞、AK肉瘤、小鼠W_{256}癌肉瘤也有抑制作用。

藤梨根为猕猴桃科植物猕猴桃的根。味酸、涩，性凉。功能清热解毒，祛风除湿，利尿止血。本品含猕猴桃碱，其乙醇提取物腹腔给药对小鼠肉瘤S_{180}及宫颈癌U_{14}均有抑制作用，对小鼠肉瘤S_{180}的抑制率为30%～40%。常与野葡萄藤、半枝莲、半边莲、白茅根等配伍，适用于各种癌症，尤其对于肠胃道方面的癌症应用更多。

白英为茄科茄属植物白英的全草，《中华本草》称之为白毛藤、白毛藤根。味苦，性平，有小毒。功能清热利湿，解毒消肿，抗癌。综合国内资料，白英含有多种药理作用，具有抗肿瘤、抗过敏、增强免疫力、抑菌、抗炎、护肝、灭钉螺和毒理活性等药理作用，在临床上已作为常用抗癌中草药。并配以红藤补血活血，虎杖清热利湿，散瘀，尤宜于病在下焦之肠癌。经研究，已证实虎杖所含大黄素对小鼠肉瘤 S_{180}、肝癌、乳腺癌、艾氏腹水癌、淋巴肉瘤、小鼠黑色素肉瘤及大鼠瓦克癌 7 个瘤株均有抑制作用。

案 18　结肠癌 2

郑某，男，60 岁。2017 年 3 月 21 日就诊。

主诉：结肠癌术后 1 月余。

病史：患者 1 月余前在胃肠外科行腹腔镜下根治性左半结肠切除术，术后恢复良好。2017 年 2 月 7 日活体组织病理示结肠癌根治标本+吻合口送检标本：（结肠）溃疡型中分化腺癌，部分为黏液腺癌（80%）；癌性溃疡面积约 9.0 厘米×6.0 厘米；累及肠管全周；癌组织侵及肠壁全层达浆膜层；神经见癌侵犯，脉管内未见癌栓；两切缘及送检（吻合口）均未见癌组织累及；肠周找见淋巴结 6 枚，4 枚见癌转移（4+/6），另见癌结节 2 枚。2017 年 3 月 4 日患者再次于胃肠外科诊治，排除相关化疗禁忌后，行"奥沙利铂+卡培他滨"方案化疗，辅以制酸、止吐及保肝治疗。现患者自觉乏力明显，食纳可，眠可，大小便正常，近期体重无明显变化。

西医诊断：食管癌术后伴肺部及颈部淋巴结转移。

中医诊断：虚劳。

辨证：邪气已去，正气亏虚。

治法：扶正、补中、益气。

处方：白花蛇舌草 20 克，半枝莲 15 克，炒薏苡仁 30 克，刺五加 15 克，党参 20 克，黄精 20 克，龙葵 15 克，甘草 12 克，生薏苡仁 30 克，玄参 20 克，半边莲 15 克，炒白术 20 克，陈皮 12 克，当归 12 克，旱莲草 20 克，黄芪 30 克，女贞子 20 克，生黄柏 12 克，土茯苓 15 克，制半夏 12 克。14 剂，水煎服，每日 1 剂。

二诊：患者诉服用中药后乏力较前稍有缓解，进食较前有所增加，但仍有气喘，口干。食纳可，眠安，大小便正常。宗前方，去生黄柏，加炒枳壳、枳实各 10 克，黄芪增加到 40 克。14 剂，水煎服，每日 1 剂。

三诊：患者未至，家属代诉：乏力及气喘症状均有明显缓解，一般情况可，目前食纳较前好转。舌脉未见。嘱患者继续服用中药 14 剂，水煎服，每日 1 剂。

按语　食管癌属于中医的"噎膈""噎食"范畴。有关食管癌最早的记载见于《黄帝内经》"饮食不下，膈咽不通，食则呕"。《难经》中称之为积聚。患者因"结肠癌术后 1 月余"就诊，就诊时刚进行过手术及化疗，身体比较虚弱，诉乏力明显。辨证分析，此为邪气已去，但正气未复，需要及时扶助中气，补益正气，恢复人体的正常生理功能。

李老拟以补中益气汤之主药黄芪、白术补益正气，陈皮理气健脾，调理中焦；当归补气活血，通行脉道，使补而不滞。另考虑到患者体虚羸弱，故用张景岳的《新方八略引》中所述："善补阳者，必于阴中求阳，则阳得阴助而生化无穷；善补阴者，必于阳中求阴，则阴得阳升而泉源不竭"，在补气药中辅以黄精、女贞子，使得"阴中求阳"，阴阳相生而不至于再次扰乱阴阳平衡。

此外，李老认为，食管是饮食入胃之通道，具六腑传化物而不藏的特性，以通降为顺。治疗食管癌时，尤其注意使用通降之品以顺胃腑之性。因此在二诊中增加了枳实、枳壳，并增强黄芪用量，既行补气之法，又通气降气，使得气机得到调整。

案19 直肠癌

王某，女，49岁。2016年7月7日初诊。

主诉：直肠癌术后6月余。

病史：患者6月余前因大便带血就诊于胃肠外科，考虑为"直肠癌"。2016年1月24日行全麻下腹腔镜辅助直肠癌根治术，术后病理标本示直肠隆起型中分化腺癌；癌性溃疡大小为6.0厘米×0.4厘米×2.5厘米；累及肠管全周；癌组织侵及肠壁深肌层；未见神经脉管侵犯；标本两切缘均未见癌累及；肠周找见淋巴结22枚，未见癌转移。直肠癌根治术后行化疗5次。近期患者自觉乏力明显，时恶风寒，夜间盗汗。刻下：乏力、盗汗，食纳可，眠差，小便尚可，大便次数多，量少，质软。舌暗，苔白腻，脉细弱。

西医诊断：直肠癌术后。

中医诊断：直肠癌术后。

辨证：气血两亏，癌毒稽留。

治法：扶正消癥，益气抗癌。

处方：黄芪50克，炒白术15克，生薏苡仁、炒薏苡仁各25克，党参25克，土茯苓25克，白花蛇舌草30克，半边莲15克，半枝莲15克，女贞子15克，旱莲草15克，龙葵25克，黄精25克，刺五加15克，壁虎12克。7剂，水煎服，每日1剂。

嘱患者调畅情志，避免疲劳，忌食发物。

二诊：2016年7月14日。患者自诉乏力稍减，头顶部偶有疼痛，晨起自觉足部时有麻木感，盗汗略减，时有自汗；食欲尚可，小便正常，大便少，排之不畅。舌暗，苔薄白腻，脉细弱。此为肠道血亏，舟行无力，守上方，加当归15克，防风10克。7剂，每日1剂，水煎服，每日1剂。

三诊：2016年7月21日。乏力较前明显改善，自汗、盗汗症状缓解，偶有心慌，纳寐可，二便正常。舌淡暗，苔薄白腻，脉细弱。原法进退，守2016年7月14日方，加紫丹参15克，养血宁心。7剂，水煎服，每日1剂。

按语 癌症为病，实乃本虚标实。患者气血阴阳虚损，御邪无力，致使痰浊瘀毒稽留体内，化生癌毒，癌毒进一步加重患者本虚情况；同时，患者经手术及屡次放化疗，益损其虚，即所谓"杀敌一千，自损八百"。本例患者术后化疗后出现明显的体虚，气血亏虚，藩篱不固，则乏力，时恶风寒。昔方有执提出伤寒"三纲鼎立"之说，认为风伤卫、寒伤营、风寒两伤营卫，恶风、恶寒之辨对于临床尤为重要，本案患者时恶风寒是气血两伤的表现。卫气不守，营阴不固，则玄府开阖失司，见夜间盗汗。患者舌暗，苔白腻，脉细弱，均提示患者气血两亏。

药用黄芪、炒白术、党参大补元气、补气生血；女贞子、旱莲草为二至丸，配合黄精、刺五加，功在补益阴血；薏苡仁生用散结消肿，炒用健脾利湿；半边莲、半枝莲、土茯苓、白花蛇舌草、壁虎、龙葵解毒消癥散结，现代药理研究有抗肿瘤作用。

对于肿瘤的治疗既要顾护正气，又要适时适度攻邪，本案妙用黄芪，补气生血，益气生津，无汗可发，有汗可止，为全方点睛之药。李老指出，益气养阴对于消除肿瘤化放疗的毒副作用有积极作用；扶正消癥之法，是中医药防止肿瘤复发、促进癌症患者康复的有效措施。

案 20 膀胱癌

谢某，男，76 岁。2017 年 3 月 21 日初诊。

主诉：膀胱癌术后 8 月余。

病史：患者 8 个月前因小便带血就诊于当地淮南新华医院，行膀胱新生物病理诊断：（膀胱）小细胞癌合并浸润性尿路上皮癌，后者约占 20%。确诊为"膀胱肿瘤"，随后行膀胱癌术，术后未进行放化疗，长期口服中药治疗。1 个月前无明显诱因出现小便带血并伴有血凝块，色红，时有疼痛，大便质稀，食可，眠可，体重近 1 个月减轻 4 千克。舌暗，苔黄，脉细弱。2016 年 6 月 23 日淮南新华医院膀胱新生物病理诊断：（膀胱）小细胞癌合并浸润性尿路上皮癌，后者约占 20%。2017 年 1 月 26 日淮南新华医院病理检查：（尿道排出物）血块内见较多异型细胞，呈腺样或条索状排列，考虑为"尿路上皮癌伴腺样分化"。2017 年 3 月 17 日，淮南新华医院双肾输尿管膀胱前列腺 B 超：左肾积水。膀胱壁赘生物可能，建议进一步检查。前列腺增生伴钙化。

西医诊断：膀胱癌术后。

中医诊断：尿血。

辨证：膀胱湿热。

治法：清利湿热，收敛摄血。

处方：黄芪 50 克，炒白术 15 克，生薏苡仁、炒薏苡仁各 25 克，党参 25 克，土茯苓 25 克，白花蛇舌草 30 克，半边莲 15 克，半枝莲 15 克，女贞子 15 克，旱莲草 15 克，龙葵 25 克，黄精 25 克，刺五加 15 克，壁虎 12 克。7 剂，水煎服，每日 1 剂。

二诊：2017 年 3 月 29 日。解大便时发现尿中带血，颜色稍有改变，饮食可，眠可，大便正常。舌暗，苔薄白腻，脉细弱。上方加茜草炭 20g，炒大蓟、小蓟各 15g。7 剂，水煎服，每日 1 剂。

按语 膀胱癌属泌尿外科常见的恶性肿瘤之一，表现为进展快，常复发。膀胱癌晚期引起的出血多数是由于肿瘤过度生长，侵犯膀胱微小血管，或者肿瘤坏死出血所致。血尿是膀胱癌最常见的症状，严重影响患者的生活质量，急性出血可以危及生命。本病属于中医学的"癃闭""溺血""血淋"等范畴，李老认为此病主要是由于肾气不足、水湿不化、脾肾二伤、运化失职、毒热内生、蕴结膀胱，且经久不愈、毒邪腐肉瘀积膀胱而成。

本病案，患者膀胱癌术后，一直口服中药治疗，病情控制良好，此次出现尿血，属湿热蕴结膀胱，膀胱气化不利，脾肾亏虚。药用黄芪、炒白术、党参、刺五加益气健脾，升举脾气，提高机体抵抗力和免疫力。研究发现黄芪、党参可促进机体对肿瘤细胞的吞噬作用；刺五加可活血化瘀、清热解毒、养阴生津，有改善患者气虚血瘀症状的作用；女贞子、旱莲草，为二至丸，配合黄精、刺五加，功在补益肝肾，滋阴止血；薏苡仁生用散结消肿，炒用健脾利湿，使膀胱湿热得除，此皆扶正、治本为主；半边莲、半枝莲、土茯苓、白花蛇舌草、壁虎、龙葵解毒消癥散结。二诊中加入茜草炭，茜草炒炭后不仅有止血功效，且具有抗癌活性；炒大蓟、小蓟，凉血止血，利尿通淋，退热补虚。此皆祛邪、治标为主。

诸药合共，标本兼治，扶正祛邪。

案 21　宫颈癌

桂某，女，72 岁。2015 年 10 月 29 日初诊。

主诉：宫颈癌放疗后 5 年余。

病史：患者于 2010 年因"宫颈癌"于安徽医科大学第一附属医院行放疗，术后偶有小便夹血。刻下：右下腹触及质软包块，按之微痛，未见头晕、乏力。偶于食后腹部胀痛，食纳一般。眠差，易醒，记忆力明显下降。二便一般。舌紫暗有裂纹，苔少，脉细弦。

西医诊断：宫颈癌术后。

中医诊断：腹痛。

辨证：肝郁脾虚。

治法：疏肝理脾，散瘀消积。

处方：黄芪 50 克，白花蛇舌草、制延胡索、猫爪草各 30 克，郁金 25 克，陈皮、当归、川芎、莪术、龙葵、半边莲、半枝莲、红豆杉树皮、白蚤休、壁虎各 15 克，三棱 10 克，全蝎 6 克，炙水蛭 8 克。水煎服，每日 1 剂。

二诊：患者服上药 15 剂后腹痛好转，便次增多。前日呕吐、腹泻，昨日好转，今日大便 1 次。余症同前。舌淡，白苔少，脉弦滑。守上方去白花蛇舌草，加太子参 30 克，桑螵蛸 15 克，砂仁 6 克。

三诊：服上药后症状总体明显好转，加鸡内金、制乳香、制没药各 15 克继服。

四诊：患者调治 3 月余，症状趋于恢复。再予前法服药 15 剂，以调整善后。

按语　此患者年岁颇高，经放疗以来正气亏虚不得复，故首诊即投益气养血、固正和营之品。究其病因乃一派肝郁脾虚之象，须疏肝理脾，散瘀消积。"气为血之帅，血为气之母"，予黄芪为君合以当归、川芎，使补而不滞，气行血活；白蚤休清热解毒；龙葵、半边莲、半枝莲、红豆杉树皮、壁虎固抗癌之力；三棱、莪术为经典配伍，破血行气，消积止痛；予全蝎、炙水蛭二虫类药攻毒散结通络；予制延胡索、郁金、陈皮，三者同归肝经，寓全方增其行气活血止痛之用。二诊参入太子参护顾脾气，予桑螵蛸不仅有补肾助阳的功效，据现代药理研究证实，其针对宫颈癌更是有着实质性的抗癌效力。三诊予鸡内金健脾消积，予制乳香、制没药加强止痛作用，诸药共奏，标本同治，对症处方，药效明显。

宫颈癌是最常见的妇科恶性肿瘤，近年来其发病更是趋于年轻化，中医学属于"癥瘕""五色带""阴疮""虚损"之范畴。早在 2000 年以前中医经典医籍《黄帝内经》中已有"任脉为病，女子带下瘕聚"的记载。唐代孙思邈所著《备急千金要方》曰："妇人崩中漏下，赤白青黑，腐臭不可近，令人面黑无颜色，皮骨相连，月经失度，往来无常，少腹弦急或苦绞痛……令人气急乏力，腰背痛连胁……"，其有关描述，与现代临床上所见宫颈癌的晚期症状颇为相似。在传统医学理论指导下，历代医家对本病的治疗积累了丰富的经验，除药物内服外，尚有药物外治、民间单验方、针灸及食疗等方法，由此可见，传统医学疗效稳定，不良反应小，在改善患者体质、提高生命质量方面具有优势。

【经验方】治食管癌、胃癌拟定方

方一：白花蛇舌草 60 克，薏苡仁 30 克，黄药子 10 克，乌梅 6 克，龙葵 30 克，威灵仙 20 克，田三七 15 克。水煎服。可缓解症状，宜治食管癌。

方二：太子参 20 克，姜半夏 10 克，石斛 10 克，丹参 15 克，广郁金 15 克，赤芍、白芍各 12 克，炒蒲黄 15 克，五灵脂 15 克，山甲珠（先煎）15 克，夏枯草 10 克，薜荔果 15 克，广木香 15 克，生牡蛎（先煎）30 克。水煎服。

另服攻坚丸，每日 20 丸，分 3 次服。

攻坚丸处方：制马钱子 15 克，活蜗牛 15 克，蜈蚣 10 克，乳香 30 克，蜂房 15 克，全蝎 10 克。上药油炒黄，研末，乳香粉为衣，每 5 克做 20 丸。

方三：乌贼骨、枯矾各 210 克，白及 180 克，二丑 210 克，小苏打 240 克，蛤粉 90 克，瓦楞子 90 克，陈皮 60 克，香附 60 克。研末服，每日服 3 次，每次服 6～9 克。饭前服用。治溃疡型胃癌。

方四：龙葵 30 克，白英 30 克，蛇莓 25 克，金橘叶 30 克，铁树叶 25 克，急性子 30 克，石见穿 25 克，川楝子 10 克，铁扫帚 15 克。水煎服。

方五：菝葜（根部）2500 克，鲜、干均可，洗净切碎，文火浓煎，去渣，得液 4 升。加肥猪肉 250 克（切碎），再浓煎，得药液 2500 毫升。每日服 125～250 毫升，服后再重复煎服。

第二节　肿瘤证治经验

一、肿瘤中医论治

（一）中医对肿瘤的认识与命名分类

肿瘤是机体在各种致病因素作用下，局部组织的细胞异常增生而形成的新生物，常表现为局部肿块，即通常所说的癌症。肿瘤细胞具有异常的形态、代谢和功能。它生长旺盛，常呈持续性生长。

来源于上皮组织的恶性肿瘤称"癌"，来源于间叶组织（包括结缔组织和肌肉）的恶性肿瘤称"肉瘤"。通常所讲的"癌症"指的是所有的恶性肿瘤，包括"癌"与"肉瘤"等。"癌"具有无限制地向外周扩散、浸润的特点。癌症是一组疾病，其特征为异常细胞的失控生长，并由原发部位向其他部位播散。这种播散如无法控制，将侵犯人体要害器官并引起脏器衰竭，最后导致患者死亡。

祖国医学认为，肿者，肿大也；瘤者，留居也；肿大成块，留居在一起而不消散之物谓之肿瘤。恶性肿瘤是当前严重影响人类健康、威胁人类生命的主要疾病之一。癌症与心脑血管疾病及意外事故一起，构成当今世界所有国家三大死亡原因。因此，世界卫生组织和各国政府卫生部门都把攻克癌症列为首要任务。尽管恶性肿瘤已成为人类致死的第 1 或第 2 位原因，但肿瘤学的研究进展已使 1/3 的肿瘤患者有根治的希望。

人类发现肿瘤已有 3000 余年。在我国，早在殷墟甲骨文中就已有"瘤"的病名记载了。周代，在《周礼·天官》中就记载了"掌管肿疡、溃疡、金疡、折疡"的"疡医"。据资料分析，这里所说的"肿疡"，实际上就包括了某些体表肿瘤。历史上受中医学影响较大的日本、朝鲜、越南等国，至今仍称肿瘤为"肿疡"。

根据李老对古代中医药文献的研究，有关"癌"这一病名，古籍中最早多用"嵒"或"岩"字。古人解释说：岩肿也，凸凹起伏如山岩不平者，谓之岩。嵒与岩通用，岩者，其症初起，状如结核，坚硬如石而不痛，数年之后始溃，流血不止而无脓，疼痛彻心，患处翻花，因疮面高低不平如岩石之状，故名岩。因此我们常在古医籍中见到的乳岩、肾岩、舌岩等，皆与现代所言的"癌"同义。

至于真正使用带病框的"癌"这一字，当首推公元 1171 年宋代东轩居士所著的《卫济宝书》。该书"痈疽五发"中说："一曰癌，二曰瘭，三曰疽，四曰痼，五曰痈。"在描述癌症时说："癌疾初发，却无头绪……紫赤微肿，渐不疼痛……只是不破。"这与某些恶性肿瘤的发展情况非常相似。相距 150 年后，杨士瀛在《仁斋直指方》第二十二卷中专列"癌"之条目，明确指出："癌者，上高下深，岩穴之状，颗颗累垂……毒根深藏，穿孔透里，男则多发于腹，女则多发于乳……"这是癌症临床特点的首次描述，不但叙述了癌的症状特点、好发部位和严重后果，而且也符合某些癌症的发展情况。

1. 中医对肿瘤的命名与分类

在祖国医学文献中有关肿瘤的记述颇多。就其分类命名而言，通常是根据肿瘤的部位、症状、体征、原因、性质等确定的。现就中医列入"肿疡"或"疮疡"范畴的一些癌肿的病名分述如下。

（1）失荣：发于颈部及耳前后的一类岩（癌）症。这类肿瘤可导致患者面容憔悴，形体消瘦，状如树木之枝枯皮焦、失其荣华，故称失荣。明代陈实功的《外科正宗》载曰："失荣多生肩之上，初起微肿，皮色不变，日久渐大，坚硬如石，推之不移，按之不动。半载一年，方生隐痛；气血渐衰，形容瘦削；破烂紫斑，渗流血水；或肿泛如莲，秽气熏蒸，昼夜不歇。平生疙瘩，愈久愈大，越溃越坚，犯此俱为不治"。清代《医宗金鉴》和《疡科心得集》都曾详细描述了生于耳之前后，或项间，或肩项之失荣证，大体与现代医学所指的颈部恶性肿瘤如淋巴肉瘤、霍奇金病、网状细胞肉瘤、腮腺癌及颈部淋巴转移癌（鼻咽癌、喉癌）等相似。

（2）舌岩：生于舌部的肿瘤，古有舌菌、舌疳、瘰疬风、莲花风之称。清代吴谦的《医宗金鉴》论述颇详："此证由心脾毒火所致，其证最恶，初如豆，次如菌，头大蒂小，又名舌菌。疼痛红烂无皮……若失于调治，以致焮肿，突如泛莲，或有状如鸡冠，舌体短缩，不能伸舒，妨碍饮食、言语，时津臭涎……久久延及项颌，肿如结核，坚硬罨痛，皮色如常……"并指出，由于妨碍饮食，"致令胃中空虚，而怯证（虚证）悉添，日渐衰败"，预后多不良。因而在《薛己医案》中称此证"害人甚速"。这些描述与舌癌的临床表现过程是吻合的。

（3）茧唇：又名唇菌、紧唇。它生于嘴唇，形似蚕茧，故有此名。明代窦梦麟《疮疡经验全书》说："此证生于嘴唇也，其形似蚕茧故名之。"该书还指出，茧唇的发生是由于七情所伤，心脾积热，乃至耗竭肾水而致病。《医宗金鉴》说它"初起如豆粒，渐长若蚕茧，坚硬疼痛，妨碍饮食……若溃后如翻花，时津血水者属逆（证）"。《疡医大全》还进一步阐明了本病在形态学上的多样性：如杨梅、如疙瘩、如灵芝、如菌形；对病因的阐释也更为确切，认为与热食、烟熏火烤之食品等慢性刺激对口唇的作用相关。可以看出，上述所谓的"茧唇"，即是现代医学所说的唇癌。

（4）石瘿：生于颈部，坚硬如石不可移。宋代陈言的《三因极一病证方论》说："坚硬不可移者，名曰石瘿；皮色不变者，名曰肉瘿。"所指与甲状腺癌相似，古医籍也称之为"石疽"。《医宗金鉴》载之曰："上石疽，生于颈项两旁，形如桃李，皮色如常，坚硬如石……初小渐大，难消难溃，皮顽之症也。"

（5）乳岩：发生于乳房部的肿块，坚硬如石，溃后状如岩穴者，称为乳岩。又名"乳石痈""石奶""翻花石榴发"。宋代陈自明的《妇人大全良方》描述："若初起，内结小核，或如鳖棋子，不赤不痛，积之岁月渐大……崩破如熟石榴或内溃深洞，血水滴沥，此属肝脾郁怒，气血亏损，名曰乳岩"。所述与现代乳腺癌相合。

（6）噎膈：指饮食吞咽受阻，或食入即吐的病症，与食管癌或贲门癌相似。《灵枢·四时气》曰："饮食不下，膈塞不通，邪在胃脘。"《医碥》谓："酒家多噎膈，饮热酒者尤多，以热伤津液，咽管干涩，食不得入也。"宋代赵养葵谓："噎膈者饥欲得食，但噎塞逆于咽喉胸膈之间，在胃口之上，未曾入胃，即带痰涎而出"，描述了食管-贲门癌的典型症状。

（7）翻胃：又称胃反、反胃，以脘腹痞胀、宿食不化、朝食暮吐、暮食朝吐为主要临床表现。《金匮要略》论"反胃"说："朝食暮吐，暮食朝吐，名曰胃反。"《医宗金鉴》论述"噎食""反胃"甚详："贲门干枯，则纳入水谷之道路狭隘，故食不能下，为噎食也；幽门干枯，则放出腐化之道路狭隘，故食入反出，为反胃也。"这些描述，相当于食管癌、胃体及胃窦部癌症。

（8）伏梁、积聚：相当于腹部肿瘤、胃癌等。《济生方》说："伏梁之状起于脐下，其大如臂，上至心下……甚则吐血，令人食少肌瘦。"《诸病源候论》认为"积聚"乃为腹部肿物"盘牢不移"。

还有，癥瘕（积聚）多指腹腔恶性肿瘤，部位包括肝、脾、子宫、卵巢、胰腺及肾脏等；脾积（痞气）则包括肝癌及肝脾肿大、慢性白血病脾大；肝积（肥气、癖黄）多与原发或继发性肝癌及肝淋巴肉瘤相当；肺积（息贲）相当于晚期肺癌；肾岩相当于阴茎癌；五色带下多是宫颈癌、子宫癌、阴道癌的症状描述；骨疽则属骨的良、恶性肿瘤；石瘿多指甲状腺腺癌、甲状腺腺瘤；等等。

相当于良性肿瘤者，中医亦有记载。如瘿瘤相当于甲状腺腺瘤、囊肿；脂瘤即脂肪瘤及皮脂腺囊肿；血瘤与海绵状血管瘤相似；小儿血管瘤即胎瘤（红丝瘤）；软组织肿瘤即气瘤。

2. 现代医学对肿瘤的分类和命名

现代医学根据肿瘤对人体的危害程度将其分成两大类：良性肿瘤和恶性肿瘤。良性肿瘤如子宫肌瘤、乳房纤维瘤；恶性肿瘤，即通常所说的癌，如来源于上皮组织的宫颈癌、肺癌、食管癌等；来源于间叶组织的肉瘤、骨肉瘤；其他如神经母细胞瘤、精原细胞瘤、白血病等。

那么，良性与恶性肿瘤如何鉴别呢？良性肿瘤与恶性肿瘤之间没有严格的界限，一般来讲其主要区别见表 8-1。

表8-1 良性肿瘤与恶性肿瘤的比较

	良性	恶性
生长特性		
生长方式	往往膨胀性或外生性生长	多为侵袭性生长
生长速度	通常缓慢生长	生长较快，常无止境
边界与包膜	边界清晰，常有包膜	边界不清，常无包膜
质地与色泽	质地与色泽接近正常组织	通常与正常组织差别较大
侵袭性	一般不侵袭，少数局部侵袭	一般多有侵袭与蔓延现象
转移性	不转移	一般多有转移
复发	完整切除，一般不复发	治疗不及时，常易复发
组织学特点		
分化与异型性	分化良好，无明显异型性	分化不良，常有异型性
排列与极性	排列规则，极性保持良好	极性紊乱，排列不规则
细胞数量	稀散，较少	丰富而致密
核膜	通常较薄	通常较厚
染色质	细腻，较少	通常深染，增多
核仁	不增多，不变大	粗大，数量增多
核分裂象	不易见到	增多，或出现不典型核分裂
功能代谢	除分泌性肿瘤以外，一般代谢正常	核酸代谢旺盛，酶谱改变，常产生异常代谢
对机体影响	除生长在要害部位外，一般影响不大	无论发生在何处，对机体影响很大，甚至导致人死亡

注：浸润和转移是恶性肿瘤的最主要特征。

（二）中医药在癌症防治中的优势

中医药在肿瘤防治中的作用已被世人所公认。近代的许多基础和临床研究都表明，中医药预防癌症蕴涵潜力，防治癌前病变卓有疗效，阻断和防止肿瘤转移、扩散的研究苗头可喜。特别是在肿瘤治疗方面，由于中医学的理论体系和治疗方法独具特色，因而不仅显示出了它的许多优势，而且还弥补了西医治疗中的不足。可以这样说，中医中药治癌对于减轻癌症患者的症状和痛苦，提高患者的生存质量，延长患者的总生存期，降低癌症的死亡率，都有其重要的意义。

归纳起来，中医中药治癌有以下几大特点：

1. 整体观念，对肿瘤治疗具有重要指导意义

李老认为，如同对待其他疾病一样，中医对肿瘤患者也是从全身状态加以考虑，而不仅仅局限于肿瘤病灶本身。恶性肿瘤是一种全身性疾病，其发生、发展与机体的抗瘤能力相互制约，互为消长。局部的肿瘤灶可以对全身各系统产生广泛影响，对多数患者来说，局部治疗往往不能达到根治的目的，所以，在肿瘤的治疗中，不但要注意肿瘤灶的消除，而且更要重视增强整个机体的抗癌能力。肿瘤灶的消除或控制可以改善全身状况，而全身状况的好转及抗瘤能力的增强，则又可抑制肿瘤细胞的增殖、浸润和转移。如肝癌治疗中用健脾理气法或小柴胡汤的介入治疗都证实有此效应。因此，肿瘤治疗运用中医药，对患者整体功能的调节作用有独到之处。

2. 扶正祛邪，有利于把握肿瘤患者的转归

中医认为任何疾病的形成和发展，均可概括为正、邪两方面关系的变化。一切能够导致疾病的因素都可称为"邪"，包括外邪和内邪。导致肿瘤的"邪"，除了不良的精神刺激外，主要有气滞、血瘀、热毒、湿聚、痰凝等。而"正"是指人体的正气，包括先天禀赋和后天调养而建立的抗病能力。正气在肿瘤的发生、发展中起决定性作用，肿瘤之所以生成是因为正气不足，邪气乘虚而入，"积之成也"。从预防的角度讲，"正气存内，邪不可干"，故应时刻注意保护、扶养正气，以防外邪（各种致癌因素）的侵入；从治疗的角度讲，则应注重补益、扶助正气，同时消除致病因素，即所谓"扶正祛邪"。扶正能调动机体的抗病能力，提高免疫功能，又能增强体质；祛邪能抑制、排除、消除致病因子。从前述整体观出发，人是一个高度辨证统一的整体，人体疾病的发生，无不体现在气血、阴阳、脏腑、经络的失调，局部可以影响全身，全身也可显现在某一局部。所以，在肿瘤发展过程中，正邪双方的斗争决定着肿瘤的预后，若正气恢复，邪气渐退，则病情好转，预后良好；反之，则病情恶化，预后不良。

3. 辨证论治，有利于增强肿瘤的治疗效果

辨证论治是中医治疗的基本特点，对于不同的肿瘤患者，在不同的阶段会有不同的临床表现，综合其所有的临床症状、体征，用中医理论归纳、分析后确定为某"证"，这是对该患者在该阶段病因、病机、病位及表现等方面的高度概括，它是指导临床治疗用药的依据。如晚期原发性肺癌阴虚型用养阴法；晚期胃癌脾肾两虚型用健脾益肾法等，不但能增强机体抗病能力，提高疗效，延长寿命，而且可以减轻或解除化疗药物的毒副作用。中医的辨证方法有多种，肿瘤治疗中常将八纲、脏腑、气血辨证配合应用。肿瘤治疗在扶正祛邪的总原则下又有补气补血、补阴补阳、清热解毒、行气化瘀、祛湿化痰、软坚散结、以毒攻毒、祛腐生新等治疗原则，可根据患者的具体情况，制定具体的治法，辨证用药，从而缓解肿瘤症状，提高治疗效果。

4. 中西合璧，治疗肿瘤形成互补作用

西医治疗肿瘤针对性很强，但毒副作用也不小。无论是手术，还是化疗、放疗都会对机体带来一定的损伤和不良反应，严重者甚至影响治疗的正常进行。在治疗的同时影响了机体的抗病能力，使正气受损，这正是中医治疗所忌讳的。相对来说，中药不良反应小，最显著的是没有骨髓抑制方面的不良反应，对消化道也不会有严重的影响。某些治癌中药（如马钱子、斑蝥、蟾酥等）尽管也有不良反应，但在中医理论指导下合理组方用药，可在保证疗效的基础上将毒副作用降到最低。临床上，一些中药与化疗、放疗配合使用，不但能减少毒副作用，而且对放疗有增敏作用；手术固然能切除癌肿，但还有残癌，或区域淋巴结转移，或血管中癌栓存在等，运用中医中药术后长期治疗，可以防止复发和转移；手术前应用中药能稳定肿瘤的病势，甚至缩小肿瘤，有利于手术的顺利进行；手术后应用中医药，亦可使手术造成的某些虚损或功能失调得以改善和恢复。

另外，据统计资料表明，采用单一放、化疗或手术治疗的处于癌浸润期、播散期的各种肿瘤患者，其肿瘤有微小变化者，在 3 个月内的复发率达 68.6%；而一般临床确诊的肿

瘤患者又绝大多数是处于浸润期或播散期的。因此，李老认为凡选择放疗、化疗或手术治疗的患者，需辅以其他疗法或采用中西医结合疗法以弥补其不足，这对预防癌肿复发有着举足轻重的意义。

李老结合几十年的临床经验指出：在一般情况下，早中期局限性的肿瘤，可用手术摘除或放疗、化疗，争取尽快消除或控制局部原发病灶，避免拖延时间，减少癌肿转移或扩散的可能，是"急则治其标"的办法；同时，还需使用中药调整机体的平衡，补虚扶正，提高机体抗病功能，清除残留癌毒和根除病因，争取得到治本的医疗效果。李老同时指出，在同样条件下，年龄大、体质虚弱和晚期或已转移的癌症患者则适宜于中医药治疗，手术、放疗、化疗不能作为常规治疗手段，因为老年或晚期癌症患者，往往正气衰败、身体虚弱，不能承受严重不良反应的侵袭，相比之下，中医药治疗比较安全、稳妥。由此可见，中医、西医在肿瘤综合治疗中有机结合，可以扬长避短，优势互补。

5. 抗癌止痛，中医药治癌性疼痛有殊功

人们常把癌症与疼痛连在一起，一半以上的癌症患者会有疼痛。有人统计70%的晚期癌症以疼痛为主诉，而肝癌、胰腺癌、骨肉瘤等常在一开始时就有疼痛，因而，有的发达国家癌症自杀率高达8.6%。多少年来治癌痛主要靠药物，阿片类药如吗啡、哌替啶等一直沿用近300年，除此新药不多，加之其他原因造成许多癌症患者没有得到满意的止痛。但运用中药防治癌痛既有特色，又有特效，值得深入探讨，推广应用。归纳起来，其有以下三大作用。

（1）预防疼痛发作：北京中日友好医院学者统计了300例肝癌患者，发现经常服用中药达3个月以上者，其疼痛发生明显轻于不用中药者。研究认为，中药对疼痛的预防机制在于两个方面：一是中药的双向调节作用，机体的某些不平衡可使疼痛加剧，而中药可使之平衡；二是中医有"不通则痛"之说，活血化瘀、理气通络之药能起到"通则不痛"的作用。李老指出，对肿瘤患者来说，应早服中药，防患于未然，不能等到吗啡、哌替啶无效时再求助中药。

（2）止痛效果明显：中药外用及口服对已发生的癌痛有止痛作用，效果持久而缓和，不良反应小。常用止痛中药如延胡索、细辛、米壳、白屈菜等，取材方便。乳香、没药、血竭、红花、姜黄、冰片等还是易溶于乙醇、易于配制的外用止痛药。如将冰片溶于适量的酒中，配制成20%～50%的溶液，治疗肝癌后期剧痛，往往能在10～15分钟内收效。为此，李老还推荐了下列几则用于癌痛的外治法，值得临证时借鉴参考。

1）中药涂擦剂：药物组成为延胡索、丹参、台乌药、蚤休、地鳖虫、血竭、冰片等，前4味药与地鳖虫以4：1比例配方，血竭、冰片各按10%比例加入。以上药物加75%乙醇浸泡1周（乙醇用量以没过中药为度），过滤后将药物浓度调至每毫升含中药1克即可。用法：洗净疼痛部位皮肤，棉签蘸涂，用药面积应大于疼痛周边2～3厘米，每日3～4次。据观察，治胸部疼痛缓解率为90.1%；腹部疼痛缓解率为75.5%；脊柱、四肢骨疼痛缓解率为50%；疼痛缓解持续时间较强痛定为优。

2）祛痛喷雾酊：由延胡索、乌药、土鳖虫、丹参、红花、血竭、冰片等组成。先以75%乙醇2000毫升浸泡延胡索等前五味中药，1周后滤取药汁；再于药液中加入血竭、冰片，溶解后过滤，装入50毫升塑料喷雾瓶中备用，每毫升含生药0.1克。癌痛时可均匀喷

涂于癌痛处的体表。功能止痛、消炎、消肿，适用于各种癌痛，对胸痛、胁肋痛效果最佳，而对脊柱、四肢等处的骨肿瘤疼痛效果较差。

3）肝痛外敷方：雄黄、明矾、青黛、皮硝、乳香、没药各 60 克，冰片 10 克，血竭 30 克，共研细末，分成 7 包，每次 1 包，用醋和猪胆汁各半调成糊状外敷，每日 1 次，每次敷 8 小时，药干后蘸醋及猪胆汁。对晚期肝癌剧痛有良效。

4）博生癌宁透皮药贴：药物成分包括马钱子碱、木鳖碱、藤黄素、蟾毒灵、大戟二烯醇、月桂氮䓬酮等。透皮贴贴于癌痛局部或肚脐处、胸腹部、上臂或大腿内侧及其他毛细血管丰富的部位。每次选 1～2 个部位贴敷，每日 2～4 贴，每贴可连续贴敷 12～16 小时。该贴具有抗癌化瘤、镇痛消肿、破瘀逐水、扶正固本的功能，对各种肿瘤的癌性疼痛均有显效。

5）穴位敷贴法：山柰、乳香、没药、大黄、姜黄、栀子、白芷、黄芩各 20 克，小茴香、公丁香、赤芍、木香、黄柏各 15 克，蓖麻仁 20 粒。上药共研细末，取鸡蛋清（或蜂蜜）适量，混合拌匀成糊状。肺癌敷乳根穴，肝癌敷期门穴。痛剧者 6 小时换药 1 次，痛轻者 12 小时更换 1 次。可持续使用至疼痛缓解或消失。

6）癌痛药酒方：松香、制乳香、制没药、莪术各 15 克，冰片 10 克。以白酒 500 毫升浸泡 1 周，用数层纱布浸湿药酒。敷于痛处，外用塑料薄膜覆盖，待纱布快干时，再以药酒湿润，间断或连续使用。一般敷 10～20 分钟即感局部清凉舒适，疼痛逐渐缓解。

7）化瘤发热袋：藤黄、川芎、皮硝、生南星、川乌、草乌、冰片、大黄、雄黄、细辛、白及、制乳香、制没药、茴香、山柰等，研末，过 60 目筛，装入一面有 100 目筛小孔的特制清洁袋，加干性发热剂后封闭，再套入厚塑料袋中密封。用时取出内袋，将有微孔的一面接触疼痛部位，定时拍打药袋，使发热剂与空气及药物接触而发热，维持温度在 40～43℃，24 小时换药一次。适用于恶性肿瘤或其他良性包块等所引起的疼痛。

8）穴位封闭法：在用止痛药无效时可使用本方法。取穴：足三里（双侧），让患者正坐垂足，从外膝眼下量 3 寸，胫骨外侧 1 寸处取穴。在无菌操作下用 5 毫升注射器，7 号针头抽吸维生素 K_3 注射液 8 毫克，山莨菪碱（654-2）注射液 10 毫克，让患者取坐位（或仰卧位），选准穴位，局部皮肤常规用碘酒、乙醇消毒后，直刺进针，待患者有酸、麻、胀感时，快速将药液注入，两侧穴各一半，每日 1 次，3 次为 1 个疗程。间隔 2 日，再进行下一疗程。

9）中药离子导入：延胡索、乳香、没药、丹参各 100 克，徐长卿 150 克等。用 75% 乙醇浸泡 1 个月以上，取药液加少量冰片及二甲基亚砜即成。导入穴位：胸痛取内关、膻中、阿是穴；腰腿痛取肾俞、环跳、阳陵泉、昆仑等穴；肩背痛取天宗、肩髃、阿是穴等；内脏病取相应脏腑的俞、募、原穴。气滞配行间或太冲；血瘀配血海、膈俞；痰瘀配丰隆。

（3）协同止痛作用：中药与西药止痛药配合，既可增强其疗效，又可减少西药不良反应。如芍药甘草汤加米壳水煎服对腹部癌痛有效，并可增加盐酸二氢埃托啡含服的镇痛效果。透骨草、骨碎补、补骨脂三味中药对骨痛有效，也可加强解热镇痛药及放疗对骨转移癌的止痛效果。再如肝癌剧痛常靠哌替啶止痛，如用蟾酥、延胡索、山甲、青皮煎浓汁外敷肝区，会加强止痛效果。另外，博生癌宁透皮药贴的研究表明，方中具有较强镇痛活性成分的马钱子、蟾酥（局麻作用大于可卡因 30～60 倍），均可作用于感觉神经末梢感受器，且与抗癌增免活性成分配伍有协同镇痛作用。此外贴方不仅能对抗放疗、化疗的毒性作用，改善骨髓抑制，提高细胞免疫功能，延长生存期，而且对癌性疼痛的镇痛疗效十分显著。更为可贵的是：它反映出了中药治癌性疼痛的另一共同特色——镇痛持久、低不良反应、多重功效。故中药应用于癌痛，既可定位于癌痛止痛的第一、二阶梯，亦可作为癌痛第三阶梯联合用药的优选，以减缓阿片类药物的剂量追加，避免阿片类药物的过量危险。

总之，中医药抗肿瘤研究前景光明，任重道远。2006 年世界卫生组织将肿瘤论述为可控性疾病，这对肿瘤防治产生了重大的积极影响，改变了以往偏重过度治疗，使无法治愈的肿瘤患者保持良好的生活质量而"带瘤生存"，成为中西医肿瘤界的学术共识。长期的医疗实践表明，中药在配合放疗、化疗增效减毒，术后防治肿瘤复发转移，晚期肿瘤单独应用以改善症状，带瘤生存等方面取得了一定的成就和优势。

李老指出，从中医的角度认识癌瘤的病机是"毒发五脏""毒根深藏"，体内和体表瘤块是内脏病变在局部的表现，治疗特点是整体观和辨证论治，目的是治病留人，突出了中医治疗以人为本的理念。恶性肿瘤在治疗的漫长过程中，当邪正对峙、邪难压正的情况下，用中医药扶正祛邪法加以调治，可以出现"带瘤生存"的特殊阶段，此时通过辨证论治改善症状、控制病情、延长生存期，这亦是中药治肿瘤的优势所在。

（三）肿瘤论治证治经验探要

肿瘤是严重危害人类健康和生命的一种常见病、多发病，近代国内外的肿瘤防治研究工作虽然取得了不少进展，治疗方法有手术、放疗、化疗等，但对整体损伤太大，不够理想。尤其是对于晚期肿瘤患者，往往因体质虚弱不能接受，对于中、晚期患者有待于进一步提高治疗效果。李老认为，中医药在肿瘤的治疗过程中，既虑及整体，又顾护局部，在某些方面具有其他疗法所不及的优点。在多年治疗各种不同类型肿瘤的过程中，李老认为应该把握如下几点。

1. 扶正与祛邪并重，倡扶正消癥之大法

扶正祛邪是中医的基本治则之一，是中医学整体观念的重要组成部分。李老认为肿瘤发病的内在根本原因是由于脏腑阴阳失调，正气虚损，邪实乘虚而入，留滞脏腑经络，形成痰浊、瘀毒等有形之邪，发为癌病。"邪之所凑，其气必虚"（《素问·评热病论》），肿瘤存在于体内，则正气益虚。疾病的转归，实质上取决于邪正的消长盛衰，正胜邪退，则疾病趋向于好转和恢复；邪盛正衰，则疾病趋向于恶化。李老强调，对于肿瘤的治疗应予扶正与祛邪并用。扶正是前提和基础，在扶正的基础上适时、适度祛邪，方能把握肿瘤治疗的精髓。

对于癌症的病因病机，《诸病源候论·积聚病诸候》概括为"诸脏受邪，初未能成积聚，留滞不去，乃成积聚"。《医宗必读·积聚篇》说："积之成者，正气不足，而后邪气踞之。"也就是说，癌症的病理变化是正气内虚，气滞、血瘀、痰结、湿聚、热毒等相互纠结，日久积滞而形成的有形之癥积肿块，故其治法为扶正、祛邪两个方面。《景岳全书·积聚》云："凡积聚之治，如经之云者，亦既尽矣。然欲总其要，不过四法，曰攻，曰消，曰散，曰补，四者而已。"因而，李老在肿瘤临证中倡导"扶正消癥法"，亦即扶正抗癌法。李老指出，治疗肿瘤主要在于扶正、祛邪两个方面，早期祛邪为主，佐以扶正；中期攻补兼施；晚期则以扶正为主，佐以祛邪。临床常用黄芪、炒白术、潞党参、绞股蓝、炒薏苡

仁等扶正之品；半枝莲、半边莲、白花蛇舌草、水蛭等祛邪之药。所谓攻不伤正，补不留寇，养正积自消。

李老认为，恶性肿瘤是一种消耗性疾病，患者多具有进行性消瘦的特点，出现阴、阳、气、血偏虚的见证。临床经验表明，扶正补虚，可以提高患者抵御肿瘤的能力，控制肿瘤的发展。但运用扶正抗癌法，必须仔细分辨体内阴、阳、气、血的孰盛孰衰，决不能根据阴阳、气血的盛衰而面面俱到地"十全大补"，轻率地把扶正疗法视为一般的支持疗法，乱投补益，则会适得其反。恶性肿瘤的病情复杂，变化也较迅速，在疾病的不同时期，都应分清主次。如肿瘤经过放疗治疗后，可出现"火毒内攻"或"阴虚火旺"之证，口鼻干热，咽干喜饮，心烦纳少，小便短赤，脉象细数等症状，治宜清热养阴，或润燥养阴；放疗后期，口渴而不喜饮，脉数而无力，白细胞减少，此时就要注意少用寒凉滋腻之品，宜予补脾益气，或益脾气、养肾阴两者兼顾，每每重用参、芪益气培本。总之，有是证而用是药，须注意补阳时避免耗阴，养阴时防止碍阳。张景岳谓："善补阳者，必于阴中求阳，则阳得阴助而生化无穷；善补阴者，必于阳中求阴，则阴得阳升而泉源不竭。"临证时当斟酌参详。

2. 辨证与辨病共举，以提高疗效为冀望

中医辨病历来有之。《南阳活人书》曰："因名识病，因病识证，如暗得明，胸中晓然，无复疑虑，而处病不差矣。"李老也常以《伤寒论》各篇均称"病脉证并治"为例，强调辨证结合辨病才能更好施治。

李老认为，在传统的中医诊疗方法的基础上，借助于现代科学技术，可以把很多疾病的诊断弄明确，防止误诊、误治。如直肠癌的早期，其症状主要是肛坠、便血，往往和慢性痢疾、慢性结肠炎、内痔相混淆。如果仅仅按便血治疗，可能无效，也可能暂时止血，然后复发，而病情已由早期发展到中晚期，失去了早期根治的机会。再如，尿血的原因也很多，如泌尿系感染、结核、结石、肿瘤等都可引起尿血，前列腺炎也会出现尿血，肾炎也有以血尿为主要表现者。通过现代理化的检测方法，尽可能地明确诊断，心中有数，有的放矢，否则就易于误诊，也影响疗效。还有，肿瘤疾病有其特殊的疾病发展规律，如肿瘤局部占位，逐渐会出现局部压迫、阻塞，所在脏器功能受损、疼痛，恶病质、副癌综合征等病症，呈现气滞血瘀、痰凝湿聚、癌毒蕴结、正气虚弱等中医证候，临床上应辨病和辨证相结合，微观分析与宏观分析相结合，可通过认病辨证推断病势，辨未证，治未病。

辨证论治是中医学理论体系的基本特点之一，也是中医学的诊治精髓。李老认为，肿瘤的治疗应在扶正与祛邪并用的基础上，根据机体气血阴阳的盛衰、内外证候的表现，灵活辨证，充分发挥中医学优势；并且结合具体病情，辨病选药。因此指出，辨病与辨证相结合，能大大提高临床疗效。辨病应考虑各种恶性肿瘤各自不同的特点，多从局部着想，有针对性地选用有抗癌作用的中草药，自始至终地应用；辨证则是根据患者的具体情况，按照阴阳之所虚，邪毒之所在，标本之缓急，而制订某一阶段的治则。李老在辨证、辨病用药时，常根据不同的肿瘤类型选用相应的药物，如肺癌常选用金荞麦、炙蟾皮；胃癌常选用菝葜、红豆杉树皮；肝癌用斑蝥、守宫等。如患者术后高热，可随症选用金银花、连翘、菊花、天葵等清解热毒；伤口不愈，可加用生黄芪、当归、赤芍、丹参、川芎等生肌

活血；对于肿瘤疼痛明显患者，可选用乳香、没药、延胡索、徐长卿、郁金、猫人参等。此类药物的使用，极大地提高了临床疗效。

李老认为，注重中医与西医的结合以防治肿瘤是我国医学发展的方向。如把西医辨病之长与中医辨证之长结合起来，中医药配合手术、放疗、化疗、免疫治疗等，常常可以增强疗效，减少不良反应，提高患者的生活质量，延长其生存期。

3. 软坚与活血同施，消痰瘀浊毒之胶结

肿瘤既发，多为有形之肿块结于体内，病理性质为痰瘀浊毒胶结，窒塞气机，瘀阻络道，患者常有患处刺痛，固定不移、臌胀、水肿等症状，并可见舌质紫暗或有瘀斑瘀点、脉沉涩等征象。治疗除扶正祛邪并用、辨证与辨病共举，予以不同治本措施之外，还应兼以软坚散结，以治其标，消除肿块。李老强调其治疗应注意软坚与活血同施，临床常用三棱、莪术、地鳖虫、海藻、昆布、生牡蛎、鳖甲等软坚、活血之品加减使用。

活血祛瘀法是治疗肿瘤的常用之法，主要适用于肿块经久不消，坚硬如石，凹凸不平，唇舌紫暗或瘀斑，静脉怒张，皮肤暗黑，有斑块粗糙，肌肤甲错，局部刺痛，固定不移，日轻夜重，脉涩滞者。《医林改错》中说："肚腹结块，必有形之血"，说明肿瘤的形成与气滞血瘀有关。李老指出，活血祛瘀法可以促进新陈代谢，改善肿瘤患者的高血凝状态，改善局部循环，软化结缔组织，消炎止痛，从而有助于减轻症状，消除肿块。某些有活血化瘀作用的中药还可以直接杀灭癌细胞，如祛瘀类药莪术就有比较肯定的抗癌作用。

李老指出，痰瘀胶结者是肿瘤的重要病理因素之一，脾肺津液不布，水湿内停，兼之邪热熬灼，遂凝结成痰，凡人身上中下有块者，多是痰，故肿瘤与痰浊内滞作祟有关。古人认为"顽痰生百病"，痰热在肺则咳喘吐脓血（如肺癌）；在食管胃脘则呕恶痰涎，饮食难进（如食管癌、胃癌）；流窜皮下则结成痰核、瘰疬、瘿瘤（如头颈部肿瘤淋巴转移、淋巴肉瘤、甲状腺瘤），似此则宜用化痰软坚、除痰散结法治之。常用药物如天竺黄、昆布、海藻、石菖蒲、远志、贝母、海浮石等，临床证实有杀灭癌细胞，善于消散囊肿及良恶性肿瘤，有减少或控制恶性肿瘤炎症分泌物的作用。动物实验亦证实具有排脓、祛痰、散结类作用的药物有抗癌或抑癌的功效。

李老认为，瘀、痰与癌毒往往相伴而生，瘀、痰与癌毒之间具有同源互生的关系；形成癌毒的环境条件，同样也是促成血瘀、痰浊形成的环境条件，在血瘀、痰浊的状态下，癌毒更易形成，癌毒与血瘀、痰浊等邪气共同作用，癌瘤更易发生，而癌毒和癌瘤的存在又可进一步加重血瘀、痰浊的发展和变化。清代高秉均在《疡科心得集》中指出："癌瘤者，非阴阳正气所能结肿块，乃五脏血瘀、浊气、痰滞而成。"因此，临证时要重视清热解毒法以荡涤痰浊瘀毒。李老强调，无论气滞血瘀、痰湿凝聚或热毒内蕴、正气亏损，久之都能瘀成邪毒，但清解痰浊瘀毒要分清患者的体质状况，阴虚体质者主要用甘寒清解之品，而湿热体质多采用苦寒解毒之品。另外，本品药性多寒凉，易伤脾胃、伤阳气，有脾胃虚弱、胃纳不佳、肠滑易泻及阳气不足者慎用或配伍健脾药等。常用的清热解毒药有半枝莲、白花蛇舌草、半边莲、龙葵、金银花、蒲公英、紫花地丁、山豆根、夏枯草等，抗癌药物筛选并经动物实验证实上述药物均具有抗癌及抑癌作用。

二、肿瘤治法与方药

（一）肿瘤治则与治法

1. 准确把握肿瘤的治疗原则

李老认为，辨证论治是中医诊治疾病的核心，肿瘤也不例外。但应首先处理好整体与局部的关系，准确掌握扶正与祛邪、标本缓急等治疗原则。

对于扶正与祛邪，李老指出：首先要准确把握扶正与祛邪的关系。对于肿瘤的治疗步骤，概括地说是两个方面：一是祛邪。祛邪应根据《素问·至真要大论》中"寒者热之，热者寒之……坚者削之……结者散之，留者攻之"的理论，选用攻坚破积、活血化瘀、虫类搜剔、清热解毒等峻猛药物，以达到消除癌肿的目的。但这些药物能使人体耗伤正气，抗病力低下而往往使病情加重。所以，又应遵照《素问·六元正纪大论》中所谓"大积大聚，其可犯也，衰其大半而止，过则死"的医训，切不可滥行攻伐。正如《外科真诠》在乳癌证治中说："若妄行攻伐，是速其危也"。再者是扶正，扶正就是应用补益药物，以扶助正气，调动机体的抗病能力，提高机体的免疫功能，以利于消除癌肿。正所谓："正气存内，邪不可干"。

肿瘤疾病异于其他内伤杂病，且化疗、放疗可进一步破坏脏器功能。因此，肿瘤的治疗应依据肿瘤的属性、局部特征，结合患者整体情况，辨别在气在血、属虚属实，调整扶正祛邪治则的平衡，避免过度伐瘤而导致瘤去人亡，过度扶正导致邪长正虚，应分清虚实、邪正的轻重。

李老强调，在肿瘤治疗过程中，必须权衡扶正与祛邪的时机，这也是极为重要的环节。肿瘤疾病的过程是由不断变化发展与相对稳定阶段组成的。疾病不断变化发展而形成不同的传变、转归趋势，因此，必须以发展的观点、动态的观点观察和处理。疾病的相对稳定性，形成一定的阶段性。疾病的阶段性，不仅反映疾病的轻重、正邪的进退等特点，还能揭示病机的变化，作为更方易药的依据。因而，动态地观察病情，分阶段论治，应作为中医治疗肿瘤的原则之一。一般来说，癌症早期以祛邪为先，中期宜攻补兼施，晚期重在扶正。总之，如何确定扶正与祛邪的主次，应根据患者的体质强弱，病程长短，肿瘤大小，以及早期、晚期等具体情况，全面考虑决定。

论及标本缓急，李老指出：标本，就是要分清疾病的主次和轻重缓急，从而确定先后缓急的治疗步骤。正常情况下，癌症先治本，即以祛邪的方药以消除癌肿。例如，肿瘤患者常因肿瘤压迫而引起疼痛，用活血消肿法治其本，消除了肿瘤，疼痛也就缓解了。但疾病的发展是复杂的，有时标证转化为矛盾的主要方面，就需要把标证列为主要矛盾来解决。如肿瘤患者出现严重的吐血、便血、尿血或呕吐不止、二便闭塞等，则应先治其标，及时采取止血、止呕、通利二便法以解燃眉之急，消除疾病的痛苦，待标证缓解后，再行抗癌治疗，消除肿瘤。这即是"急则治其标，缓则治其本"的原则。

在"治病必求于本"的总则指导下，还应注意在标本俱急时的标本兼顾、标本同治的问题。譬如，肿瘤压迫、梗阻、腐烂及扩散转移，破坏各脏器的功能，引起发热、咳嗽、胸痛等一系列病理反应时，就应该在治疗时标本兼顾，既要抗癌，又要消除因感染而产生的合并症。但标本同治，也必须分清主次，突出重点，解决主要矛盾。只有这样，才能正确把握和处理好标本关系。

2. 确立肿瘤的治疗方略与侧重点

疾病治法，古有"八法"。仅就肿瘤之治疗法则，现代有医籍将其归纳为"十法"，即清热解毒、活血化瘀、疏肝理气、软坚散结、消肿止痛、利湿逐水、消瘤破积、温经通络、扶正培本和以毒攻毒。李老认为，就肿瘤的发生和发展的病因病机来分析，无外乎是瘀血、顽痰、郁气，加之正气不足，蕴化热毒，病始由生。故确立治则的侧重点应放在以下六个方面。

（1）清热解毒法：热毒蕴结是肿瘤的成因之一，又是一些恶性肿瘤在疾病发展过程中的常见证型。如恶性肿瘤破溃，灼热疼痛，渗液腥臭，常伴有发热、心烦口渴、尿赤便秘、舌红苔黄，脉数等症状，即是热毒炽盛的表现。再者从现代医学观点分析，热毒证与"炎症"相似。由于肿瘤的机械压迫，致使脏器的管腔、血脉受压或梗阻，造成全身脏器功能失调及血循障碍，容易发生感染；另外，肿瘤局部血供不足，引起组织坏死、液化、溃烂而并发炎症，肿瘤细胞的代谢产物也会刺激体温调节中枢引起癌性发热。这也是所谓的热毒内蕴，热毒炽盛。故宜清热解毒，以达到减轻症状的目的。

常用的清热解毒药有白花蛇舌草、半枝莲、石上柏、肿节风、山豆根、板蓝根、黄连、黄芩、金银花、蒲公英、紫花地丁、草河车、龙葵、白英、蛇莓、苦参、菝葜、连翘、土茯苓、射干、冬凌草、藤梨根等。

清热解毒类药物在抗肿瘤药物中所占比例很大，如白花蛇舌草、半枝莲、山豆根、石上柏、黄药子等。其中，白花蛇舌草、半枝莲所含有效成分能直接杀灭癌细胞。黄连、黄芩、金银花、蒲公英、紫花地丁等能促进淋巴细胞的转化；穿心莲、鱼腥草、野菊花、板蓝根、大青叶、七叶一枝花等可激活体液免疫，促进抗体形成，增强白细胞的吞噬能力。临床研究证实，具有凉血解毒作用的茜草提取物，对小鼠白血病、腹水癌、大肠癌的转移有预防作用，而且对正常细胞没有毒性。

（2）活血化瘀法：人之气血运行于经络，升降出入，流行无阻，循行全身。如体表恶性肿瘤、脏腑癥瘕、积聚的形成，其病机与瘀血有关。《医林改错》说："肚腹结块，必有形之血。"《血证论》也说："积聚之证……此非凝痰，即是里血……凡在脐下，多是血积"，说明腹内有形之包块，多由血瘀所致。临床表现如肿块坚硬，痛有定处，舌有瘀斑，脉弦涩等，治宜活血化瘀。它是治疗癌肿的常用法则之一，能通行血脉，促进血循，消散瘀血，从而起到消除肿块的作用。但对体质虚弱之人，不宜久用。

常用的活血化瘀药有三棱、莪术、桃仁、赤芍、土鳖虫、水蛭、石见穿、乳香、没药、丹参、凌霄花、三七、穿山甲、虻虫、斑蝥等。

李老指出：临证时正确应用活血化瘀类中药能有效防止肿瘤转移。研究表明，血液黏稠度与肿瘤转移关系密切，癌细胞转移的许多环节都与血液高凝状态有关。活血化瘀药及其复方具有抗凝和激活纤溶系统的作用，能改善恶性肿瘤患者血液的高黏状态，进而影响肿瘤细胞的血行播散与转移。活血化瘀药还能通过对癌细胞的增殖抑制而发挥抗转移作用。如莪术、虎杖、穿山甲、凌霄花等能通过促纤溶、抑制血小板聚集、改善微循环等多种途径改善血液高凝状态，还可使转移灶内新生的毛细血管退化及改善微循环中的免疫识别；川芎、延胡索、牛膝、丹参、桃仁等对血液高凝状态有很好的改善作用，不利于癌栓的形成；赤芍、丹参、土鳖虫、桃仁、红花等能抑制癌细胞与血小板黏合而阻断癌转移；莪术与芦荟提取物、补骨脂素、鸡血藤、赤芍能通过抑制血小板聚集而发挥抗转移的作用；血府逐瘀汤有抗 Lewis 肺癌自发性肺转移的作用；来自水蛭的凝血因子抑制剂 Antistasin 及其人工合成片段能有效抑制 B16-F10 黑色素瘤细胞的转移。

（3）化痰散结法：痰既是病理产物，又是致病因素。其产生的原因是由于脾肺失调，水湿内停，津液不布，凝结成痰。或因"气塞不通，血壅不流，凝血蕴里，津液凝塞，渗著不去而成痰"（《奇效良方》）。痰之为病较多，故前人有"顽痰生百病"之说。凡与肿瘤相关的疾病如瘰疬、瘿瘤、舌岩、失荣、恶核、石疽等证，几乎都与痰浊凝聚、痰火胶结、痰瘀互阻有关。临床常表现为肿块不痛不痒、癥瘕、积聚坚硬难消、舌苔白腻、脉滑等，治宜化痰散结，以消肿块。

常用的化痰散结药有南星、半夏、海藻、昆布、牡蛎、山慈菇、僵蚕、瓜蒌、白芥子、夏枯草、海浮石、贝母等。

经验证明，某些化痰软坚类中药还有软化癌肿、促进癌瘤消散、防肿瘤转移的作用。如山慈菇含秋水仙碱、秋水仙胺，对多种动物移植性肿瘤有抑制作用；夏枯草、土贝母、牡蛎、土鳖虫等也有类似作用；莪术油能明显提高对瘤细胞的杀伤作用；木鳖子对鼻咽癌和胃癌的癌细胞转移扩散有抑制作用。

李老认为，痰的生成多责之于脾肺失调，脾肺失调，水湿内停，津液不布，则凝结成痰。所以化痰又要重视燥湿、利湿、祛湿类中药的应用。研究认为，组织水肿是癌细胞转移的相关因素，瘤体组织水肿，瘤细胞聚合力下降，有利于瘤细胞脱离母体而进入运转过程；另一方面，水肿可使组织中纤维成分疏散，组织间隙加宽，组织结构抵抗力减弱，有利于瘤细胞侵袭和占据。如临床常用的抗癌中草药猪苓、薏苡仁、泽漆等，既能渗湿利尿，又有较强的杀灭癌细胞的功能；有化痰祛湿作用的刺五加可抑制大鼠某些肿瘤的转移扩散；五倍子、明矾提取物局部注射，可促进纤维结缔组织的增生包裹，具有抗直肠癌转移的作用。

（4）疏肝理气法：由于七情所伤，肝气郁结，气郁血凝而成肿块。《血证论》说："肝主藏血……至其所以能藏之故，则以肝属木，木气冲和调达，不致遏郁，则血脉得畅。"反之，则气郁血凝，致生瘿、瘤、岩、癖诸证。临床常伴有胸胁作痛，郁闷不舒，或乳房胀痛、月经不调、舌苔薄白、脉弦等。治宜疏肝理气，以调节脏腑功能，使气机流畅，气血调和，从而达到活血散结、消肿止痛的目的。正如《外证医案汇编》中说："气为血之帅，气行则血行，阴生阳长，气旺流通……自然壅者易通，郁者易达，结者易散，坚者易软。"由此又可说明，强调情绪乐观，对肿瘤的防治无疑会起到积极作用。

常用的疏肝理气药有橘叶、香附、枳壳、八月札、九香虫、佛手、绿萼梅、柴胡、川楝子、青皮、玫瑰花、路路通、刀豆、香橼、郁金等。

（5）以毒攻毒法：历代医家及民间流传许多治疗癌症的方法及药物，大都以攻毒祛邪为目的。癌之为病，毒陷邪深，非攻不克，常用一些有毒之品，性峻力猛，即所谓"以毒攻毒"之法。特别是体表肿瘤，配合以毒攻毒药物在瘤体表面直接上药，或在瘤体及基底部作浸润性注射，使瘤体腐蚀脱落，则疗效更佳。

李老认为，治癌"以毒攻毒"，这是因为某些有毒药具有蚀疮祛腐、攻坚散结、破瘀消肿的特殊作用。实验研究证实，这些药物大多对癌细胞有直接的细胞致毒作用。如砒石中的砷为原生质毒，能使活体细胞崩解死亡；野百合中的野百合碱能抑制脱氧核糖核酸（DNA）的合成而杀死癌细胞；斑蝥的水、醇或丙酮提取物能抑制海拉细胞和人的食管癌、贲门癌、胃癌、肝癌等癌细胞的代谢；蓖麻子则是艾氏腹水癌蛋白质合成的强抑制剂，对核糖核酸的合成有较强的抑制作用。再如石蒜的抗肿瘤有效成分为石蒜碱衍生物即石蒜碱内胺盐，其制剂中带正电荷的季铵盐可与有明显的负电荷性的肿瘤细胞表面相结合，而其带负电荷的酚离子基则便于进入带正电荷的肿瘤细胞内部，从而发挥其抗癌作用。此外，有毒草药断肠草的有毒成分钩吻总生物碱对动物移植性肿瘤 S_{180} 有抑制作用。这些都证明了，在治疗癌症中应用某些有毒中草药是有科学依据的，而且某些毒性药物的特殊作用是一般药物所不能替代的。

据资料，常用于治疗癌症的有毒中草药不下 50 余种，现选择部分药物就其功能、主治、适应证、用法及注意事项，介绍如下。

1）砒霜：味辛，性大热，有毒。砒霜的有效成分是三氧化二砷，实验研究已经证实其具有诱导细胞凋亡、抗肿瘤血管增生及抗肿瘤转移的作用。三氧化二砷用于白血病和实体瘤的治疗已在临床中广泛开展，将其用在恶性胸腔积液、腹水的动物实验也已取得明确的结果。实验证实，三氧化二砷与顺铂或多柔比星联合用药，在体内外均可显著提高抗肝癌效果，相互作用的性质是明显的协同和增敏作用。

恶性胸腔积液、腹水是晚期癌症侵犯胸、腹膜的并发症之一，全身用药效果不佳。自 2003 年以来，哈尔滨医科大学附属肿瘤医院内二科白玉贤教授利用三氧化二砷能够诱导肿瘤细胞凋亡、抗肿瘤血管增生、抗肿瘤转移的特性，首次将其用于恶性胸腔积液、腹水的治疗，且与全身化疗同时进行，临床上取得了增强和协同的理想效果。接受治疗的 26 例恶性胸腔积液、腹水患者，单用亚砷酸 4 例，与化疗药物联合应用 22 例。结果证明亚砷酸毒副作用小，对肝肾功能没有明显损害，治疗期间患者生活质量提高，疗程亦较经典方法大幅度缩短。研究还发现，腹腔内注射不同剂量的三氧化二砷后，腹腔和脏器表面的间皮细胞未见明显的形态学改变，这说明三氧化二砷能选择性地作用于癌细胞而不损伤正常细胞。因为其对脏器功能的影响小，癌症晚期及无法接受化疗的患者也完全可以承受。

2）石蒜：味辛、甘，性温，有毒。有祛风消肿，解毒杀虫之功。主要用于消化道肿瘤，如胃癌、肝癌、食管癌，也可试用于恶性淋巴瘤、肺癌等。石蒜碱内胺盐供静脉滴注（不可注射），每次 100～150 毫克，以 5%葡萄糖液稀释后使用，每日或隔日 1 次，1500毫克为 1 个疗程，停药 1 周后可继续使用。注意勿用生理盐水或葡萄糖盐水稀释，以免析出结晶。外用可取其鳞茎适量，捣烂外敷。

3）蓖麻子：味甘，性平，生用有大毒，熟用无毒或小毒。对艾氏腹水癌、肉瘤 S_{180}、子宫颈癌均有抑制作用，可用于子宫颈癌和皮肤癌。治子宫颈癌用 3%～5%蓖麻毒蛋白冷霜或软膏外敷；治疗皮肤癌可加入 3%二甲亚砜以增强其渗透作用，从而提高疗效，每日 1次，1～2 个月为 1 个疗程。注意：蓖麻毒蛋白给子宫颈癌患者外敷后，可刺激局部引起阴痒、湿疹，并有全身过敏如喉头水肿、过敏性皮疹等，可用抗过敏药物治疗。

4）斑蝥：味辛，性寒，有毒。功能破血、攻毒、散结。对肉瘤 S_{180} 及网织细胞瘤有抑制作用，临床上可应用于各种癌肿如食管癌、肺癌、乳腺癌、肝癌、胃癌、皮肤癌等。

用法用量：内服 0.05～0.1 克，极量 0.3～0.6 克，炮制后煎服或入丸、散服。临床有斑蝥素制成胶囊或片剂，每片含斑蝥素 0.25 毫克，适用于原发性肝癌、肺癌、食管癌、乳腺癌等。斑蝥素片口服每次 1～2 片，用递增法，即首次剂量从每日 2 片开始，逐渐递增至常用量。以在进食时服用为宜。服药期间多饮绿茶或开水，并给以通淋利尿、健脾和胃药物。注意：孕妇及心、肾功能不全者忌服。

5）断肠草：味辛、苦，性温，有大毒。功能攻毒消肿，祛瘀止痛。主要用于消化系肿瘤如食管癌、肝癌、胃癌，也用于骨肉瘤、皮肤癌。用法用量：本品剧毒，内服及注射钩吻总生物碱皆须十分谨慎。内服干品及生物制剂（如片剂）宜从小剂量开始，逐渐递增，每日量以不超过 1.0 克为宜；静脉注射总生物碱亦应从小剂量开始（每日 2 毫克），可逐渐递增至每日 10 毫克。倘在用药期间出现眩晕、复视等反应，须立即停药。本品无蓄积中毒作用，在安全剂量范围内可持续使用。

6）马钱子：又名番木鳖。味苦，性寒，有大毒。能通络、止痛消肿。常用于食管癌、胃癌、肠癌、肺癌等。入丸散或炙吞，每次 0.06～0.3 克，均须炮制后用；煎服以不超过 1.0 克为度。本品毒性较强，不宜多服、久服，过量易中毒，出现"痉笑"面容，甚至可导致中枢性呼吸麻痹而致死。

7）蟾酥：味甘、辛，性温，有毒。能解毒消肿，止痛开窍。据研究，华蟾酥毒素和次毒素均有明显的抗肿瘤作用，主要用于食管癌、胃癌、肠癌。因其具有麻醉作用，在癌肿疼痛的治疗中应用最多。用量：15～30 毫克，多入丸、散用，外用适量。蟾酥内服用量切勿过大，孕妇慎用。民间有蟾蜍酒验方：取活蟾蜍 5 只，黄酒 500 毫升，共蒸 2 小时后，去蟾蜍取酒，冷藏备用。每日 3 次，每次 10 毫升。常用于治疗胃癌、肝癌、肺癌、食管癌等。

此外，用于癌症的常用有毒中草药还有全蝎、蜈蚣、蛄蝤、壁虎、蟾皮、露蜂房、巴豆、八角莲、独角莲、八角金盘、鸦胆子、美丽猪尿豆、玉簪花根、红娘子、干漆、生南星、生半夏、乌头、生附子、芫花、大戟、藤黄、雄黄、硇砂等。

值得关注的是：某些药物如大戟科狼毒，文献记载有大毒，但临床应用却未发现其对心、肝、肾、造血系统有不良反应，毒理试验亦有证实。经临床验证，狼毒对肺癌、乳腺癌、肠癌、脑部之胶质细胞瘤有一定的疗效。对类似实则无毒的所谓的"毒药"，是值得我们深入探索、推广应用的。

李老指出，用毒药治癌要慎之又慎，不可妄用。古时的人们不可能知道癌症的本质是什么，但在与疾病做斗争的实践中，已经认识到一般的药物对癌症无济于事，便试图用剧毒药物来"对付"它，此即"以毒攻毒"的由来。毒药治疗肿瘤，有些具有一定的效果，甚至还形成了较为固定的单方、偏方或验方。例如，蟾蜍酒可治疗膀胱、鼻咽、胃、食管、肝、肺等部位的恶性肿瘤；核桃枝煮鸡蛋可用于治疗各种癌症；独角莲外敷可治疗浅表的肿瘤等。然而，无论从历史的经验还是从现代的科学观点来看，"以毒攻毒"治疗癌症都应该采取慎重态度。凡是"以毒攻毒"的药物都具有相当的毒性。例如，蟾蜍可引起心肌损害；硇砂制剂对食管、胃黏膜有破坏作用，长期或过量使用，可引起呕吐、腹泻或消化道出血。即使是小量长期服用矿物类药物，也有蓄积中毒之弊。植物类药物则常导致胃肠功能受损，耗伤津液。正是由于这些原因，医生们在使用"以毒攻毒"药物时，也总是慎之又慎。许多晚期肿瘤患者，轻信谣传，滥加试用，使本来已十分虚弱的身体犹如雪上加霜，以致病情更趋恶化。

应用有毒抗癌中草药应注意几个问题：不可盲目滥用，要反复核查相关科学理论依据及有关临床论证资料；防止超量使用，严格把握剂量；避免长期使用，若非必要，均宜中病即止；不可忽视炮制，注重规范炮制，切勿以生代制，如马钱子、乌头类；不可随意改变用药途径，如砒霜、石蒜应外用而不可内服，巴豆宜制成蜡丸方可内服；用药过程中要密切观察病情，一旦发现中毒反应，应立即采取有效措施予以处理。

（6）扶正消癥法：恶性肿瘤发展迅速，邪毒嚣张，症情险恶，很快出现体质消瘦，症见阴、阳、气、血不足之证。另一方面，肿瘤到了中、晚期或通过手术、化疗、放疗等治疗之后，造成机体严重的消耗和损伤，也可导致正气虚弱。此时就必须扶正补虚。通过补益，能增强机体的抗病能力，调整人体内部平衡，控制肿瘤的发展，延长寿命。如《卫生宝鉴》中说："养正积自除……今令真气实，胃气强，积自消矣。"《外科真诠》在论及乳岩治法时亦谓："内服归脾汤等药，虽不能愈，亦可延生。"由此可知扶正补虚法的重要性。因此，对那些恶性肿瘤的治疗，必须祛邪不忘扶正，扶正祛邪相结合。如四君子汤、补中益气汤、人参养荣汤、归脾汤、六味地黄丸、金匮肾气丸等，皆可随证选用。

李老指出，扶正消癥法在肿瘤防治中最大的好处，是能够有效地防止肿瘤转移。研制防肿瘤转移的药物是肿瘤临床治疗的迫切要求，有人统计，60%的肿瘤患者就诊时实际上已发生转移。但目前，西药防转移研究成果甚微，因此，从中药中寻找防止肿瘤转移的药物已成为重要的临床课题。

中医扶正多用补益类中药，这是治疗癌症应用较多的一类药物，研究表明此类药物在防止肿瘤转移方面有肯定的作用。有实验指出，给动物静脉注射瘤细胞 24 小时以后，瘤细胞只有 1%存活，仅 0.1%可形成肺转移灶，说明瘤细胞在运转过程中被杀灭的概率是很大的。而补益类中药如补气、补血、补阴、补阳药等，都有扶助正气，提高机体御邪、祛邪能力以消除癥积的作用。

首先，补益类中药能提高机体免疫功能。研究发现，人参、黄芪、黄精、党参、白术、鹿茸、灵芝、地黄、旱莲草、五味子、菟丝子等，不但能提高细胞免疫功能，而且能使 T 淋巴细胞的比值上升；此外人参、党参、白术、黄芪、山药、仙茅、淫羊藿、巴戟天、紫河车、肉苁蓉、附子等也有激活体液免疫、促进抗体形成的作用，并能兴奋网状内皮系统，增强白细胞的吞噬能力。补益药还具有生物反应调节作用，能促进淋巴细胞转化，黄芪、淫羊藿、银耳、五味子、地黄、旱莲草、阿胶、何首乌、白芍、当归、枸杞子、女贞子等都具有类似功能。通过提高细胞免疫功能，发挥对进入循环的瘤细胞的免疫监视作用，同时提高 T 淋巴细胞的攻击能力，补益类中药使瘤细胞失去转移能力而崩解。另一方面，补益类中药的生物反应调节作用，可诱导细胞因子如白介素 2、干扰素、肿瘤抑制因子的释放，促进淋巴细胞转化，提高机体杀伤肿瘤细胞的能力，从而在运转中消灭癌细胞。

一些研究已证实，含党参、白术的"肠瘤平"能显著抑制荷瘤小鼠的肺转移；白术、山药均有抑制 Lewis 瘤肺转移的作用；由党参、白术、枸杞子、女贞子组成的健脾益肾冲剂，由党参、白术、藤梨根组成的三四合剂，由当归、丹参、龙葵组成的复方中药注射液，以及益气健脾口服液、复方生脉注射液等，都具有一定的防肿瘤转移作用。临床上采用健脾理气法防止胃癌根治术后转移，根据与化疗组的对比分析表明：1 年后，化疗组 25.87%

的患者发生转移，而中药组仅为 3.33%；2 年后，中药组为 4.76%，化疗组为 36.84%，说明补益类中药预防肿瘤转移的作用是肯定的。

诚然，上述 6 种肿瘤治法仅仅只能是肿瘤的重点治则，临床症状是错综复杂的，治法当然也就不是固定不变的，所以，必须根据临床辨证结果，灵活选用不同的治疗方法，方能取得较为满意的效果。立法的正确与否，既决定临床效果，又对疾病的预后有着十分重要的影响，临床上切不可忽视。

（二）肿瘤临证用药经验

1. 常用抗肿瘤中药简述

癌症患者常用的抗癌中药品种多，分类方法多。世界上许多国家都致力于寻找新的抗癌药，特别是在天然药物中筛选，美国国家癌症研究所曾筛选天然药物约 8 万种以上，发现其中约 3.5% 有抗癌作用。国内对中草药的研究更是形势喜人，许多中草药独具殊功，如皮肤癌用农吉利、浅表癌肿用"皮癌净"外敷；宫颈癌用莪术；原发性肝癌用斑蝥素等。同时深入探寻民间单验方，如冬凌草原是民间治噎膈的一种草药，经研制成片剂、针剂治食管癌疗效满意。现将经动物实验有抗癌作用的中草药，按中医辨证论治原则大致作如下分类。

（1）植物药：这是应用最多、最广的一类药物。已发现许多野生植物具有抗癌活性，还研制出许多新的抗癌药物。如喜树碱、长春新碱、野百合碱、石蒜碱、鬼臼碱、三尖杉脂、莪术油、钩吻生物碱、鸦胆子油等，均已在肿瘤的临床应用中获得了一定疗效。

1）补气养血及养阴生津类植物药：党参、太子参、人参、生黄芪、全当归、生地黄、熟地黄、白芍、丹参、鸡血藤、元参、麦冬、天冬、沙参、石斛、玉竹、黄精、天花粉、知母、藕片、茅根、白木耳等。还有白术、茯苓、山药、龙眼肉、甘草等药，既有抗癌作用，又可调理脾胃。

2）温肾壮阳及滋补肝肾类植物药：附子、肉桂、鹿角、淫羊藿、仙茅、锁阳、肉苁蓉、巴戟天、补骨脂、菟丝子、女贞子、枸杞子、何首乌、山茱萸等。

3）活血化瘀类抗癌植物药：桃仁、红花、赤芍、三七、丹参、牡丹皮、川芎、皂角刺、三棱、莪术、血竭、没药、五灵脂、蒲黄、鬼箭羽、石见穿、铁树叶、凌霄花、平地木、虎杖、水杨梅等。

4）软坚散结类抗癌植物药：夏枯草、三棱、莪术、海藻、海带、昆布、皂角刺、急性子、木鳖子、黄药子、水红花子、八月札、猫爪草等。

5）利湿化痰散结类抗癌植物药：如生半夏、生南星、白芥子、紫背天葵、菝葜、橘核、土贝母等。

6）清热解毒类抗癌植物药：此类药物甚多，其中还包括临床上常用的一些地方中草药。如金银花、忍冬藤、蒲公英、山豆根、马齿苋、儿茶、胡黄连、苦参、黄柏、青黛、山慈菇、苍耳子、土茯苓、龙葵、半边莲、半枝莲、鱼腥草、鬼针草、藤梨根、天葵子、羊蹄根、猪殃殃、核桃树枝、石上柏、白花蛇舌草、白毛藤、蛇莓、菝葜、白屈菜、野百合、旱莲草、长春花、猫爪草、佛耳草、狗舌头草、秋水仙、木棉、急性子、黄毛耳草、喜树果、墓回头、虎掌草、三尖杉、肿节风、乌骨藤、狼毒等。

7）其他具有抗癌作用的植物药：如白头翁素、黄芩素、汉防己、甘遂、肉豆蔻、前胡、全瓜蒌、牛蒡子（根）、石菖蒲、地骨皮、栀子、淡竹叶、橘叶、小茴香、延胡索等。

（2）动物药：这类药物包括各种大小动物及动物制品。包括具有一定抑制癌细胞生长作用的虫类药，有些则用于改善症状或减轻疼痛等。常用虫类药有乌梢蛇、蝮蛇蛇毒、白花蛇、蛇蜕、蜂房、土鳖虫、虻虫、全蝎、蜈蚣、地龙、僵蚕、斑蝥、穿山甲、鼠妇、水蛭、蜣螂、蟑螂、蟾蜍、五灵脂等。有些是大动物的组织分泌物，如麝香、牛黄、熊胆、猴枣等。近年来，又从海洋生物中寻找出了多种具有抗癌活性的动物药，如花蛤、海参、牡蛎等。

动物性抗癌药中一部分有小毒或无毒，但有一小部分毒性较大，药力峻猛。如斑蝥、红娘子等，可引起血尿，甚至导致急性肾衰竭；蟾酥能引起心脏传导阻滞及心肌中毒性损害等，故应用时应谨慎，还要注意用法和炮制，如炙全蝎、炙蜈蚣毒性降低，入丸、散或片剂可控制剂量。切不可超量使用。

（3）矿物药：古代治疗肿瘤的许多方药及单方、验方中常用此类药物，如雄黄、水银、砒霜、白矾、硼砂、火硝、轻粉、寒水石、铜绿、朱砂等。这类药物在通常情况下，只用于配制丸、散、膏、丹，有些要通过炼丹升华后应用，一般不作汤剂，主要在外治法中应用。局部应用可起到化腐、蚀疮、解毒、消瘤作用，各地用作治疗皮肤癌、宫颈癌、体表肿瘤的外用药，个别偏方亦有用于内服以攻癌者，但临床应用时必须极其慎重，如剧毒药砒霜、轻粉、铅等，用量应严格控制在《中国药典》规定的限量之内。

附　常用抗肿瘤中药简表（表8-2）

表8-2　常用抗肿瘤中药

药名	别名	性味	功能与用法	现代药理研究	临床常用肿瘤病种
白花蛇舌草	蛇舌草、蛇总管	苦、淡，寒	清热解毒，消痛散结，利尿除湿 用量：15～60克	在体外（相当于生药 6 克/毫升）对急性淋巴细胞性、粒细胞性、单核细胞性及慢性粒细胞性肿瘤细胞有较强的抑制作用	鼻腔癌、鼻咽癌、喉癌、舌癌、左下颌恶性混合瘤、乳腺癌、食管癌、食管贲门癌、肺癌、胃癌、肝癌、结肠癌、直肠癌、胰腺癌、腹腔恶性肿瘤、网织细胞肉瘤、粉瘤癌
半枝莲	并头草、牙刷草	辛、苦，寒	清热解毒，化瘀利尿 用量：30～60克	对肉瘤 S_{180}、艾氏腹水癌、脑瘤 $_{22}$ 等均有一定抑制作用	鼻腔肉瘤、舌癌、鼻咽部上皮样癌、甲状腺癌、食管癌、肺癌、胃癌、肝癌、结肠癌、直肠癌、胰腺癌、腹腔恶性肿瘤、膀胱癌、子宫颈癌、网织细胞肉瘤
半边莲	蛇利草、腹水草	辛、甘，微寒	清热解毒，利水消肿 用量：30～60克	对肉瘤 S_{180} 有抑制作用；半边莲碱 15 毫克/毫升浓度时，可抑制小鼠腹水癌细胞对氧的摄取	食管癌、肝癌、网织细胞肉瘤

续表

药名	别名	性味	功能与用法	现代药理研究	临床常用肿瘤病种
龙葵	老鸭眼睛草	苦、微甘，寒。有小毒	清热解毒，活血消肿 用量：15～60克	具有细胞毒作用；诱导肿瘤细胞凋亡作用；抑制血管再生及细胞增殖作用；增强肿瘤细胞的辐射敏感度；增强免疫力作用等	食管癌、贲门癌、肺癌、肝癌、宫颈癌、尤文肉瘤
白英	白毛藤	苦，平	清热利湿，解毒消肿 用量：15～30克	对人体肺癌细胞、小鼠肉瘤 S_{180}、大鼠 W_{256} 癌肉瘤有抑制作用	上颌窦肺癌转移、喉癌、食管癌、胃癌、肝癌、结肠癌、胰腺癌、横纹肌肉瘤
石上柏	深绿卷柏、地侧柏	微苦、微甘，寒	清热解毒，清利湿热，活血化瘀 用量：18～60克	含有生物碱、植物甾醇、皂苷等。动物实验证实，对小白鼠肉瘤 S_{180}、宫颈癌 U_{14}、白血病 L_{16} 有抑制作用，能延长肝癌小鼠的生存期，使小鼠的肾上腺皮质束伏带增宽，并有增强机体代谢和网状内皮系统功能的作用	恶性葡萄胎、绒癌、鼻咽癌、肺癌、消化系统肿瘤等，一般对化疗、放疗敏感的肿瘤均有一定的疗效。其中又以对体积小的肿瘤疗效较好，与化疗、放疗合用有协同作用
蛇莓	蛇果草	甘、酸，微寒	清热，凉血，消肿，解毒 用量：15～30克	蛇莓水提取物5毫克/毫升、10毫克/毫升作用于体外培养的人食管癌 Eca-109 细胞系，使其分裂指数明显抑制；对艾氏腹水癌及小鼠肉瘤 S_{180} 有抑制作用。临床常用于甲状腺癌、肝癌、肺癌、胃癌、声带癌及良性肿瘤	原发性肝癌
猪秧秧	细叶茜草	辛、苦，凉	利尿消肿，清热解毒 用量：15～60克	对小鼠肉瘤 S_{180} 有抑制作用	乳腺癌、甲状腺肿瘤、子宫颈癌
香茶菜	溪黄草、熊胆草	甘、苦，凉	清热利湿，凉血散瘀 用量：15～30克	日本香茶菜中提出之延命草素有抗肿瘤作用，能延长小鼠接种艾氏腹水癌后之生命，二乙基延命草素效力更强。香茶菜属中二萜类和黄酮类化合物有抗菌、抗炎、抗病毒、抗肿瘤作用	鼻咽癌、甲状腺癌、直肠癌
鱼腥草	蕺菜、菹菜	苦、辛，微寒	清热解毒，排脓消痈，利尿通淋 用量：15～30克	新鱼腥草素对艾氏腹水癌的抑制效果可能与提高癌细胞中的 cAMP 水平有关	肺癌、喉癌、鼻咽癌、甲状腺癌、乳腺癌、肝癌

药名	别名	性味	功能与用法	现代药理研究	临床常用肿瘤病种
藤梨根	猕猴桃根	酸、涩，凉	清热解毒，祛风除湿，止血消肿 用量： 30～60克	对小鼠肉瘤 S_{180}、小鼠 U_{14} 宫颈癌有抑制作用	食管癌、贲门癌、肺癌、宫颈癌、尤文肉瘤、喉癌、肝癌、结肠癌、直肠癌
水杨梅根	水石榴	苦、涩，凉	清热利湿，散瘀止痛 用量： 30～60克	对宫颈癌细胞、AK 肉瘤、Walker 肉瘤有抑制作用	舌癌、喉癌、肺癌、结肠癌、直肠癌
掌叶半夏	独脚莲、独角莲	辛、苦，温。有小毒	燥湿痰，利胸膈，消痈肿，祛风止痉 用量： 鲜品，初用每日 15 克，后渐至每日 60 克，饭后服	药理研究表明，对实验性动物肿瘤如子宫颈癌 L_{14}、小鼠肉瘤 S_{180}、肝癌实体型，以及对海拉细胞等均有抑制作用	子宫颈癌、消化道肿瘤、口腔肿瘤、皮肤癌、肺癌等
石燕	石燕子	咸，凉	清热解毒，利水化湿 用量： 15～30克	近代用于治疗肝癌、肠癌、膀胱癌	贲门癌、肝癌
露蜂房	蜂巢、百穿	辛、苦，寒	祛风，攻毒，杀虫，止痛，抗过敏 用量： 3～6克	体外实验可抑制肝癌、胃癌细胞	鼻咽癌、下颌骨造釉细胞瘤、食管癌、胃癌、直肠癌
蒲公英	黄花地丁	甘、微苦，寒	清热解毒，消肿散结，利尿通淋 用量： 15～60克	热水提取物对小鼠艾氏腹水癌、小鼠肉瘤 S_{180}、小鼠 MM_{46} 肿瘤均有一定的抑制作用，所含的三萜化合物对取自淋巴瘤患者培养的 Raji 细胞有抑制作用，对某些致癌化学物质有抗促癌活性；有抗人体肺癌的作用	口腔黏膜白斑病、恶性网织细胞增生症、甲状腺癌、乳腺癌、食管癌、肝癌、子宫颈癌、霍奇金病、网织细胞肉瘤、皮肤癌
山慈菇	毛慈菇	甘、微辛，凉	清热解毒，化痰散结 用量： 9～12克	所含秋水仙碱对小鼠肉瘤 S_{180}、肝癌实体型、淋巴肉瘤、大鼠瓦克瘤 S_{256} 有抑制作用	甲状腺癌、扁桃体癌、颊腺样癌肺转移、鼻咽癌、食管癌、贲门癌、肺癌、直肠癌、子宫颈癌、颅咽管瘤、恶性淋巴瘤、白血病
贝母	川贝、浙贝	苦、甘，微寒	清热化痰，散结消肿 用量： 9～12克	本品有川贝与浙贝之分，二者都可用于瘰疬、痈肿、乳痈、瘿瘤诸证	扁桃体癌、食管癌、肺癌、胰腺癌、膀胱癌、子宫颈癌、颅内肿瘤、皮肤癌

续表

药名	别名	性味	功能与用法	现代药理研究	临床常用肿瘤病种
夏枯草	灯笼头	苦、辛，寒	清肝明目，解毒散结 用量： 15～30克	夏枯草煎剂能抑制小鼠肉瘤 S_{180} 及艾氏腹水癌的生长；所含熊果酸及衍生物对肿瘤细胞小鼠淋巴细胞白血病（P_{388}）、小鼠淋巴细胞白血病（L_{1210}）和人体肺肿瘤细胞（A_{549}）均具有显著的细胞毒作用	扁桃体癌、腭部涎腺混合瘤、下颌恶性混合瘤、鼻咽癌、恶性网织细胞增生症、乳腺癌、食管癌、肺癌、肝癌、直肠癌、膀胱癌、睾丸癌、子宫肌瘤、颅内肿瘤、霍奇金病
黄药子	黄独、零余薯	苦、辛，凉。有小毒	解毒消肿，化痰散结，凉血止血 用量： 5～10克	黄药子醇提取物可加快人胃癌 MGC_{803} 细胞的凋亡，抑制其增殖力和侵袭能力，并对表皮脂肪酸结合蛋白（FABP-5）mRNA 和蛋白的表达起到抑制作用	甲状腺腺瘤、甲状腺癌、食管癌、胃癌、子宫颈癌、肺癌、横纹肌肉瘤等
土茯苓		甘、淡，平	清热解毒，利湿消肿 用量： 15～60克	有抗癌作用，对黄曲霉毒素 B_1 致大鼠肝癌有预防作用；对 JIC-26 有抑制作用	唇癌、鼻咽癌、喉癌、肺癌、膀胱癌、子宫颈癌、颞叶胆脂瘤
射干	乌扇	苦，寒	清热解毒，利咽喉，消痰涎 用量： 9～15克	对小鼠肉瘤 S_{180} 有抑制作用	扁桃体癌、咽喉癌、肺癌，宜用于癌症因痰热壅盛所致的咽喉肿痛等症
山豆根	广豆根	苦，寒	清火解毒，消肿止痛 用量： 9～15克	山豆根提取物对小鼠肉瘤 S_{180} 的小鼠有延缓死亡的效果，对接种实体瘤或腹水瘤的大鼠亦能延缓死亡。对白血病的血细胞增长有抑制作用；对于接种的子宫颈癌（U_{14}）有明显的抑制作用；对急性淋巴细胞性白血病和急性粒细胞性白血病患者白细胞的脱氢酶均有抑制作用	口腔黏膜白斑病、扁桃体癌、腭部涎腺混合瘤、鼻咽癌、喉癌、食管癌、直肠癌、家族性大肠多发性腺瘤、子宫颈癌
藏青果	西青果	酸、苦、涩，微寒	清热生津，利咽解毒 用量： 6～9克	现代多用于咽喉癌	扁桃体癌、喉癌
玄参	元参	苦、甘、咸，微寒	清热凉血，滋阴降火，解毒散结 用量： 9～15克	玄参多糖可显著延长小鼠肉瘤 S_{180} 腹水型荷瘤小鼠的存活时间，具有保护机体免疫器官和抑制肿瘤作用	腭部涎腺混合瘤、下颌恶性混合瘤、膀胱癌、霍奇金病、网织细胞肉瘤、粉瘤癌
地虱婆	鼠妇	酸，温	清热解毒，破瘀，消瘢痕 用量： 15～30克	鼠妇乙醇回流提取物对人肺腺癌细胞（A549）、肝癌细胞（BEL-7402）、乳腺癌细胞（MCF-7）和喉癌细胞（Hep-2）均有较好的抑制作用	腭部涎腺混合瘤、唇癌

续表

药名	别名	性味	功能与用法	现代药理研究	临床常用肿瘤病种
长春花	日日春、四时春	微苦，凉。有小毒	清热解毒，凉血降压 用量： 6～15克	从长春花植物中分离出的生物碱，多具抗肿瘤作用，在6种有抗癌作用的生物碱中，以长春碱（VLB）、长春新碱（VCR）最有价值	长春碱（VLB）主要用于霍奇金病、绒毛膜癌。长春新碱（VCR）抗癌疗效比长春碱约高10倍，治急性淋巴细胞性白血病疗效较好，对急性白血病、霍奇金病、淋巴肉瘤、网状细胞肉瘤和乳腺癌也有疗效
壁虎	守宫、天龙	咸，寒。有小毒	祛风定惊，化瘀散结 用量： 1～2条	同属无疣壁虎体外试验表明，壁虎水溶液对人体肝癌细胞的呼吸有明显抑制作用	鼻咽癌、原发性肝癌、肺癌、胃癌、食管癌、霍奇金病、脑肿瘤、宫颈癌、软腭黏液表皮样瘤
蛇蜕	龙衣	咸、甘，平	祛风，定惊，解毒，退翳 用量： 3～6克	临床常用于瘰疬、痈疽疔毒类癌肿	软腭黏液表皮样瘤、下颌恶性混合瘤、下颌骨造釉细胞瘤、脑部蝶鞍瘤
马齿苋	五行草	甘、酸，寒	清热解毒，利水去湿，散血消肿 用量： 30～60克	对肠癌腹泻、肺癌可增强抗癌功效	肺癌、膀胱癌
僵蚕	白僵蚕	咸、辛，平	败毒抗癌、祛风解痉、散结消肿 用量： 9～15克	具抗癌活性；对移植性小鼠肉瘤 S_{180} 的生长有抑制作用	颊腺样癌肺转移、食管癌、肺癌、颞叶胆脂瘤
海藻	海根菜	咸，寒	软坚消痰，利水消肿 用量： 12～15克	海藻多糖B对小鼠肉瘤 S_{180} 和腹水癌细胞（EAC）的抑瘤率分别为48.8%和38.5%；海藻多糖C抑瘤率分别为28.8%和12%	下颌恶性混合瘤、喉癌、甲状腺癌、食管癌、肺癌、肝癌、直肠癌、胰腺癌、子宫绒毛膜上皮癌、子宫肌瘤、颅内肿瘤、霍奇金病
蛞蝓	蜒蚰	咸，寒。无毒	清热祛风，消肿解毒，破瘀通经 用量： 15～30克	对人体肺癌细胞、小鼠肉瘤 S_{180}、大鼠 W_{256} 癌肉瘤有抑制作用	唇癌、肺癌
三尖杉	藏杉、桃松山榧树	苦、涩，寒。有小毒	败毒抗癌，驱虫消积 用量： 15～30克	三尖杉各生物碱均有抗癌活性；能抑制肿瘤细胞生物大分子合成；能抑制癌细胞的核酸代谢；三尖杉酯碱和高三尖杉酯碱对小鼠白血病 L_{615}、肉瘤 S_{180} 及脑瘤 22 有抑制作用	三尖杉注射剂目前主要用于淋巴肉瘤、急慢性白血病、肺癌、胃癌、食管癌、直肠癌等
菝葜	金刚刺	甘、酸，平	祛风利湿，解毒消痈 用量： 10～30克	对小鼠肉瘤 S_{180}、小鼠腹水瘤 S_{37}、脑瘤 22 有抑制作用	胃癌、食管癌、直肠癌、乳腺癌、宫颈癌、鼻咽癌

续表

药名	别名	性味	功能与用法	现代药理研究	临床常用肿瘤病种
全蝎	全虫、蝎子	辛,平。有毒	息风镇痉,攻毒散结,通络止痛 用量: 2~5克	全蝎提取物对细胞肉瘤(SRS)实体瘤、MA_{737}乳腺癌及小鼠肉瘤S_{180}有抑制作用。能延长肺腺癌带瘤小鼠、SRS腹水型带瘤子鼠的生存时间	鼻咽癌、乳腺癌、胃癌、网织细胞肉瘤
蜈蚣	百足虫、天龙	咸、辛,温。有毒	败毒抗癌,息风解痉,攻毒散结 用量: 1~3条	对移植性小鼠肉瘤S_{180}、艾氏腹水癌、白血病L_{160}、肝癌瘤体等的癌细胞均有抑制作用;对网状内皮细胞功能有增强作用	间叶组织及神经组织肿瘤如软组织恶性肿瘤、骨肿瘤、脑瘤、脑部蝶鞍瘤等,也用于治疗鼻咽癌、乳腺癌、胃癌、食管癌、肺癌、直肠癌、网织细胞肉瘤、皮肤癌、唇癌等
斑蝥		辛,寒。有毒	破血,攻毒,散结 用量: 0.05~0.1克,极量0.3~0.6克	对小鼠肉瘤S_{180}及网织细胞瘤有抑制作用;对小鼠腹水性肝癌细胞的核酸和蛋白质合成有严重的干扰作用,从而抑制肿瘤细胞的生长	可用于消化系统恶性肿瘤,如肝癌、食管癌、胃癌等。也可用于肺癌、乳腺癌、皮肤癌等
蟾蜍	癞蛤蟆	甘、辛,寒。有毒	解毒消肿,止痛开窍 用法:炖服,浸酒服	所含华蟾酥毒素和次毒素均有明显的抗肿瘤作用	贲门癌(用蟾蜍皮)、胃癌、结肠癌、直肠癌、膀胱癌
砒霜	信石	辛,大热。有毒	蚀疮去腐 用量: 外用适量	实验研究已经证实其具有诱导细胞凋亡、抗肿瘤血管增生及抗肿瘤转移的作用	子宫颈癌、皮肤癌
核桃树枝		甘、微苦,平	清热解毒,抗癌散结 用量: 30~60克	研究表明,核桃中含赖氨酸较多,可升高血清白蛋白及维持体重,对治疗肿瘤、结核等消耗性疾病有利,并且核桃中含有胡桃醌,对某些移植性肿瘤有抑制作用	鼻咽癌、喉癌、肺癌、胃癌、食管癌、结肠癌、肝癌、宫颈癌、卵巢癌、肾癌、骨癌
牡蛎	生牡蛎	咸、涩,微寒	软坚散结,固涩制酸 用量: 15~30克	体外试验对肿瘤有抑制作用	乳腺癌、肺癌、肝癌、直肠癌、腹腔恶性肿瘤、膀胱癌、子宫肌瘤、脑部蝶鞍瘤、霍奇金病
三棱	京三棱	苦,平	破瘀行气,软坚散积 用量: 9~15克	对小鼠肉瘤S_{180}有抑制作用	乳腺癌、肝癌、腹膜后肿瘤、睾丸癌
莪术	文术	苦、辛,温	破瘀行气,软坚散积 用量: 9~12克	对小鼠U_{14}宫颈癌、小鼠移植瘤(EAC)等有抑制作用	乳腺癌、肺癌、肝癌、腹膜后肿瘤、睾丸癌、宫颈鳞癌

续表

药名	别名	性味	功能与用法	现代药理研究	临床常用肿瘤病种
天花粉	栝楼根	甘、微苦,微寒	清热生津,解毒消肿 用量: 12～15克	栝楼根中含有糖类化合物即天花粉多糖,有明显的免疫调节作用,能增强免疫活性,具有显著的抗肿瘤和细胞毒活性	恶性葡萄胎、绒癌
薏苡仁	苡米、苡仁	甘、淡,凉	健脾利湿,祛痹排脓 用量: 15～30克	荷瘤小鼠腹腔注射薏苡仁的乙醇提取物,能抑制艾氏腹水癌细胞的增殖,显著延长动物的生存时间。薏苡仁丙酮提取物还对子宫颈癌 $_{14}$(U_{14})及腹水型肝癌(HCA)实体瘤有明显抑制作用	食管癌、贲门癌、肺癌、胃癌、肝癌、直肠癌、膀胱癌
水蛭	蚂蟥	咸、苦,平。有小毒	破血逐瘀,通经消癥 用量: 3～9克	对肿瘤细胞有抑制作用,对小鼠肝癌生长有一定的抑制作用。由于水蛭有高抗凝作用,因而有利于抗癌药及免疫活性细胞浸入癌组织杀伤癌细胞	食管癌、肝癌、直肠癌
马钱子	番木鳖	苦,寒。有大毒	通络、止痛消肿 用量: 煎服以不超过1.0克为度	对小鼠肉瘤 S_{180} 有抑制作用;对白血病细胞有抑制活性的作用	甲状腺癌、食管癌、胃癌、肠癌、肺癌、脑肿瘤、乳腺癌、子宫颈癌、皮肤癌等,并可用于癌性疼痛的治疗
鳖甲	甲鱼壳	咸,寒	滋肾潜阳,软坚散结 用量: 15～30克	鳖甲粉末对移植实质性癌有抑制作用,能使癌肿瘤直径显著减小,肿瘤重量显著减轻;鳖甲散上清液对小鼠淋巴细胞白血病(L_{1012})、白血病 HL_{60} 和胃癌 $_{803}$ 细胞生长均有抑制作用	食管癌、肝癌、腹膜后肿瘤、腹腔恶性肿瘤、白血病
丹参		苦,微寒	活血祛瘀,凉血消痈,养血安神 用量: 15～30克	丹参对喜树碱、环磷酰胺的抗癌活性有增效作用。丹参对小鼠肉瘤 S_{180} 细胞有细胞毒作用。从丹参中分离出的紫丹参素,对小鼠 Lewis 肺癌、黑色素瘤 $_{1316}$ 和小鼠肉瘤 S_{180} 有抑制作用	食管癌、胃癌、肝癌、直肠癌、胰腺癌、子宫颈癌、子宫绒毛膜上皮癌、脑部蝶鞍瘤、颅内肿瘤、霍奇金病
石蒜	蟑螂花、老鸦蒜	辛、甘,温。有毒	清热解毒,散结消肿 用量: 内服煎汤,1.5～3克。外用适量,捣烂敷患处	石蒜碱能抑制小鼠艾氏腹水癌的无氧与有氧酵解,并可使癌细胞肿大、溶解;对小鼠肉瘤 S_{180} 抑制率为40%～50%	胃癌、肝癌、食管癌。也可试用于恶性淋巴瘤、肺癌、鼻咽癌、子宫癌等
断肠草	钩吻	辛、苦,温。有大毒	攻毒消肿,祛瘀止痛 用量: 每日量以不超过1.0克为宜	总生物碱对动物移植性肿瘤小鼠肉瘤 S_{180} 有抑制作用	主要用于消化系肿瘤如食管癌、肝癌、胃癌。也用于骨肉瘤、皮肤癌

续表

药名	别名	性味	功能与用法	现代药理研究	临床常用肿瘤病种
蛇六谷		辛，寒。有毒	消肿解毒，化痰散结 用量： 15~30克	药敏试验对贲门癌、结肠癌细胞敏感	食管癌、胃癌
三七		甘、微苦，温	散瘀止血，消肿定痛 用量： 煎服，3~10克； 研末，1~3克	所含人参皂苷 Rh_1 对离体肝癌细胞有抑制作用。人参皂苷 Rh 可抑制小鼠黑色素瘤（B_{16}）的生长，作用呈浓度依赖关系	食管癌、胃癌、肝癌、家族性大肠多发性腺瘤、盆骨转移性癌
蜣螂虫	铁甲将军	咸，寒。有小毒	清热解毒，消瘀散结 用量： 9~15克	蜣螂味咸既可软坚散结，又入血分，可活血消瘀	鼻咽癌、食管癌、胃癌、肠癌、膀胱癌
黄毛耳草	石打穿	辛、苦，平	清热利水，散结消肿 用量： 15~60克	具有很好的抑制肝癌细胞迁移的作用	肝癌、胃癌、直肠癌
喜树果	水栗子	苦、涩，寒。有毒。	抗癌散结，破血化瘀 用量： 9~15克	喜树果的醇提取物对动物移植性肿瘤，均有一定抑制作用。喜树果中所含喜树碱及其衍生物，具有较强的抗癌活性	喜树碱对胃癌、结肠癌、直肠癌、头颈部肿瘤、淋巴瘤、膀胱癌、恶性葡萄胎、绒癌、肝癌、肺癌、白血病等均有一定疗效
柘树根	穿破石、刺桑	微苦，微寒	化瘀止痛，祛风利湿，止咳化痰 用量： 60~150克	对动物移植性肿瘤如小鼠肉瘤 S_{180}、艾氏腹水癌、子宫颈癌 U_{27} 均有抑制作用，体外对食管癌细胞株有细胞毒作用	食管癌、贲门癌、胃癌、肠癌等。也可用于肺癌、肝癌等，对不能用化疗、放疗者尤宜
蝼蛄	土狗	苦、淡，寒	利尿，消肿，解毒 用量： 9~15克	对人类肝癌细胞及人宫颈癌细胞具有明显的细胞毒性	用于肝癌等恶性肿瘤导致的大腹水肿、小便不利等实症
土鳖虫	地鳖虫	咸，寒。有小毒	活血散瘀 用量： 6~9克	体外实验对白血病细胞有抑制作用	肝癌、腹腔恶性肿瘤、盆骨转移性癌
石见穿	紫参	辛、苦，微寒	活血化瘀，清热利湿，散结消肿 用量： 30~60克	石见穿总甾醇对人胃癌细胞 SGC_{7901} 的增殖具有显著抑制作用	胃癌、肝癌、胰腺癌、腹腔恶性肿瘤

续表

药名	别名	性味	功能与用法	现代药理研究	临床常用肿瘤病种
八月札	预知子	苦，寒	疏肝理气,活血止痛,除烦利尿 用量: 6～12 克	对小鼠肉瘤 S_{180}、肉瘤 S_{37} 有抑制活性的作用,有抗 Hela 细胞活性的作用	肝癌、胰腺癌、腹腔恶性肿瘤
猫人参	镊合猕猴桃	苦、涩,凉	清热解毒,消肿散结 用量: 15～60 克	对人结肠癌细胞、人肝癌细胞有一定的抗肿瘤活性	直肠癌、子宫颈癌、网织细胞肉瘤
猫爪草	猫爪儿草	甘、辛,微温	化痰散结,解毒消肿 用量: 15～30 克	猫爪草皂苷可抑制 MCF-7 细胞增殖及诱导其凋亡,具有明显抑制人结肠癌 LoVo 细胞增殖和诱导凋亡作用	淋巴肉瘤、甲状腺瘤、乳腺癌、肺癌、慢性粒细胞性白血病等,多以复方应用为主
肿节风	接骨莲、九节茶	辛、苦,微温	抗菌消炎,清热解毒,祛风通络,活血散结 用量: 9～30 克	能改善肿瘤细胞和荷瘤小鼠的能量代谢,提高过氧化氢酶活力,对癌细胞和荷瘤机体的耗氧能力有直接抑制作用	对肝癌、胃癌、胰腺癌、食管癌、白血病、淋巴网状细胞瘤有较好疗效。也常用于鼻咽癌、膀胱癌、结肠癌、肺癌、甲状腺癌等
穿心莲	一见喜	苦，寒	清热解毒,消肿止痛 用量: 9～30 克	穿心莲对恶性葡萄胎与绒癌有较明显的效果。穿心莲内酯具有抗多种肿瘤(胃癌、肝癌、肺癌、乳癌等)的作用	乳腺癌、恶性葡萄胎、绒毛膜上皮癌
七叶一枝花	蚤休	苦,凉。小毒	败毒抗癌,消肿止痛,清热解毒,镇咳平喘,凉肝定惊 用量: 9～30 克	七叶一枝花的甲醇和水提取物对小鼠成纤维细胞有很强的细胞毒性,水煎液对宫颈癌细胞有明显的抑制作用。对小鼠肉瘤 S_{180} 有抑制作用,对肺癌、乳腺癌、结肠癌、肾腺癌、胰腺癌均有抑制作用	临床多用于热毒壅滞的恶性淋巴瘤、肺癌、鼻咽癌、脑肿瘤、胃癌、食管癌、肝癌、左上眶黄色瘤、鼻腔肉瘤、上颌窦癌、鼻咽癌、贲门癌、乳腺癌、肝癌、直肠腺癌、霍奇金病、网织细胞肉瘤等,常配入复方内使用

2. 用中药治肿瘤，强调顾护"胃气"

李老认为，人的"胃气"决定疾病的转归，古人曾强调指出："有胃气则生，无胃气则死"。何谓"胃气"呢？中医所说的"胃气"泛指以脾胃为主的消化功能。对正常人来说，胃气充足是机体健康的体现。对患者而言，胃气则影响到康复能力。癌症患者邪盛正衰，因此，在应用中药治疗癌症上更应特别注意顾护胃气。

李老指出，中医药治疗癌症，是敢于"用疗效说话"的。然而，"是药三分毒"。特别是以毒攻毒、清热解毒、逐利通瘀之品等在癌症治疗中应用最多，而且最是伤损胃气。另外，现代对肿瘤的各种治疗手段如手术、放疗、化疗等除耗气伤血外，还导致脾胃不和，出现呃逆、呕吐、饮食不下，造成形神俱损，大肉尽脱，形体枯瘦。李老遵从"脾旺不受邪"学说，认为"养正积自消"是指导癌症治疗的理论基础，强调临证处方遣药皆不可偏离顾护胃气之要旨。这是基于李老长期临床实践得出的经验，李老认为，癌症之初健脾养胃，能维护正气；至中晚期，虚象已露，甚则虚衰不支，此时健脾养胃，有利于带瘤生存。若投方必以大剂苦寒峻烈霸道之药以期速逐邪毒癌瘤，则有伤脾败胃之虞，其结果必然适得其反。

　　简而言之，癌症属一种消耗性疾病，而治癌中药大多攻伐性强，毒性较大，用药不当很容易损伤胃气，使营养吸收率下降，机体免疫力也越来越差。这样不但不能有效治疗癌症，反而可能促使病情加速恶化。中药治癌在什么情况下易导致胃气损伤，又如何避免呢？李老希望我们应从以下几个方面加以注意。

　　（1）用药避免剂量过大，有的医生或患者有急切求速效心情，总想尽快达到目的，在施治时用药剂量加大，从而使胃肠负担加重，导致胃气大伤。

　　（2）用药切忌品种过多，由于相信"中药不良反应少"，有些患者认为多服几种药物可以提高疗效，加之医生经验不足或辨证失当，诸法并举，采取"大包围"策略。除用中药汤剂外，同时加服类似或相同组方的丸、散、膏、丹，以及单方验方，甚至盲目配合西药等，品种繁多可致使胃气明显受伤。

　　（3）防止攻伐太过，中药治癌多以祛邪为主，但攻邪不要忽视扶正。由于服中药的患者多数为失去手术或放疗机会的晚期患者，人体处于正不胜邪状态，过用祛邪药必然造成邪未去正气已伤的不良后果。西医化疗、放疗易损伤正气，也属攻邪范畴，患者常希望再服中药以助效果，但过用攻邪之品，易损伤正气，首先使胃气受伤，病情也会随之恶化。因此，对晚期癌症患者，若用中药，当以扶正、顾护胃气为主。

　　（4）指导患者正确服用抗癌中药，中医治疗肿瘤的特点是辨证施治。在临床上分别采用抗癌为主、扶正固本为辅；扶正固本为主、抗癌为辅；抗癌与扶正固本兼顾的治疗原则。以期控制肿瘤发展，调整机体脏腑功能，提高免疫力，增强体质，改善症状，防止放疗、化疗的不良反应和手术后的并发症。癌症患者应用中药治疗已很普遍，应用中药治疗癌症时，除严格遵医嘱用药外，在不同的治法中尚须注意以下问题。

　　1）用益气健脾法、养阴生津法、补肾填精法或滋阴补血等补益方法时，一般所用的药物的药性比较平和，若服用无不适，不需要特殊的观察与护理，可以长期服用。但温肾壮阳法用药多性温，久服易助热、伤津、动血，凡阴虚火旺、火毒内盛及有出血倾向者，不宜服用。

　　2）服用活血化瘀药物如丹参、红花、三棱、莪术等，有出血倾向如牙龈出血、皮下出血或病灶局部有少量出血时，要慎用；服药后注意患者的面色、神志、脉搏、呼吸、血压、月经的改变，观察肢体的温度，以及排泄物带血量，必要时留大便潜血送检。如有出血先兆症状，如胃癌患者有心慌、出冷汗，肺癌患者自觉胸闷、呼吸不畅，以及可能有腔内出血者要停用此类中药。同时要卧床休息，密切观察。

　　3）服用化痰散结药如天南星、生半夏等，煎药时要先煎 1 小时以上，并口尝无麻辣感才可服用。服药后有口麻、张口困难等症状，可急用姜汁 5 毫升，每 3 小时 1 次解之。

　　4）服用清热解毒药如白花蛇舌草、半枝莲等，药性寒凉，易伤脾胃，以饭后 2 小时服用为宜。若影响消化吸收，可适当减量，或改为少量多次服用。此外，服用虫类药如水蛭、斑蝥、蟾蜍等要注意有无血尿。服用止血药要详细记录用药前后的出血情况,以掌握病情,调整用药。

总之,使用中药治疗癌症时,必须注意药的剂量不要过大,品种亦不宜过多,使用祛邪法一定要照顾扶正,用药时应酌加和胃之品。否则,一旦胃气受伤,水谷精微不能输布,应用任何药物都不能收到好的效果,还可能加速病情恶化。

3. 用中药治肿瘤,注重药食同进

人体生命功能的维持必须依赖于食物中的各种营养素,对于肿瘤等消耗性疾病来讲,补充营养以"顾护胃气"殊属重要。李老强调指出,肿瘤是慢性消耗性疾病,必要的饮食调养,常有助于机体恢复,以耐受祛邪抗癌药的攻伐。

(1)癌症患者中医食疗的基本原则:利用饮食预防和治疗疾病,在我国已有悠久的历史。早在周代,我国就已有了"食医"。唐代名医孙思邈说:"为医者,当须洞晓病源,知其所犯,以食治之,食疗不愈,然后命药",说明了食疗的重要性。饮食疗法对于肿瘤患者来说,意义更为重大,它不仅有利于缓解癌症患者的临床症状,而且有利于癌症患者的康复。李老认为,正确运用饮食疗法以促进癌症患者的康复,具体应把握以下三项基本原则。

1)强调均衡营养,注重扶正补虚。癌症患者"内虚"是疾病发生、发展过程中的主要矛盾。因虚而致癌,因癌而致虚,虚中挟实,以虚为本。食疗的目的是保证癌症患者有足够的营养补充,提高机体的抗病能力,促进患者的康复,应以扶正补虚为总原则。故《黄帝内经》说:"谷肉果菜,食养尽之,无使过之,伤其正也。"在扶正补虚的总则指导下,对癌症患者的食疗应做到营养化、多样化、均衡化。正如《黄帝内经》所云:"五谷为养,五果为助,五畜为益,五菜为充。"失之偏颇,则有害无益。

2)熟谙性味归属,强调辨证施食。癌症与其他疾病一样,患者都有阴阳偏胜、寒热虚实之不同。食物也有寒热温凉、辛甘苦酸咸四气五味之别。热证宜寒凉,寒证宜温热;五味入口,各有所归,甘入脾,辛入肺,咸入肾,苦入心,酸入肝。辛味温散,如生姜、葱白;甘味和缓,如山药、芡实、饴糖;淡味渗利,如冬瓜、薏苡仁;酸味收涩,如乌梅、山楂;咸味软坚,如海藻、昆布、牡蛎等。

临床上,食疗必须符合"辨证施治"原则,要因病而异,因人而异,不能千篇一律。如辨证为毒热壅盛,邪火炽烈之证,患者症见热象,就不能投以温热性的食物补品,如桂圆、荔枝、鹿肉、人参、羊肉、狗肉、大虾等,而应给予有清热解毒作用的蔬菜、食品,如蕺菜、马齿苋、东风菜、荠菜、鸭肉、芦根、芦笋等。又如患者手术后,脾胃虚弱而食少、腹胀、便溏者,则应以健脾和胃的食物加以调补,如山药、茯苓、莲子、鸡内金、谷芽、麦芽等。再如放疗期间或以后,由于热毒伤阴,症见口干咽燥,舌苔光剥,脉细数者,应多食甘寒养阴生津之品,如茅根汁、荸荠汁、梨汁等,而忌香燥、煿炙、辛辣、烟酒等刺激物。肺癌患者如见咳嗽、咳痰、痰血等,属阴虚痰热内蕴,则应忌滋阴生痰的辛辣、鱼腥发物,以及壅气类食物;肝、胃、腹腔内各种恶性肿瘤并发腹胀、腹水时,宜多食淡渗利尿的食物,而忌壅气类食物,如芋芳、番薯、洋葱、南瓜之类。这些都是说要注意辨证施食,合理食疗。

3)选择抗癌食品,力求有针对性。食药同源,部分食品兼具食疗抗癌作用,可有针

对性地选择应用于食疗。如对消化系肿瘤有益的食物有韭菜、莼菜、卷心菜、墨菜、刀豆等。其中刀豆味甘、性温，具有温中下气、补肾健脾的功能，民间用其配丁香、柿蒂治疗食管癌、胃癌、肝癌等，试验证实其对致癌病毒引起的小鼠移植性肿瘤有抑制作用。日常生活中的饮食物如大蒜、豆制品、绿茶等，也都是抗癌良药。

近代的一些研究表明，许多食物对防治癌症有良益。如鹅血治肺、胃、淋巴、鼻咽等恶性肿瘤能改善症状，升高白细胞，并已研制成片剂；薏苡仁含有薏苡仁脂，对艾氏腹水癌有明显抑制作用，临床常用于肺癌、肠癌、宫颈癌、绒毛膜上皮癌等；绿豆配甘草与化疗药或有毒中药同用，有清凉解毒而减少不良反应的功效；昆布、海藻、紫菜治疗甲状腺、颈部淋巴系统及肺部肿瘤能软坚散结；香蕈（草菇）、莼菜、桂圆等均有不同程度的提高抗癌免疫力和治疗作用；白扁豆可提高鼻咽癌患者淋巴细胞转化率；食用蛤、圆蛤、牡蛎、鱿鱼、乌贼的水提取物蛤素，对啮齿肿瘤 $S_{180}K$-2 有抑制作用；从刺参中提取的海参黏多糖能抑制乳癌细胞 DNA，有保护肝功能作用。此外，尚有较多品种如无花果、地耳、杏仁、荸荠、乌梅、百合、银耳、黄精、蚌肉、田螺、山雀、燕窝、蕺菜等，都有某种抗癌疗效。

（2）重视营养在癌症康复中的作用：营养不良和进行性体重减轻是癌症的一个常见并发症。50%以上的癌症患者在治疗前伴有不同程度的营养不良，在晚期患者中更为普遍。营养不良主要指的是蛋白质及热量不足，表现为体重减轻，也可伴其他营养物的缺乏。据国外对 457 例各类成年癌症患者入院时的调查表明：失去病前体重 10%以上的患者占24.7%，体重减轻超过 20%的患者占 17.5%，约有 1/3 的患者因其严重的营养不良状况而需要营养治疗。同一癌症中心门诊部进行化疗的 186 名各种肿瘤患者中，在治疗期间，有明显体重减轻者（大于 5%的体重）占 25%。营养不良是影响患者治疗和导致死亡率升高的一个重要因素，因而在癌症患者康复过程中营养康复是一个必备的要素。

有人认为肿瘤患者不能增加营养，增加营养就会助长癌细胞的生长、繁殖，对患者不利，这是片面的看法。实验证明，给肿瘤患者充足、合理的营养会刺激癌细胞代谢，促进抗癌药物进入癌细胞，增强抗癌药物杀伤癌细胞的敏感度，掌握时机应用抗癌药物就能发挥药物更大的治疗作用。所以化疗时配合高营养饮食是有好处的，因此，国外已将营养疗法作为整个抗癌治疗计划的一个重要组成部分。

中医学一贯主张治病必求于本，可以说营养治疗是"扶正固本"之法，是一种求本的防治癌症的方法，它顺应了自然。

那么，癌症患者如何增进营养呢？

大部分癌症患者会因疾病及治疗所造成的不良反应而无法摄取足够的食物，所以首重在事先防范预防营养不良的发生，并且尽量选择可以增进营养的食物。如果患者没有因治疗引起的不适，则可参考以下建议。

1）列出自己喜欢的点心，并于餐与餐之间进食。

2）少量多餐：一餐不要吃太饱，可以增加点心的时间。许多患者在早晨较有食欲，所以可以在这时候给予正餐，不想吃时可以给予流质食物替代正餐，流质食物必须是全营养品，以确保患者可以获得足够营养素。如果患者觉得不舒服不必强迫进食，只要给予少量食物，这时可以考虑饮用全营养流质食物，每个患者因状况不同所需的全营养品亦有差异，若要饮用可以请教营养师。

3）增加蛋白质及热量的食物，因为这样才能帮助患者维持体力，避免身体组织分解，有能力对抗治疗所造成的伤害。如牛奶、花生酱、蛋糕、豆腐、豆浆、蒸蛋等，所有的肉类皆是蛋白质的来源。

4）烹调食物时可添加奶油或肉汤。

5）要注意喝足够的水。

（3）癌症康复期患者的饮食营养要求：癌症患者通过良好的营养维持，能够提高和巩固治疗效果，即使是晚期癌症患者也能延长生命。癌症康复期患者饮食营养要符合下列五项基本要求。

1）饮食要平衡：不偏食、不忌食、荤素搭配、精细混食，每日食物品种越多越能获得各种营养素。

2）要排除毒素，不吃酸渍（不包括糖醋味）、盐腌、霉变、烟熏、色素、香精等食物及烈性酒。

3）多用天然与野生食物，少用人工复制与精加工的食品。

4）合理进补能提高人体的免疫功能，某些滋补品如人参、白木耳、薏苡仁、红枣等有直接或间接的抑癌与强身的功效。

5）在烹调时，用油量可与正常人相似，不宜增加。同时要注意菜肴色、香、味的调配，多采用蒸、煮、炖的烹饪方法，尽量少吃油炸、煎的食物。

（4）正确对待癌症患者的"忌口"与"发物"：饮食宜忌问题，对于癌症患者来说确实是治疗和康复过程中的重要一环。"三分吃药七分养"说的是饮食调护的重要性，而"吃药不忌嘴，跑断郎中腿"则强调了治疗过程中的"忌口"问题。

首先，要注意忌口与病情病性的关系。病有寒、热、虚、实之不同，证又有阴阳偏盛、偏衰之别，而食物的性味也各有差异，凡对癌症患者不利的饮食皆为所忌。如癌症患者毒深热盛，烦躁口渴，发热便结，则宜多吃水果、西瓜、米粥以清凉益胃养阴，而辛辣、油腻食物当忌之。再如肿瘤放疗、化疗期间常表现为胃阴不足或气阴两虚，辛热、香燥之品就应列为禁忌。古人认为，不同组织器官、脏腑的病证，也有相应的饮食禁忌，如辛走气，气病勿多食辛；甘走肉，肉病勿多食甘；酸走筋，筋病勿多食酸。还有肝病应禁食辛，心病应禁食咸，脾病应禁食酸，肺病应禁食苦，肾病应禁食甘等说法。因此，饮食宜忌应与临床辨证、治疗原则结合分析。

其次，要注意服药时的忌口。古医籍记载：常山忌葱；地黄、首乌忌葱、蒜、萝卜；薄荷忌鳖肉；荆芥忌鱼蟹；白术忌桃、李、大蒜；土茯苓、威灵仙忌蜂蜜；茯苓忌醋；鳖甲忌苋菜；人参忌萝卜；等等，均可供参考。

对于肿瘤患者来说，面临的是"康复"而非"养生"问题，尽管营养要求全面，民间却一直有"戒口"之说。李老通过临床研究观察认为，经过对癌症患者饮食因素分析表明，癌症确实存在不适宜吃某些食物的实例，也即临床专家和患者所关心的"戒口"和戒吃"发物"的依据。

据研究表明，癌症的"发物"包括狗肉、公鸡、羊肉、蚕蛹、虾、蟹、螺、蚌、烟、酒等容易动风化火、助湿生痰的食物，一切辛温、煎炸、荤腥、陈腐、发霉之物。癌症患者吃这些食物后虽不至于"每吃必发"，但多数人容易出现食物变态反应，而且某些患者可能对某类食物较为过敏而易"发"，并以此为诱因导致机体的进一步虚衰。

　　肿瘤是一种全身性疾病，此时如果饮烈酒、大肆吃虾蟹及肥甘厚味，容易对刺激性食物或异性蛋白的变应原起变态反应，出现发热腹痛、食欲减退等症状，使患者的体质亏虚和免疫功能低下，继而诱发癌症的加重和复发，可见癌症戒吃"发物"具有一定的理论依据和临床实例验证。

　　那么，癌症患者是否一定要忌"发物"呢？

　　虽然癌症戒吃"发物"具有一定的理论依据和临床实例验证，但是不是所有的癌症患者对所有的"发物"都要一律不吃呢？当然不是。

　　所谓"发物"，是指能使疾病加重或诱导疾病发作的食物。荤食，海产品，以及素食中的蒜、韭、芹、香菜、茴香等，常被列为"发物"之品。但从临床分析，有些与过敏性疾病有关，有些则与疮疡肿毒有关。对癌症患者禁忌"发物"，不可一概而论，相反，许多"发物"具有扶正抗癌作用，却是应该引起重视或应该进行深入探讨的。

　　在动物类食品中，仅就鸡而言，就有报道说鸡会生食管癌，并有癌细胞在鸡血中易生长的说法。但实际上，所有动物都可能长肿瘤，鸡患癌可能与饲料有关，并不能成为癌症患者忌食的依据。鸡是补虚赢的最佳食品，又能大补元气，患者手术、化疗后食鸡最为合宜。民间有用鸡和三七同煮，以治肺癌者。鸡肉抗癌，鸡蛋也不例外，如核桃树枝煮鸡蛋、斑蝥煮鸡蛋、五毒蛋等都是治疗癌症常用的单验方。

　　再如鹅血制成片剂治疗肺、胃、淋巴、鼻咽等恶性肿瘤，认为其能改善症状，提升白细胞，古医籍《名医别录》《本草纲目》亦说其能治噎膈、反胃。日常饮食中的猪肉、牛肉、羊肉、鸭肉、乌龟、甲鱼、鳝鱼等，也都是扶正抗癌的好食品。

　　在海鲜产品中，绝大部分都有软坚散结作用，治疗癌症则常采用"软坚散结"这一办法，故"生癌忌海货"也是不准确的。如海蜇，味咸，性平，中医说它消"一切痞块"，可软坚、化痰，适用于各种体质的癌症患者；海带，味咸，性寒，能消积块、治瘿瘤、散结核，中医治癌处方最为常用；海参，味咸，性平，有扶正、软坚等多方面作用，既养阴、生精而补益，又可软坚散结而祛邪，且味道鲜美，是癌症患者的佳肴；还有蛎黄、紫菜、海鳗等，亦可作为癌症患者扶正抗癌食品。

　　总之，肿瘤患者的忌口，应因病、因人而异，不可过分苛求忌口。特别是晚期癌症患者大多体质赢弱，忌口太多，损之愈重。故而癌症患者食谱不宜太窄，忌口不宜太严，应视寒热虚实和脾胃消化功能的强弱，予以必要的食补和食疗。饮食强调营养化、均衡化、多样化，以高蛋白、高能量、高维生素的饮食为主，来弥补肿瘤的过分消耗，提高机体的免疫功能和抗癌能力，增强人体对手术和放疗、化疗的耐受力，改善全身状况，优化生存质量，从而获得好的远期疗效。

第九章 疑难杂症医案及其证治经验

第一节 疑难杂症医案

案 1 不寐

严某，女，35 岁，演员。1965 年冬初诊。

主诉：入寐困难 1 年余。

病史：患者因创作新戏目，竭尽心计，用脑过度，严重失眠 1 年有余。现竟日夜目不交睫，屡服进口高效安眠药及中药鲜效。诊见其头昏烦躁，腰膝酸软，口渴咽干，大便秘结，眼眶四周青黑凹陷。舌绛，少苔，脉弦数、两寸尤显。

西医诊断：失眠。

中医诊断：不寐。

辨证：肾虚肝旺。

治法：镇肝纳肾，阴阳并调。

处方：生牡蛎（先煎）30 克，细生地 30 克，白芍 15 克，黑玄参 20 克，杭麦冬 15 克，莲子心 12 克，酸枣仁 15 克，生竹茹 15 克，合欢花、合欢皮各 15 克，夜交藤 20 克，灯心草 3 克。日服 1 剂，水煎分 2 次，午后、睡前各服 1 次。

二诊：服 7 剂后得睡 4 小时，腑气已行，头昏减轻，眼眶青黑色渐淡。唯仍心烦，睡时梦多，舌脉同前。拟前法增炙远志 12 克，茯神 15 克，继服 7 剂。

三诊：上方服 5 剂后能很快入寐，睡时酣香，极少梦扰，眼眶青黑色淡，精神转佳，舌起薄白苔，脉弦。守方去竹茹、夜交藤，加柏子仁 10 克，蒸百合 12 克，滋养心阴，再进 10 剂。疗效巩固，随访半年，未见复发。

按语 不寐之证，病因多端，临床现多分为心脾不足、心肾不交、心胆气虚、胃失和降四型。

本案无心胆气虚，又无胃失和降之证，前医又曾拟心肾不交、心脾不足证治无效。故上述四型似难概括本案病变。患者眼眶四周青黑凹陷，是否系血瘀所致不寐？盖清代王清任认为血瘀可致不寐，而用血府逐瘀汤施治。但本案患者除眼眶青黑凹陷外，无其他瘀血征象，故认为此案是瘀血不寐，似无充足根据。

因患者系著名黄梅戏演员，国内外声誉很大。每逢演出，均日夜筹划，过度谋虑，以便锦上添花，此实乃不寐之因。《黄帝内经》曰："肝者，将军之官，谋虑出焉。"谋虑过度，必损肝本，而肝色青，主弦脉，经脉布胁走眼，患者症见胁肋酸胀，眼眶青黑凹陷，脉弦等，显然与肝相关。又有头晕眼花，口渴咽干，脉弦数，舌绛少苔等是阴虚之征象。

明代张景岳有言："盖寐本于阴，神其主也，神安则寐，神不安则不寐。其中所以不安者，一由邪气之扰，一由营气之不足。"可见无论何种病因所致不寐，均涉及于神。故李老认为本案不寐为因肝而起，病机在于肝阴不足，酿生虚火，火性炎上，上扰心神。心神不安，故成不寐顽证。

治疗采用滋阴养肝，以除虚火产生之源（养肝镇肝，生牡蛎只用于肝旺之证），清火宁心安心神以抑虚火妄动之标。方中细生地、白芍、黑玄参、杭麦冬等滋阴养肝，清虚火；夜交藤、酸枣仁、合欢花、合欢皮，益肝宁心，解郁安神；莲子心、生竹茹、灯心草既能清心除烦，又可引热下行；因见多梦依然，故增用炙远志、茯神、柏子仁，以便加强宁心安神之效；用蒸百合意在清热除烦。本案施治还注重了服药时间安排，在午后及晚睡前各服1次，此因由于人体阴阳昼夜消长变化规律，凡属病本在阴者，每于午后、夜晚加重，故嘱于其时服药，以便药效及时发挥。

本案失眠时久顽固，诸治不应，经从肝治，滋肝阴为主，辅以安神，并注意服药时间，致使顽疾终获痊愈。

案 2　狂证

吕某，女，45岁，农民。1975年10月5日初诊。

主诉： 嬉笑无常1年余，加重1周。

病史： 患者精神病延今载余，经治疗后病有好转，近因情志不遂，旧恙复萌，而且病情较前增剧。据家属述其平素心胸狭窄，每多疑猜忌，遇事抑郁不舒，前几天因怒后突然精神失常，无端啼笑，喃喃独语，幻视、幻听，时而恐惧，时而狂妄，通宵不寐，自称肩背酸痛，口渴喜饮，大便欠畅。经某县人民医院和上海某医院确诊为"精神分裂症"，服镇静安眠药1月余少效。

李老观其表情呆钝，精神抑郁，面红目赤。舌质绛，苔黄厚腻，脉滑有力，此属肝郁化火。

西医诊断： 精神分裂症。

中医诊断： 狂证。

辨证： 痰火上扰。

治法： 镇静安神，开窍祛痰。

处方： 珍珠母（先煎）60克，生铁落（先煎）60克，生龙骨（先煎）20克，柏子仁12克，酸枣仁12克，茯苓15克，炒枳壳15克，风化朴硝（后下）9克，广郁金12克，石菖蒲12克，炙远志15克。水煎服，每日1剂。

二诊： 1975年10月10日。服药5剂，意识稍清，恐惧狂妄好转，大便亦通，唯睡眠仍欠安，偶有幻听，舌脉如前，从原轨进退。宗原方，去朴硝、枳壳。加合欢皮、合欢花各15克，忘忧草20克。

三诊： 1975年10月19日。续服5剂，精神基本正常，肩背酸痛大减，幻听亦不明显，舌质转淡红，苔转薄黄，脉转细缓，唯纳谷呆钝，偶有多疑，神困肢软，再守原方，佐以扶正和胃，以竟其功。宗原方，去铁落、龙骨。加玄参15克，麦冬12克，建曲20克。

四诊： 1975年11月6日。服药15剂，患者基本恢复健康，已能参加家务劳动，效不更方，嘱将原方续服15剂，并嘱其亲属多方开导，解其隐曲，乐其意志。

后随访 5 年未见复发。

按语 精神分裂症是一组病因未明的精神疾病，多在青壮年缓慢或亚急性起病，临床上往往表现为症状各异的综合征，涉及感知觉、思维、情感和行为等多方面的障碍，以及精神活动的不协调。患者一般意识清楚，智能基本正常，但部分患者在疾病过程中会出现认知功能的损害。病程一般迁延，呈反复发作、加重或恶化，部分患者最终出现衰退和精神残疾，但有的患者经过治疗后可保持痊愈或基本痊愈状态。

本案患者表情呆钝，精神抑郁，面红目赤，舌质绛，苔黄厚腻，脉滑有力，属肝郁化火证。肝喜条达而主疏泄，长期肝郁不解，情怀不畅，肝失疏泄，可引起五脏气血失调，气机郁滞，日久化火，忧思伤脾，思则气结，可致气郁生痰，治当镇静安神，开窍祛痰。方用珍珠母入心经，镇惊安神，养血息风；生铁落质重性降又入肝、心二经，能镇浮躁之气，使心有所主，故有一定的镇惊安神之功效，《本草纲目》曰其"平肝去怯，治善怒发狂"。与石菖蒲、炙远志同用化痰开窍、宁心安神，共治痰火上扰之狂证；生龙骨平肝潜阳，重镇安神；柏子仁、酸枣仁养心安神；茯苓健脾祛湿；炒枳壳行气宽中；风化朴硝攻积软坚；广郁金疏肝解郁。诸药合用，共奏镇静安神，开窍祛痰之效。二诊药已中的，加合欢皮、合欢花、忘忧草增疏肝解郁之力。三诊去质重之铁落、龙骨，加玄参、麦冬、建曲养胃阴。四诊效不更方。患者四诊中守法守度，取得良效。

案 3 痫证 1

吴某，男，18 岁。

主诉： 时有突然昏倒、不省人事、四肢抽搐 10 余年。

病史： 幼年即有癫痫发作史。近几年来症情加重，每 6~7 日即大发作 1 次，甚则昼夜发病 1~2 次。发病前有头痛幻视，继则突然昏倒，不省人事，惊叫如羊吼，抽搐吐沫，目睛上视，牙关噤急，常咬破唇舌。持续 3~5 分钟后，渐醒如常人，仅感倦怠无力。发病来一直服西药苯妥英钠，但仍时有发作。平素性情急躁，心烦失眠，口苦咽干，便秘。舌质红，苔薄黄，脉弦略滑。

西医诊断： 癫痫。

中医诊断： 痫证（阳痫）。

辨证： 肝风内盛，痰火上扰。

治法： 镇肝息风，清热化痰。

处方： 方用"阳痫汤"化裁。石决明（先煎）30 克，代赭石（先煎）30 克，青礞石（先煎）30 克，石菖蒲 20 克，炙远志 20 克，夜交藤 30 克，广郁金 15 克，干地龙 15 克，天麻 10 克，钩藤（后下）30 克，生大黄（后下）15 克，紫丹参 20 克，全蝎 6 克。水煎服，日进 1 剂。

二诊： 药进 15 剂，诸症大减，服药期间仅发作过 1 次，时感口苦，咽干。守上方加龙胆草 10 克，柴胡 10 克，以增清肝泻火之力。

三诊： 上方再进 15 剂后，未见病发。停汤剂，续服验方"加减止痫丹"，早晚各服 3 克。服药后 2 个月未发病，同时苯妥英钠逐渐减量至停服，后仅服验方"加减止痫丹"，1 年未发病。停药观察，随访 10 年，一切正常。

按语 患者"平素性情急躁，口苦咽干"，肝火偏旺，火动生风，煎熬津液，结而为痰，风动痰升，阻塞心窍，则昏仆抽搐吐涎；火扰心神，则常有心烦失眠；舌红苔黄，脉弦兼滑，均为肝火痰热偏盛，风阳上扰清窍之象，属阳痫之证。治疗中用石决明、代赭石、钩藤、天麻、干地龙、全蝎等平肝息风，解痉镇痫，并佐以龙胆草、柴胡、生大黄以增清泻肝火之力；再入青礞石、石菖蒲、炙远志、广郁金等化痰清心以镇痫；紫丹参、夜交藤等清心除烦，养血安神。药合病机，首服 15 剂，即获捷效；再服 15 剂，诸症悉平。然患者素禀肝火痰浊之质，恐有复发之虞，故"加减止痫丹"化痰浊，平肝阳，清心镇痫，竟获痊愈，实乃佳案。

案 4 痫证 2

杨某，女，11 岁。

主诉： 昼间时有失神发作 5 年余。

病史： 儿时因高热，复受惊吓后，6 岁始发病。常在昼间一时性失神，持物落地而不知，约 1 分钟后即如常人。平素胆小易惊，烦躁不安，夜眠易惊醒，不欲饮食，大便偏稀。用西药治疗 1 年后，唇周汗毛加重似小胡须。面色不华，神智正常。舌淡红，少苔，脉细弦。

西医诊断： 癫痫。

中医诊断： 痫证（阴痫）。

辨证： 痰浊内伏，心脾气虚。

治法： 化痰降浊，健脾宁心。

处方： "涤痰开窍饮"加减。珍珠母（先煎）15 克，石菖蒲 10 克，炙远志 10 克，煅龙骨（先煎）15 克，煅牡蛎（先煎）15 克，明天麻 8 克，钩藤（后下）10 克，白僵蚕 10 克，白芍 10 克，制南星 10 克，琥珀 5 克，广郁金 10 克，夜交藤 15 克，紫丹参 10 克，炒白术 10 克，鸡内金 10 克。水煎服，每日 1 剂。

进药 10 剂，仅发病 1 次，发作轻微。续服 15 剂，未再发病，停汤剂，服"愈痫丸"，每次 2 克，早晚各 1 次，连服 1 个月后病未发，并逐渐减服西药后，唇周汗毛退。后又予六君子汤加石菖蒲、远志、甘草、麦冬、大枣研末，炼蜜为丸，每丸 3 克，早晚各服 1 丸，以健脾宣窍，养心安神，巩固疗效。连服 3 个月未再发病。停药观察半年，一切正常。

按语 患儿幼年因高热复受惊吓而罹病，《景岳全书·癫狂痴呆》指出：小儿痫证"有从胎气而得者，有从生后受惊而得者，盖小儿神气尚弱，惊则肝胆夺气而神不守舍，舍空则正气不能主而痰邪足以乱之"。中医认为，小儿脏腑娇嫩，元气未充，神气怯弱，或素蕴风痰，更易因惊恐而发生本证。小儿阴痫，本因惊起，治本之法，当清其内伏之痰浊，调养心脾以安神镇痫。故初以"涤痰开窍饮"加减化痰开窍，安神定惊。服药 30 剂后病势顿挫，续服"愈痫丸" 1 个月，平肝化痰以缓图之，渐停西药后痫证未再复发。

善后巩固疗效，取健脾宣窍，养血安神之法，对因惊而痫者更为合拍。《寿世保元·痫证》即谓："盖痫疾之原，得之惊……惊气归心……脾虚则生痰，蓄极而通，其发也暴，故令风痰上涌而痫作矣。"李老深谙治痫之道，用六君子加石菖蒲、远志以健脾益气，祛痰以绝生痰之源，更兼化痰清心；合甘麦大枣汤意出入以养心安神，前后序贯，丝丝入扣，章法严谨，故而顽疾得瘥。

案 5 痫证 3

倪某，女，52 岁。2012 年 4 月 5 日初诊。

主诉：发作性全身抽搐伴意识丧失 20 余年。

病史：发作性全身抽搐伴意识丧失 20 余年。服西药控制，仍出现小发作，多于冷暖交替，或气候变化时出现，发作时四肢末端水肿，晨轻暮重，四肢不温。饮食、睡眠、大便正常，夜尿 2 次，每于夜间 0～2 时双下肢痒，难忍。舌淡红，苔薄黄腻，脉细数。

西医诊断：癫痫。

中医诊断：痫证。

辨证：风痰闭阻。

治法：涤痰开窍，息风定痫。

处方：珍珠母（先煎）20 克，石菖蒲 15 克，炙远志 15 克，煅龙骨、煅牡蛎（先煎）各 20 克，天麻 10 克，钩藤（后下）10 克，白僵蚕 15 克，白芍 15 克，制南星 10 克，琥珀 6 克，广郁金 15 克，干地龙 15 克，紫丹参 20 克，炒竹茹 15 克，棕榈炭 15 克。水煎服，每日 1 剂。

嘱其起居应有常，忌食肥甘油腻、兴奋刺激之品，保持心情愉快。

二诊：服上方 15 剂，癫痫发作次数明显减少，双下肢瘙痒未再作。继用上方随证加减，又服药月余，诉近 50 日内癫痫仅发作 3 次。嘱服"愈痫丸"调理巩固。

按语 痫病是一种短暂性反复发作性神志异常疾病，多因骤受惊恐，先天禀赋不足，脑部外伤及感受外邪，饮食所伤等，致使脏腑功能失调，风痰闭阻，痰火内盛，心脾两亏，心肾亏虚，造成清窍被蒙，神机受累，元神失控而引发痫病，与心、肝、脾、肾有关，主要责之于心肝。治疗时当急则开窍醒神以治其标，控制其发作；缓则祛邪补虚以治其本。

本例患者 20 余年间癫痫一直反复，虽经西药治疗，仍发作不断，应先以涤痰息风为主。药用石菖蒲、炙远志、炒竹茹化痰醒脑开窍；珍珠母、煅龙骨、煅牡蛎平肝潜阳；天麻、钩藤平肝息风；白芍养血敛肝以柔筋；制南星、白僵蚕、干地龙清热化痰、息风定惊、通络；白芍、紫丹参养血活血，治风先治血，血行风自灭，与钩藤、白僵蚕为伍，则有养血祛风止痒之功；广郁金清心解郁化风痰；琥珀、紫丹参、棕榈炭活血化瘀，安神定惊。用药契合病机，治疗未及 2 个月，痫疾得以平定，实乃效著之佳案。

案 6 血证（紫斑）

丁某，男，10 岁，学生。2000 年 1 月 10 日初诊。

主诉：下肢出现散在出血点 2 月余。

病史：2 个月前因感冒发热后出现鼻衄，下肢多处现散在性紫癜，遂在当地医院就诊。检查：血小板 19×10^9/L，予口服泼尼松 40mg/d，静脉滴注丙种球蛋白后，血小板升至 100×10^9/L。但停用丙种球蛋白半个月后，血小板急剧下降。就诊时，血小板降至 19×10^9/L。下肢又出现多处片状出血，鼻衄，伴头昏，神疲乏力，纳呆，面色㿠白。舌质红，苔薄白，脉细数。

西医诊断：原发性血小板减少性紫癜。

中医诊断：血证（紫斑）。

辨证：热入营血，血不循经。

治法：清热凉血，益气摄血，活血化瘀。

处方：予李老自拟"凉血消癜汤"治疗，连服 15 剂。

服后鼻衄止，下肢紫癜减少，血小板计数升至 $50×10^9$/L。

二诊：头昏乏力明显好转，唯纳差，口时干。继用凉血消癜汤加焦三仙各 15 克，石斛 10 克，连服 10 剂。

三诊：下肢紫癜基本消失，食饮增，口渴减轻。续用上方加三七粉 6 克，服用共 30 剂，血小板上升至 $90×10^9$/L，紫癜及鼻衄消失。半年后随访无出血倾向，血小板计数升至 $100×10^9$/L。

按语 原发性血小板减少性紫癜，或称特发性血小板减少性紫癜（ITP）指无明显外源性病因引起的血小板减少，但大多数是由于免疫反应引起的血小板破坏增加，故又名自身免疫性血小板减少，是一类较为常见的出血性血液病，其特点为血小板寿命缩短，骨髓巨核细胞增多，80%～90%病例的血清或血小板表面有 IgG 抗体，脾脏无明显肿大。本病是小儿常见的出血性疾病。临床上以皮肤、黏膜自发性出血为特点，患病前多有病毒感染史，如上呼吸道感染等。本病分为急性和慢性两型，小儿多为急性特发性血小板减少性紫癜。中医药治疗本病具有独特优势。中医认为，本病因实热之邪迫血妄行，或因脾气虚损，统摄无权，或因阴虚内热，损伤脉络而致。同时应参以补益肝肾等法，以标本兼治。

本案患者鼻衄，下肢又出现多处片状出血，系因离经之血，溢于肌肤，则成瘀血；瘀血阻塞脉道，致血不循经，又加重出血。故对该病治疗应着重于热、气、血三个方面，治疗应以清热凉血止血、益气摄血、活血化瘀为关键，"凉血消癜汤"中以生地黄、牡丹皮、山栀、地骨皮为主药，凉血清热，活血化瘀；仙鹤草、女贞子、旱莲草、茜草炭为辅药，凉血止血；黄芪、当归益气补血，诸药合用，相辅相成，使清热凉血而不损脾气，收敛止血而不留瘀，诸药合参，共收气血同治之效。

案 7 颤证

蔡某，女，49 岁。2016 年 6 月 30 日初诊。

主诉：右下肢无力 5 年余，颤动 2 年余。

病史：患者 5 年余前无明显诱因下出现右足第二足趾疼痛，未予留意，渐至发展为右下肢无力，伴沉重感，于南京军区福州总医院就诊，诊断为"脱髓鞘病变"，给予环磷酰胺注射治疗（具体用量用法不详）先后 5 次，病情未见明显好转。2 年前自觉上述症状加重并伴随右下肢颤动，情绪波动时明显，睡眠时症状明显减轻；右上肢无力，难以完成细微动作；时有胸闷、汗出、心慌。为求进一步诊治，患者至我科门诊，门诊拟"颤证"收治入院，患者食纳尚可，眠安，二便正常。舌质红，苔薄白，脉缓。近 1 年体重无明显减轻。

西医诊断：脱髓鞘病变。

中医诊断：颤证。

辨证：气阴两虚，阴（血）虚风动。

治法：益气养阴，舒筋止颤。

处方：黄芪 35 克，当归 15 克，川芎 15 克，石斛 15 克，玄参 20 克，伸筋草 12 克，土鳖虫 10 克，淡全蝎 6 克，夜交藤 35 克，忍冬藤 25 克，甘草 10 克，鸡血藤 25 克，活血藤 25 克，巴戟天 15 克，珍珠母 25 克（先煎）。水煎服，每日 1 剂。

二诊：2016 年 7 月 8 日。服上方 7 剂，自觉症状未见明显改善，晨起行走时有"踩棉花感"，情绪激动即双下肢颤动，右侧肢体的敏感度低于左侧；自汗、口干，易疲乏，余症同前。舌质红，苔薄白，脉缓。

脱髓鞘疾病是一种神经性疾病，病情复杂，系疑难病。用药后疗效无显见，非治不切契机，乃患者病本以虚为主，病久内伤气阴，当益气养阴以固其本，宜徐缓图之。仍守上方，改黄芪为 80 克，加炒白术 15 克，防风 9 克，益气固表；加细生地 25 克，丹参 20 克，千年健 15 克，养阴舒筋。水煎服，每日 1 剂。嘱充足睡眠，放松情志，适度锻炼，增强肌力。

三诊：2016 年 7 月 15 日。服上方 7 剂，疲乏、自汗、口干等症状较前改善，下肢气力略增，晨起下肢颤动现象略减，食纳、夜寐、二便正常。舌质略红，苔薄白，脉缓。治法方药契合病机，疗效已然显现。执既定之成法，守认定之效方，仍以 2016 年 7 月 8 日方去石斛、忍冬藤；加杭白芍以柔肝养肝；虑其"久病入络""久病必瘀"，故入蜈蚣 2 条，入络搜剔，息风镇痉，开瘀通络。水煎服，每日 1 剂。

至 2016 年 9 月 15 日随访：患者诸症平，无下肢颤动，步履如常，实属临床治愈。

按语 患者以"右下肢无力 5 年余，颤动 2 年余"入院，属中医"颤证"范畴。患者久病，气血、阴液耗伤明显，症见乏力、自汗、胸闷、下肢无力；阴虚则风动，患者右侧肢体持续性颤动；血虚则肝强，患者每于紧张时加重。法当益气养阴，舒筋止颤。

药用黄芪甘温益气，补气生津，配当归益气生血；当归、川芎补血活血；石斛、玄参养阴润燥；土鳖虫、淡全蝎为血肉有情之品，搜剔入络，息风止颤；珍珠母重镇安神，息风通络；夜交藤、忍冬藤、鸡血藤、活血藤，四藤合用，养血、安神、清热、通络兼具，更有藤类走肢节，引经通络之意；伸筋草舒筋通络；巴戟天补肾助阳，祛风除湿，温补下元，于滋阴药中加入此药，为阴中求阳，阴得阳升则泉源不竭；甘草一取甘缓之急，二取调和诸药。二诊时，患者诉自汗、口干，易疲乏，虚象明显，故重用黄芪 80 克，加炒白术、防风，有玉屏风、补阳还五汤之意；更入生地黄、丹参、千年健养阴舒筋。三诊时患者疲乏、自汗、口干等虚象较前改善，下肢气力略增，下肢颤动现象略减，说明药已中的，遂去石斛、忍冬藤，加杭白芍，仿芍药甘草汤之意，酸甘缓急，养阴止颤；蜈蚣，百足之虫，走窜搜剔之效唯强，并能息风镇颤。

李老素推崇新安名医汪机"固本培元"思想，并受汪机"重用参芪"用药特点影响，对于虚证明显的患者，喜重用参芪，深得汪机"固本培元"圆机活法。本例患者为疑难症，实属罕见，辗转多地治疗周效，而李老在二诊内即取效，缘由在于辨证精准，用药剂大力专，如用药清淡恐难速效，延误病情。

案 8 斑疹

刘某，男，42 岁。2016 年 8 月 12 日初诊。

主诉：周身散发性红斑伴瘙痒 3 日。

病史：患者 3 日前出现周身散发性红斑，呈隆起性、丘疹样风团，伴瘙痒，遇热明显。

自诉近日多食辛辣及鱼虾类，中、西药均服用未见疗效，遂至我科，拟"丘疹性荨麻疹"收住入院。刻下：全身皮肤起红斑疙瘩，皮疹呈现丘疹样风团，色红，四肢躯干皆散在，以躯干为多，精神一般，偶有腹胀，二便尚调，舌红，苔黄腻，脉缓。

西医诊断：丘疹性荨麻疹。

中医诊断：斑疹。

辨证：风湿外袭，湿热内蕴。

治法：疏风利湿，清热解毒。

处方：荆芥9克，防风9克，金银花15克，野菊花15克，蛇床子15克，地肤子15克，苦参9克，蝉蜕10克，紫草20克，生地黄25克，粉丹皮15克，淡竹叶10克，陈皮12克，黄芩9克，蒲公英20克，木贼草15克。4剂，水煎服，每日1剂，配合大椎穴刺络拔罐1次。

嘱其清淡饮食，忌辛辣刺激及发物；忌虾、蟹、公鸡、猪头肉、雪里蕻、芫荽等腥荤发物；注意避免接触花粉，防止昆虫蜇咬；保证睡眠时间，调畅情志。

二诊：2016年8月16日。患者自诉口服中药及配合大椎穴刺血治疗后，周身隆起性红斑较前明显减少，瘙痒缓解，夜间仍明显，夜间口干，余可，纳寐、二便正常。舌质略红，苔黄腻，脉细缓。前方加芦根20克，以增清利湿热、养阴生津之效。5剂，水煎服，每日1剂，配合刺血拔罐外治，继观后效。

三诊：2016年8月22日。患者周身隆起性红斑基本消退，仅余淡红色残存痕迹，瘙痒已止，口干好转，饮食尚可，眠安，二便正常。守2016年8月22日方，减野菊花、蛇床子、苦参，加当归12克，砂仁3克。养血祛风，顾护胃气，防止苦寒伤胃。5剂，水煎服，每日1剂，继观后效。患者2016年8月27日复诊时已全部恢复。

按语 患者因"周身散发性红斑伴瘙痒3日"入院治疗。症见周身散发性红斑，呈隆起性、丘疹样风团，为风热之邪蕴于肌肤；患者近日多食辛辣及鱼虾类，瘙痒以遇热明显，并见舌红，苔黄腻，为内有湿热。风热之邪与内蕴之湿热相搏，蕴及肌表，如油入面，病势缠绵，难舍难分，治疗颇为棘手。

首诊以消风散、导赤散、五味消毒饮众方化裁，药用荆芥、防风、蝉蜕、木贼草等解表祛风，疏散风热，风去则疹透痒止；金银花、野菊花、苦参、蒲公英、黄芩清热燥湿解毒，清肺热以泄皮毛之邪；蛇床子、地肤子燥湿祛风止痒；生地黄、牡丹皮、紫草理血和血，清热凉血，解毒消斑；淡竹叶清热利湿，导心经之热下行，为《黄帝内经》"诸痛痒疮皆属于心"、温病"渗湿于热下"之活法，其挟内湿者，清热必兼渗化之法，使湿从下去，不使湿热相搏，则易解也。依"有胃气则生"，用陈皮健脾祛湿开胃，防大队苦寒之品凉遏胃气。并配合大椎穴刺血拔罐外治，大椎穴为阳中之阳，治疗热性病极佳，大椎刺血可透热解表。因内外治疗配伍得当，患者首诊即取得令人满意的疗效。

二诊时患者诉口干，故守方加入芦根，既可清利湿热，又有养阴生津之功，祛邪而不伤正；三诊患者病情基本已愈，故去野菊花、苦参等苦寒之品；加入当归养血，既能防止利湿祛风耗伤血分，又有"血行风自灭"之意，用在治疗后期，无动热之虞；并加入砂仁芳香开胃，充分考虑疾病后期以养胃为本，辨证精当，所思周全。

本案可谓急性皮肤重症治疗之妙案，气分、血分兼治，清热、解毒、利湿、祛风、养血、护胃六法相济，内治与外治结合，取效快，损伤小，充分体现了李老辨证精准，治疗方式灵活等临证特色，为后学之所启迪。

案9 青盲

王某，女，20岁，工人。1982年7月10日入院。

主诉：双眼突然不能视物半年。

病史：患者于1982年2月因"结核性脑膜炎"收住院，在治疗过程中突然双眼失明。眼科会诊检查：视力右眼前手动，左仅有光感。两眼视盘显著褪色，边界清楚。曾用大剂量维生素及血管扩张剂，配合针刺治疗未效而转入中医病房。刻下：患者面色红润，午后潮热，纳呆神萎，头昏目胀，视物模糊，以左眼视力下降为重，失于辨物，眼干，眼球胀痛，头部沉重时有疼痛，行动不便，溲黄便干。舌质深红，中有裂纹，苔少中剥，脉细数。

西医诊断：视神经萎缩。

中医诊断：青盲。

辨证：阴虚内热，虚火上炎。

治法：滋阴清热泻火。

处方：细生地、白菊花各15克，银柴胡、白芍、地骨皮、牡丹皮、炒黄芩、大青叶各10克，蒸百部、芦根各20克，生山楂12克，香白薇9克。水煎服，每日1剂。

二诊：1982年7月16日。视力有所好转，但眼球仍胀，口渴思饮，舌质红、少苔，脉细数。宗原方去百部、大青叶、白薇，加蔓荆子9克，草决明15克，夏枯草10克，以增清肝泻火之功，并嘱食西瓜以佐清热生津。

三诊：1982年7月21日。头昏目胀明显好转，饮食增加，小便色清，大便变软，两眼视力已能模糊辨认病房内陈设，舌质红，苔薄白。原方增黄精10克。

四诊：1982年8月16日。视力明显增加，已可单独活动，余症基本消失。于原方去地骨皮、牡丹皮，加密蒙花9克。

患者于1982年9月9日出院。1周后门诊复查视力左眼0.4，右眼0.6。继以前方略事增减服用3个月后，左眼视力已达1.0，右眼为0.6，已恢复工作。随访2年余，症情稳定。

按语 青盲是指眼外观端好，而视力渐降至盲无所见的眼病。病名首见于《神农本草经》，其后文献多有记载，但以《证治准绳·七窍门》为详，相当于西医学之视神经萎缩。《证治准绳》所谓"视瞻昏眇"与视神经萎缩早期轻度视力障碍颇相类似；《张氏医通》所论："青盲者，瞳神不大不小，无缺无损，仔细视之与好眼一般，只是自看不见"是本病晚期完全失明的描述。本病可从青风内障、视瞻昏渺、高风内障等多种瞳神疾病演变而来，亦可由其他全身性疾病（如脑炎后遗症）或头眼部外伤引起。

本案之"青盲"系结核性脑膜炎后遗症，实属"不易治"之疑难病症。明代王肯堂《证治准绳》认为青盲病因有二：一是神失，乃属伤于七情；二是胆涩，系属伤于精血。王肯堂指出：青盲之证，皆不易治，而神失者治之尤难。本案患者按全身脉症分析归纳，乃是热病伤阴，致肝肾不足，心营亏损，阴血不能上荣，目窍失养；再则阴虚火旺，肝火上炎，目之玄府为热邪蕴阻闭塞，神光不得发越，以致目视不明，眼底则见视神经萎缩之病变。因此，治疗总则乃是针对病因，补虚泻实，并适当配用通络开窍药物，以启闭郁之玄府，发灵明之神光。方中以炒黄芩、蒸百部、大青叶等清肝泻热；细生地、白芍、银柴胡、地骨皮、香白薇以养营阴，清肝火，退虚热；白菊花、夏枯草、草决明、密蒙花、蔓荆子等疏风清热，平肝明目；牡丹皮、生山楂和芦根凉血活血，化瘀通络，以改善视网膜血管血液循环；更添黄精以补肝益肾，填精明目。全方共奏清解肝经郁热，开通玄府幽闭，滋补肝肾之阴，填精养血明目之功，使神光得以发越，变眼科难治之症为可治，足显妙手回春之神奇！

第二节　癫痫证治经验与经验方

癫痫，又名"痫证""痫病""羊痫风""羊角风"，《黄帝内经》所记述之"巅疾"包括本证在内。本病是一种突然发生的、短暂的、不定期反复发作的大脑功能失调综合征。具有特征性的惊厥抽搐表现。临床以反复发作的短暂意识丧失、肢体痉挛、抽搐、感觉异常、自主神经功能紊乱及精神异常为症状，具有发作性、复发性及通常能自限的特点。癫痫可分为全身性（涉及整个大脑）和局部性（起源于大脑一个区域的异常电释放）。根据病因，又可分为原发性、继发性两种。癫痫的发生是由遗传因素、脑内癫痫性病理改变和促发因素三者相互结合所产生，而非单因素导致。

癫痫不论病因如何，均以病程中有反复发生的大脑神经元过度放电、大脑电脉冲失去平衡所致的暂时性中枢神经系统功能失常为特征，以肌肉抽搐和（或）意识丧失为其重要表现，另外还可表现为感觉、行为、自主神经（即自主神经）等方面的障碍。

中医学认为癫痫是一种发作性神志失常的病症，其病机由于风、火、痰、瘀及先天因素等导致心、肝、脾、肾脏气失调，引起一时性阴阳紊乱，气逆痰涌，火炎风动，蒙闭清窍，而突然发作，以卒然昏仆、强直抽搐、移时自醒、醒后如常人为特征的疾病。癫痫通常缠绵难愈，目前缺乏有效的根治方法。李老、张老诊治该病颇多，积验颇丰，确有独得之处。

李老、张老治疗痫证，先分阴阳。阳痫多呈大发作，发作期多以风阳、痰热、气逆、络阻等标实症状为突出，风痰浊瘀蒙蔽清窍，壅塞清阳，元神失控，急则治标，以祛邪为主，可用开窍醒神、平肝息风、清化痰热、活血通络、通腑泻热诸法，权衡邪之孰轻孰重以平之。阴痫多是休止期小发作症，休止期证候多由实转虚，本虚标实，虽以本虚为主，然仍有血瘀痰浊阻络等标实存在，故宜标本兼顾而健脾化痰、益气活血、涤痰安神、育阴通络。

附　阳痫经验方

【经验方1】阳痫汤

【组成】石决明（先煎）30克，代赭石（先煎）30克，青礞石（先煎）30克，石菖蒲20克，炙远志20克，夜交藤40克，广郁金15克，干地龙15克，天麻15克，钩藤（后下）30克，生大黄（后下）15克，生铁落（先煎）50克。

【用法】水煎服，每日 1 剂。

【功用】镇肝息风，清热化痰。

【主治】阳痫呈大发作者，成年人居多。病发前多有眩晕，头痛而胀，胸闷乏力，喜欠伸等先兆症状，或无明显症状，旋即仆倒，不省人事。发作时，面色潮红，紫红，继之转为青紫或苍白，口唇青紫，牙关紧闭，两目上视，项背强直，四肢抽搐，口吐涎沫，或喉中痰鸣，或发怪叫，甚则二便自遗。发作后除感到疲乏、头痛外，一如常人，舌质红，苔白腻或黄腻，脉弦数或弦滑。

【方义】石决明、代赭石、钩藤、天麻、干地龙、生铁落平肝息风，解痉定痫；佐以生大黄增清泻肝火之力；入青礞石、石菖蒲、炙远志、广郁金化痰清心以镇痫；用夜交藤清心除烦，养血安神。全方化痰浊，平肝阳，清心镇痫。

【经验方 2】加减止痫丹

【组成】广郁金 15 克，胆南星 15 克，清半夏 15 克，血竭 15 克，全蝎 15 克，蜈蚣 15 克，朱砂 5 克，天竺黄 15 克，琥珀 8 克。

【用法】共研细末，贮瓶备用。成人每服 3 克，早晚各 1 次，儿童酌减。

【主治】适用于症状缓解，发病次数减少后的巩固治疗。

【方义】广郁金、胆南星、清半夏化痰以镇痫；全蝎、蜈蚣搜风定痉，化瘀通络；入朱砂、琥珀以清心镇惊安神；天竺黄豁痰以定痫。

附　阴痫经验方

【经验方 1】涤痰开窍饮

【组成】珍珠母（先煎）20 克，石菖蒲 15 克，炙远志 15 克，煅龙骨（先煎）20 克，煅牡蛎（先煎）20 克，明天麻 10 克，双钩藤（后下）10 克，白僵蚕 15 克，白芍 12 克，制南星 10 克，琥珀 6 克，广郁金 15 克，干地龙 15 克，夜交藤 20 克，紫丹参 15 克。

【用法】水煎服，每日 1 剂。

【功用】化痰开窍，安神定惊。

【主治】适用于阴痫小发作症，少年患者居多。平素食欲不佳，神疲乏力，恶心泛呕，胸闷咳痰，大便溏薄，以发时面色暗晦萎黄，手足清冷，双眼半开半合，神昏，僵卧拘急，或颤动，抽搐时发，口吐涎沫，口不啼叫，或声音微小，呆木无知，但一日十数次或数十次频作，醒后全身疲惫瘫软，数日后逐渐恢复，舌淡，苔白厚腻，脉沉细或沉迟等。

【方义】珍珠母、煅龙骨、煅牡蛎平肝潜阳；石菖蒲、炙远志、制南星化痰醒脑开窍；明天麻、双钩藤、白僵蚕平肝息风；白芍、紫丹参养血活血，治风先治血，血行风自灭，与双钩藤、白僵蚕为伍，有养血祛风止痒之功；广郁金清心解郁化风痰；琥珀、干地龙、夜交藤活血化瘀，安神定惊。

【经验方2】愈痫丸

【组成】全蝎、白僵蚕、紫丹参、广郁金、蜈蚣、石菖蒲各等份。

【用法】共研细末，贮瓶备用。每次3克，早、晚各1次，儿童酌减。

【主治】适用于阴痫发病次数减少、症状缓解后的巩固治疗。

【方义】全蝎、蜈蚣搜风化瘀通络；白僵蚕平肝息风；紫丹参活血化瘀；石菖蒲化痰醒脑开窍；广郁金化痰清心以镇痫。

李老、张老从中医角度分析认为，痫证是由先天因素和后天原因致风阳、痰浊、瘀血蒙蔽清窍，气机逆乱，逆气犯脑而发病。气易聚也易散，聚则病作，散则诸证缓解；风性易动，善行而数变，痫病突然起病，突发突止，符合"风邪致病"特点。此证病在脑，但涉及肝、脾、肾三脏。其病机取决于正气的盛衰及邪中深浅。初发后正气尚足，邪中较浅，早治易于康复；若痰浊不化，火热不清，日久则损伤正气，伤及心脾，最终导致肝肾阴虚，由实转虚，虚实互见。痫证久发不愈，必致脏腑越虚，痰浊越结越深，而成顽痰；痰浊不除，则痫证可成反复发作之痼疾。故医者应劝导患者及家人把握治疗时机。

谈到痫证治疗时，李老、张老特别谈到了自己的三点体会：

第一，张老指出，痫证是一种发作性病证，临证时需辨明病因与证候属性，分清寒热虚实，标本缓急。发作期以阳痫表现为肝风痰浊为主的邪实证候，当平肝息风，清热化痰；阴痫以痰浊内伏，心脾失调为主，当涤痰化浊，开窍醒神，旨在中止或减轻发作；间歇期以肝肾不足，气血亏虚为主，当补益肝肾，调气和血，以冀阴平阳秘，气血平和而防止其发作。

第二，对常服抗癫痫西药的患者，用中药治疗的同时，不能立即停用西药，因中药尚未奏效，停药会引起频发和大发。宜渐减量，而后停药，或服维持量。

第三，癫痫完全控制后，应注意诱发因素。饮食不节，情感不遂，易诱发本病。平素应注意起居有节，情绪稳定，可减少其发作，以致完全控制病情，达到根治。

第三节 紫斑证治经验与经验方

血小板减少性紫癜是常见的血液病，是由于血小板减少所引起的以皮肤、黏膜、内脏和其他组织出血为特征的疾病。本病分为原发性和继发性两种。前者又称免疫性血小板减少性紫癜，是一种与免疫反应有关的血小板减少综合征，多见于儿童和青年，尤以女性青年居多。后者的病因多与感染、药物中毒、放射线损伤和某些肿瘤等损害有关。本病的主要临床表现为皮肤和黏膜的瘀点、瘀斑或内脏出血，血小板数目绝对减少。

血小板减少性紫癜，见症主要为自发性皮肤瘀点和瘀斑，黏膜和内脏出血，血小板减少和出血时间延长。中医将血液溢出肌肤之间，皮肤表现青紫斑或斑块的病证，称为"肌衄"，《医宗金鉴·失血总括》说："皮肤出血曰肌衄。"亦有称为"发斑""紫斑""葡萄疫"者，统归"血证"的范畴。李老、张老指出，对血证的治疗可归纳为治火、治气、治血三个原则。一曰治火，实火当清热泻火，虚火当滋阴降火；二曰治气，实证当清气降气，虚证当补气益气；三曰治血，应根据具体情况结合应用凉血止血、收敛止血和活血止血的方药。因血证之中，以热迫血行所致者最多，所以凉血止血药应用较多。

现代医学对该证病因在免疫学研究方面有一定进展，但疗效不佳，张舜华、李济仁先生在临床上治疗此病采取西医辨病定量、中医辨证分型的方法，疗效颇显。李老所创制的经验方"凉血消癜汤"，在临床应用中屡试不爽。

【经验方】凉血消癜汤

【组成】细生地 15 克，粉丹皮 15 克，炒山栀 10 克，地骨皮 15 克，仙鹤草 20 克，女贞子 12 克，墨旱莲 15 克，茜草炭 15 克，炙黄芪 25 克，当归 15 克，甘草 10 克。

【用法】水煎服，每日 1 剂。

【功用】益气养阴，清热凉血，化瘀止血。

【主治】血小板减少性紫癜，症见自发性皮肤瘀点和瘀斑，黏膜和内脏出血，血小板减少和出血时间延长。

【方义】生地、丹皮凉血止血；墨旱莲、仙鹤草收敛止血，女贞子合墨旱莲养阴生津，凉血止血；山栀清热凉血；地骨皮滋营阴，清营热；茜草炭祛瘀止血，配伍炙黄芪，当归益气养血，甘草调和诸药，达益气养阴、清热凉血、化瘀止血之效。